中医痹证临证金鉴

张 杰 任 爽 主编

全国百佳图书出版单位
中国中医药出版社
·北 京·

图书在版编目（CIP）数据

中医痹证临证金鉴 / 张杰，任爽主编 . —北京：中国中医药出
版社，2021.10（2022.11 重印）

ISBN 978-7-5132-7092-2

Ⅰ . ①中… Ⅱ . ①张… ②任… Ⅲ . ①痹证—中医临床—经
验—中国 Ⅳ . ① R249.1

中国版本图书馆 CIP 数据核字（2021）第 153333 号

中国中医药出版社出版

北京经济技术开发区科创十三街 31 号院二区 8 号楼
邮政编码　100176
传真　010-64405721
河北品睿印刷有限公司印刷
各地新华书店经销

开本 880×1230　1/32　印张 23.25　字数 542 千字
2021 年 10 月第 1 版　2022 年 11 月第 2 次印刷
书号　ISBN 978-7-5132-7092-2

定价　98.00 元
网址　www.cptcm.com

服务热线　010-64405510
购书热线　010-89535836
维权打假　010-64405753

微信服务号　zgzyycbs
微商城网址　https://kdt.im/LIdUGr
官方微博　http://e.weibo.com/cptcm
天猫旗舰店网址　https://zgzyycbs.tmall.com

如有印装质量问题请与本社出版部联系（010-64405510）
版权专有　侵权必究

中医痹证临证金鉴
编委会

孟　云（中国医科大学附属第一医院）

孟　迪（中国医科大学附属第一医院）

赵　艺（中国医科大学附属第一医院）

赵盛云（中国医科大学附属第一医院）

姜兆荣（辽宁中医药大学附属医院）

袁彩虹（中国医科大学附属第一医院）

陶　宁（中国医科大学附属第一医院）

韩　旭（中国医科大学附属第一医院）

编写秘书　孟凡艳（中国医科大学附属第一医院）

编写说明

　　中医药学凝聚着深邃的哲学智慧和中华民族几千年的健康养生理念及其实践经验，是中国古代科学的瑰宝。寻根溯源，中医药文化经过几千年的历史积淀，汲取儒、道、释及华夏文明营养和精华，不断发展壮大，孕育了难以计数的杏林英才，为人类的健康作出了杰出贡献。

　　痹病，古称"痹""痹证"等，多见于现代医学风湿类疾病，随着医学的发展，人类疾病谱的改变，风湿病发病率及诊出率逐年增加。近年来，生物制剂的问世，对风湿疾病发生过程中的某些细胞因子、炎症因子发挥调控作用，可有效减轻炎症、缓解症状、减缓病情进展。但由于大部分风湿病的病因及病理机制尚不明确等诸多因素，造成了痹病多发展至慢性反复发作，导致较高的致残率和病死率，给患者的躯体和精神造成很大危害。随着研究的深入，中医学以其多靶点效应，不良反应少、治疗方法简单易行而备受青睐，在痹病的防治中越来越显示出优势，在世界范围内出现了痹病研究的"中医趋势"。

　　中医学对痹病的认识源远流长。早在先秦时代的《汉墓帛书》中就有了关于痹的记载，《黄帝内经》《金匮要略》时代，对痹的分类、病因、病机、诊断及治疗方法均有相应的论述，形成了初步的理论体系。两千多年来，无数医家对痹病的病因病机、治疗等方面进行了广泛深入探讨并积累了许多独特有效的治疗方法，这些都是历代医家毕生临床实践的结晶，极其珍贵。这些宝贵的经验通过历代大量医学文献保存下来。然而，中医学文献浩瀚如海，且在过去痹病只是内科杂病之一，有关痹病的内容广泛流散其中。面对这如海般的资料，后世医家无不望洋兴叹。

中医发展，今逢盛世。为了推动痹病的深入研究，弘扬、发掘和整理中医学遗产，使中医古代医籍广泛应用于现代临床与科研，编者产生了全面系统地整理痹病文献的设想，希望它能集古今痹病内容之大成，展现两千多年来痹病研究之成果。本书一方面通过查阅医籍，对历代各个时期医家痹病辨治的经验进行系统性整理、归纳和分析，博而不繁，详而有要，综核究竟，直窥渊海，实性理之精微，对痹病的中医证型特点、证素分布及其特点和规律进行研究；另一方面通过集合现代医学研究进展，将中西医全部内容融会贯通，以期在痹病的诊治规范化方面进行初步整理和研究工作。本书按中医学的基本思路进行综合、整理，采用新的编写方法和编排体系进行系统归纳、分类，以期更好地服务于当今的中医临床和科研。

本书在参阅大量中医古籍及文献的基础上，系统归纳中医对于痹证的古今认识，结合现代医学相关进展，融会贯通，全面整理痹证的学术思想、临证经验及中西医常用诊疗方法，力争集中西医痹证理论之大全，广泛传播中医痹证学术精华，促进中医痹证学术思想传承、创新，中医痹证理论的临床实践应用，为中医痹证学的发展和进步作出贡献。

本书分为上篇概述篇，中篇方药篇，下篇医案篇。概述篇第一章中医痹证概述，包括中医痹证的历史源流、病因病机、治则治法、预防调摄及养生康复等，重点论述了中医对于痹证的古今认识。同时，本书结合现代医学理论，取长补短，将中医辨证与西医辨病相结合，中医整体观念与西医微观理论相结合，于概述篇第二章对临床常见与中医痹证相关的现代医学病证进行具体论述，简明扼要地将风湿病实验室检查、诊断、治疗手段等加以介绍，并将中医辨证论治、特色疗法、预后调摄等作详尽阐述，力图使中西医理论有机结合，更好服务于临床，为临床治疗提供借鉴。方药篇第三章归纳了现代临床常用的一些西药、中药及中成药，均出自指南或经过临床有效性验证，第四章归纳了中医治疗痹证的古今经典治疗方剂，为读者提供参考。并附中医治疗痹证的特色疗法，包括针刺、艾灸及敷贴等，突出了中医治疗的多样性及特色。医案篇第五章按照从古至今的顺序归纳了具有代表性的医家医案，以揭示中医痹证的验方、大法和用药规律，体现中医治疗痹证的疗效与优势。

编写过程中，全体编写人员本着严谨求实、认真负责的原则，群策群力，共同完成编写工作。但由于学识水平有限，临床工作繁忙，本书中难免有纰漏之处，恳请读者批评指正，以便再版时修订完善。

编　者

2021 年 8 月

目　录

上篇　概述篇

第一章　中医痹证概述

第一节　中医痹证概念

痹证，亦称"痹病"，为中医常见临床病证之一，有广义与狭义之分。痹者闭也，广义的痹证，泛指机体正气不足，卫外不固，邪气乘虚而入，脏腑经络气血为之痹阻而引起的疾病。狭义的痹证是指因风、寒、湿、热等邪气闭阻经络，影响气血运行，导致肢体筋骨、关节、肌肉等处发生疼痛、重着、酸楚、麻木，或关节屈伸不利、僵硬、肿大、变形等症状的一种疾病。从中可以看出，狭义痹证通常限于肢体、关节、肌肉，而广义痹证波及脏腑。

第二节　中医痹证源流

痹，在中医古籍中很早就出现了。《史记·扁鹊仓公列传》记载，扁鹊过洛阳，"闻周人爱老人，即为耳目痹医"。《汉书·艺文志·方技略》有"五脏六腑痹十二病方"共三十卷的记载（亡佚）。马王堆汉墓出土的古医书《足臂十一脉灸经》中也有"疾畀（痹）"之谓。《素问·移精变气论》亦记载："中古之治病，至而治之，汤液十日，以去八

风五痹之病。"由此可推断,早在《黄帝内经》成书之前即
有痹证记载。虽然各书记载的"痹"的含义不尽相同,但可
推知,痹证是常见的中医病证确定无疑。

在中医历史发展的长河中,医者对痹证的认识逐渐丰富,
包括病名的沿革,病因病机的完善,以及痹证所涵盖的范畴,
这些都需要我们梳理认知。

一、春秋秦汉时期

1. 先秦时期

"痹"作为病名,最早出现于《素问·痹论》,而对于痹
证的系统性阐述,也首见于《黄帝内经》,其中《素问·痹论》
和《灵枢·周痹》是对痹证集中论述的专篇,此外,"痹"散
见于其他各章节,共160余处。可以说,《黄帝内经》开创了
痹证系统论述的先河,为后世认识痹证奠定了基础。首先需明
确的是,《黄帝内经》论述之痹证为广义的痹证,这与后世的
狭义痹证有所不同,这需要我们从四个方面理解《黄帝内经》
所述的痹证。

首先是对痹证的分类,其分类标准纷繁,各有所长。如据
感受风寒湿三邪之偏盛分为行痹、痛痹、着痹。《素问·痹论》
说:"其风气胜者为行痹""寒气胜者为痛痹""湿气胜者为着
痹也",这有利于判别致病邪气的性质。又如依病气部位不同
分为心痹、肺痹、肝痹、肾痹,如《素问·五脏生成》的"有
积气在中,时害于食,名曰心痹""有积气在胸中,喘而虚,
名曰肺痹""有积气在心下支胠,名曰肝痹""有积气在小腹与
阴,名曰肾痹"等,此为五脏痹。根据发病季节的不同,病邪
留着部位的不同而分为五体痹,即以冬遇此者为骨痹,以春遇
此者为筋痹,以夏遇此者为脉痹,以至阴遇此者为肌痹,以秋

遇此者为皮痹。骨痹、筋痹、脉痹、肌痹、皮痹是病邪侵入机体相对表浅的五种痹证。其表现为"病在筋，筋挛节痛，不可以行，名曰筋痹"；"病在骨，骨重不可举，骨髓酸痛，寒气至，名曰骨痹"。此外还包括肠痹、胞痹、喉痹等部分的痹证。

其次是从病机的概念上理解痹证，即闭塞不通。《黄帝内经》中痹证涵盖的范围较广，它泛指一切因邪气痹阻肢体、经络、脏腑所引起的疾病，按部位大体上分为肢体痹和脏腑痹，如前面提及的按照病气积聚部位分类，即可归为脏腑痹。另外还包括其他痹证，如《素问·阴阳别论》的"一阴一阳结，谓之喉痹"，即气血郁结，闭阻不通所致的喉部疼痛、咽干之症；又如《灵枢·九针》之"五邪：邪入于阳，则为狂；邪入于阴，则为血痹"，也强调了血痹亦为邪气入里阻滞气血运行这一病机。

第三，各种痹证不是孤立存在的，它们之间存在着较为复杂的联系。如五体痹久病不愈、正虚邪恋或复感外邪，则可内传脏腑产生脏腑痹，如骨痹不已，复感于邪，内舍于肾成肾痹；筋痹不已，复感于邪，内舍于肝成肝痹；脉痹不已，复感于邪，内舍于心成心痹；肌痹不已，复感于邪，内舍于脾成脾痹；皮痹不已，复感于邪，内舍于肺成肺痹；邪传肠腑，数饮而出不得，中气争喘，时发飧泄，为肠痹。

第四，是对于痹证临床特点的多方位理解。在症状上除最为常见的疼痛外，还包括麻木、肿胀、屈伸不利、感觉异常、皮肤顽厚等，另外还有其他一些痹阻不通的表现，如"涩于小便，上为清涕"的胞痹；"喘而虚"的肺痹；又如《灵枢·邪气脏腑病形》所言："肝脉……微缓为水瘕痹也"，瘕痹指由于肝气壅塞，不能运化水液，致水瘕为痹的病证。由此可见，《黄帝内经》之痹为广义之痹证，其临床表现多样复杂，与狭义之痹的关节、肌肉疼痛不同，应加以注意。

《黄帝内经》对于痹证的命名研究较为深入，后世各医家均是在其基础上进行研究。

2. 两汉时期

《中藏经》，又名《华氏中藏经》，其成书年代不详，其文意古奥，论理精微，本书所载疾病不多，但对痹证却多有论述，其所言："痹者，闭也。五脏六腑感于邪气，乱于真气，闭而不仁，故曰闭也"；而在篇末则总结："痹者，风寒暑湿之气中于人，则使之然。其于脉候形证、治疗之法，亦各不同焉"。此外，本书对于《黄帝内经》所云之"五体痹"有所发挥，其在《中藏经·论痹》篇中言："大凡风寒暑湿之邪，入于肝则名筋痹，入于肾则名骨痹，入于心则名血痹，入于脾则名肉痹，入于肺则名气痹，感病则同，其治乃异。"对比《黄帝内经》的"五体痹"，本书中更侧重于五体痹与脏腑之间的关联，而轻季节性，这样就加强"五体痹"与"五脏痹"之间的联系。这也与其所创立的中医脏腑辨证理论相呼应，对中医基础理论的发展起到了一定的推动作用。此外，书中进一步完善痹证的临床表现，进一步深化了广义痹证，如《中藏经·论痹第三十三》曰："或痛，或痒，或淋，或急，或缓而不能收持，或拳而不能舒张，或行立艰难，或言语謇涩，或半身不遂，或四肢拳缩，或口眼偏邪，或手足倚侧，或能行步而不能言语，或能言语而不能行步，或左偏枯，或右壅滞，或上不通于下，或下不能于上，或大腑闭塞，或左右手疼痛，或行首疾而即死，或感邪而未亡，或喘满而不寐，或昏冒而不醒，种种诸症，皆出于痹也。"从中可见，痹证包括诸多临床症状，与"痹者，闭也"的理论一脉相承，上述诸症皆闭塞不通所致，而且其预后亦有区别。此外，《中藏经》还完善痹证的病因学说，其首次提出"暑邪致痹"，正如书中所言："痹者，风寒暑湿之气中于脏腑之持为也。"此外，书中还记载了七情饮食劳倦等内部因素对于痹证发病的重要性。如《中藏经·论肉痹第三十六》曰："血痹者，饮酒过多，怀热太盛。"又曰："肉痹者，饮食不节，膏粱肥美之所为也。脾者肉之本……肌肉不滑泽则腠理疏，则风寒暑湿之邪易为入，故久不治则为肉痹也。"说明痹证的发生与饮食不节关系密切，这对于后世痹证的病因发展具有积极意义。《中藏经·论气痹第三十四》曰："气痹者，愁忧思喜怒过多，则气结于上，久而不消，则伤肺，肺伤则生气渐衰，则邪气愈胜，留于上，则胸腹痹而不能食，注于下则腰脚重而不能行，攻于左则左不遂，冲于右则右不仁，贯于舌则不能言，遗于肠中则不能溺，壅而不散则痛，流而不聚则麻。" 此外，"痹者，乃嗜欲不节，伤于肾也"，从中可见，饮食不节、情志内伤、房劳无度均可造成气滞血停，病久则易生瘀滞而闭阻脉络，即所谓"痹者，闭也"，表现在肢体上可出现关节、肌肉的疼痛、麻木、重着、屈伸不利而形成痹证，"壅而不散则痛，流而不聚则麻"。《中藏经》对痹证的论述有所突破，认为四时邪气皆可致痹，立足五脏分论，重视情志饮食，提及风痹、寒痹、湿痹、热痹、气痹、肉痹、血痹、筋痹、骨痹等名称，对痹证有其独到的研究。

东汉末年，张仲景著《伤寒杂病论》，经后人整理分为《伤寒论》和《金匮要略》二书。《伤寒杂病论》创立"辨证论治"这一中医灵魂，成为后世临床之典范。张仲景虽未提出"痹证"之名，但对于痹证的论治却更加完备，书中不仅有专篇论述，亦在其他章节中多次提及；不仅有广义的痹证，亦有狭义的痹证，如《中风历节病脉证并治》，其中"历节"之病名是首次提出。另外，书中提及湿病、湿痹、风湿、历节病、肾着、血痹等病名，对痹证命名主要以症状来描述，其中肾着、历节病以病因结合症状来描述。如《伤寒论·辨太阳病脉证并治》第175条论及太阳风湿病的辨证论治，"风湿相搏，骨节烦疼，掣痛不得屈伸，近之则痛剧，汗出短气，小便不利，恶风不欲去衣，或身微肿者，甘草附子汤主之"。此证属风寒湿三邪侵入筋骨关节，营卫不利，气血凝滞之痹证。这是对《黄帝内经》之风寒湿三气杂致的进一步阐述，更加重要的是指导了临床治疗。另外，《伤寒论·辨少阴病脉证并治》第305条："少阴病，身体痛，手足寒，骨节痛，脉沉者，附子汤主之。"该证属阳气虚衰而寒湿偏盛，其证由少阴阳虚，不温四肢而见手足寒；阳虚而寒湿不化，留滞肌肉关节而见身痛及关节疼痛。少阴阳衰，病在里，寒湿不化，用"附子汤"有温肾阳、化寒湿、止身痛之功效。痹证之论虽始于《黄帝内经》，然开痹证辨证论治之先河者，命名为"风湿"且详于论治者则非仲景莫属。在《金匮要略》中，不仅从病机上有所阐明，而且列明湿痹、风湿、寒痹、血痹、历节、胸痹诸名，所载之麻黄加术汤、防己黄芪汤、麻黄杏仁薏苡甘草汤、桂枝附子汤、乌头汤、桂枝芍药知母汤等不胜枚举，对后世医家产生深远影响。书中痹证章节独列，如《痉湿暍病脉证》《中风历节病脉证并治》《血痹虚劳病脉证并治》等，其中历节之名为首次提出，如《金匮要略·中风历节病脉证并治》谓："寸口脉沉而弱，沉即主骨，弱即主筋，沉即为肾，弱即为肝。汗出入水中，如水伤心，历节黄汗出，故曰历节。"此证外因腠理开泄，感受风寒湿邪，水湿入侵，郁为湿热，伤及血脉，浸淫筋骨，流入关节。内在因素是肝肾气血不足、筋骨虚弱，或阳气阴血亏虚为病因。临床以关节疼痛、肿大、变形、屈伸不利为特征。"历节"之名，在某种程度上可以视为狭义的"痹证"，特指关节之疼痛，这与《黄帝内经》所述之"痹者闭也"的广义痹证有所不同。后世又称"白虎历节病""顽痹""尪痹"等，后世部分医家认为这是一种不同于一般的、特殊的、顽固性痹证，以关节疼痛畸形为临床特征。此外，仲景对于辨证论治可谓精益求精，辨证分析细致准确，亦有颇多划时代的创举，如汗法，利小便、温通散寒、祛湿、清热等方法，对于指导临床治疗意义重大。以汗法为例，仲景谓："若治风湿者，发其汗，但微微似欲汗出者，风湿俱去也。"仲景在此基础上进一步细分，将其分为虚实之别，分别处以麻黄加术汤、麻黄杏仁薏苡甘草及防己黄芪汤分而治之，疗效如神。其通利小便之法，亦以五苓散等，即所谓"通阳不在温，而在利小便"。其利湿以使三焦气化得施，湿邪自去。对于寒湿内袭，关节剧痛，屈伸艰难者，以乌头汤温经散寒，除湿止痛。当然仲景亦重视里热之历节，以及日久化热伤阴之痹证，其以白虎加桂枝汤及桂枝芍药知母汤清热、滋阴。此外，仲景在治疗历节时，特别兼顾胃气、阳气，时时护卫，这与仲景"保胃气，存津液"的治疗大法一脉相承。

二、魏晋隋唐时期

1.晋代

《针灸甲乙经》为晋代皇甫谧所著，为中国现存最早的一部针灸学专书，约成书于晋太康二年。全书十二卷，共一百二十八篇，内容包括中医生理学、病理学、诊断学、治疗学等。皇甫谧本人为风痹所苦，其在《针灸甲乙经·卷十·阴受病发痹》中论己痹时说："寒痹之为病也，留而不去，时痛而皮不仁"，其痹"留连筋骨间，得之风寒湿流注筋脉，气血不通，久则疼痛"。此外，皇甫谧提出了针灸治疗痹证的原则与方法："足不仁，刺风府。腰以下至足，清不仁，不可以坐起，尻不举，腰俞主之。痹，会阴及太渊、消泺、照海主之。嗜卧，身体不能动摇，大湿，三阳络主之。骨痹，烦满，商丘主之。足下热痛，不能久坐，湿痹不能行，三阴交主之。膝内廉痛引髌，不可屈伸，连腹，引咽喉痛，膝关主之。痹，胫重足跗不收，跟痛，巨虚、下廉主之。"其阐明了痹证的针灸治疗方法和临床禁忌、病证所主之穴，并强调"用针之理，必知形气之所在、左右上下、阴阳表里、血气多少、行之逆顺、出入之合"，这无论对于痹证还是其他病证的针灸治疗，都起到了提纲挈领的作用。

2. 隋代

《诸病源候论》为隋代巢元方奉诏编著，书中论述了各种疾病的病源与证候。其论痹证者，遵《黄帝内经》之理，结合中医临证，对中医痹证的发展起到了承前启后的作用。《诸病源候论》认为："风寒之气，客在肌肤，初始为痹，后伤阳经，随其虚处而停滞，与血相搏，血气行则迟缓，合机关驰纵，故风痹而复手足不随也""血为阴，邪入于血而痹，故为血痹也"。从中可见，其论痹不离气血，邪气客于气血，阻滞气运血行，最终成痹。另外，本书在论述病因时，不仅重视风寒湿之外邪入侵，亦重视患者正气充盈与否。"此由体虚，腠理开，风邪在于筋故也""血痹者，由体虚邪入于阴经故也"。其强调了体虚、正气不足是造成痹证的根本原因。其尤其重视人体之阳气，"然诸阳之经，宣行阳气，通于身体，风湿之气，客在肌肤，初始为痹"，这与《黄帝内经》所云"阳气者，若天与日"不谋而合，故其在治疗时亦多用宣通温补阳气之法。此外，《诸病源候论》将痹证分列于风病、虚劳、注病等病候中，依病因分为风痹、湿痹、风湿痹、血痹、历节风、虚劳风等。如"风寒湿三气杂至合而成痹。其风湿气多而寒气少者，为风湿痹也。证见皮肤顽厚，或肌肉酸痛，日久不瘥，亦可致身体手足不遂。"此外，书中对于痹证的治疗亦提出了诸多新解，其中最具特色的就是保留了《养生方》关于用导引治痹的操作方法，具体方法有 30 余条，且每条都有具体术式和适应证。如"左右拱手，两臂不息九通。治臂足痛、劳倦、风痹不随""以手摩腹，从足至头，正卧蜷臂导引，以手持引足住，任臂，闭气不息十二通。以治痹湿不可任，腰脊痛"。在导引时，还有相应的安神定志操作要求："安心定意，调和气息，莫思余事，专意念气""徐徐以口吐气，鼻引气入喉，须微微缓作，不可卒急强作，待好调和引气吐气，勿令自闻出入之声，每引气，心心念送之"。这些导引之法具有疏通经络，行气活血之功，对于调整人体免疫、恢复全身机能均有益处，可改善血液循环，增强关节及周围的物质代谢，利于关节功能的康复。

3. 唐代

《备急千金要方》和《千金翼方》为唐代著名医药学家孙思邈所著，《备急千金要方》于公元 652 年撰成，共 30 卷，30 年后《千金翼方》成书，亦 30 卷。孙思邈并未将痹证单独列出，而将其对痹证的论治列入《备急千金要方》卷第八"诸风""虚损"及其他章节，提出风痹、湿痹、寒痹、周痹、筋痹、脉痹、肌痹、皮痹、骨痹、胞痹等 10 种痹。孙思邈继承《黄帝内经》及《诸病源候论》对痹证的认识，认为"诸痹由风寒湿三气并客于分肉之间，迫切而为沫，得寒则聚，聚则排分肉，肉裂则痛，痛则神归之，神归之则热，热则痛解，痛解则厥，厥则他痹发，发则如是。此内不在脏，而外未发于皮肤，居分肉之间，真气不能周故为痹也"。另外，孙思邈把五体痹、五脏痹同归于"六极"门下，强调了痹证由"痹"到"极"，突出痹证由实到虚的演变发展过程。孙思邈还将痹证

视为虚损病证过程的一个阶段，这与痹证先实后虚、"先痛后
废"的病程相合。孙思邈亦重视内因在痹证发生发展过程中的
作用，提出"疾之所起，生自五劳"，此五劳即肝、心、脾、
肺、肾的五脏虚劳，尤其是肝、脾、肾三脏最为密切。因此，
孙思邈在治疗痹证时亦选择滋养脏腑之品，如菟丝子、山萸
肉、杜仲等，其所创的独活寄生汤最为有名，其中当归、芍
药、干地黄、川芎补血活血；佐以桂心温通经脉，化生气血；
杜仲、牛膝、寄生补肝肾强筋骨，祛风湿；人参、甘草大补元
气，益卫固表；配伍独活、秦艽、防风以求祛风除湿散邪。全
方共奏补肝肾、益气血、强筋骨、祛风湿之效，是孙思邈重视
体虚内因，因证施治痹证的集中体现。此外，孙思邈还创立
犀角丸、风缓汤等，这也是他首次提出风毒致痹之说，此类
方剂以清热凉血解毒为主要功用，治疗"热毒流入四肢，历
节肿痛""脚弱，举体痹不仁，热毒气入脏"的热毒之痹及因
此致虚的虚实夹杂痹证。此外，孙思邈受仲景影响颇深，治
疗痹证重视扶阳，重用辛热，用药多依《伤寒论》《金匮要
略》之方，如将小建中汤化裁为"内补当归建中汤""内补芎
汤""大补中当归汤"三个方剂，将真武汤和附子汤相合治疗
风寒湿痹等。孙思邈治疗方法多样，剂型丰富，汤、膏、丸、
散、酒剂皆用，如治疗"风虚气满，脚疼痹挛，弱不能行"的
石斛酒；治疗"风虚脚弱，手足拘挛，疼痛不能行，脚浮肿上
膝"的内补石斛秦艽散等。他还特别强调服药的次序，如在
《备急千金要方·汤剂第二》中，"治疗恶风毒气，脚弱无力，
顽痹，四肢不仁"第一服用麻黄汤，第二服用独活汤，第三服
用厚朴汤兼治诸气咳嗽、逆气呕吐，第四服风引独活汤。这些
都体现了孙思邈依证用法，法变方变，严守病机，辨证论治的
思想。另外，孙思邈强调针药并举，在其著作中列举了诸多关

于痹证的针灸治疗方案，如"膝病：风市，主两膝挛痛，引胁拘急，髀髋，或青或焦，或枯或黧如腐木。曲泉，主膝不可屈伸。髀关，主膝寒不仁，痿痹不得屈伸"。

《外台秘要》为唐代王焘所著，全书共引用各家著述2800余条，收载医方6000余例，因此《外台秘要》也被历代医家称为"世宝"。《外台秘要》在痹证、历节病之外，又立白虎历节，并设方五首，《外台秘要·白虎方五首》载："《近效论》：白虎病者，大都是风寒暑湿之毒，因虚所致，将摄失理，受此风邪，经脉结滞，血气不行，蓄于骨节之间，或在四肢，肉色不变。其疾昼静而夜发，发即彻髓酸疼，乍歇。其病如虎之啮，故名曰白虎之病也。"白虎历节为《外台秘要》首次提出，书中又言："热毒气从脏腑中出，攻于手足，则焮热赤肿疼痛也"，并比喻曰："譬如釜中有水，以火暖之，其釜盖若以板盖之，则暖气上腾，故板能润也，若无火力，水气则不上，此板终不可润也"，可以说形象地描述了白虎历节的病机。此外，书中的治痹方药不胜列举。

三、宋金元时期

1. 宋代

《太平圣惠方》是我国第一部由政府组织编修的大型综合性方书，以临床实用为目的，全书之首还详述诊脉及辨阴阳虚实诸法，次列处方、用药基本法则，理、法、方、药俱全，充分反映了北宋前期的医学水平，具有较高的临床参考价值。《太平圣惠方》对痹证的认识主要是继承《黄帝内经》与《诸病源候论》的观点，其认为腰脚湿痹是"风湿冷三气相攻而成也。气胜则通行流转，不为留滞。风湿冷气胜，则住于腰脚，是为湿痹……风湿痹，冬多中人血脉腠理，则为诸风矣。本由外风邪，入于经络气俞也"。脚腰痛是"由肾气不足，受风邪之所为也。劳伤则肾虚，虚则受于风冷，与真气交争，故腰脚疼痛"。该书收集腰脚疼痛、虚劳筋急、脚气痹挛、腰脚冷痹、虚劳痿痹、历节风、走注疼痛、心痹等治疗方 417 首，为前人处方用药之一大总结。本书的另一大特点是认为治痹当"宜以食治之也"，这种食疗的观点也与《黄帝内经》所示的"天食人以五气，地食人以五味""气味合而服之，以补益精气""五谷为养、五果为助、五畜为益、五菜为充"的观点一脉相承。《太平圣惠方·卷第九十七·食治腰脚疼痛诸方》共有 9 首方剂，大致可以分为 5 类，包括肝肾虚热型、风湿型、肾虚型、肾脏虚冷型及肾脏风冷型。另外，本书治痹的方药收集诸多包含虫类药物之方剂，如乌梢蛇、白花蛇、全蝎、地龙等搜风通络之品，亦在书中有所罗列。

《圣济总录》又名《政和圣济总录》，共200卷，是宋徽宗组织曹宗孝等八位医官，收集历代方书和民间方药编写而成的宫修医书，全书共66门，共收载药方约 2 万首，既有理论，又有经验，内容极为丰富。在理论方面，除引据《黄帝内经》《伤寒论》等经典医籍，亦注意结合当时的各家论说，并加以进一步阐述，在方药方面，以选自民间经验良方及医家秘方为主，疗效比较可靠。《圣济总录》卷十九、卷二十为"诸痹门"，载方152首，将痹病分为五体痹、五脏痹、痛痹、着痹、行痹、周痹、痹气、热痹等类型，并首次把痹证与虚劳区分，把六极正式列入"虚劳门"。其对每种痹证皆遵经旨，先述大意，说明治法，而后证候、方剂及用法。对各痹证均提出一系列处方，是集痹证治疗方剂之大成。书中设有骨痹专篇，认为骨痹的病因当责之肾虚，"病名曰骨痹，是人当挛节也。夫骨者肾之余，髓者精之所充也。肾水流行，则髓满而骨强。迨夫天癸亏而凝涩，则肾脂不长；肾脂不长，则髓涸而气不行，骨乃痹而其证内寒也。虽寒不为冻栗，则以肝心二气为阳火，一水不能胜之，特为骨寒而已，外证当挛节，则以髓少而筋燥，故挛缩而急也"。所以在治疗方药方面，其列补骨髓、治寒湿之肉苁蓉丸，治肾虚骨痹之石斛丸、补肾熟干地黄丸，治肾脏中风寒湿成骨痹之附子独活汤，治肾脏气虚骨痹缓弱之鹿茸天麻丸，治肾脏久虚之肾沥汤等方。

《三因极一病证方论》为宋代医家陈言所撰，全书18卷，180门，载方1050余首，《三因极一病证方论·卷之三·叙痹论》是对痹证病因病机、传变转归的论述，"夫风湿寒三气杂至，合而为痹。虽曰合痹，其用自殊。风胜则为行痹，寒胜则为痛痹，湿胜则为着痹。三气袭人经络，入于筋脉、皮肉、肌骨，久而不已，则入五脏"。从中可见，其书仍宗《黄帝内经》的观点。"凡使人烦满，喘而吐者，是痹客于肺；烦心上气，嗌干恐噫，厥胀满者，是痹客于心；多饮，数小便，小腹痛如怀妊，夜卧则惊者，是痹客于肝；善胀，尻以代踵，脊以代头者，是痹客于肾；四肢解惰，发咳呕沫，上为大塞者，是痹客于脾。又有肠痹者，数饮而小便不利……大抵痹之为病，寒多则痛，风多则行，湿多则着；在骨则重而不举，在脉则血凝不流，在筋则屈而不伸，在肉则不仁，在皮则寒，逢寒则急，逢热则纵，又有血痹，以类相从，附于此门，外有支饮作痹，见痰饮门。"从中可见，其书虽宗《黄帝内经》，但亦多有发扬，对临床具有很强的指导作用。在治疗方剂的选择上，其多源自《伤寒杂病论》《备急千金要方》等书，主要有附子汤、黄芪五物汤等。附子汤治风湿寒痹，骨节疼痛，皮肤不仁，肌肉重着，四肢缓纵。书中继而论"历节"，谈及历节病，其"疼痛不可屈伸，身体魁瘰，其肿如脱，其痛如掣，流注骨节"，乃宗《病源候诸论》所论，饮酒当风，汗出入水，遂成斯疾。其病因与痹证有相似之处，以芍药知母汤主之。

2. 金元时期

金元时期是中国医学发展的重要时期，正所谓"医之门户分于金元"，正是在这个时期，中医学呈现了百家争鸣、百花齐放的繁荣景象。刘完素、张从正、朱震亨、李东垣，为当时医界之翘首，形成了各自的学术流派，其特色鲜明，寓其观点于著作中，而且每位医家的著作量产丰富而论点治法极具特点，其中对于痹证的认识也见解独到。

刘完素，金代河间人，故尊称为"刘河间"。刘氏极重视《黄帝内经》理论的研究，其学术思想中心是探讨火热病机，以治疗火热病证为擅长，以清热通利为主，善用寒凉药物，故后世称之为"寒凉派"。其《黄帝素问宣明论方·诸证门》提出痹气、骨痹、行痹、痛痹、着痹、胞痹、热痹、胆痹、诸痹等治疗方剂。刘氏对痹证病因病机的认识，宗《黄帝内经》的"风寒湿三气杂至合而为痹"及"风寒湿三气偏盛"的学术观点，对痹证的论治还是强调辨证论治，如痹气证用附子丸、骨痹用附子汤、行痹用防风汤、痛痹用茯苓汤加减、着痹用茯苓川芎汤、周痹用大豆蘖散、肠痹用木香丸、热痹用升麻汤、胆痹用益胆汤、诸痹证用升麻前胡汤、风热走注疼痛麻痹用防风通圣汤。

张从正，字子和，是攻邪派的一代宗师，应用汗、吐、下三法祛邪，主张"攻邪存正"。其《儒门事亲·指风痹痿厥近世差玄说》载有"风、痹、痿、厥"四证的鉴别诊断，对隋唐以来世人把以上四类皆归于"风门"提出了异议，认为"夫风、痹、痿、厥四证本自不同，而近世不能辨，一概作风冷治之。下虚补之，此所以旷日弥年而不愈……夫四末之疾，动而或劲者为风，不仁或痛者为痹，弱而不用者为痿，逆而寒热者为厥，此其状未尝同也，故其本源又复大异"。他还认为，"风、寒、暑、湿、燥、火是天之邪；雾、露、雨、雹、水、泥土是地之邪，最易致人于病"。张氏亦强调痹证必从风寒湿相合，指出感邪久而不愈，则传入里，"皮痹不已而成肉痹，肉痹不已而成脉痹，脉痹不已而成筋痹，筋痹不已而成骨痹，久而不已，内舍其合，若脏腑俱病，虽有智者，不能善图也"。同时他也提出"痹病以湿热为源，风寒为兼，三气合而为痹"的观点。他认为痹证早期可采用汗、下、吐三法攻之，即"诸风寒之邪，结于皮肤之间，藏于经络之内，可汗而出之；风痰宿食，在膈或上脘，可涌而出之；寒湿痼冷，热客下焦，在下之病，可泄而出之"。此即凡是风寒之邪所发的疾病，在皮肤和经络之内者可用汗法；凡是风痰宿食，在胸膈和上脘的，可用吐法；凡是寒湿痼冷或热客下焦，在下的疾病可用下法。

李杲，字明之，晚号东垣老人，认为"内伤脾胃，百病由生"，为"补土派"代表人物，其对痹证的论述亦强调脾胃虚弱而内生痹证，为痹证的病因学说增添丰富色彩。如其在《脾胃论》"神圣复气汤"案中，论述痹证之上热下寒病机："上热如火，下寒如冰，耳鸣耳聋……肠鸣，膝下筋急，肩胛大痛，此皆寒水来复，火土之杂也。"从中可以看出，因木火受邪致上焦如火，加之寒气入侵，肾水之旺，故令下寒如冰，致上盛下虚之痹证。此外，在痹证的治疗上，指出当先辨外感内伤。对于外感痹证，提出"风能胜湿"，代表方如《内外伤辨惑论》之羌活胜湿汤；对脾胃不足，外邪乘虚而入，则在羌活、独活、防风等诸风药的基础上，加用人参、白术、苍术、猪苓、泽泻等益气健脾利湿之品，代表方如《兰室秘藏·腰痛门》的拈痛汤，从方名可见，其止痛效果之优，如信手拈来。此外，李氏还阐述了根据各自经络不通而用不同引经药物治疗臂痛的经验："以两手伸直，其臂贴身垂下，大指居前，小指居而定，则臂之前廉痛者，属阳明经，以升麻、白芷、葛根行之；后廉痛者，属太阳以藁本、羌活行之；外廉痛者，属少阳，以柴胡行之；内廉痛者，属太阴，以升麻、白芷、葱白行之；内后廉痛者，属少阴，以细辛、独活行之。仍视何经而用针灸。"此外，李东垣在《脾胃论》提及痛痹、寒痹、诸湿痹；在《黄帝素问宣明论方》提及行痹证、痛痹证、着痹证、周痹证、胞痹证、肠痹证、热痹证，证的提出也标志着痹有其病位、病性、病机、临床表现，辨证渐趋完善；在《儒门事亲》中提到不仁或痛者为痹，"夫痹之为状，麻木不仁，以风寒湿三气合而成之"。

朱震亨，号丹溪，因其出生的赤岸镇有一条溪流名叫丹溪，所以学者多尊称朱震亨为"丹溪先生"。朱氏在医学上提倡"阳常有余，阴常不足"之说，强调人体阴气、元精之重要，故被后世称为"滋阴派"的创始人。朱氏对痹证的研究杂见于《格致余论》《丹溪心法》《金匮钩玄》《丹溪手镜》《丹溪治法心要》等医籍中，其对痹证论治最重要的贡献，在于其论治"痹证""历节""白虎"之外，另立"痛风"一门，对后世影响颇大。朱丹溪在《格致余论·痛风论》中首次提出痛风病名，谓："彼痛风者，大率因血受热，已自沸腾，其后或涉冷水，或立湿地，或扇取凉，或卧当风，寒凉外搏，热血得寒，污浊凝涩，所以作痛，夜则痛甚，行于阴也。治法以辛热之剂。"后又在《丹溪手镜·痛风》中提出："痛风，血久得热，感寒冒湿，不得运行，所以作痛。夜则痛甚，行于阴也，亦有血虚痰逐经络上下作痛。"《丹溪心法·痛风附肢节痛》又云："四肢百节走痛是也，他方谓之白虎历节风证。大率有痰湿、风热、风湿、血虚……又有痛风而痛有常处，其痛处赤肿灼热，或浑身壮热，此欲成风毒，宜败毒散。"此外，对于痛风的症状，也散见于朱氏的著作中，如"两腿痛甚，动则甚痛""夜则痛甚"（《格致余论·痛风论》）；"走注疼痛，或麻木不遂，或半身痛""脚软，骨疼或膝肿"（《丹溪治法心要·痛风》）；"痛有常处，其痛处赤肿灼热，或浑身壮热"（《丹溪心法·痛风》）；"不仁，由气血虚少。邪气壅盛，正气不能通行而致也"（《丹溪手镜》）。通过以上诸书可以看出，痛风的疼痛既有定处夜甚的寒痹之证，也有四肢百节走痛的风痹之证，还有麻木不遂的着痹之证和痛处赤肿灼热的热痹之证，显然，"痛风"指代痹证，其名症相符。此外，以痛为主症，兼麻木、肿胀等相兼症状。更重要的是痛风的病因有别于传统"痹证"，它既有风寒湿，又提出了"有痰、风热、风湿、血虚"之因，并首次提出了痰为痛风病因之一的观点，独创了"风湿与痰饮流注经络而痛""污浊凝滞"，提出了"肥人肢节痛"的论点，这对后世的痛痹病因是极大的丰富，也与现代医学的研究相呼应。此外，这些观点意在纠正当时人拘于前论，不辨痿痹，统属于风，滥用香燥，以痛明确痹证主症，以示痹痿有别，不能皆从风论治。此外，丹溪论痹时时体现其注重养护阴血的观点，如《丹溪手镜·痛风》中提出："血虚痰逐经络上下作痛。四物汤，桃仁、牛膝、陈皮、甘草、白芷、黄芩……"此即以四物汤加减治疗血虚之痹。另外，朱氏还重视外邪与内因二者的关系，"三气致痹之原，或外兼他患有之，若舍此而能痹，未有也"。其指出风寒湿三气为痹证发病外因，"三气乘虚客之"为痹证发病的内因，正因有内因，故外邪才可乘虚而入。朱氏还善用引经之药，如"在上属风，加羌活……在下属湿，加牛膝、防己……血虚加芎、归，佐以桃仁、红花。气虚加参、术、败龟板。有痰，加南星"。这些都是朱氏治痹之妙。

四、明清时期

1. 明代

张介宾，明代医学家，号景岳。其治病思想以"阳非有余，真阴不足"为中心，认为"人体虚多实少"，强调命门在人体中之重要性，治疗则主张补真阴元阳，所谓"故善补阳者，必于阴中求阳，则阳得阴助而生化无穷；善补阴者，必于阳中求阴，则阴得阳升而泉源不竭"。故张氏治痹不仅在《黄帝内经》痹论的基础上对痹证的概念及归类作出了明晰的说明，而且，就痹证之外感、内伤的关系，体痹与五脏六腑痹的关系亦有所梳理。尤其在风痹的论治上，见解独到。其在《景岳全书·杂证谟·卷二·风痹》中谓："风痹一证，即今人所谓痛风也。盖痹者闭也，以血气为邪所闭不得通行而病也。"张氏为《灵枢·论疾诊尺》中"尺肤涩者，风痹也"作注曰："尺肤涩者血少，血不营，故为风痹"。他认为营血虚少是感受风邪发为风痹的基础，从中可见风痹是痹证的一个特殊类型，因血虚而感受风邪所致，在阳者，客于肌表也；在阴者，病邪入里也。病在阳，则见肌肤顽厚，或疼痛，或厥冷，或灼热；病在阴，则见头痛、心烦、呕吐、汗出等症。此处风痹并非肢体游走性疼痛的行痹。在治疗方面，张氏因邪之偏胜，制定了治疗大法，即风胜者，顺肝风，治当从；寒胜者，调营卫，从温治之；湿胜者，散阴寒，补脾建中；虚者，充血气，通经治本。依此大法，分别予败毒散、乌药顺气散以散风，"若以风胜而兼微火者，宜大秦艽汤或九味羌活汤主之"。予五积散或小续命汤、甘草附子汤以温治，"寒甚气虚者，宜三因附子汤之类主之"。体重、多寒、多汗者，"皆脾弱阴寒证也，若羌活胜湿汤乃兼风散湿之剂也，五积散乃温经散湿之剂也，真武汤乃温中除湿剂也"。最后提到"然又有湿热之为病者，必见内热之证，滑数之脉，方可治以清源，宜二妙散及加味二妙丸、当归拈痛汤之类主之"。张氏治痹，扣准病因病机，善用祛风、温补之法，方证用药上明显体现扶阳，注重培育真阴，遣方用药多用辛甘温热之品，以补营血之不足，形成了自己独特的用药特色，丰富和发展了辨证治疗思路。

李中梓，字士材，明末著名医家，《医宗必读》为其代表作。李中梓在《医宗必读》卷十论痹，对病因、病机、证候、治法、方药及医案概有述及，既未离《黄帝内经》之藩篱，又颇多新意，开后世无数法门。如《医宗必读·痹》中谓："愚按《内经》论痹，四时之令皆能为邪，五脏之气各能受病，六气之中风寒湿居其半，即其曰杂至，曰合，则知非偏受一气可以致痹。"他认为风、寒、湿三邪致痹，虽各具特点，但在临床上往往合而成痹，不能截然分开。他在治疗上主张"治行痹者散风为主，御寒利湿，仍不可废，大抵参以补血之剂。盖治风先治血，血行风自灭也。治痛痹者散寒为主，疏风燥湿，仍不可缺，大抵参以补火之剂，非大辛大温，不能释其凝寒之害也。治着痹者，利湿为主，祛风解寒，亦不可缺，大抵参以补脾补气之剂。盖土强可以胜湿，而气足自无顽麻也"。其中，尤其是李中梓提出的"治风先治血，血行风自灭"之说，被后世倍加推崇，为痹证，尤其是行痹的治疗上添上了浓墨重彩的一笔。此外，在行痹治疗上，《医宗必读》载方7首，分别为防风汤、如意通圣散、桂心散、没药散、虎骨丸、十生丹、一粒金丹、乳香应痛丸，这其中很多方药的组成中包括当归、川芎、没药、乳香、五灵脂等活血之品，遵循"治风先治血，血行风自灭"的原则，祛风散寒利湿，养血活血，共奏祛邪扶正之功。此外，李氏治疗五脏痹，以五痹汤为主。五痹汤由人参、茯苓、当归、白芍、川芎、五味子、白术、细辛、甘草组成。方中人参、茯苓补中益气，健脾渗湿，当归、川芎活血养血，行气止痛，白术健脾利湿，细辛祛风散寒，五味子敛肺止咳，白芍、甘草缓急止痛。李氏又云："肝痹加枣仁、柴胡；心痹加远志、茯神、麦门冬、犀角；脾痹加厚朴、枳实、砂仁、神曲；肺痹加半夏、紫菀、杏仁、麻黄；肾痹加独活、官桂、杜仲、牛膝、黄芪、萆薢。"这些引经药的应用，使药直达病所，提高疗效，有的放矢，这也是李氏在《医宗必读》中所体现的治痹特色之一，值得后人学习。

王肯堂，字宇泰，明代著名医家，他广泛收集历代医药文献，结合临床经验以十年时间编著成《六科证治准绳》，有"医家圭臬"之称，其中第四册"杂病证治准绳"论痹。在书中他用简要的语言回顾了痹证的学术发展史及各种痹证的主要治疗方案，并辅以自身见解。如书中云：《内经》谓风寒湿三气杂至合而为痹。其风胜者为行痹。行痹者，行而不定也，称为走注疼痛及历节之类是也。寒气胜者为痛痹。痛痹者，疼痛苦楚，世称为痛风及白虎、飞尸之类是也。湿气胜者为着痹。着痹者，着而不移，世称为麻木不仁之类是也。痹者闭也，五脏六腑正气为邪气所闭，则痹而不仁。"又如其对仲景治痹的记载："《要略》曰风病当半身不遂，若但臂不遂者，痹也。以冬遇此为骨痹，以春遇此为筋痹，以夏遇此为脉痹，以至阴遇此为肌痹，以秋遇此为皮痹。凡风寒湿所为行痹、痛痹、着痹之病，又以所遇之时，所客之处而命其名，非此行痹、痛痹、着痹之外，又别有骨痹、筋痹、脉痹、肌痹、皮痹也。"王肯堂的主要贡献是相对详细地记载了痹证的症状及诊断要点，他认为："粗理而肉不坚者，善病痹。关中薄泽为风，冲浊为痹。浮络多青则痛，黑则痹。络脉暴黑者，留久痹也。脉大而涩，为痹。脉来急，亦为痹。"此外，对于脏腑五体痹证的描述，其亦有建树："肺脉微大为肺痹，引胸背起，恶日光。心脉微为心痹，引背善泪出。左寸沉而迟涩，为皮痹。左寸结不流利，为血痹。右关脉举按皆无力而涩，为肉痹。左关弦紧而数，浮沉有力，为筋痹。迟为寒，数为热，濡为湿，滑为痰，豁大、弦小为虚。"王氏从基础到临床均有很好的总结与归纳，对后世痹证学术研究有很大帮助。

2. 清代

喻昌，字嘉言，清初三大名医之一，伤寒学派代表医家，学术上推崇《伤寒论》。晚年所著《医门法律》卷三"中风门"中设"附风痹法七条""风门杂法七条"两篇，此二篇是对《黄帝内经》《金匮要略》有关痹证的论述引而发之，提出"以浊痰不除，则三痹漫无宁宇也"的观点，为后世痰瘀致痹学说的创立奠定了基础。正如书中所云："痹在遍身，走痛无定，用控涎丹方略。原治人忽患胸、背、手、脚、腰、胯痛不可忍，牵连筋骨，坐卧不宁，走移无定。乃痰涎伏在胸膈上下，变为此疾……按：风寒湿三痹之邪，每借人胸中之痰为相援。故治痹方中，多兼用治痰之药。昌于中风第四十一方，取用三因白散子之用半夏，已见大意。但彼治浊气上干，此治浊痰四注，以浊痰不除，则三痹漫无宁宇也。凡遇痰积盛之症，此方亦不可少，实非谓子和之法，足胜治痹之用也。学者辨诸。"此外，喻氏辨治重气血，推崇"气者，血之天也，气壮则血行"，并从自身临床经验出发，自拟一方，"以人参为君，黄芪、肉桂、当归、川芎为臣，以代赭石之专通肝血者，佐参芪之不逮，少加羌活为使"，乃言治痹之法必以养血调气为主，兼以通经达络之法方可。喻氏对《妇人大全良方》的三痹汤推崇备至，谓："用参芪四物，一派补药内加防风、秦艽以胜风湿，桂心以胜寒，细辛、独活以通肾气。凡治三气袭虚而成痹患者，宜准诸此。"这也是喻氏重气血的体现。喻嘉言还论述了中风与痹证的鉴别，指出中风与风痹病机虽类似，但"风则阳先受之，痹则阴先受之"，中风乃卫外之阳不固，风邪入中空窍；痹证则是风入于阴分，与寒湿互结，扰乱其血脉，致身中之阳不通于阴而致等。总之，喻氏对于痹证辨治的不俗见解，亦为后世广泛应用。

程国彭，字钟龄，其治痹理论宗于《黄帝内经》《金匮要略》，亦参见《景岳全书》和《医宗必读》之内容，结合自己30年临床经验而成《医学心悟》一书，在《医学心悟·第二卷·痹》中，对痹证的论治进行了系统阐述，尤其对于行痹、痛痹和着痹，论述精当。正所谓："治行痹者，散风为主，而以除寒祛湿佐之，大抵参以补血之剂，所谓治风先治血，血行风自灭也。治痛痹者，散寒为主，而以疏风燥湿佐之，大抵参以补火之剂，所谓热则流通，寒则凝塞，通则不痛，痛则不通也。治着痹燥湿为主，而以祛风散寒佐之，大抵参以补脾之剂，盖土胜则能胜湿，而气足自无顽麻也。"程国彭详述行痹、痛痹、着痹的治则治法，根据风寒湿邪偏重治疗上分别参以补血、补火、补脾之剂，并创立蠲痹汤、松枝酒、虎骨胶丸等特色方剂，其以蠲痹汤加减主之，痛甚者，佐以松枝酒。此外，他还提出风气偏胜可加秦艽、防风；寒气偏胜可加附子；湿气偏胜可加防己、萆薢、薏苡仁；痛在上者，去独活加荆芥；痛在下者，加牛膝等。这些皆补前人所未备。程氏治痹着眼于扶正祛邪、攻补兼施，调整气血阴阳、寒热虚实之偏重，别开治痹法门。

王清任，字勋臣，清代医家，著《医林改错》，其倡导

"补气活血"和"逐瘀活血"两大法则,此亦是王氏著名的"瘀血学说"。王清任在痹证方面的主要贡献亦与之相关,即突出论述了因瘀血致痹的理论与治疗方法,提出"痹证有瘀血说"的概念,指出凡对痹证经用常规治法不效,可考虑从瘀血论治,方用身痛逐瘀汤。《医林改错》云:"凡肩痛、臂痛、腰痛、腿痛,或周身疼痛,总名曰痹证。明知受风寒,用温热发散药不愈,明知有湿热,用利湿降火药无功,久而肌肉消瘦,议论阴亏,遂用滋阴药,又不效。至此便云病在皮脉,易于为功,病在筋骨,实难见效。因不思风寒湿热入皮肤,何处作痛。入于气管,痛必流走,入于血管,痛不移处。如论虚弱,是因病而致虚,非因虚而致病。总滋阴,外受之邪,归于何处?总逐风寒、祛湿热,已凝之血,更不能活。如水遇风寒,凝结成冰,冰成风寒已散。明此义,治痹证何难。古方颇多,如古方治之不效,用身痛逐瘀汤,秦艽一钱、川芎二钱、桃仁三钱、红花三钱、甘草二钱、羌活一钱、没药二钱、当归三钱、灵脂二钱炒、香附一钱、牛膝三钱、地龙二钱去土,若微热,加苍术、黄柏;若虚弱,黄芪量加一二两。"从中可见,瘀血阻络乃治痹重要之法,当诸法不效时,宜对此法重视,尤其是疼痛较剧者,这也与不通则痛的瘀血之证相契合。

叶桂,字天士,号香岩,为清代著名医家,温病学派代表。他师古而不泥古,在外感热病、内科、伤寒和杂病方面都颇有见地,《临证指南医案》便记载了叶氏治疗杂病的遣方用药思路。《临证指南医案》关于痹证的论述,主要见于"痹""肩臂背痛"及"腰腿足痛"等篇。其中,"痹"篇首先按痹证的发病部位分类,如周痹、行痹、肢痹和筋痹;接着按病因及病机分类,如寒湿、湿热入络、痰血壅塞经络等。

值得一提的是，在病因分类的部分，尽管将痹证分为"寒湿""风湿""湿热"等，叶氏并非机械地以祛风、散寒、除湿等法治疗，而是将上述诸法融汇，并且更注重脏腑机能的失调，强调扶正与祛邪并用。叶氏认为痹证病因一是劳倦内伤，易于感受风寒湿邪，即"邪之所凑，其气必虚"。二是脏腑留邪。由于脏腑功能失调，湿阻气滞血瘀使气机不畅，外来之邪易与内部病理产物相合而发病，即"外来之邪著于经络，内受之邪著于腑络"，二者皆可"混入经髓而为痹"。故其在治疗，亦采用扶正为先，佐以祛邪的治疗大法，如书中所言："用参、术益气，佐以风药，壮气为主"。此外，叶氏认为痹证虽为风寒湿邪为病，更多的是风寒湿热相互夹杂。叶氏对痹之属热者有见解独到，认为痹证有热者不少，有初病即属湿热者，有外邪"变混"而生热，即"风湿化热"者。而邪热内郁，亦有深浅之别，或郁于气分，或郁于营分，即"初病湿热在经，久则瘀热入络"。对久痹者，痹痛不去，叶氏认为是邪入血络中，即："经以风寒湿三气合而为痹，然经年累月，外邪留著，气血皆伤，其化为败血凝痰，混处经络，盖有诸矣"，并指出此证"搜逐甚难"。正是："初为气结在经，久则血伤入络。"对于络病的辨治，叶氏亦将其贯穿痹证治疗，如辨别痹证络病病位的不同，所谓："经脉通而痛痹减，络中虚则瘦弱无力……邪中于经为痹，邪中于络为痿。今痹痛全止，行走痿弱无力"。又言："痹痛在外踝筋骨，妨于行走。邪留经络，须以搜剔动药。"其指出："脉数右大，湿渐化热，灼及经络，气血交阻，而为痹痛。"此言湿邪侵袭，日久化热，湿热壅滞经络。又指出："左脉弦大，面赤痰多，大便不爽。此劳怒动肝，令阳气不交于阴，阳维、阳蹻二脉无血营养，内风铄筋，跗酸痹痛，暮夜为甚者，厥阴旺时也。病在脉络。"这些都是对痹证入络的寒热虚实辨别。在用药上，叶氏有针对风寒湿热而采用散风、散寒、化湿、清热等法，而更以祛邪活络、缓急止痛为大法，观其医案，以"通"字为要诀，贯穿始终，概括有三。一辛温通络。所谓"非辛香无以入络"。叶氏常用桂枝、小茴香、当归（须）、姜黄、鹿角霜等，皆属辛温，或兼补血，或兼活血，或兼理气，或兼散寒除湿。二虫蚁通络。如书中云："取虫蚁有四：意谓飞者升，走者降，灵动迅速，追拔沉混气血之邪……圣人另辟手眼，以搜剔络中混处之邪，治经千百，历有明验。"药用全蝎、地龙、穿山甲（现用代用品）、蜂房、川乌头、麝香、乳香等，治风寒湿邪留经络。三活血通络。所谓"治风先治血，血行风自灭"。叶天士认为："大凡络虚，通补最宜。"因此无论虚实络病，活血养血药均为常用。叶天士用药规律及经验，对提高痹证，尤其是顽痹的疗效，具有重要的指导意义。

吴谦等人于清乾隆年间编撰的《医宗金鉴》是我国综合性医书中最完备、最简要实用的一部医学巨著，对后世影响很大，其中关于痹证的论述见于"痹病总括""周痹""痹病生死证""痹入脏腑证"等篇章。将痹病总括为："三痹之因风寒湿，五痹筋骨脉肌皮，风胜行痹寒痹痛，湿胜着痹重难支。皮麻肌木脉色变，筋挛骨重遇邪时，复感于邪入脏腑，周同脉痹不相移。"这些主要内容均缩炼为七言歌诀，方便记忆，歌诀下有注释，对歌诀内容进行阐述。此外，该书重视痹证的鉴别诊断，如比较了周痹与脉痹，认为二者相同之处在于周痹与脉痹都在血脉之中，随脉上下为病；而二者不同在于周痹痛有定处，脉痹左右相移，并指出痛风、流火、历节风"皆行痹之俗名"。"周痹"条中指出周痹的临床表现是痛有定处、痛无歇止，应当与中风相鉴别，而中风有口眼㖞斜，周痹则无。另外"痿痹辨似"条下提出痿证与痹证的鉴别，痿证两足痿软不痛，痹证通身肢节疼痛，即无力与疼痛的区别，所谓"痿多虚""痹多实"，所因有别，亦应从病性症状上进行鉴别。在治疗方面，其用药有治"痹虚"的小续命汤，治"痹实"的增味五痹汤，方中诸品可通治三痹、五体痹，使用时需根据情况增加相应药味，即"痹虚加减小续命，痹实增味五痹汤，麻桂红花芷葛附，虎羊耆草二防羌"。此外，对于痹证预后，书中亦给出相关观点，于"痹病生死证"中指出五体痹中筋痹、骨痹受邪深故痛久难已，皮痹、脉痹受邪浅故易治。五脏痹中若脏虚中邪则难治多死，脏实不受邪则易治多生，这其实也契合了中医治未病的这一治疗原则。

吴尚先，字师机，钱塘人，清代名医。吴氏倡导外治之理即内治之理，外治之法即内治之法，汇集前人和民间的外治方药，结合自己的医疗经验，专门从事外治法的膏方薄贴，其著作《理瀹骈文》是我国第一部外治法专著，在痹证外治方面提出膏药外贴等综合治疗的方法。如散阴膏，又名阳乌膏，治寒湿第一。"凡风湿痹筋骨疼痛及一切气血痰凝滞，阴酸漫肿疼痛，肾虚腰背痛，受寒腹痛，与跌仆闪挫诸痛"。注解云：此膏治风寒湿痹跌打损伤筋骨疼痛俱效，此膏治下焦寒湿及表里俱寒者凡三阴证并宜之。风寒湿痹，一切漏肩鹤膝走注历节，左瘫右痪，麻木疼痛，日久不能愈者。再如金仙膏，治腰痛。肾虚是本，风寒湿热痰饮气滞血瘀，闪挫是标。膏掺白术、官桂末贴痛处，再用羌活、防风、杜仲、故纸、牛膝、续断、木瓜、萆薢、香附、当归、延胡、红花、半夏、陈皮、黑豆之类，炒熨。吴尚先有"良工不废外治"格言，其外治法膏贴治疗痹证疼痛，对近现代外用药物的研制产生重大影响。

　　清代医学由于得益于宋金元及明代的良好基础，中医药学空前繁荣。温热病、传染病学派的学术思想，继明代的传承，到清代形成独具特色的体系。清代医家继承前代的理论、经验，对痹证的探讨颇为广泛，有百家争鸣之势。除上述代表医家与著作外，还有以下各家学说极具特色。

　　张璐《张氏医通》对痹证的论述集中在卷五"诸痛门"与卷六"痿痹门"。诸痛门中的腰痛、脊痛脊强（尻痛）、肩背痛、腿痛、膝痛、身体痛诸篇，以及痿痹门中的痛风、痹、鹤膝风皆属于痹证讨论范围。张氏论述了风寒湿三痹的症状特点和治疗大法，提出治疗三邪应分清主次、主次兼顾的观点，并把《黄帝内经》的五体痹和当世的三焦辨证相结合，即上焦痹、中焦痹、下焦痹之三痹，归属于风寒湿三痹的范畴，并指出"非行痹痛痹着痹外，又有皮脉筋肌骨之痹也"，三焦痹"是风寒湿痹其营卫筋骨三焦之病"。此外，张氏还对《黄帝内经》中的周痹，《金匮要略》中的血痹、肾着等 10 余种痹证进行了较为详细的论述。如治疗肌痹用神效黄芪汤，本方原治气虚耳目不明，张氏认识到肌痹初期虽类湿痹、着痹，但后期必损阳气，故预用之治疗，这无疑是先安未伤之地的精确体现。吴鞠通《温病条辨》中有关痹病的论述主要集中在第二卷"中焦篇"，主要对温病中暑热、湿温而致的痹证进行论述。吴氏认为"痹之因于寒者固多，痹之兼乎热者，亦复不少"，痹证"大抵不越寒热两条，虚实异治，寒痹势重而治反易，热痹势缓而治反难"，改变世人一味从寒论痹的学术惯例，使痹证的论治更全面。吴氏治痹着眼于湿热痹证，有论有方，他以宣痹汤及加减木防己汤等治疗湿痹及暑湿痹，开后人治痹新门路，完善了痹证治疗的版图。

何梦瑶之《医碥》对致痹之邪有独到的见解，他认为痹证是"身中血气为三邪（风寒湿）所闭滞"。因此，《黄帝内经》所言的行着痛三痹、筋骨脉皮肉五痹及脏腑痹，"总由风寒湿三气为患，特以其受病之所在区别言之耳，要其本则一也"，更加强调了"闭滞"二字。何氏治疗有其所长，其重视依体质选方，并配合外治法和食疗，如治痛痹以葱白入沸醋中煮过后滤出，布包熨患处；治着痹以食疗方：白米半碗，薏苡仁数钱，生川乌末四钱，熬粥，入姜汁、蜜少许，空腹服。

沈金鳌《杂病源流犀烛》卷十三有诸痹源流（白虎历节风）及附方专门论述痹证。沈氏认为"痹因风、寒、湿气侵入""痹兼三气，因阴受之"。在治疗上重视痹证脉象，言痹证脉象可出现涩紧、浮涩而紧，脉大而涩及脉来急等。此外，在痹证调摄方面，重视治疗禁忌，如味酸的食物可伤筋而致筋脉弛缓，味咸的食物可伤骨而致肌肉萎缩，甚至引起痛痹、麻木等病证，故沈氏建议痛风等痹证患者须戒鱼腥面酱酒醋。这在今天依然具有指导意义。

第三节　中医痹证分类及范畴

《黄帝内经》中痹证可分为广义痹证和狭义痹证两类。广义痹包括食痹、水瘕痹、喉痹、胸痹、血痹、肠痹、五脏痹等，狭义痹仅包括行痹、痛痹、着痹、热痹、皮痹、脉痹、筋痹、骨痹、肌痹等。结合历代医家对痹证认识的完善，我们可以看出，对于广义与狭义的痹证分类，其各有利弊。

广义的痹证突出了病机的独特性，即"痹者闭也"，凡由闭塞不通所致疾病者，皆可认为是痹证。在此基础上，对于痹证疾病的丰富和发展是一种鼓舞，也是对以《黄帝内经》为代表的广义痹证理论的一种充实。但同时我们也应该看到，广义的痹证亦存在一些弊端，如病机过于粗犷，不能精细辨别证型，不利于理论指导临床。就目前的教学内容，我们现今常将痹证归为肢体经络病证类。《中医内科学》仍沿用痹证名总称。《实用中医内科学》以痹证名总揽大多数病类，把具有关节疼痛剧烈、肿大变形、僵硬、病势缠绵的历节风作为附篇列在痹证之后，把局部或全身皮肤顽厚硬化为主要特征的皮痹作为独立的专篇论述。2012年国家中医药管理局发布的《中医病证诊断疗效标准》将痹证分成风湿痹、尪痹、骨痹、肌痹、痛风病类，并界定了每个病类所包含的现代医学病种。大多数医家目前认为，痹证按病因分风痹、寒痹、湿痹、热痹、燥痹、风寒湿痹、湿热痹；按病位分皮痹、肌痹、骨痹、脉痹、筋痹、血痹、气痹；按临床症状特征分行痹、痛痹、着痹、周痹、历节、痛风、鹤膝风、漏肩风，顽痹、尪痹；按病程长短分暴痹、久痹、留痹、顽痹；按证候分实痹、虚痹等。这一分类方法结合了广义与狭义痹证范畴，突出的特色是体现了病因、病位、病性，以及临床症状，这些均是为指导临床服务，突出中医辨证特色，尤为值得推广。

通过痹证源流考证，我们可以看到，《黄帝内经》仍然是对痹证分类最为系统和科学的，尤其是行痹、痛痹、着痹，以及皮痹、肌痹、骨痹、脉痹、筋痹的五体痹，其对后世的影响巨大。它从病因及病位两个方面对痹证进行了分类，为后世医家丰富痹证论治奠定了基础。行、痛、着三痹因病因划分，进而确定了祛风、散寒、除湿的治疗大法，而五体痹除了明确病位外，还与四时之气相联合，春、夏、长夏（至阴）、秋、冬等不同季节所得痹证其侵犯人体的部位不同。如春季得病者，因其在体为筋，故痹证的特点是筋脉屈伸不利，称之筋痹；夏季得病者，因其在体为脉，故痹证的特点为血凝而不流致脉道不通，称之脉痹；在长夏得病者，因其在体为肉，故痹证的特点为肌肉酸痛、麻木不仁，称之肌痹；秋季得病者，因其在体为皮，故痹证的特点为寒重、皮肤不仁或发硬，称之皮痹；在冬季得病者，因其在体为骨，故痹证的特点为骨节沉重、活动不利，称之骨痹。从中可以看出，痹证的发生与季节及侵入机体部位是密切相关。五脏痹是五体痹等病久不去，病邪由表入里，内舍于其合的脏腑传变，即"诸痹不已，亦益内也"，痹证病程越长，正气愈不足，则传于内，与"内舍其合"的脏腑发为脏腑之痹，即是五体痹的延伸。这些内容也为广义痹证开拓了新的视野。

《黄帝内经》对于痹证的命名研究较为深入，后世各医家均是在其基础上进行研究。《中藏经》将痹证依五脏主病不同，分为气痹、血痹、肉痹、筋痹和骨痹五痹。《中藏经·论痹》谓："痹者，风寒暑湿之气中于人，则使之然也""痹者……而有风痹，有寒痹，有湿痹，有热痹，有气痹，而又有筋、骨、血、肉、气之五痹也。"张仲景所著的《伤寒论》与《金匮要略》对痹证有其独到的研究，尤其以后者为甚，文中提及湿痹、风湿、寒痹、历节、血痹、胸痹诸名，并用麻黄加术汤、防己黄芪汤、麻黄杏仁薏苡甘草汤、桂枝附子汤、乌头汤、桂枝芍药知母汤等，影响深远。如湿痹者，其病机为外湿与内湿相合，内湿偏重；以发热身重、骨节疼痛烦躁为临床特征。历节者，以关节疼痛、肿大、变形、屈伸不利为特征。血痹以肌肤或肢体麻木不仁为特征。肾着以腰中冷，身体重，腰以下冷痛，如坐水中，"腹重如带五千钱"为临床特征。《诸病源候论》列有风湿痹、风痹、风不仁、风冷、风四肢拘挛不得曲伸等病证，尤其"风湿痹"的提出，较之前更适用于临床，但总体仍为关节疼痛之症。另外，也提及筋痹、脉痹、肌痹、皮痹、骨痹。对病证的描述以病因病机为主，可见其对病因病机逐渐有所重视。唐宋时期主要著作基本在《黄帝内经》基础上稍有发挥，变化不大。孙思邈的《备急千金要方》和《千金翼方》将痹证散论于"虚损"和"诸风论"中，认为风痹、湿痹、周痹、筋痹、脉痹、肌痹、皮痹、骨痹、胞痹各有证候，形如风状，得脉别也，脉微涩，其证身体不仁，强调了痹证由"痹"到"极"的过程，即症状上由疼痛到无力，病机上由实至虚的过程。《外台秘要》提出了白虎历节的名称，亦是对于关节疼痛如虎啮之症的表述。宋《圣济总录》把诸痹分为痛痹、着痹、行痹、风冷痹、风湿痹、痹气、热痹、心痹、肝痹、脾痹、肺痹、肾痹、皮痹、肌痹、血痹、骨痹、筋痹、脉痹。《普济方》中对痹证命名的论述认为风湿、寒湿、风毒、脚气同病异名，同时提到风痹、心痹、热痹。《针灸资生经》中的痹证命名有风痹、肩痹痛、足麻痹不仁。《三因极一病证方论》卷三论痹证有"叙痹论"专篇。以上四部著作基本在《黄帝内经》基础上稍有发挥，变化不大，提及风冷痹、风毒、脚气、足麻痹不仁均为痹证命名，如提出合痹为风寒湿三气杂至，合而为痹。元代朱丹溪在《格致余论》中首次提出痛风病名，并设有专篇论述。刘完素在其著作《黄帝素问宣明论方》中详论此两种脏腑痹，即肠痹和胞痹。肠痹者，腹痛，时发飧泄，气不消化；胞痹者，小便不利，鼻出清涕。此外，亦提及行痹证、痛痹证、着痹证、周痹证等，证的提出意味着痹有其病位、病性、病机、临床表现组成，渐趋完善。张从正著《儒门事亲》，指出风痹痰厥四证其状未尝同，不仁或痛者为痹，其与风、痿、厥本源又复大异。至明清时期痹证范畴有所增加,《医宗必读》记载了行痹、痛痹、着痹、皮痹、胞痹、心痹、肝痹、肺痹、脾痹、肾痹,并对筋痹、脉痹、肌痹、骨痹进行了进一步论述,如"筋痹即风痹也,游行不定,上下左右,随其虚邪,与血气相搏,聚于关节,或赤或肿,筋脉弛纵,古称走注,今名流火。提到脉痹即热痹也,肌痹即着痹、湿痹也,骨痹即寒痹、痛痹也"。《景岳全书》曰风痹一证,即今人所谓痛风也,而历节风痛以其痛无定所,即行痹之属也。《寿世保元》论述了脉浮而缓属湿,为麻痹;脉紧而浮属寒,为痛痹。《证治准绳》记载了行痹,并论述了与历节的关系,书中云:"行痹者,行而不定也,称为走注疼痛及历节之类是也……痛痹者,疼痛苦楚,世称为痛风及白虎、飞尸之类是也……着痹者,着而不移,世称为麻木不仁之类是也。痹者,闭也。五脏六腑正气为邪气所闭,则痹而不仁。"此外,其也对一病多名进行了论述,认为行痹走注疼痛及历节同类,痛痹、痛风及白虎、飞尸同类,着痹与麻木不仁同类。至清代,各家学说纷繁,《症因脉治》痹证命名的论述有筋挛,包括外感筋挛、内伤筋挛,其本在于湿所致,又依不同表现为分心痹、肝痹、脾痹、肺痹、肾痹、胞痹、肠痹、胸痹等。《证治汇补》痹证命名的论述:"行痹者痛无定处,俗名流火,亦曰走注,今呼为鬼箭也。痛痹者痛有定处,即今之痛风也。着痹者即今之麻木不仁也。闭寒不通谓之痹,或痛痒麻痹,或手足缓弱,与痿相类。麻木,荣血虚则不仁,卫气虚则不用,不用不仁即麻木之类。"《医级》认为痹与痛风等同,并提出胸腰喉脉痹名,云:"痹(即痛风也),流经脉则痛牵上下,风伤筋而胜气归肝……逗关节则着肌肿疼;湿伤肉而患生中土……寒伤骨而归肾,彻骨酸疼……痹在中则为满胀痛酸,痹在下则为闭癃足疾,经详皮肌筋骨,并胸腰喉脉痹名……痹之为病随所着而命名，故有胸痹、腰痹之论。备论脾肺心肝及肾脏胞肠痹类。"陈士铎在《辨证录》中曰："夫痹而曰冷，正合风寒湿三者之旨。此等之病，虽三邪相合而寒为甚。"陈念祖在《时方妙用》中论述："痹者闭也，风寒湿杂至，合而为痹，与痛风相似。但风则阳受之，痹则阴受之。"这些著作对痛痹、痛风、白虎历节进行了详细论述，痹证、痛风、白虎历节实为同病异名。王清任的《医林改错》中指出凡肩痛、臂痛、腰痛、腿痛，或周身疼痛，总名曰痹证，这一提出使痹证病名有了进一步发展，接近我们现今对痹证的命名。

综上，痹证的命名、演变与发展，伴随着中医学的丰富与完善，无论是中国古代医家的论述，还是结合现代医学的中医研究，痹证都具有较为宽广的范畴，也正是这一特点，决定了痹证在新时代的中西医结合研究中，在充分挖掘经典文献基础上，能够焕发出更为鲜活的生命力。

第四节　中医痹证病因病机

痹证的病因较多，早期中医论著主要强调风寒湿热外邪的致病性，亦提出复感后可引起肢体脏腑病。随着中医不断发展完善，后世除认可外邪的致病外，亦强调瘀血阻络、痰浊内生、情志不遂等因素，同时，气血虚弱、脾胃肝肾不足等内在因素亦在痹证中发挥作用。

一、感受外邪

六淫邪气为痹证致病首要因素，感受六淫邪气以风、寒、湿、热及燥邪为痹证常见的病因。《黄帝内经》强调外邪致病，《素问·痹论》明确指出："风寒湿三气杂至，合而为痹也。"其认为风、寒、湿三气错杂而至，侵犯人体是痹证发生的基本原因，而"所谓痹者"，不过是"各以其时重感于风寒湿之气也"。此外，热邪致病《素问》中亦有谈及，云："痹或痛，或不痛，或不仁，或寒，或热，或燥，或湿……其热者，阳气多，阴气少，病气胜，阳遭阴，故为热痹。"其认为风、寒、湿、热、燥邪侵袭人体，流注经络关节，致气血痹阻而为痹证。此外，本书有论，痹与居处环境亦有相关，如《素问·异法方宜论》说："南方者……其地下，水土弱，雾露之所聚也，其民嗜酸而食胕。故其民皆致理而赤色，其病挛痹，其治宜微针。"这说明南方湿盛之地，百姓易患痹证，这一认识直至今日仍具参考意义。另《素问·五脏生成》所谓"卧出而风吹之，血凝于肤者为痹"，亦是其例，明确指出平素起居对于痹证的发生具有重要意义。

《中藏经》认为，除风寒湿外，"痹者，风寒暑湿之气中于人脏腑之为也"。本书是最早提出暑热之邪致痹之说的。后世论痹者，多只看到《素问·痹论》之言，治疗多从风寒湿邪入手，偶有兼论热痹者，也多认为是患者素体郁热，风寒湿邪入里从阳化热或病久伤阴所致。但《中藏经》之暑热致痹与上述病机有本质区别。它更强调暑热之邪本身致病，而非其《素问·痹论》所论，"其热者，阳气多，阴气少，病气胜，阳遭阴，故为痹热"，以及《素问·四时刺逆从论》"厥阴有余，病阴痹；不足，病生热痹"。其本质在于"风寒湿痹入里化热之热痹"与"暑热之邪伤人之热痹"在病因病机上截然不同，可以说这是《中藏经》对痹证外感病因最大贡献。经过长期实践积累，一些医家也开始渐渐意识到暑湿热邪与痹证的关系。

《伤寒论》中有关痹证的论述较多，其中外邪致病亦较多。如"身疼腰痛，骨节疼痛""支节烦痛"，为营卫失调，风寒湿痹凝阻太阳经脉；"少阴病，身体痛，手足寒，骨节痛、脉沉者""掣痛不得屈伸……恶风不得去衣""病历节不可屈伸，疼痛"，为阳虚寒湿凝结少阴，注经络，流关节，渗骨髓；"其人骨节疼，翕翕如有热状"，为表证不解化热，风热湿痹稽留筋脉骨节所致。这些都是痹证由于外感风寒湿邪及内虚感邪所引起。

另外，《金匮要略》对于痹证有专篇记载，如湿痹，不仅是病名，更是病因病机的论述："太阳病，关节疼痛而烦，脉沉而细者，此名湿痹。"又言"汗出当风""久伤取冷""风湿相搏""湿痹""湿家中风""历节"出现身体烦疼，不能自转侧，一身尽重，历节痛，不可屈伸，诸肢节疼痛，身体魁羸，脚肿如脱等名风湿。"此病伤于汗出当风，或久伤取冷所致也"，明确指出此风湿之痹的病因是汗出当风，或久伤取冷。此外，《金匮要略》认为痹证的病因病机主要为外邪侵袭，正气不足，风湿相搏，或汗出当风，或久伤取冷，或身劳汗出，衣里冷湿，病久得之。这是导致痹证发生最常见的外因。风寒湿热之邪乘虚侵袭经络而流注关节，阻碍气血运行，形成痹证。

《诸病源候论·风湿痹》云："风湿痹病之状，或皮肤顽厚，或肌肉酸痛，风寒湿三气杂至，合而成痹，其风湿气多，而寒气少者，为风湿痹也。"从中可见，外感一直为痹证的首要致病原因。

《儒门事亲》论述："痹者，必风寒湿相合。夫痹之为状，麻木不仁，以风寒湿三气合而成之。风气胜者为行痹，风则阳受之，故其痹行，且剧而夜静。寒气胜者为痛痹，寒则阴受之，故其痹痛，且静而夜剧。湿气胜者为着痹，湿胜则筋脉皮肉受之，故其痹着而不去，肌肉削而著骨……或濒水之地，劳力之人，辛苦失度，触冒风雨，寝出津湿，痹从外入。况五方土地，寒暑殊气，刚柔异禀，饮食起居，莫不相戾，故所受之邪各有浅深。痛或不痛，或仁或不仁，或筋屈而不能伸，或引而不缩，寒则虫行，热则纵缓，不相乱也。皮痹不已而成肉痹，肉痹不已而成脉痹，脉痹不已而成筋痹，筋痹不已而成骨痹，久而不已，内舍其合。"其认识到外感风寒湿暑邪气致痹外，居处环境、地域、气候、饮食、劳累、体质、感邪轻重、久病入内相结合为痹发生的重要病理机制。

张从正提出"痹病以湿热为源，风寒为兼，三气合而为痹"的观点，这是痹证治疗史上首次提出痹证与湿热关系的论述。其认为痹证早期可采用汗、下、吐三法攻之，即："诸风寒之邪，结于皮肤之间，藏于经络之内，可汗而出之；风痰宿食，在膈或上脘，可涌而出之；寒湿痼冷，热客下焦，在下之病，可泄而出之。"其谓："仆尝用治伤寒汗下吐三法，移为治风痹痿厥之法，愈者多矣。"

《医宗必读》认为："……痹者闭也，风寒湿三气杂至，则壅闭经络，气血不行，则为痹也……风者善行而数变，故为行痹，行而不定，凡走注历节疼痛之类，俗名流火是也……寒气凝结，阳气不行，故痛楚甚异，俗名痛风是也……肢体重者不移，或为疼痛，或为不仁，湿从土化，病多发于肌肉，俗名麻木是也。"筋痹即风痹也，游行不定，上下左右，随其虚邪，与血气相搏，聚于关节，或赤或肿，筋脉弛纵，古称走注，今名流火。论述了痹证为外邪入侵，闭阻气血经络所致。

《医学心悟》曰："其风气胜者为行痹，游走不定也。寒气胜者为痛痹，筋骨挛痛也。湿气胜者为着痹，浮肿重坠也。对于顽重之痹证鹤膝风，曰：此三阴本亏，寒邪袭于经络，遂成斯症。"论述了由外感风寒湿或阴亏外邪入侵，内外合邪致痹。

《时方妙用》论曰："痹者闭也，风寒湿杂至，合而为痹，与痛风相似。但风则阳受之，痹则阴受之。虽《黄帝内经·痹论》风气胜者为行痹，寒气胜者为痛痹，湿气胜者为着痹之分，而深究其源，自当以寒与湿为主。盖以风为阳邪，寒与湿为阴邪，阴主闭，闭则郁滞而为痛。是痹不外寒与湿，而寒与湿亦必假风以为之帅。寒曰风寒，湿曰风湿，此三气杂合之说也。"其继承《黄帝内经》风寒湿杂至，合而为痹的观点，强调了寒湿的重要性。

《金匮翼·热痹》曰："行痹者，风气胜也。痛痹者，寒气偏胜，阳气少，阴气多也。着痹者，湿气性也。热痹者，闭热于内也……脏腑经络，先有蓄热，而复遇风寒湿气客之，热为寒郁，气不得通，久之寒亦化热……臂痹者，臂痛连及筋骨，上支肩胛，举动难支，由血弱而风中之一。"其说明感受热邪，或郁而化热可致热痹。

清代温病学派兴起后，对暑湿热邪致痹理论进一步发挥，引起后世的重视。叶天士在《临证指南医案》中指出："痹者，闭而不通之谓也，正气为邪所阻，脏腑经络不能畅达，皆由气血亏损，腠理疏豁，风寒湿三气得以乘虚外袭，留滞于内以致湿痰、浊血流注凝涩而得之。从来痹证，每以风寒湿三气杂感主治，召恙之不同，由于暑外加之湿热，水谷内蕴之湿热，外来之邪，著于经络，热痛不减，余以急清阳明而致小愈。"叶氏秉承前人风寒湿以乘虚而入，湿痰瘀致痹观点，重视湿热，包括外感及内生湿热在痹证中的作用。

吴鞠通在《温病条辨》书首曰："是书原为温病而设，如疟、痢、疸、痹，多因暑温、湿温而成，不得不附见数条，以粗立规模，其详不及备载……是书所详论者，论前人之未备者也。"中焦篇部分专论痹证，其在前人经验基础上，重视寒热虚实，发展和充实了对热痹的论治理论，对热痹的证治进行了较为系统的论述。自论曰："本论因载湿温而类及热痹……当于《内经》《金匮》，喻氏、叶氏及宋元诸名家，合而参之自得。大抵不越寒热二条，虚实异治。"此将痹证从暑湿热立论，把痹证归入温病范围，并使之证治系统化，为《温病条辨》创新之处。

二、正气虚弱

《素问·评热病论》谓"邪之所凑，其气必虚"，《灵枢·百病始生》说："风雨寒热，不得虚，邪不能独伤人。卒然逢疾风暴雨而不病者，盖无虚，故邪不能独伤人。此必因虚邪之风，与其身形，两虚相得，乃客其形，两实相逢，众人肉坚"。从中可见，《黄帝内经》极为重视正气在疾病发生过程中的重要作用，认为正气不足是疾病发生的先决条件，只有在正气不足的条件下，外邪才能侵袭人体致病，痹病由"风寒湿三气杂至"而致，亦不例外。另外，《素问·痹论》已有明确论述，谓饮食居处，为其病本，认为人自身不注重饮食调摄、不重视居处环境，造成正气不足，邪气侵袭可以导致痹证发生。又谓："荣者，水谷之精气也，和调于五脏，洒陈于六腑，乃能入于脉也。故循脉上下，贯五脏，络六腑也。卫者，水谷之悍气也，其气慓疾滑利，不能入于脉也，故循皮肤之中，分肉之间，熏于肓膜，散于胸腹，逆其气则病，从其气则愈，不与风寒湿气合，故不为痹。"此段论述表明，营卫不和是造成痹证的一个主要原因。但只要正气充足，营卫和调，则邪气难以侵袭导致痹证；若营卫失和，腠理不闭，卫表不固，风寒湿三邪乘虚侵袭，脉络闭阻，气血凝涩，则可致痹证。也就是说，痹证的发生与营卫失调密切相关，营卫失调是痹证发生的内在因素，所谓："肉不坚，腠理疏，则善病风"。

在《金匮要略·痉湿暍病脉证治》中亦有论述肝肾不足，《金匮要略·中风历节病脉证并治》第四条："寸口脉沉而弱，沉即主骨，弱即主筋，沉即为肾，弱即为肝。汗出入水中，如水伤心，历节黄汗出，故曰历节。"肾藏精主骨；肝藏血主筋。寸口脉沉说明肾气不足，主骨病；脉弱主肝血不充，主筋病。沉弱并见，则肝肾亏虚，筋骨不强。汗大出后，腠理开泄，此时出入水中，则水湿之邪乘虚而入，阻遏经络，留滞关节。如果寒湿之气阻遏心阳，使热闭于里，湿热相合，内外蒸腾，则关节局部溢出黄水。"少阴脉浮而弱，弱则血不足，浮则为风，风血相搏，即疼痛如掣"。少阴脉候心肾，其脉弱指肾阴不足，心血亏虚，脉浮为风邪外袭，即体内阴血亏虚，不能充养经络筋骨，风邪乘虚外袭，正邪交争，导致经脉痹阻，故关节疼痛如掣，屈伸困难。再如，"盛人脉涩小，短气自汗出，历节痛，不可屈伸，此皆饮酒汗出当风所致"。身体肥胖之人，脾气亏虚，痰湿内盛，故其脉涩小，平素易短气自汗出，酒后汗出，腠理更虚，此时外风侵袭，风与湿合，形成关节疼痛，为不可屈伸之关节痛。

《诸病源候论·风湿痹》曰："由人体虚，腠理开，故受风邪也。病在阳曰风，病在阴曰痹，阴阳俱病曰风痹。由血气虚则受风湿，而成此病，久不瘥，入于经络，搏于阳经，亦变令身体手足不随。人腠理虚，则由风湿气伤之，搏于血气，血气不行，则不宣，真邪相击，在于肌肉之间，故其肌肤尽痛。然诸阳之经，宣行阳气，通于身体，风湿之气，客在肌肤，初始为痹。若伤诸阳之经，阳气行则迟缓，而机关弛纵，筋脉不收摄，故风湿痹，而复身体手足不遂也。"可见体虚为致痹主要原因。又言："血痹者，由体虚邪入于阴经故也。血为阴，邪入于血而痹，故为血痹也。其状，形体如被微风所吹，此忧乐之人，骨弱肌肤盛，因疲劳汗出，卧不时动摇，肤腠开，为风邪所侵也。诊其脉，自微涩在寸口，而关上小紧，血痹也。"从中可见，无论风痹还是血痹，其根本原因还在于体虚，而腠理开，邪气入，久之气血不通，不通则痛而成痹。

《备急千金要方·诸风》云："夫腰背痛者，皆由肾气虚弱，卧冷湿地当风所得也，不时速治，喜流入脚膝，为偏枯冷痹缓解痉重，或腰痛挛脚重痹。"又言："诸痹由风寒湿三气，并客于分肉之间，迫切而为沫，得寒则聚，聚则排分间，肉裂则痛，痛则神归之，神归之则热，热者痛解，痛解则厥，厥则他痹发，发则如是。此内不在藏而外围发于皮肤，若分肉之间，真气不能周，故为痹也。夫痹，其阳气少而阴气多者，故令身寒从中出；其阳气多而阴气少者，则痹且热也。"孙思邈把五体痹、五脏痹同归于"六极"门下，强调了痹证由"痹"到"极"、由实到虚的演变发展过程，并把痹证的发生看作虚损病过程的一个阶段，虚损的形成，孙氏强调内因的作用，所谓"疾之所起，生自五劳"，而痹证的发病部位主要在肌肉筋骨，而脾主肉，肝主筋，肾主骨，因此孙氏认为肝脾肾三脏与痹证发生关系最为密切。

《太平圣惠方》论述："夫腰脚冷痹者，由风寒湿三毒之气共伤于人，合而成痹也。此皆肾弱髓虚，为风冷所搏故。肾居下焦而主腰脚，其气荣润骨髓。今肾虚受于风寒，湿气留滞于经络，故令腰脚冷痹疼痛也。"从中可见，之所感受邪气，主要在于肾虚，故出现上述诸症。此外，《太平圣惠方·肝脏论》从肝气不足、肝血虚损、肝肾俱虚等几个角度论述了痹证与肝的关系，指出肝与骨关节有着十分密切的关系，肝脏阴阳气血的虚损，或兼外感病邪，搏于筋脉关节，均会造成气血不畅，筋脉失养，使骨关节疼痛，筋脉抽搐。

元末戴思恭指出："臂痛有血虚一症，血不荣于筋，或致臂痛。若坐卧为风湿所搏，或睡后手在被外，为寒邪所袭，遂令臂痛。"其认为痹证由感受外邪及血虚所致。

元代吴澄在《不居集·诸痛》中说："虚劳之人，精不化气，气不化精，先天之真元不足则周身之道路不通，阻碍气血不能营养经络而为痛也。是故水不养木而胁痛，精血衰少而腰痛，真阴竭绝而骨痛，机关不利而颈痛，骨髓空虚而脊背痛，三阴亏损而腿膝痛，此皆非外邪有余，实由肝肾不足所致也。"吴氏认为痹证的发生主要与肝肾不足，骨髓空虚，精血衰少有关。

《济生方》也有类似观点："皆因体虚，腠理空疏，受风寒湿气而成痹也……又有风血痹，阴邪入于血经故也。外有支饮亦令人痹，当随症施治。"从中可见，白虎风病、腰脚冷痹均由内虚，风寒三湿三毒乘虚入侵，留滞经络引起。以上均认为外邪入侵是发病的外在条件，正气不足乃是造成痹证的内在原因。

《寿世保元》认为："夫痛风者，皆因气体虚弱，调理失宜，受风寒暑湿之毒，而四肢之内，肉色不变。其病昼静夜剧，其痛如割者，为寒多，肿满如剜者，为湿多，或汗出入水，遂成斯疾。论痛风，腰背手足肢节疼痛，乃血虚气弱，经络枯涩，寒滞而然也。午后夜甚者，血弱阴虚，午前早甚者，气滞阳弱，痛甚者，曰白虎历节风，走注风。膝大胫瘦，曰鹤膝风是也。论瘀血湿痰，蓄于肢节之间，筋骨之会，空窍之所而作痛也。"肢节沉重者是湿痰，晚间病重者是瘀血也，论述了风寒暑湿之邪乘血虚气弱、血弱阴虚之际入侵，瘀血、湿痰、气滞蓄于肢节筋骨之会、空窍引起痹证发病。

《景岳全书》曰："既若受寒邪，而初无发热头疼，又无变证，或有汗，或无汗，而筋骨之痛如故，及延绵久不能愈，而外无表证之见者，是皆无形之谓，此以阴邪直走阴分，即诸痹之属，故在阴者命曰痹。其或概有表证，而疼痛又不能愈，此即半表半里，阴阳俱病之证，故阴阳俱病者命曰风痹。此所以风病在阳，而痹病在阴。然则诸痹者皆在阴分，亦总由真阳衰弱，精血亏损，故三气所以乘之而为此诸证……痹证之湿胜者，其体必重，或多寒，或多痰，或多汗，皆脾弱阴寒证也。风痹之证，大抵因虚者多，因寒者多。惟血气不充，故风寒得以入之。惟阴邪留滞。故经脉为之不利，此痛痹之大端也。"此论述了痹证由阳衰、精血亏损、风寒湿三气乘虚侵入引起，指出痹证病位病性为在阴分，阴邪直走阴分。

《傅青主女科》认为产后百节开张，血脉流散，气弱则经络间血多阻滞，累日不散，则筋牵脉引，骨节不利可导致遍身疼痛。产妇于产后出现肢体麻木、疼痛、重着，或遍身疼痛，称为产后关节痛或产后身痛，属痹证范畴。血虚失养若失血过多，或生血不足，或久病耗伤肝血，亦可发生痹证。肝主筋的功能有赖于肝血的滋养，若血虚肝血不足，血不养筋，可出现关节肌肉疼痛，关节屈伸不利，肌肤麻木等，而发生痹证。

《医学衷中参西录》说："从来治腿疼臂疼者，多责之风寒湿痹，或血瘀、气滞、痰涎凝滞。不知人身之气化壮旺流行，而周身痹者、瘀者、滞者，不治自愈，即偶有不愈，治之亦易为功也。治疗时历久调治不愈者，补其元气以流通之，数载沉疴，亦可随手奏效也。"其认为痹证的病因病机与内伤虚损有关。

此外，房室不节，劳逸损伤，如《素问·宣明五气》云：久坐伤肉，久立伤骨，久行伤筋。房室不节，劳逸损伤均可劳损气血、筋骨、精髓而致痹证发生。

痹证虽由风寒湿热等外邪侵袭所致，但人身正气的偏虚，气血不足，腠理肌表不固，是引起痹证的内在因素。其主要病机为人身气血先虚，外邪乘虚入侵，阻滞经络，气血运行不畅，以致肌肉或关节疼痛、麻木、重着、屈伸不利而形成痹证。正气虚是引起痹证的主要内因之一，辨别邪正胜衰是痹证辨证的要点。

三、情志失调

情志失调可致气机功能紊乱，其作用于脏腑首先影响脏腑气机，怒、喜、忧、悲、恐、惊、思无度都有相应气机变化。《素问·阴阳应象大论》说怒伤肝，喜伤心，思伤脾，忧伤肺，恐伤肾。如筋痹日久不愈，复感外邪，可伤及本脏，发为肝痹，《素问·痹论》云："筋痹不已，复感于邪，内舍于肝。"

《中藏经·论痹》说："痹者闭也，五脏六腑感于邪气，乱于真气，闭而不仁，故曰痹……气痹者，愁思喜怒过多，则气结于上，久而不消则伤肺，肺伤则生气渐衰，则邪愈胜。筋痹者，由怒叫无时，行步奔急，淫邪伤肝，肝失其气。"怒叫无时，加之行走奔跑过极劳伤形体导致筋痹发生。"过怒伤肝"，大怒可损伤肝脏，肝主筋，肝脏受损可使筋失濡养，且行走奔跑无度，损伤筋膜，从而出现筋脉挛急、抽掣疼痛、关节屈伸不利等表现，发为筋痹。

《丹溪心法·六郁》曰："气血冲和，万病不生，一有怫郁，诸病生焉。故人身诸病，皆生于郁。"又有《寿世保元》"郁者，结聚而不得发越也……湿郁者，周身走痛，或关节痛，遇阴寒则发，脉沉细"之说。可见，情志失衡，郁郁不得发，气郁气结内伤，则可发病。

《景岳全书》中提到："郁怒而痛者，气之滞也；忧愁思虑而痛者，气之虚也。"忧思郁怒可致气机郁滞，气血运行不畅，病久痹阻于腰部经络；或忧愁思虑过久伤及脏腑之气，从而导致气血亏虚，血行不畅，血不荣络而成腰痹。

《医学入门》中言："痹者，气闭塞不流通也……周身掣痛麻者，谓之周痹，乃肝气不行也。"其论述了肝气郁结而致周身掣痛麻木的周痹。

《内经博议》中提到："凡七情过用，则亦能伤脏器为痹，不必三气入舍于其合也……用力不息而致乏竭，则痹聚在肝。"恼怒不解，致肝失条达，气机运行不畅，则脾运化失司，久则气血郁滞，痰湿瘀血得生；或者忧思过度可致气血郁而化火，灼肝阴，导致筋脉痹阻，肝脏受损，发为肝痹。《内经博议》又云："或焦思劳心，心气受伤，或心火妄动，心血亏损，而心痹之症作矣。"忧思过度伤心，邪气易犯心而生痹证。

《血证论》所说："肝属木，木气冲和条达，不致遏郁，则血脉得畅。"故此证与风寒湿邪无关，随情志变化而变化，一有佛郁，疼痛更甚，更体现气机壅滞对痹证之影响。

《张氏医通》曰："妇人鹤膝风证，因胎产经行失调，或郁怒亏损肝脾，而为外感所伤，或先肢体筋挛，继而膝渐大，腿渐细，如鹤膝之状。"忧思郁怒可致气机郁滞，久可形成痰浊瘀血，痰浊瘀血留著四肢关节，导致关节肿胀疼痛甚则变形，从而形成膝痹。

《医学传灯·痛风》中云："痛风者，遍身疼痛，昼轻夜甚，痛彻筋骨……古今诸书，皆以风湿为言，害人不浅，改正其非，讲明其理……所制逍遥散一方……屡试屡验者也，识者珍焉。"此以逍遥散治疗痛风一证。肝属木，主畅达一身之气血，其性喜条达而恶抑郁，情志失调，抑郁不疏，则肝气不展，滞塞不通，致血行受阻，脉络不通，不通则痛。

痹证发病的病因病机较为复杂，情志因素在其发病中起着非常重要的作用。情志失衡可出现气机逆乱、脏腑内伤、正气损耗、痰浊血瘀等疾病表现。

四、饮食劳倦

饮食不节，过食肥甘，或因嗜酒，或多食辛辣，脾之运化失权，水湿不化，蕴久化热，湿热由内而生，流注肢体关节，则可引起关节红肿等痹证表现。如《素问·痹论》曾说："其客于六腑者何也……此亦其食饮居处，为其病本也，六腑亦各有俞，风寒湿气中其俞，而食饮应之。"

《中藏经》言："肉痹者，饮食不节，膏粱肥美之所为也血痹者，饮酒过多，怀热太盛，或寒折于经络，或湿犯于营卫，因而血搏，遂成其咎。"书中认识到过食肥甘厚味、醇酒嗜肉，引起肉痹、血痹。"骨痹者，乃嗜欲不节，伤于肾"，指出房劳过度，久而伤肾，肾主骨，从而引起骨痹。

《金匮要略·中风历节病脉证并治》中曰："味酸则伤筋，筋伤则缓，名曰泄，咸则伤骨，骨伤则痿，名曰枯，枯泄相搏，名曰断泄。"酸入肝，过食则伤肝，肝伤则筋失所养而弛缓；咸入肾，过食则伤肾，过食则肾不养髓而疲怠。说明饮食的偏嗜，可致肝肾亏虚，如肝肾俱伤，精亏血竭，导致"营气不通，卫不独行，营卫俱微，三焦无所御，四属断绝，身体羸瘦，独足肿大"，此时感受外邪则发热，关节疼痛。

《三因极一病证方论》认为："夫风寒湿三气杂至，合而为痹，其用自殊。三气袭人经络，入于筋脉、皮肉、肌肤，久而不已，则入五脏。又六腑各有俞穴，风寒湿中其俞，而食饮应之，故循穴而入，各舍其腑。大抵痹之为病，寒多则痛，风多则行，湿多则着。在骨则重而不举，在脉则血凝而不流，在筋则屈而不伸，在肉则不仁，在皮则寒。"可见痹证的发生与动静居处失常、食饮有关，外邪由皮肤入经络、筋脉、五脏六腑，深入骨髓。其中饮食失节也是致痹的重要因素之一。

《格致余论》曾列痛风专篇，言："痛风者，大率因血受热，已自沸腾，其后或涉冷水，或立湿地，或扇取凉，或卧当风，寒凉外搏，热血得寒，污浊凝涩，所以作痛，夜则痛甚，行于阴也。"其创造了"污浊凝滞"的观点，提出了"肥人肢节痛"的论点，这对后世的痛痹病因是极大的丰富。

张景岳《景岳全书·脚气》云："外是阴寒水湿，今湿邪袭人皮肉筋脉；内由平素肥甘过度，湿壅下焦，寒与湿邪相结郁而化热，停留肌肤，病变部分红肿潮热，久则骨蚀。"从中可见平素过食肥甘厚味，久之入里化为湿热，郁于病处，发为痹证，出现疼痛、肿胀、屈伸不利等症。

《万病回春》中又指出："一切痛风肢体痛者，痛属火，肿属湿，所以膏粱之人多食煎炒、炙、酒肉，热物蒸脏腑，所以患痛风，恶疮痛疽者最多。"此类膏粱厚味多易化热化湿，熏蒸五脏六腑，阻滞气血而为痹，且可肉腐为痈。

《古今医鉴》曰："痛痹，少阴脉浮而弱，弱者血不足，浮者为风，风血相搏，则疼痛如掣。夫痹者，手足痛而不仁。盖由元精内虚，而为风寒湿三气所袭，不能随时祛散，流注经络，入而为痹。其为病也，寒多掣痛，风多则引注，湿多则重着。至如白虎历节风，以其走痛，四肢骨节如虎咬之状，而以其名之耳，无非风寒湿三气乘之也，若饮酒当风，汗出入水，亦成斯疾，令人骨节蹉跌。"除内虚外邪入侵为痹证之由外，尚有饮酒当风之弊，此乃造成痹证另一元凶。

饮食不节，素日嗜食膏粱厚味，或嗜酒伤脾，脾失健运。致使湿热内生，湿热蕴积于中焦，脾胃功能失调，聚湿生痰。湿热聚于肌肉关节，关节红肿热痛，痰瘀流注，形成结节痰核，流注于关节、肌肤、下焦则发为痛风。

五、瘀血

痹者闭也，本身就包含脏腑经络之气血闭阻，即指痹之病机，从此可以看出瘀血与痹证发病有着重要关系。瘀血既可作为病理产物贯穿痹证发病始终，又可作为致病因素导致痹证的发生。

《黄帝内经》论痹时虽未用"瘀血"字样，但"痹"字本身即对瘀血用意显露无疑。如《素问·痹论》有"心痹者，脉不通""病久入深，营卫之行涩，经络时疏，故不通"等，均是对瘀血致痹的描述。《素问·痹论》言："荣卫之行涩，经络时疏，故不痛，皮肤不营，故为不仁。"后世宗此说，谓"麻犹痹也"，我们可将此"麻"视为"痹"之轻证，但病因皆在瘀阻不通。

《金匮要略·中风历节病脉证并治》谓："少阴脉浮而弱，弱则血不足，浮则为风，风血相搏，即疼痛如掣。"该条指出由于阴血先虚，风邪乘虚而入，由表侵及血脉，正邪相互搏结，以致经脉痹阻，气血瘀滞，而成痹证。

《诸病源候论·风湿痹候》曰："痹由血气虚，则受风湿而成此病，久不瘥，入于经络，搏于阳经，亦变令身体手足不遂。"其认为："血之在身，随气而行，常无停积。"痹证的病理是"风寒之客肌肤，初始为痹，后伤阳经，随其虚处而停滞，与血相搏，血气行则迟缓，使机关弛纵，故风痹而复手足不随也"，指出邪气侵入经络，首先伤害气血，造成气机不利，血行迟缓，气血瘀滞不通，最终使经络痹阻而为痹证。

《重订严氏济生方·诸痹门》云："皆因体虚，腠理空疏，受风寒湿气而成痹也。"这表明气血亏虚、正气不足等内因形成血瘀病变，阻塞经络，痹阻肢体关节，因瘀致痹。

《圣济总录》云："若因伤折内动经络，血行之道不得宣通，瘀积不散，则为肿为痛。"上述观点表明，痹证之疼痛、肿胀由瘀血阻滞、脉道不通所引起，痹证多瘀。痹证日久，迁延难愈，经络闭阻，会影响气血津液的运行、输布，血滞为瘀，津停为痰，酿成瘀血痰浊，出现皮肤瘀斑、关节周围结节、屈伸不利等症，皆为"痹证多瘀"的深刻表现。

《宣明论方》论述："寒气胜则为痛痹。湿气胜则为着痹……痹者气血不行，如从水中出，不必寒伤而作也。风气胜者行痹，上下左右无留，随所至作。"其认识到除外感寒热湿邪致痹外，气血不行也为痹的重要病理机制。

朱丹溪认为，风寒湿为痹证的外因，血虚内热、湿、痰、瘀血是痹证之内因。如《格致余论》论："痛风者，大率因血受热，已自沸腾，其后或涉冷水，或立湿地，或扇取凉，或卧当风，寒凉外搏，热血得寒，污浊凝涩，所以作痛。"其称痛风为恶血入经络证。血受湿热，久必凝浊，所下未尽，留滞隧道，所以作痛。《金匮钩玄》中指出："十指麻，是胃中有湿痰死血。"可见朱丹溪认为，痹证病因除风寒湿外邪外，血虚内热、湿、痰、瘀血凝滞等具体病理因素及体质是关键。金元时期对痹证的认识在理论上较前人又有较大的突破。

《张氏医通》曰："血痹者，寒湿之邪痹著于血分也。辛苦劳动之人，皮肤致密，筋骨坚强，虽有风寒湿邪，莫之能客。惟尊荣奉养之人，肌肉丰满，筋骨柔脆，素常不胜疲劳，行卧动摇，或遇微风，则能痹著为患，不必风寒湿之气杂至而为病也。"此论及血痹由寒湿痹阻血分引起，体质因素起了重要作用。

《杂病源流犀烛》曰："跌仆闪挫，卒然身受，由外及内，气血俱病也。"又说："忽然闪挫，必气为之震，震则激，激则壅，壅则气之周流一身者，忽因所壅而凝集一处……气凝则血亦凝矣。"跌仆外伤后，瘀血留于筋骨关节，阻碍气血运行和经脉通畅，使营卫失调，卫外不固，且瘀血不去，新血不生，组织失于濡养。故有"恶血留内，发为痹痛"之说，此即瘀血作为直接因素致痹。另外，本书又云："痹者闭也，三气杂至，壅敝经络，气血不行，不能随时祛散，故久而为痹。或遍身，或四肢挛急而痛，或有不痛者，病久入深也。入于骨则重不举为骨痹，入于血则凝而不流为脉痹，入于筋则屈而不伸为筋痹，入于肉则肌肉不仁为肉痹，入于皮则寒在皮毛为皮痹……白虎历节风，痛痹之一症也，以其痛循历遍身百节，故曰历节；以其痛甚如虎咬，故曰白虎历节。其原皆由风寒湿入于经络，致气血凝滞，津液稽留，久而怫郁坚牢，荣卫之气阻碍难行，正邪交战，故作痛不已也。"由此可见，瘀血痹阻是造成经络痹塞不通的主要原因，曰历节、曰白虎、曰脉痹，均有瘀血参与其中。

《医林改错》明确提出"痹证有瘀血"论。"凡肩痛、臀痛、腰痛、腿痛或周身疼痛，总名曰痹证。明知受风寒，用湿热发散药不愈；明知有湿热，用利湿降火药无功……因不思风寒湿热入皮肤，何处作痛。入于气管，痛必流走；入于血管，痛不移处……总逐风寒、去湿热，已凝之血，更不能活。如水遇风寒，凝结成冰，冰成风寒已散。明此义，治痹证何难？古方颇多，如古方治之不效，用身痛逐瘀汤。"《医林改错·痹证有瘀血说》亦系统阐述了痹证多瘀，从瘀论治痹证的重要性，为后世所效仿。

《血证论·痹痛》亦提出："身体不仁，四肢疼痛，今名痛风，古曰痹证。虚人感受外风，客于脉分，则为血痹……失血家血脉既虚，往往感受外风，发为痹痛。或游走不定，或滞着一处……瘀血窜走四肢，亦发疼痛，证似血痹，惟瘀血之痛多如锥刺，脉不浮不拘急。"因此，血瘀贯穿于痹证发病之始终，亦再次验证"痹证多瘀"之观点。

《类证治裁·痹证》亦云："诸痹……良由营卫先虚，腠理不密，风寒湿乘虚内袭，正气为邪气所阻，不能宣行，因而留滞，气血凝涩，久而成痹。"这里亦强调了各种痹证，其先期为卫外不固，感受外邪，但久之必然气血凝滞而痹阻气血运行，出现诸痛等痹证。

痹证以邪实为主，随着瘀血渐成之势，病程随之发展，故总体治疗的关键为瘀血的祛除。

六、痰浊

水湿痰浊是痹证常见的原因，"风湿"病名正是最好的印证。《金匮要略》中多次提到"湿家"，此湿家更多指的不是外感湿邪，而是体质为"痰湿"之人，书中指出"湿家病身疼发热"，即这种体质与痹证发病密切关系，尤其强调痰湿在痹证病因学中的重要性。痹证病情缠绵，难以根除，日久气血闭阻，必有津液停聚而形成痰浊，风、寒、湿、热与痰浊相互搏结，凝结为患，滞留于肌肉筋骨，使病情更加复杂。《金匮要略·痰饮咳嗽病脉证并治》第十条："四肢历节痛，脉沉者，有留饮。"此即痰饮归于四肢不得汗解，阻滞经络，泛溢肌肤，不会发生肢体肿痛。相应的，痰浊又是痹证发展中的病理产物，痰浊内生，导致脏腑功能失调，耗伤正气，进而又促进痰浊内生，周而复始，如与外邪交阻相夹，致进一步痹阻经络，停留骨骱。

《丹溪心法·痛风》指出："痛风……四肢百节走痛是也，他方谓之白虎历节风证，大率有痰、风热、风湿、血虚……因于痰者，二陈汤加酒炒黄芩、羌活、苍术。"又曰："肥人肢节痛，是风湿与痰饮流注经络而痛，宜南星、半夏。"由此可见，痹证从痰论治亦是朱丹溪治疗的特色。恣食肥甘厚味，痰湿内生，阻滞络道，气血不通，发为痹证；痹证气血运行不畅，气停湿阻，聚而成痰，阻滞络道，因经络不通而进一步加重痹证。

《证治准绳》云："痛痹，有风、有湿、有痰……诊其脉，滑者痰也。"提出痰在痹证发病中与风、湿等邪同样是不容忽视的致病因素。

《冯氏锦囊》云："脏腑津液受病为痰，随气升降，理之常也。若在皮里膜外及四肢关节曲折之地，而脏腑之痰，何能流注其所？此即本处津液遇冷遇热即凝结成痰而为病。"痰痹之痰成因有二：一是来源于原患风寒湿痹以湿邪为主者，其病经久不愈，或医治不当，湿聚成痰，此痰多来自外湿；另一来源为内湿，即平素脾胃湿邪蕴盛，日久聚而为痰。可见，不管是外湿或内湿，都易聚而为痰，而痰之为患的特点，是无处不到，特别是关节空隙之地，更易为留痰之所。

《医学入门》指出："有因虚而风寒湿三气乘之，麻木并作者，有气血俱虚，但麻而不木。盖麻犹痹也，虽不知痛痒，尚觉气微流行，在手多兼风湿，在足多兼寒湿，木则非惟不知痛痒，气亦不觉流。犹常木为麻，血凝气间，木为湿痰。总言经络凝滞，血脉不贯谓之不仁……周身掣痛麻木者，谓之周痹，乃肝气不行也。痹者，气闭塞不能流也，或痛痒，或手足缓弱，与痿相类。"论述中认为风寒湿邪、气血虚、血凝、湿痰、郁、饮食因素均能引起痹证的发生，但其中痰浊内阻是造成麻木等痹证的重要因素，应引起重视。

《证治准绳·痿痹门》云："留着之邪与流行荣卫真气相击搏，则作痛痹。若不干其流行出入之道，则不痛，但痿痹耳。随其痹所在，或阳多阴少则为痹热，或阴多阳少则为痹寒。痛痹，有风、有湿、有痰、有火、有血虚、有瘀血。诊其脉，浮者风也，缓细者湿也，滑者痰也，洪大者火也，芤者血虚也，涩者瘀血也。"此指出痹证发病有风、湿、痰、火、血虚、瘀血,痰与风、湿等邪同样是不容忽视的致病因素。

《类证治裁·痹证》曰:"诸痹,良由营卫先虚,腠理不密,风寒湿乘虚内袭,正气为邪气所阻,不能宣行,因而留滞、气血凝涩,久而成痹,痛风,痛痹之一症也,其痛有常处,掣者为寒,肿者为湿,汗者为风。三气入于经络,营卫不行,正邪交战,故痛不止。"痹久必有痰湿败血瘀滞经络,初因风寒湿之邪郁痹阴分,久则化热攻痛,亦或风湿热之邪直中肌肤,热郁经络,亦或内蕴湿热,外感邪气,内外合邪,湿热痹阻。其认为痹多由营卫虚,腠理开,风寒湿乘虚入内,痹久产生痰湿、瘀血,或内蕴湿热,内外合邪所致。

《医门法律》指出:"痹证非不有风,然风入于阴分,与寒湿互结,扰乱其血脉,致身中之阳不通于阴,故致痹也。"小儿鹤膝风非必为风寒湿所痹,多因先天所禀,肾气衰薄,阴寒凝聚于腰膝而不解。风寒湿三痹之邪,每借人胸中之痰相援。故治痹方中,多兼用治痰之药。痹由风寒湿互结,扰乱血脉,先天肾虚,阴寒凝聚所致。此论尤其重视痰在致病中的重要作用。可见虽有风寒湿三邪外侵,但亦与人体之内痰湿相应方易发病,故在治疗时应兼顾治痰。

《医级》云:"痹……滞气血而不泄,酸痛麻木不一而形;气杂至而合邪,行着痛而各从其胜。总由元精亏损,三气外袭,不克随感随治,以致流连成痹。更有湿热火痰,郁气死血,留滞经络形层内外,以致麻木痛痒,不可不知。指出痹非三气,患在痰瘀认为痹由元精亏损,三气外袭,湿热火痰,郁气死血,留滞经络所致。"可见痰瘀为痹证的重要病理因素。

形成痰痹之痰,是广义之痰,它是机体津液代谢失调而形成的病理产物。痹证,亦有不少是因痰邪作祟而导致的,故治疗需祛除外邪与化痰通痹并举，方可除痹止痛。

七、毒

尤在泾在《金匮要略心典》中云："毒者，邪气蕴含不解之谓。"王冰在《重广补注黄帝内经素问》云："夫毒者，皆五行标盛，暴烈之气所为也。"上述二者可视为对毒邪较为权威的释义。毒，即入里而不易祛除之邪气，且致病较剧。巢元方也在《诸病源候论》中提到："冬时天时温暖……毒气不得发泄，至夏遇温热，温毒始发于肌肤，斑烂瘾疹。"已有医家认识到毒邪可作为致病因素，而痹证亦在此例。

最早以毒论痹者，当属王焘，其在《外台秘要》中云："白虎病者，大都是风寒暑湿之毒，因虚所致，将摄失理，受此风邪，经脉结滞，血气不行，蓄于骨节之间。"由此，"以毒立论"治疗痹证逐渐为历代医家传承和发扬。

《千金翼方》中指出："疾风有四百四种。总而言之，不出五种，即是五风所摄……一曰黄风，二曰青风，三曰白风，四曰赤风，五曰黑风，其风合五脏，故曰五风，五风生五种虫，此五种虫蚀五脏……若蚀人皮，皮肤顽痹，若蚀人筋，肢节堕落。"同时结合中医理论提出了对风邪新的理解，并提出风毒致病理论，为我们后世用祛风解毒药治疗痹证奠定了基础。

《证治汇补》中云："风流走不定，久则变成风毒，痛入骨髓，不移其处。或痛处肿热，或浑身壮热。若劳役而痛者元气虚也。恼怒而痛者肝火胜也。阴寒而痛着湿郁也。饮食失宜而痛者脾郁也。"其认为痹由风毒、元气虚、肝火、阴寒、脾郁所致。

《杂病源流犀烛》记载痹证成因："或由风毒攻注皮肤骨髓之间，痛无定所，午静夜剧，筋脉拘挛，屈伸不得……或由痰注百节，痛无一定，久乃变成风毒，沦骨入髓，反致不移其处，则必搜邪去毒。"其明确毒邪与痰浊为痹证的病因。

"毒"邪是痹证发生的重要外部病因，故在治疗痹证时，若单用一般祛风湿药，难以奏效，需用解毒之剂，直挫痹证之毒势，紧扼邪毒之肆虐，治疗以解毒为先。

八、外伤跌仆

跌仆闪挫可致局部血脉受损，离经之血阻于脉络，气血不畅，不能周荣，筋骨失养，则可见肢体关节疼痛、僵硬麻木、痛处固定等表现，其亦可视为"不通则痛"的痹证。

巢元方的《诸病源候论》探求诸病之源，九候之要，该书《金创伤筋断骨候》中云："夫金疮始伤之时，半伤其筋，荣卫不通，其疮虽愈合，后仍令痹不仁也。"其指出筋伤后可引起循环障碍，创虽愈合，但仍可遗留神经麻痹和运动障碍的症状。

孙思邈著《备急千金要方》中记载了颞颌关节脱位的复位手法。"一人以手指牵其颐以渐推之，则复入矣，推当疾出指，恐误啮伤人指也"，并指出整复后可采用蜡疗和热敷，以助关节功能的恢复。这是世界上最早的治疗颞颌关节脱位的复位方法，直至现在仍被普遍沿用。

《世医得效方》在伤科学上有伟大成就，书中认为"颠仆损伤，骨肉疼痛，整顿不得，先用麻药服，待其不识痛处，方可下手"。麻醉药量按病人年龄、体质及出血情况而定，再按照病人麻醉程度逐渐增加或减少，"已倒便住药，切不可过多"。本书作者危亦林也是世界上最早记载采用悬吊复位法治疗脊柱骨折的人。

《正体类要》指出："肢体损于外，则气血伤于内，营卫有所不贯，脏腑由之不和。"此阐明了伤科疾病局部与整体的辨证关系。

《杂病源流犀烛》:"跌仆闪挫,卒然身受,由外及内,气血俱病也。"又说:"忽然闪挫,必气为之震,震则激,激则壅,壅则气之周流一身者,忽因所壅而凝集一处⋯⋯气凝则血亦凝矣。"跌仆外伤后,瘀血留于筋骨关节,阻碍气血运行和经脉通畅,使营卫失调,卫外不固,且瘀血不去,新血不生,组织失于濡养。故有"恶血留内,发为痹痛"之说,可见外伤亦可作为痹证发病之因。

总之,痹证病因较为复杂,临床多见多种病因相兼出现,故不能完全割裂分论,需谨守病因,多方审视,方能有所察觉,切中要害,治病求本。

第五节 中医痹证治则及治法

一、痹证治疗原则

中医对于痹证的治疗有很多论述,其治则多建立在《黄帝内经》对痹证病因病机阐述的基础之上,历代医家通过实践不断加以补充和发展,随着时间迁延,逐渐形成了独立完整的理论体系。古医家关于痹证治疗有着丰富的论述,迄今仍指导着我们的医疗实践,因此本部分将对历代医家对于痹证治疗的认识作一简单归纳,同时对现代中医对于痹证治疗的原则进行阐述。

1. 先秦时期

先秦时期的《黄帝内经》对痹证进行了较为详细的记载,在治疗上提出了针刺及药物外敷疗法。如《灵枢·官针》提出"关刺者⋯⋯以取筋痹""合谷刺者,以取肌痹""输刺者,以取骨痹""其疤紧者,转引而行之"等,其基本治疗思想为直达病所、通经活络。《素问·玉机真脏论》有云:"发瘅,腹中热，烦心出黄，当此之时，可按可药可浴。"可见痹证的治疗也推荐药浴、汤药、按摩等。《素问·痹论》认为"风寒湿三气杂至，合而为痹"，这为后世医家针对病因治疗奠定了一定的理论基础，但纵观《黄帝内经》关于"痹"的论述可以发现，其治疗尤重视祛除寒邪之法，用药基本以火热或辛温散寒作用为主，相对而言，祛风、除湿的治则涉及较少。

2. 汉隋唐时期

东汉张仲景在《黄帝内经》治痹理论的基础上，提出了许多关于痹证的治疗原则，如散风除湿、温经解表、祛风胜湿、益气固表、扶阳补土、祛风胜湿、温经散寒、除湿止痛、清热除湿等。值得一提的是仲景确立了痹证发汗与利小便疗法，其在《伤寒论》有云"风湿相搏，一身尽痛，法当汗出而解"，由此提出发汗一法，但对于风湿之发汗，应以"微微似欲出汗"为原则。对于"小便不利，大便反快"的湿痹关节痛，更提出："但当利其小便"，即为利尿法。后世发展成"治湿不利小便，非其治也"，认为利尿、发汗皆为除湿之要法。此外，仲景所制定的禁下、禁火攻、禁大汗等痹证治疗禁忌更是历代医家所遵循的原则。

隋唐时期正是以外治法为主的时期，隋代巢元方在《诸病源候论》中提出以汤、熨、针、石、补养、宣导等疗法治疗痹证，其强调体虚是痹证发生的重要因素，因此格外重视导引按摩的作用，常采用疏通经络、行气活血、祛风散寒、化瘀消肿等治疗原则。

唐代孙思邈对于痹证的治疗主张以药物为主，同时配合针灸疗法，著有《备急千金要方》及《千金翼方》，其治痹思想均散见在两书"虚损""诸风论"有关章节中。对于历节风，其提出"久不治者，令人骨节蹉跌，此是风之毒害者也"，这为后世治疗痹证应用祛风解毒之药奠定了理论基础。另外，孙氏擅于运用膏类，针对久痹气血亏虚者，可起到固本逐邪的作用，如卫侯青膏、太一神膏等。

3. 宋金元时期

宋代医家在治疗痹证的方药上有了较大进展，如《圣济总录》提出了治疗诸痹的处方共 140 多个，除明确的风寒湿痹之外，又立热痹一门，治法上多用石膏、生地、大黄、犀角、羚羊角、麦冬等甘寒或苦寒类药物。宋代医家更是比前人使用了更多的虫类药物，特别是虫蚁搜剔之品，如蜈蚣、乌梢蛇、全蝎、地龙之类，代表方如《太平圣惠方》中的原蚕蛾散、天雄丸等，都是颇有特色的经验方药。

金元期间，有关痹证的治疗日趋丰富。以刘完素、张从正、李杲、朱丹溪为代表的金元四大家，在理、法、方、药上一致地以扶正祛邪、维护整体为治痹之大法。刘完素的《宣明论方》根据《素问·痹论》风寒湿三气偏胜之说，针对三邪病因分别拟定了防风汤、茯苓汤、茯苓川芎汤等方，热痹则拟用升麻汤。张从正接受了刘完素的学术思想，提出"邪去正自安"的观点，治疗上采用汗、吐、下三法攻邪，并且不论行痹、痛痹、着痹，均以通阳为主，阳气通，气血畅，则痹自除。朱丹溪则在《格致余论》中另立"痛风"，并将之分为风热、风湿、血虚、有痰四种类型，首先提出"痰"作为病因，治疗的主导思想是滋阴清热、活血通络，治疗重点在阴分，再根据四型特征，加以不同药物，这种灵活的辨证论治法对后世影响较大。

4. 明清时期

明清时期中医诊治痹证的理论与实践日臻成熟，治疗方法也更加丰富。此时在痹证的认识及治疗上，各医家多有一定的学派聚集现象，如温补学派多从脏腑气血入手，薛己治痹主平调气血，张介宾治痹则峻补真阴；温病学派多责于热，王孟英认为痹久化热，叶桂、吴瑭治疗多从湿热中求；伤寒学派医家注重辨别痹证的部位及分经，多采用伤寒方治疗等。学派属性不明显的医家则各抒己见，如李士材《医宗必读·痹》认为临床上风寒湿痹往往为风寒湿三邪合而致病，不能截然分开，所以治疗时散风、散寒、利湿都不可少，同时需结合补血、补火、强土等，扶正与祛邪兼顾。王清任则提出"痹证有瘀血"之说，方用身痛逐瘀汤。王肯堂认为肾虚乃痹证之本也，故顽痹之治，应考虑益肾壮督，标本同治。叶天士在《临证指南医案》中提出"痹病久则瘀入络"之说，倡用活血化瘀及虫类药物以搜剔宣通经络，如全蝎、地龙、穿山甲等。

5. 近现代

近代百年，随着西方医学的兴起，影响了中医学对于痹证的认识及治疗。部分学术兼容医家开始了中西汇通的创新之旅，如张锡纯首开痹证中西药联合治疗先河，其后不断有医家致力于痹证中西医诊断及治疗研究，使痹证治疗理论与方法逐步丰富发展，日臻完备。

6. 现代

痹证的治疗原则即痹证的治疗法则，是根据四诊所收集的客观临床表现，以中医整体观念为指导，运用辨证论治方法，进行综合分析、判断而提出的临证治疗原则。包括扶正祛邪、标本论治、正治与反治、三因治宜、同病异治、异病同治、宣散疏通等内容，下面分而述之。

（1）扶正祛邪：正，即正气，是指人体的功能活动（包括脏腑、经络、气血等功能）和抗病、康复能力；邪，即邪气，泛指各种致病因素。痹证的演变过程同其他疾病一样，也是正邪矛盾双方斗争的过程，因此治疗原则上离不开"扶正""祛邪"两大原则。正如《医级》云:"盖邪之感人,非虚不痹,但令气血充盛流行,则痹必自解,所以古方皆以扶正祛邪之法。"

1)扶正:扶正,即通过治疗,扶助正气,增强体质,提高机体抗邪能力,以达到驱除病邪、恢复健康之目的,适用于正虚为主的痹证。如痹证中见有气虚、血虚、阴虚、阳虚、脾胃虚弱、肝肾不足等表现,可相应运用补气、补血、滋阴、助阳、补脾益胃、补益肝肾等法。

2)祛邪:祛邪,即祛除病邪,减轻或消除邪气的毒害作用,使达到邪去正安之目的,适用于邪盛为主的痹证。根据感受邪气性质、轻重等不同,选用相应疗法。如痹证中行痹,治以祛风为主;痛痹,治以散寒为主;着痹,治以逐湿为主;热痹,治以清热为主等。

临床上应用扶正祛邪原则时,需全面分析邪正双方的消长盛衰情况,以决定扶正与祛邪的主次与先后。如痹证见筋脉牵扯拘急,骨节疼痛,同时伴见形瘦乏力,烦躁盗汗,头晕耳鸣,面色红赤,腰膝酸软,关节红肿热痛或变形、不可屈伸、昼轻夜重等,此为痹证日久,肝肾不足,或长期过用温燥之品而损肝肾之阴,使筋骨失于濡养,血虚生风之故,当以滋肾养肝为主,而兼佐活血通络之品,扶正兼顾祛邪。又如热痹过程中,因邪实热盛导致阴虚,除关节红肿热痛、筋脉拘急、昼轻夜重等症状外,还出现烦渴、舌红少津、脉细数等证,此时单用清热养阴之法不能解决根本问题,须将清热解毒逐痹之药与养阴清热之品合用更为妥帖,以祛邪为主,兼顾正气。痹证日久者,气血衰少,若重感风寒湿之邪,原病势必加重,而为正虚邪实之证。此时,先扶正后祛邪还是先祛邪后扶正,则需根据临床的具体证候表现,灵活掌握。

临床上痹证常反复发作。一般而言,发作期以祛邪为主,静止期以扶正为主，祛邪不可过缓，扶正不可峻补。

（2）标本论治：标与本，具有相对的特性，其包含很多方面。如以正邪关系而言，则正气为本，邪气为标；以病因与症状而论，则病因为本，症状为标；从病变部位来说，内脏病证为本，体表病证为标；其他如旧病、原发病为本，新病、继发病为标等皆同此义。疾病的发生发展往往是通过临床症状显示出来的，此为疾病的表象而非本质，只有充分收集各方面信息综合分析，才能准确判断标本情况，从而决定治疗的先后缓急，这样就有了"治病求本"和"急则治其标，缓则治其本"等治疗原则。

1）治病求本：治病求本，是指在治疗疾病时，需要找出疾病的根本原因，抓住疾病的本质进行治疗。病之本能除，标也就随之而解，如肢体关节疼痛重着、酸楚，或有肿胀，痛有定处，肌肤麻木，手足困重，活动不便，苔白腻，脉濡缓，属湿邪侵犯肌肉、关节之着痹。此证中湿邪侵袭为其本，而关节疼痛重着的症状则为标，治疗须以除湿通络原则治本，则症状之标自然随之缓解。又如，关节肌肉酸痛，在实证中可由风、寒、湿、热等邪阻经络所致；在虚证中可由气血阴阳不足等引起，治疗时，须找到其病因病机所在，对实证用以祛风、散寒、逐湿及清热解毒等治法，对虚证则予调补气血、滋肾养肝、温阳益气等治法。这种针对病因病机的治疗，就是治病求本，即"拔其本，诸证尽除矣"。

2）急则治标，缓则治本：急则治标，是指标象危急，如不先予以治标，就会危及患者生命或者影响对本病的治疗，此时应首治其标；缓则治本，是指病情不急的情况下，针对疾病本质进行治疗的一种原则。一般情况下，痹证病势缓而不急者，皆从本论治。如若痹证日久，气血已虚，不慎触风冒雨，重感于风寒湿邪,出现痹证发作期的症状,这时应根据急则治标的原则,先以祛风、散寒、逐湿之法逐其标邪,待其发作期症状缓解后,再予补气养血以治其本。急则治标多为权宜之法,待危象消除、病势缓解后,仍需治本,以祛除病根。

3)标本兼治:当标本并重或标本均不太急时,采用标本兼治的原则,临床上比较常用。如痹证日久,阳气不足,表卫不固,经脉失于温煦,若外感寒邪,则既有形寒肢冷、便溏肢软等阳虚气弱症状,又有骨节肌肉疼痛等痹证症状,此时应用附子、肉桂、干姜等温经散寒之品以治其标,党参、黄芪等益气助阳之品治其本;又如产后血虚,或久痹不已,阴血亏虚,复感外邪,既见面色苍白、脉细舌淡等血虚症状,又有肌肤肢体麻木、经脉挛急等痹痛之症,此时宜用熟地黄、当归、白芍等补血之品以治其本,同时予鸡血藤、豨莶草等舒筋活络之品治其标,即为标本同治之法。

(3)正治与反治:正治与反治,即"逆者正治,从者反治"。此两种治疗原则本质上而言,是治病求本这一原则的具体运用。

1)正治:正治是指逆其疾病证候性质而治的一种常规治疗法则,又称"逆治"。适用于疾病征象与本质相一致的病证,如寒病见寒象、热病见热象等。通过正治,运用药物的温清补泻之偏,纠正病体的阴阳虚实之偏,以达到调和阴阳的目的。如寒痹用散寒温阳法,热痹用清热法,湿痹用祛湿通痹法,气血不足、肝肾亏虚用补气养血、滋补肝肾法等。

2)反治:反治是顺从疾病假象而治的一种治疗法则,又称"从治",适用于疾病本质与临床表象不一致的病证。一般来说,疾病的本质与现象是一致的,但有些情况,会出现病证不一致的现象。如热痹本质是热,但在阳热亢盛,或内热闭郁、阳气不得外达时，可出现恶寒战栗、四肢逆冷的假寒现象，此为真内热、假外寒，须以寒凉之药清热宣痹，即"寒因寒用"。又如寒痹本质是寒，但在阴寒盛极，关节疼痛剧烈时，会出现面红、烦躁的假热现象，此为真内寒、假外热，须用温热药物，以温阳散寒通痹，这就是"热因热用"。临床上应辨清疾病本质，灵活运用正治与反治法。

（4）三因治宜：疾病的发生、发展、转归与环境及个人体质均有密不可分的关系。治疗时须根据季节、地区及体质的不同，加以区别，制定出合适的治疗方案。

1）因时制宜：根据不同季节气候的特点来选择治疗用药的原则称之为"因时制宜"。如春夏季节，气候逐渐温热，阳气升发，人体腠理疏松开泄，易多汗出，此时治疗风寒湿痹患者，辛散温热之药用量不宜过大，以防阳气耗散或汗多伤阴；秋冬季节，气候逐渐寒凉，阴盛阳衰，人体腠理致密，阳气敛藏于内，此时治疗风寒湿痹可适当加大温热、宣通之品用量，以增强祛风、散寒、利湿、通络的作用，慎用寒凉之药，即使治疗热痹，也应少佐辛散宣通之品，以增强透发的作用。

2）因地制宜：根据不同地区的地理环境特点，来选择治疗用药的原则，即是"因地制宜"。不同地区，由于地势高低、气候条件及生活习惯等不同，人的生理活动和病变的特点也不尽相同，所以治疗用药也有所变化。如我国西北地区，地势高且气候寒冷，人体腠理往往开少而闭多，因此罹患风寒痹者较多，治疗时应慎用寒凉药；南方地区，地势低而气候温热潮湿，人体腠理开多而闭少，罹患湿热痹者较多，因此治疗时慎用温热药。正如《素问·六元正纪大论》所云："用寒远寒，用凉远凉，用温远温，用热远热。"

3）因人制宜：根据患者年龄、性别、体质、生活习惯等不同特点，来确定治疗用药的原则，即因人制宜。个体年龄不同，生理状况及气血盈亏不同，治疗应有所差别。如老年人生理机能减退，故患病多虚或虚实夹杂，治宜顾护正气，攻邪宜慎重；小儿生机旺盛，脏腑娇嫩，病情变化较快，治疗中应忌峻攻峻补，且用药量宜轻，对马钱子、川乌、草乌、附子、蜈蚣等有毒类药物，尽量少用或不用。男女性别不同，生理特点有异。尤其妇女治疗时应考虑其经、带、胎、产等情况。适逢月经期、妊娠期、产褥期，对于峻下、破血、攻伐、滑利之品，应当禁用或慎用。个人先天禀赋与后天调养不同，有素质及体质差异。一般来说，阳盛或阴虚之体，慎用温热之剂；阳虚或阴盛之体，慎用寒凉之剂。所以，体质不同的人患痹证，治疗用药应有所区别。此外，患者的职业、工作条件及性情、精神状态等，对痹证的发生、发展都有一定影响，诊治时亦应有所注意。

（5）同病异治，异病同治：同病异治，异病同治，是根据辨证论治理论制定的治疗原则。如同属痹证，有行痹、痛痹、着痹、热痹及顽痹等不同，治疗时则需采取不同的治疗方法及方药，这即是同病异治。而不同的疾病中，如出现相同的证候可采取同一种治疗方法，即异病同治。中医痹证范畴包括多种现代医学疾病，如风湿热、类风湿关节炎、强直性脊柱炎等，这些病在发展中可出现相同证候，如发热重、恶寒轻、头痛骨楚、脉数等风热证表现，均可用祛风清热通络法进行治疗，此为异病同治。由此可见，痹证的同病异治和异病同治是辨证论治在临床上的具体运用。

（6）宣散疏通：宣散疏通，即宣散邪气、疏通经络，是痹证最常用的治疗法则。痹证的基本病机为气血闭阻不通，不通则痛。通过宣散，使邪气散除，气血流通，经络通畅，痹痛方能逐渐痊愈。如风寒湿痹宜辛而温之，阳气振奋，可驱寒外出；风热湿痹宜疏风清热化湿；顽痹痰瘀互结宜祛瘀化痰，或兼以虫蚁搜剔，皆寓宣通之义于其内；而对虚人久痹阳虚者，宜在温补中参以温通、温散之品。此外，不论何种痹证，均应辅以通经活络法，以增强其宣通作用，改善临床症状，提高疗效。

二、痹证的治疗方法

治疗原则是针对临床病证总的治疗法则，而治疗法则是治疗原则的具体化，是针对某一具体病证所采用的具体治疗方法。

痹证以疼痛为主要临床表现，其病机是气血阻闭不通，不通则痛，所以通经活络是各种痹证的通治之法。风、寒、湿、热之邪通常是引起痹证的外在因素，正气虚弱则为内在因素，因此散寒、祛风、除湿、清热等是痹证常用的祛邪之法，和营卫、健脾胃、养气血、补肝肾则为常用的扶正之法。痹证日久，气血环流不畅，可致血停为瘀、湿凝为痰，因此化痰软坚，活血化瘀也是常用之法。临床往往见多种情况混杂，而形成各种不同的证候，因此治疗时要辨证求因，审因论治。现把临床常用的治疗痹证方法分述于下：

1. 散风宣痹法

本法指应用疏散风邪的方药，治疗由于风邪外袭，邪留肌表、经络所致的行痹。代表方剂有防风汤、独活寄生汤。常用药如独活、羌活、防风等。

2. 散寒通痹法

本法指应用辛温散寒的方药，治疗由于寒邪外袭，或素体阳虚，寒邪乘虚深入所致的痛痹。代表方剂有乌头汤、麻黄附子细辛汤、桂枝附子汤。常用药如桂枝、附子、乌头、细辛等。

3. 除湿蠲痹法

本法指应用具有祛湿作用的方药，治疗湿邪为主所致的着痹。代表方剂有薏苡仁汤、麻黄杏仁薏苡甘草汤等。常用药物如薏苡仁、防己、苍术、威灵仙、蚕砂、木瓜等。

4. 清热通痹法

本法指应用具有清热燥湿、清热利湿、清热凉血等作用的方药，治疗以热邪为主所致的热痹，其他病证邪郁化热时也可配合使用。代表方剂有白虎加桂枝汤、二妙散、三妙丸等。常用药物如生石膏、知母、黄柏、防己、薏苡仁、忍冬藤、生地、赤芍、丹皮等。

5. 散寒祛风法

本法指应用具有疏散风邪与温经散寒作用的方药，治疗由于风寒之邪侵袭经络关节所致的风寒痹阻证。代表方剂有五积散、小活络丹等。常用药物如桂枝、羌活、独活、防风等。

6. 祛风化湿法

本法指应用具有疏散风邪和化湿作用的方药，治疗风湿之邪阻滞引起的风湿痹阻证。代表方剂有蠲痹汤、七圣散等。常用药物如羌活、独活、秦艽、海风藤等。

7. 散寒除湿法

本法指应用具有散寒除湿、发汗解表作用的方药，治疗寒湿之邪阻滞引起的寒湿痹阻证。代表方有麻黄加术汤、乌头煎等。常用药物如麻黄、桂枝、白术、茯苓、乌头、独活、秦艽等。

8. 祛湿清热法

本法指应用具有祛湿清热作用的方药，治疗湿热之邪流注关节经络、阻滞气血、病势缠绵的湿热痹阻证。代表方有宣痹汤、加味二妙散等。常用药物如防己、晚蚕砂、秦艽等。

9. 清热解毒法

本法指应用具有清热解毒作用的方药，治疗热毒化火深入筋骨所致的热毒痹阻证。代表方有清热解毒丸、白虎汤等。常用药物如羚羊角、水牛角、生石膏、银花、黄芩、黄柏、栀子、苦参、白花蛇舌草、生地等。

10. 祛风散寒除湿法

本法指应用具有祛风、散寒、利湿作用的方药，治疗因风寒湿邪侵袭留注关节、阻滞经络而引起的风寒湿痹阻证。代表方有五痹汤、蠲痹汤等。常用药物如羌活、独活、威灵仙等。

11. 凉血散风法

本法指应用凉血与散风方药，治疗邪热入营血所致的环形红斑的方法。代表方有银翘散去荆芥豆豉加生地丹皮大青叶玄参方。常用药物如丹皮、生地、大青叶、玄参、紫草等。

12. 养血祛风法

本法指应用养血与祛风方药，治疗血虚受风所致的肌肤手足麻木、肢体拘急、恶风等症。代表方有大秦艽汤。常用药物如秦艽、当归、熟地、川芎、鸡血藤、威灵仙、防风等。

13. 寒温并用法

本法指寒温辛苦之方药并用，治疗风寒湿邪虽已化热但尚未祛除的寒热错杂证。代表方有桂枝芍药知母汤。常用药物如桂枝、白芍、知母、麻黄、附子、防风、白术等。

14. 活血祛瘀法

本法指应用活血祛瘀方药来行血、散瘀、通络、消肿、定痛以治疗痹证兼有血瘀的方法。代表方有活络效灵丹、桃红四物汤等。常用药物如桃仁、红花、乳香、没药、地龙、当归、赤芍、五灵脂等。

15. 通经活络法

本法指应用具有通经活络作用的方药治疗痹证的一种方法。常用药物如豨莶草、络石藤、海风藤、忍冬藤、青风藤、鸡血藤、透骨草、木瓜、穿山龙等。可根据不同部位选择相应引经药，如上肢用羌活、川芎、桂枝、桑枝、片姜黄；下肢用牛膝、木瓜、防己、独活；颈项用葛根、蔓荆子；腰脊用桑寄生、川续断、杜仲、狗脊；全身用防风、威灵仙、鸡血藤、天麻、忍冬藤等。

16. 燥湿化痰法

本法指应用具有祛湿化痰与通络作用的药物，治疗病程日久，脏腑功能失调，脾胃运化失司，湿聚为痰，留着关节，瘀阻经络的痰浊痹阻证。代表方剂有导痰汤、小活络丹等。常用药物如制南星、苍术、半夏、茯苓、白芥子、僵蚕、丝瓜络、陈皮、五加皮、川芎、地龙等。

17. 化痰散结法

本法指应用具有祛痰或消痰作用的方药，治疗因痰湿流注经络、关节、四肢，而出现结节、囊肿及瘰块之症。凡痹证日久出现上述症状时均可应用此法。代表方有二陈汤、导痰汤等。常用药物如半夏、茯苓、陈皮、制南星、白芥子、白附子、皂角刺等。

18. 化痰祛瘀法

本法指应用具有化痰祛瘀、搜风通络作用的方药，治疗痹证日久痰瘀交阻之顽痹。代表方有桃红饮加味。常用药物如白芥子、当归、桃仁、红花、僵蚕、地龙等。

19. 涤痰通络法

本法指应用燥湿化痰通络的方药，治疗痹证日久不愈，痰浊凝结，阻滞经络关节者。代表方有温胆汤、导痰汤等。常用药物如天南星、半夏、僵蚕、茯苓、陈皮、地龙、枳实等。

20. 逐水化痰法

本法指应用具有攻逐水湿与化痰作用的方药，治疗痰湿停聚关节的一种治法。代表方己椒苈黄丸加味等。常用药物如木防己、茯苓、车前子、泽兰、椒目、葶苈子、商陆、白芥子等。

21. 温阳化痰法

本法指应用具有温阳补气、化痰通络作用的方药，治疗阳虚痰浊痹阻证。代表方剂有阳和汤等。常用药物如熟地、鹿角胶、炮姜、肉桂、麻黄、白芥子等。

22. 淡渗利湿法

本法指应用淡渗利湿法联合其他治疗方法，治疗各种痹证湿邪偏重者。代表方有茵陈五苓散。常用药物如茵陈、茯苓、泽泻、猪苓等。

23. 补益脾胃法

本法指应用具有补益脾胃作用的方药，治疗痹证中见有脾胃虚弱、中气不足的证候。着痹患者，也常配合本法以治其本。代表方有六君子汤、养胃汤等。常用药物如党参、黄芪、白术、黄精、玉竹、扁豆、山药、麦冬、石斛、生地等。

24. 益气养血法

本法指应用具有益气养血作用的方药，治疗痹证日久，正虚邪恋，气血两虚证。代表方有黄芪桂枝五物汤、八珍汤加味等。常用药物如党参、黄芪、当归、白芍、熟地、鸡血藤、龙眼肉、枸杞子、红枣等。

25. 益气养阴法

本法指应用具有益气养阴作用的方药，治疗痹证日久，气阴耗损所致的气阴两虚之证。代表方有生脉散加味。常用药物有五味子、人参、麦冬、知母、黄精等。

26. 补气活血法

本法指应用具有补气和活血化瘀作用的方药，治疗因正气亏虚、脉络瘀阻，筋脉肌肉失养所致的气虚血瘀证。代表方有补阳还五汤加减。常用药物如黄芪、当归、赤芍、川芎、地龙、桃仁、红花等。

27. 滋阴清热法

本法指应用滋阴清热的方药，治疗痹证日久阴虚，肝肾不足，阴虚内热，或长期过用温燥药物，使病体伤阴化燥，而出现的阴虚内热证。代表方有鳖甲散加减。常用药物如秦艽、鳖甲、地骨皮、当归、知母、石斛、桑寄生等。

28. 滋肾养肝法

本法指应用具有滋肾阴、养肝阴、养肝血作用的方药，治疗痹证日久阴虚，肝肾不足；或长期过用温燥，损伤肝肾之阴，使筋骨失于濡养的肝肾阴虚证候。代表方有六味地黄汤加味。常用药物如熟地、丹皮、当归、白芍、山萸肉、枸杞、杜仲、怀牛膝等。

29. 温补肝肾法

本法指应用具有温补肝肾、强壮筋骨作用的方药，治疗痹证肝肾阳虚证，起到益肾壮督蠲痹的作用，也适用于久病不愈"骨变筋缩"的顽疾。代表方有金匮肾气丸、右归丸、益肾蠲痹丸等。常用药物如地黄、补骨脂、骨碎补、桑寄生、肉苁蓉等。

30. 疏肝活络法

本法指应用具有疏肝理气与通络作用的方药，治疗肝失疏泄，初病在络，久病延及脏腑的病证。代表方有逍遥散加味、肝着汤等。常用药物如当归、白芍、郁金、香附、青皮、陈皮、旋覆花等。

31. 搜风剔络法

本法指应用虫蚁搜剔之品，治疗痹证日久，病邪壅滞经络、关节，气血为邪气阻遏，痰瘀交阻，凝塞不通所致的病证。常用药物如全蝎、蜈蚣、地龙、土鳖虫、蕲蛇、乌梢蛇、白花蛇等。

第六节　中医痹证康复

康，据《尔雅》记载，安也；复，返也；"康复"即恢复健康或平安之意。古人云："善调则生，失调则死。"历代中医古籍中，均已体现出"康复"思想，其多用平复、复旧、康健、康宁、再造等词汇加以表述。1969 年世界卫生组织医疗康复专家委员会赋予康复定义，即综合协调地应用医学、社会、教育、职业的以及其他措施，对残疾者进行训练或再训练，减轻残疾因素造成的后果，以尽量提高其活动功能，改善生活自理能力，重新参加社会生活。1981 年对其进行修改后为采取一切措施，减轻残疾和因残疾带来的后果，提高其才智和功能，以使他们能重新回到社会中去。中医康复，是指病后身心的恢复，即用中医整体观念和辨证施护理论，利用传统康复护理的方法，配合康复医疗手段、传统康复训练和养生方法，对残疾者、慢性病者、老年病者及急性病恢复期的患者，通过积极的康复护理措施，使身体功能和精神情志能尽量地恢复到原来的健康状态。

痹证是一种慢性反复发作性疾病，病程迁延，日久可出现关节肿胀、僵直、变形，甚至活动受限而影响正常工作学习。目前临床提倡早期诊断，治疗多以控制病情为主，往往忽略了康复训练的重要性。而适当的康复治疗和训练，能够有效预防、减轻或消除痹证患者的功能障碍和症状，缓解其痛苦，帮助其改善生存质量。中医痹证的康复主要包括康复评定与康复治疗两个方面。

一、康复评定

康复评定是康复治疗的基础。评定不是寻找病因和诊断，而是客观地、准确地评定功能障碍的性质、部位、严重程度、发展趋势、预后和转归，为康复治疗计划提供依据。

1.康复指征

痹证日久，出现下列情况之一者，宜进行康复医疗。

（1）关节疼痛，遇寒加重，或酸痛重着，关节肿、麻木。

（2）关节屈伸不利，功能障碍。

（3）关节变形，骨节肿大，按之觉硬，甚至关节强直畸形。

2.评定内容

痹证久治不愈，正虚邪恋，病渐入里，常以虚证为主，或见虚实夹杂，本虚标实之证。其虚多为气血亏虚、肝肾不足；其实多为寒湿痰瘀。

（1）辨病邪：风邪致病，多见肢体关节酸痛，游走不定，关节屈伸不利，恶风，苔薄白。寒邪致病，往往疼痛剧烈，如刀割针扎样，痛处固定、拘引，因寒而痛剧，得温则痛减，舌苔白、脉紧。湿邪致病，则酸痛重着，湿留关节则濡肿，苔白腻、脉濡，其发病多在下肢腰膝。而随着病邪深入，多为痰瘀互结，非一般祛风散寒除湿之剂可奏效。可有如下特点：①久病多瘀、多痰。凡痹证日久，治疗上用常法止痛效果不明显时，都应考虑与痰瘀有关。②关节肿痛久延多为痰瘀交阻所致的病变。关节肿大，日久不消，多为有形之邪流注其间，湿未成痰者，多见漫肿，按之柔软，而疼痛一般并不剧烈；痰瘀互结，则按之稍硬，肢体麻木，疼痛较剧。③瘀血证脉象细涩，舌有紫色瘀斑；痰浊证脉象濡缓，舌苔白腻。

（2）辨虚实：痹证反复发作，经络长期为邪气壅阻，营卫不行，湿聚瘀阻，痰瘀互结，此多为正虚邪实；病久入深，气血亏耗，肝肾虚损，筋骨失养，乃为正虚邪恋，以正虚为主。一般而言，新病多实，久病多虚，但临床仍常可见病程缠绵数月数年，却以寒湿久羁邪实为主者。

（3）现代医学评定内容

1）疼痛评定：疼痛的评估方法很多，如按疼痛的时间长短分为急性疼痛和慢性疼痛；按疼痛的性质分为胀痛、钝痛、刺痛、刀割样痛等。

2）关节活动度（ROM）评定：关节活动度测定的主要内容包括关节名称、左右、主动 ROM、被动 ROM、关节强直（纤维性、骨性）、挛缩、痉挛等。确定是否有关节活动受限、受限的程度、影响关节活动的原因，进而判断可能康复的程度，选择适当的康复治疗方式。

3）肌力评定：肌力是指肌肉随意收缩的能力。目前临床中最为广泛使用的评定方法为徒手肌力评定法，即检查者用自己的双手去对患者肌力进行客观评估的一种方法，根据评估结果对肌力进行分级。

4）痉挛评定：痉挛，是指肌肉张力增高而导致肌肉挛缩的一种状态，长时间痉挛会使肌肉僵硬、关节疼痛、活动不利，甚至影响日常生活。痉挛的评定，可对肢体屈伸不利、重着等症状产生的原因进行区分，究竟是关节间隙狭窄导致，还是肌肉僵硬引起，从而有针对性地进行康复治疗训练，以提高临床效果。

二、康复治疗

康复治疗即根据康复评定结果，制定康复治疗方案。本病康复应重视扶正，强壮筋骨。常用的康复治疗方法有：心理康复、运动康复、饮食康复、针灸推拿康复等。

1. 心理康复

本病患者常因疼痛、久治不效或活动日益受限而忧虑、悲观失望、郁怒等，因此应重视情志调摄。可采用情志相胜法以平之，注意言语开导，同时给予耐心与关怀，使患者积极面对疾病，保持乐观开朗的情绪状态。另可采用色彩疗法或花香疗法等改善周围环境，以愉悦身心，舒畅情志。

2. 运动康复

运动康复是根据患者的功能情况与疾病特点，选用适当的功能活动与运动方法进行训练。可采用传统体育疗法进行康复治疗，但应注意适度，包括强度、时间、种类等。

（1）气功：以强壮功、内养功、站桩功为宜。可选练松静气功、太极拳、马步大力功、七步功、文武功等功法。每日练1～3次。

（2）太极拳：可从练单个动作开始，如揽雀尾、单鞭、云手、下式、左右蹬脚等，逐步过渡到练全套。练习的次数不限，可因人因病情不同灵活掌握。

（3）五禽戏：根据病情和功能的可能性，可练整套，或单练一禽之戏，或选练某些动作。如发展肢体关节活动，以练虎戏和鹿戏为好；发展肢体灵活性可练猿戏。

（4）八段锦：两手托天理三焦、左右开弓似射雕、两手攀足固肾腰等几节动作，对保持和发展肢体各关节的活动功能有较好作用。可练整套，也可选练某几个动作。

3. 饮食康复

寒湿痹阻证，可选用川乌粥、麻黄桂心酒、薏苡仁酒等；痰瘀痹阻证，可选用桃仁粥、红花酒、木瓜汤等；气血亏虚证，可选用归参鱼羹、桂圆参蜜膏等；肝肾不足证，可选用骨碎补60g，狗肉适量，炖服等。

4. 针灸推拿康复

（1）针灸疗法

1）体针：根据病情和病变部位选穴。肩部可选肩髃、肩贞、肩俞、三角肌阿是穴；肘臂部可选曲池、合谷、天井、外关、尺泽、阳池、阳溪、腕骨；腕部可选阳池、外关、合谷；掌部可选外关、大陵、手三里、阳溪、阳池、阳谷；背脊部可选水沟、身柱、腰阳关；髀部可选环跳、悬钟；股部可选秩边、承扶、阳陵泉；膝部可选犊鼻、梁丘、阳陵泉、阴陵泉、膝阳关、鹤顶；踝部可选申脉、照海、昆仑、丘墟、解溪、太溪、阳交、交信；跖趾部可选八风、公孙、束骨、阳辅、商丘等。若痛甚可加肾俞、关元；重着可加足三里、商丘。上述穴位灵活选用，每次3～5穴，毫针刺法，平补平泻，每日或间日1次。亦可根据实际需要酌用温针、电针等。寒湿盛者，可在上述穴位施灸。

2）穴位注射：可参考上述针刺穴位，采用当归注射液或丁公藤注射液，每穴0.5mL注射1次，10次为1疗程。

3）皮肤针：关节肿胀者，可另选用皮肤针刺脊椎两侧压痛点。

4）拔罐：选穴以病变关节附近穴位为主。

5）耳针：选穴为相应区压痛点、交感、神门等，亦可用王不留行外贴耳穴法。

（2）推拿疗法

以舒筋通络、活血止痛为原则。

1）推背：患者取俯卧位，在脊柱两侧用拇指平推或用指揉法，由上而下反复推数遍，以患者感到酸胀为宜，10分钟左右。

2）按摩穴位：用拇指尖推穴位，或用中指掐穴位，或用手指手掌搓摩穴位。选穴可参考针灸穴位，还可根据症状，随症选穴按摩。

3）摇动关节：如有不同程度的关节功能障碍，可采用适当强度的被动按摩手法，即在能治部位，一般先用揉、推等手法使肌肉放松，然后做被动手法。如在腰部一般可用弹动性的按压法；在上肢可牵伸有活动障碍的关节，扳拔有畸形的关节；在下肢，可对有活动障碍的关节做引伸手法等。手法需轻巧，动作应快捷而带有弹性，切勿暴力。尤其是病程愈长，一般骨节僵硬愈重，身体也愈虚弱，必须循序渐进，不能急于求成。

4）自我按摩：当推拿按摩取得成效，在活动功能已有好转的基础上，可教会患者自我按摩动作。如两手搓颈、两拳擦腰、两手交替捻摇手指各关节、两手揉大小腿等。

5. 物理康复

物理康复治疗即通过热因子、重力、电波、光波、声波、微波或磁场等物理因子作用于人体，引起人体一系列生物效应，从而达到治疗目的。中医在物理康复中也有较多应用，比如，中药的离子导入治疗，即将经过辨证处方的中药电解为离子导入人体组织，从而发挥中药的疗效。痹证急性期，如关节红肿热痛，现代医学血沉、C反应蛋白等炎性指标较高时，可选择温热效应不明显的疗法，如半导体激光照射、治疗性超声、中药冷湿敷等。在痹证偏寒或关节红肿热痛不明显时，可选择温热性治疗，如温水浴、红外线、中药离子导入、中药热敷或中药蒸气治疗等，也可以按照"治热以寒、治寒以热"的原则辨证进行选择。

第七节 中医痹证的预防与调护

一、中医痹证的预防

古代医家把疾病的预防称为"治未病"。《素问·四气调神大论》有云："是故圣人不治已病治未病，不治已乱治未乱，此之谓也。"《金匮要略》第一条亦提出了"上工治未病"之说。这都揭示了诸病应当预防于早，切勿等病成再治的思想。中医对于疾病的预防起源于古代劳动人民同疾病斗争的实践活动，其作为中医学的重要组成部分，亦经历了漫长的发展过程，才逐渐形成较完整的理论体系。本部分将从两部分进行阐述，分别是中医疾病预防医学的发展过程及痹证的中医预防。

1. 中医预防医学的发展

"预防"二字在古籍中的最早应用，出自《易经》"君子以思患而预防之"，而后《淮南子》有云："良医者，常治无病之病，故无病"。这是疾病预防思想的最早记载。但就预防的实践活动而言，可追溯至原始社会时期，人类为了躲避风寒等恶劣天气及狼虎野兽的攻击，常采用"构木为巢，以避群害"的方法，用以抵御外邪致病。火的发明及应用，则促进了食物的消化和吸收，有效预防了胃肠疾病。《韩非子·五蠹》记载："上古之世，民食果蓏蚌蛤，腥臊恶臭而伤腹胃，民多疾病。有圣人作，钻燧取火以化腥臊。"在长期不断实践中，人类逐渐认识到某些植物、动物及矿物具有防病的作用。《山海经》最早记载了关于药物的预防，包括防疫药、防脏腑药、防皮肤药等。人们还摸索运用舞蹈的方法来预防关节病，《吕氏春秋》中记载："阴多滞伏而湛积……民气郁阏而滞者，筋骨瑟缩不达，故作舞以宣导之。"此为导引的雏形，为古人健身防病作出了积极贡献。可见，远在春秋时期，中医预防思想已形成萌芽。

《黄帝内经》的问世，标志着中医预防医学理论体系初步形成。《黄帝内经》中关于疾病预防有着大量的论述，其提出了"不治已病治未病"原则，从而确立了中医以预防为主的基本观念。在"治未病"思想指导下，其相继提出了"内养正气，外避邪风""顺四时以适寒暑"等养生防病的预防原则，以及调摄精神、调适饮食起居、运动健身等具体的预防方法和措施，为后世预防医学的发展奠定了理论基础。

春秋战国以后，中医预防医学有了较大发展，东汉华佗积极推行《吕氏春秋》所提出的运动防病理论，其认为"动摇则谷气得消，血脉流通，病不得生。譬如户枢，终不朽也"，并在实践中创立了"五禽戏法"，对后世防病保健起到了积极促进作用。张仲景深化了《黄帝内经》《难经》中的疾病预防思想，于《金匮要略》提出："若人能养慎，不令邪风干忤经络；适中经络，未流传脏腑，即医治之。四肢才觉重滞，即导引、吐纳、针灸、膏摩，勿令九窍闭塞；更能无犯王法、禽兽灾伤，房室勿令竭乏，服食节其冷、热、苦、酸、辛、甘，不遗形体有衰，病则无由入其腠理。"其进一步丰富了"未病先防，已病防变"内容。

晋至南北朝时期为我国疫病的流行高峰时期，如麻风、天花等，此时医家采取了隔离措施，如规定"染易三人以上者，虽无疾，百日不得入宫"。

隋唐时期，防病保健意识有了进一步提高，其方法更为丰富多彩。孙思邈在《备急千金要方》中提出了多种杂病的预防措施，并于《千金翼方》中提出"养性""辟谷""退居""补益"等防病的专门论述，其尤重视心理调摄、饮食调养、气功锻炼等个人防病措施。

宋代医疗卫生水平较前已有了较大提高，专门设有"养济院"等医疗卫生设施，据记载，当时火葬之风颇为流行，这对于防止疫病传播具有重要意义。这一时期还出现了一大批专门论述养生防病理论的专著，如《东坡养生集》《四时摄生论》《养老奉亲书》等，其中《养老奉亲书》至今仍是中医预防医学的代表作之一，对后世影响较大。

金元时期中医学术争鸣活跃，学术思想不断创新。其间的金元四大家，都从不同侧面直接或间接地加强了疾病预防的学术思想。如李东垣于《脾胃论》书末著有"摄养""远欲""省言箴"篇，专门论述养生保健方法。元代著名营养学家忽思慧所著的《饮膳正要》是现存的第一部饮食营养卫生专著，其着重论述了饮食疗养方法、饮食宜忌等问题，并记载了近200种食物的营养价值及防病作用等。

至明清时期，瘟疫濒临。种痘法的推广可谓此时期最突出的成就，这种主动免疫的方法挽救了许多人的生命。同时，针对各科疾病的预防保健类专著开始大批涌现，如万全的《养生四要》、徐春甫的《老老余编》，此外还有《食物本草》等，至此，中医预防医学已经有了很大进展，基本形成了独立的完整体系。

自古至今，疾病的预防始终在中医学中占有重要位置。然而由于受到时代的局限性，医家所创造的中医预防疾病的方法只能为少数人所用。直至近年，随着中医学的发展和人们生活水平的提高，中医疾病预防才逐渐受到重视并承担起卫生保健的作用。

2. 中医痹证的预防方法

《灵枢·本神》有云："故智者之养生也，必顺四时而适寒暑，和喜怒而安居处，节阴阳而调刚柔，如是则僻邪不至，长生久视。"这说明预防疾病，须顺应气候变化，调和情志，饮食起居有常等。痹证的预防同其他疾病一样，皆在"治未病"思想指导下，遵循内养正气、外避邪气等几大原则，具体内容如下：

（1）避风寒，防潮湿：痹证之成因，与风、寒、湿、热等邪气密切相关。截其来路，是预防之良策，因此无病之时，避免风、寒、湿之侵袭非常重要。素为内湿之人，更应注意，若不慎致外湿入内，得病则缠绵难愈。

天气寒冷注意增添衣物以防风寒；炎热之际避免睡于风口或露宿达旦，因入睡后人体卫阳之气静潜，毛孔开放，风寒易乘虚而入；而夏日也不宜卧于席地，以防凉气入于经脉，影响筋骨。常在潮湿环境工作的人，工作完毕之后应立即用干毛巾擦干身体，换上干燥衣服；淋雨涉水之后，切忌立刻热水浴，以致迫湿入内，宜用毛巾擦干水渍，擦至皮肤潮红发热，再洗净换上干燥衣服。劳动后大汗淋漓，亦不可入凉水中洗澡或入水游泳，因汗孔未闭，易使寒湿之气骤入。梅雨季节，湿令当时，若平素脾胃失健、内湿较甚，可适当服用燥湿、化湿之剂，勿使内外湿交阻成病。

（2）体育锻炼：《世补斋医书》有云："动则谷气易消，血脉流利，病不能生。"适当运动有利于气血运行，可促进血脉流通，增强体质，提高抗病能力。尤其是痹证，若气血流通，则虽感病邪入内，亦不易滞留而形成痹阻发病。锻炼的方式多种多样，但必须根据个人情况进行选择，循序渐进，贵在坚持，可坚持每晨打太极拳，舞太极剑，或跑步、打球等，亦可结合日常生活锻炼，如上下班坚持步行等。

（3）调摄精神：痹证的发生发展与人的精神状态有很大关系，清代罗美曾于《内经博议》中提出"凡七情过用，亦能伤脏气而为痹，不必三气入舍于其合也"，说明情志内伤可以导致痹证的发生，因此调摄精神对于预防痹证有重要作用。平素不宜忧思过度、不宜恼怒，避免情绪过于激动或闷闷不乐，保持心情舒畅，方能"精神内守，病安从来"。

（4）注意营养饮食：饮食能够提供人体所必须的能量及营养，有助于维持人体健康。《素问·阴阳应象大论》有云："形不足者，温之以气；精不足者，补之以味。"补充营养应因人而异，须根据个人体质及虚之所在而补之。如素体内热者，不宜服红参、鹿茸；而舌苔黏腻、中有湿阻者，更不宜进补，补则胃脘痞塞、胃呆少纳。油炸食品、肥肉、甜食等，对于脾胃健者，味虽厚尚能消化，而脾胃虚弱者则应尽量少食，以清淡为宜，切勿暴饮暴食。

（5）有病早医，切勿杂药乱投：如发现关节、肌肉或筋骨酸、麻、肿、痛、重着等痹证相关症状，应尽早就医，以求早诊断、早治疗。病在早期，治之尚易，待病延日久，则治愈较难。目前仍有人对痹证的慢性程度认识不足，求愈心切，当发现自己有痹证时，惊慌、怕变重、怕瘫痪，乱投医，甚至一周内辗转几处就医，药物成堆，且对一些单方、验方亦同时使用，以求速效，结果病未治愈，脾胃先伤，反而增加疾病的复杂性。

中医主张治未病。因此，注意调摄，未雨绸缪有其重要意义。如果能在未病时保持精神愉快，坚持锻炼，配合适当营养，注意避风寒、防潮湿，有病早治，则痹证的发病率会大大降低，治愈率也会相应提高。

二、中医痹证的调护

痹证是一种比较顽固的慢性疾病，反复发作，缠绵难愈，因此在对痹证治疗的同时，其护理亦不能忽视。常言"三分治疗，七分护理"，正确治疗与恰当调护的密切配合，才能取得良好疗效。

1. 精神调护

中医讲究精神调护的渊源已久，"精神不进，志意不治，故病不可愈"，精神调护在治疗疾病时往往起到重要作用。痹证病程较长，易反复发作，而患者的思想活动更为复杂，多数患者常感到悲观失望，对治疗失去信心，有些甚至会产生轻生之念。所以对痹证患者首先应做好精神调护。

"善医者，必先医其心，而后医其身"，人患病后，其精神或情志状态往往会发生改变，或焦虑，或紧张，或抑郁等，医者应首先了解患者情绪状态，从而引导患者消除不良情绪，以调和情志。

对痹证病情较轻或年轻，不重视病情，不遵医嘱的病人，必须讲清痹证的顽固性、反复性及遵守医嘱接受治疗的重要性，促使他们正确认识疾病，与医护人员配合治疗。对于处于急性发作期，病情暂不能控制或性情急躁，求愈心切的病人，须加以宽慰，讲明此病虽反复发作，但进行适当治疗后，可逐步缓解，帮助患者树立战胜疾病的信心。病情较重的病人，往往情绪低沉，对治疗信心不足，对这些病人则应适当地讲解病情，使之懂得治疗必须有一定的过程，了解目前治疗的目的与要求，帮助他们树立治疗信心，对医护人员产生信任感，对治疗的要求也不致脱离实际。病人在思想上如能正确认识疾病，情绪也会随之稳定，进而配合医者积极治疗。

2. 生活调护

中医历代医家十分重视生活起居调护，"食饮有节，起居有常，不妄作劳，故能形与神俱，而尽终其天年，度百岁乃去"。反之，"以酒为浆，以妄为常……逆于生乐，起居无节，故半百而衰也"。这说明生活起居与人体健康有着密不可分的关系，尤其对于痹证患者，其病程漫长，更应注意生活起居、饮食等方面的调护。

（1）起居调护：慎起居，顺应四时变化，注意劳逸结合，是痹证患者须注意的基本方面。保持室内干燥，光线充足，经常通风换气，寒暖适宜；保持衣被清洁干燥，出汗多时应勤换衣被，以防止外邪侵袭。逢寒冷及阴雨天，风寒湿痹患者不宜外出，冬春季应多晒太阳，热痹患者须减少活动。《素问·四气调神大论》对起居则有具体要求："春三月……夜卧早起，广步于庭……夏三月……夜卧早起，无厌于日……秋三月……早卧早起，与鸡俱兴……冬三月……早卧晚起，必待日光。"患者应随自然界四时气候变化，慎起居，适寒暖，使人体与外界环境和谐统一。

肢体功能基本消失或长期卧床者，应注意经常更换体位，防止发生褥疮。对于关节变形，活动或者行动不便者，应注意预防跌仆，适当借助一些辅助工具，以便活动。对痹证已损及五脏，尤其是内舍心脏者，则应注意保持环境安静，利于休息。

（2）饮食调护：《金匮要略》云："所食之味，有与病相宜，有与身为害，若得宜则补体，为害则成疾。"合理的饮食调护，利于疾病好转。

痹证患者一般应进高蛋白、高热量、易消化的食物，少食辛辣刺激及生冷、滋腻之物。如行痹患者可常食豆豉、丝瓜、蚕蛹，少食辛辣食物；痛痹患者应禁食生冷，多食羊肉等温性食物；热痹患者宜食蔬菜、水果及足量的蛋白质，严格戒酒，忌食油腻不易消化之品。风寒湿痹患者可适量饮酒，如糯米酒、药酒都有良好作用。

此外需注意饮食要节制，不宜饥饱失常、暴饮暴食，以防再伤脾胃。由于痹证素有外湿之病因，且患者长期与药为伴，因此饮食不宜过于滋腻，如再生内湿则内外合邪，对病情更为不利。《素问·五常政大论》云："大毒治病，十去其六，常毒治病，十去共七，小毒治病，十去共八，无毒治病，十去其九，谷肉果菜，食养尽之，无使过之，伤其正也。"因此无论食补或药补，都应根据自身脾胃功能适当服用，牛奶、豆浆等虽是营养佳品，但内有湿热或舌苔黏腻者，食之反脘腹胀满，甚至不思饮食。

3. 体位调护

体位护理目的在于纠正患者不良的姿态、体位，有利于患者恢复健康，以维持正常的活动功能及日常生活。

痹证患者肢体麻木、酸痛、屈伸不利、僵硬时，常会采取舒服姿势以减轻不适。如卧床时常保持膝关节屈曲，这样虽较伸直时舒服，久之关节则易固定于屈曲位，或伸直困难，甚至行走时屈膝；肘关节疼痛时，常向内屈曲，可避免肘关节屈曲挛缩不适，日久则肘关节僵硬，可导致洗脸等日常活动受限。因此在护理时对患者的坐、立、站、行走、睡眠等姿态均须注意，及时纠正，避免引起不良后果。

4. 功能锻炼调护

痹证患者通过功能锻炼，可以防止肌肉萎缩、避免关节僵直挛缩，恢复关节功能，即所谓"以动防残"。另外锻炼还可促进全身气血循行，改善局部瘀滞状态，振奋精神，有利于病情康复。

痹证患者的功能锻炼护理，需注意劳逸结合，不宜活动过量或休息过度。但若全身症状明显或关节严重肿胀时，需注意卧床休息，此时可适当进行手足关节的功能锻炼，待病情缓解，再做一些床上的关节屈伸运动。病情稳定后，可下床活动，慢步行走。关节肿痛消除后，则需按照病变关节的生理功能进行锻炼，以恢复关节的功能活动，开始时可从被动活动逐步转为主动活动，或两者结合进行，不宜操之过急，量力而行。锻炼的活动量也要循序渐进，切勿一开始活动量过大，须动静结合，持之以恒锻炼，方能发生效力。

5. 并发症调护

痹证患者在漫长的疾病过程中，常易并发其他病证，此时医护人员决不能将患者的一切病痛均归之于痹证而不及其他。如痹证患者易发热，但引起发热的原因很多，可因痹证本身发热，也可因感受风寒或风热而发热，也可因服用某种药物导致发热，发热原因不同，处理方法亦有差异，因此在护理工作中必须注意密切观察，区别对待。

第二章　中医痹证的现代医学认识

第一节　现代医学对中医痹证的认识概述

痹证，泛指肌肉、筋骨、关节疼痛、酸楚、麻木、灼热、屈伸不利，甚或变形等病证，又称"风湿""历节""痛风""痹病"等。痹证有广义、狭义之分。广义痹证包括五脏痹、六腑痹、五体肢节痹等，狭义痹证仅指肢节痹证。中医痹证之于西医学的疾病，并非特指某一种疾病，风湿免疫系统疾病上百种病证，都可归于中医痹证范畴。西医学中的风湿性疾病是泛指影响骨、关节及周围软组织，如肌腱、滑囊、筋膜等的一组疾病，病因不明，可能与感染、免疫、代谢、内分泌、环境、遗传等因素有关。各种原因所致的关节炎是风湿性疾病中重要的组成部分，包括弥漫性结缔组织病，如类风湿关节炎、风湿性多肌痛、系统性红斑狼疮、多发性（皮）肌炎、系统性硬化症；并发脊柱炎的关节炎，如强直性脊柱炎、银屑病关节炎；代谢病及内分泌病，如痛风性关节炎、肿瘤相关性关节炎、神经性关节病等；其他还有如肌筋膜痛综合征、椎间盘病变、腱鞘囊肿、筋膜炎等均可以归于中医痹证的范围内。

一、西医学对风湿病的认识

风湿性疾病是一组病因不同，但均可侵犯关节及其周围组织的疾病。风湿病的病因复杂多样，涉及感染、免疫、代谢、遗传、肿瘤等诸多因素，从疾病分类上涵盖不同系统的 100 余种疾病。风湿病中结缔组织病是很重要的组成部分，因为此类疾病几乎都是系统性的，且有相当高的致残率和致死率，虽然与许多学科专业相互交叉，但目前仍然是内科风湿病医生研究的主要内容。风湿病是古老的疾病，无论是在东方还是西方，对它的认识都可以追溯到公元前。风湿病学是研究风湿性疾病的医学分支，是一门年轻的学科，是随分子生物学的进展而开始加速发展的医学专科，并与免疫学、生物学、皮肤病学、肾病学以及矫形外科等多个专业密切相关，其他学科领域的进展极大地推动和促进了风湿病学的发展与提高。事实上，从科学知识到确实可行的治疗手段是一个缓慢而又复杂的过程，并非一蹴而就，对不同风湿病治疗方案的认知及不断调整的过程就充分体现了这一规律。我们在此回顾风湿病的历史，就是要通过回顾对风湿病的认识和了解过程，在国际学术的大环境中进一步彰显中国传统医学自身的学术特色和学术优势。

"风湿"一词起源于古希腊。公元前 4 世纪，《希波克拉底全集》有关人体解剖一文中认为，人体的体液由于湿冷而下注于四肢、内脏引起疾病，即为风湿。"风湿"一词，英语即rheuma，与古希腊语的卡他（catarrh）均有物质"流动"的含义，可以相互通用。古代西方医学认为疾病的发生缘于"体液失调"，即人体中含有血液、黏液、黄胆汁和黑胆汁四种体液，体液平衡则身体健康，体液失调则导致疾病，这就是著名的"体液学说"。体液学说认为风湿病是体内的一种"游走性"病

变，是黏液流动和停留异常导致的疾病。公元 547 年，Andrew
Boord 设想关节炎形成与黏液的流动异常相关，他提出产生于
头部的风湿体液是一种黏液，从头部下传到身体下部引起病
变，导致关节疾病，受累部位出现肿胀、疼痛和充血等症状。
1642 年，Guillaume Ballou 在《风湿症和背痛》中首先把关节炎
和风湿病分开，用风湿病（rheumatism）来表示一类与关节炎
不同的疾病，指出"关节炎是在关节，而确切地说风湿病是在
全身"，由于提出风湿病是全身病变这一全新概念，被后世尊
称为"风湿病之父"。1676 年，Sydenham 首次全面地记述了急
性发热性多关节炎，并将其与痛风区别。1808 年 Davd Dundas
首次使用了"风湿热"这一病名。1776 年，瑞典药剂师 CarW
Scheels 在尿结石中发现新的有机酸，并命名为"结石酸"，该
物质后被重新命名为尿酸，尿酸的发现标志着现代风湿病学的
开始。尽管众多医学先行者不断完善对风湿病的描述，但是这
些记录多数仍然停留在对症状和体征风湿病的分类以及不同风
湿病的鉴别，直到 19 世纪初还没有明确的阐述。正如 William
对 Heberden 在 1802 年所言："风湿病是各种酸痛和疼痛的统
称，虽然这些酸痛和疼痛可以由不同的原因引起但却没有各自
特定的名称，而且往往与已有特定名称的其他疾病难以区别。"
鉴于此，许多学者开始研究各类风湿病的临床特征，通过大量
的临床观察、分析和总结，提出了许多新的名称，但由于历史
条件的限制，并未能对这类疾病提出正确的诊断与鉴别诊断。

　　进入 20 世纪，随着解剖学、生理学、病理学、生化学和
诊断学的建立和发展，人们对风湿病的认识有了进一步的提
高，人们逐渐认识到风湿病为全身性疾病。1941 年，病理学家
Klemperer 提出了"胶原病"概念，认为该病是结缔组织细胞
间质的一种系统的变性，并将纤维蛋白变性认为是胶原纤维变

性的产物。但随后的组织学研究发现这组疾病的胶原纤维本身并无原发性异常，纤维蛋白样变性并不来自胶原纤维，它是免疫球蛋白和纤维蛋白原的沉积，且病理变化也不局限于胶原纤维；又由于此类疾病的结缔组织都具有黏液样水肿、纤维蛋白样变性以及坏死性血管炎的病理改变，因此1952年Ehih建议将"胶原病"改名为"结缔组织病"（connective tissue disease, CTD）。进入20世纪60年代，免疫学发展迅速，根据结缔组织病的共同特点：临床上多器官受累，临床表现多种多样，血中可测出多种高滴度自身抗体，相关靶器官受累后出现相关症状，病变组织中有大量淋巴细胞和浆细胞浸润，应用皮质类固醇和免疫调节剂有效，Donath与Landsteiner提出"自身免疫性疾病"（autoimmune diseases）这一概念。其实，风湿病的概念远远超过了"自身免疫性疾病"的范围。1983年美国风湿病学会将风湿病分为十大类，包括100多种疾病：①弥漫性（全身性）结缔组织病，如类风湿关节炎（RA）、系统性红斑狼疮（SLE）、干燥综合征等；②脊柱关节病，如强直性脊柱炎；③骨关节炎，即退行性关节病；④感染性风湿病，如风湿热、细菌性关节炎等；⑤代谢与内分泌疾病，如痛风等；⑥肿瘤，包括原发或继发肿瘤，如骨软骨瘤、滑膜肉瘤、多发性骨髓瘤等；⑦神经血管疾病，如神经病性关节病；⑧骨及软骨疾病，如骨质疏松、骨软化等；⑨关节外疾病，如滑囊炎、椎间盘疾病；⑩其他，如药物性损伤与骨创伤等。近年来，随着免疫学、分子生物学、遗传学等新兴学科迅猛发展及人类基因组学计划的完成，人们对风湿病病因及发病机制的认识也进入了崭新阶段。

二、风湿病的主要病因及发病机制

由于风湿性疾病的病因和发病机制多样，时至今日，大多数风湿病的确切病因和发病机制尚未阐明。随着医学研究的不断发展，研究者们发现某些因素可能与风湿病的发生有相关性，可能一种主要因素引发了疾病的发生，也可能多个因素相互作用而发病，因此，风湿病的病因及发病机制尚需进一步的探索和论证。下文将从风湿病常见的发病因素，如遗传因素、免疫、感染、代谢等方面进行简要阐述。

1. 遗传因素

随着人类基因组研究的进展，基因与疾病的关系日益引起科学家的关注。大量流行病学资料表明风湿病是一种具有遗传背景的疾病，并且多种基因与其发病相关。虽然目前的研究尚不能明确特定的基因与风湿病各种临床表型的相关性，但某些基因与风湿病的关联已被发现，并正在进一步的研究之中。

（1）主要组织相容性复合体（major histocompatibility complex，MHC）：1958 年 Dausset 从三次接受输血病人的血清中检测出人类白细胞抗原（human leukocyte antigen，HLA），也就是人类的 MHC 抗原。HLA 系统定位于第 6 号染色体短臂的 6p21.3 区，长 3600kb。根据其编码 HLA 分子的分布、多态性和功能的不同分为三个区，即 HLA I 类基因区、II 类基因区和 III 类基因区。下文将目前与 HLA 基因与风湿病相关性的研究进展加以介绍：

1）HLA I 类基因：HLA I 类基因集中在远离着丝点的一端，包括 A、B、C 三个座位，与风湿病相关的研究多集中在 B 座位上。① HLA-B27：1973 年 Brewerton 等首次报道了 HLA-B27 与强直性脊柱炎（AS）的强关联，40 余年的研究发现，血清阴性脊柱关节病与 HLA-B27 密切关联。AS 患者中 HLA-B27 阳性率高达 90% ～ 95%，赖特综合征（RS）或反应性关节炎（ReA）为 60% ～ 80%，银屑病性关节炎（PsA）为 50%，而正常人群中 HLA-B27 阳性率仅为 4% ～ 8%。在 HLA-B27 阳性的 AS 患者一级亲属中，有 10% ～ 27%HLA-B27 阳性的成年人患 AS，因此认为 HLA-B27 与脊柱关节炎（SpA）密切相关。但在 HLA-B27 阳性人群中，仅有 2% 发生 SpA，而在 AS 患者中，亦有 10% 患者为 HLA-B27 阴性，因此认为 HLA-B27 并非直接致病基因，而是这组疾病的易感基因。关于 HLA-B27 与脊柱关节病发病的相关机制，过去大多数研究认为血清阴性脊柱关节病的发病机制与由 CD_8^+ 细胞识别并被 HLA-B27 呈递的自身多肽有关，并认为这些多肽是在肌腱端和关节部位可长期表达的蛋白质的分解产物。自身反应性 T 细胞也可能对引起反应性关节炎的细菌或相关的生物体抗原递呈有交叉识别。过去研究已知 HLA-B27 限制 CD_8^+ 细胞对反应性关节炎相关的生物体的特异性，最近所知更多的自身多肽可来自 HLA-B27 本身。在体外，用衣原体感染细胞刺激 HLA-B27 转基因鼠能阻断对 HLA-B27 的自身耐受性已被报道，这些研究提示了细胞 CD_8^+ 的特异性和 SpA 之间可能存在相关性。但 HLA-B27 转基因鼠之间相似的结果提示 HLA-B27 转基因鼠疾病的发生不需要 CD_8^+-TCR α β T 细胞，这些结果使专家们考虑其他的可能致病机制，比如与其他 HLA-B 类等位基因比较，HLA-B27 的生物化学和结构有哪些特性；HLA-B27 和细胞内病原体之间的相互作用如何等。至今 HLA-B27 与脊柱关节病的确切关联机制仍未阐明，需要进一步的探讨和论证。② HLA-B5 等（Bw51 split）与本病发生关系密切，其阳性率在亚洲高达 61% ～ 88%，尤其与眼部损害相关；HLA-B51 分子与多形核中性粒细胞（PMN）功能亢进有关；HLA-B12 与皮肤黏膜损害相关。此外，也有研究发现抗 SSA 抗体阳性的白人 SLE 患者有较高阳性率的 HLA-B8，有明显家族史的硬皮病和系统性硬化症重症患者 HLA-B8 阳性率也升高。

2）HLA Ⅱ类基因：HLA Ⅱ类基因在复合体中位于近着丝点端，结构最为复杂，典型的Ⅱ类基因由 DP、DQ、DR 三个亚区组成，20 世纪 90 年代初人们又发现了一种非典型的 HLA Ⅱ类基因即 HLA-DM。目前关于 HLA Ⅱ类基因与风湿病的关系报道最多且研究也较为深入。因此本节就目前研究的焦点加以介绍。

①HLA-DR：1976 年 Stastny 首次报道了 HLA-DR4 基因与 RA 发病的相关性，40 余年来在世界范围内不同群体研究发现 RA 发病与 DR4、DR1 以及 DR10、DW16 等相关，但以 HLA-DR4 占多数。DR4 各不同的临床亚型在 RA 易感性方面起的作用不同。此外，DR4 阳性的 RA 患者在晨僵时间、关节肿胀和压痛数、X 线破坏程度等方面均较阴性患者严重，关节外表现多，预后较差。Van Gaalen 等研究还发现抗环瓜氨酸肽（cyclic citrullinatedpeptide，CCP）抗体与 RA 的 HLA Ⅱ易感基因相关，特别是含有共同表位的 HLA-DRB1，并预示着疾病的严重程度。Reinertsen 等首次发现白人 SLE 患者中 DR2、DR3 各自的频率增加。目前认为 HLA Ⅱ类基因较Ⅰ类基因与 SLE 相关性更明显，HLA-DR2、DR3 等频率增加均属于 SLE 遗传的危险因素。此外，HLA-DR 还与多发性肌炎、皮肌炎发病有关。

②HLA-DQ：DQ 由 DQA1 和 DQB1 所编码，其基因已在许多人群中被证实和 DR4 或 DR1 存在连锁关系，并被证实与 RA 相关。HLA-DQ 与 SLE 相关性由 Davies 等首次报道。由于特定的自身抗体常与相应的临床表现即临床亚型相关，因此 HLA 基因在"塑造"自身抗体谱的同时也"塑造"了 SLE 的临床亚型。我国华山医院皮肤科研究过影响汉族 SLE 患者生存率的一些轻型、重型临床表现，并以这些临床表现为指

标，研究与 HLA 等位基因的关系，结果发现与重型 SLE 相关的等位基因有 DQA1*0101，DQB1*0201、*0302、*0303、*0401、*0501、*0601 和 DRB1*1501，与轻型 SLE 相关的等位基因有 DQA1*0501、DRB1*0301、DRB3*0202 和 DRB3*0301。单倍型分析又发现，DQA1*0301-DQB1*0302、DRB1*1501-DQA1*0102-DQB1*0303 和 DRB1*1501-DQA1*0103-DQB1*0303 与肾损害有关，即重型 SLE。神经精神症状、抗 dsDNA 抗体升高、血清补体降低、白细胞减少等各种临床表现也有它们相关的单倍型。此外，也有研究发现 DQA1*0501 基因可能是肌炎致病的易感基因。

③ HLA-DM：HLA-DM 基因是 HLA-D 区的一种非典型 HLA Ⅱ 类基因，它分为 DMA 和 DMB 两个亚区，已确认 DMA 有 4 个等位基因（DMA0101 ~ 0104），DMB 有 5 个等位基因（DMB0101 ~ 0105）。DMA 和 DMB 分别编码 α 链和 β 链组成异二聚体，此即 DM 分子，是一种新的非典型 HLA Ⅱ 类分子。它对 HLA-DR、DQ、DP 等经典Ⅱ类分子的抗原肽的摄取和装配有决定性影响，故在涉及 MHC Ⅱ 类分子的抗原递呈途径中起关键作用。陆伟等用聚合酶链反应 – 限制性片段长度多态性（PCR-RFLP）分析 HLA-DM 基因与 SLE 的易感性、自身抗体的关联性。结果并未显示 DM 基因的分布在实验组与对照组中有明显差异，但 HLA-DMB*0103 等位基因与抗 dsDNA 抗体之间存在强关联，说明 HLA-DM 基因的遗传多态性对 SLE 发病可能并无单独影响，但 DMB*0103 型的 SLE 患者抗 dsDNA 抗体阳性的可能性显著增加。

3）HLA Ⅲ 类基因：HLA Ⅲ 类基因与风湿病发病的相关性主要体现在编码血清补体成分的基因和肿瘤坏死因子（TNF）的基因。前者位于 HLA 复合体的中部，所表达的产物为 C4B、

C4A、Bf 和 C2，后者则包括 TNF、LTA、LTB 三个表位，所表达的产物为 TNFα 和 TNFβ。研究证明，补体成分的遗传缺陷，尤其是 C4，是 SLE 易感性的独立危险因子，并且在黑色人种、欧美白色人种、日本人、中国南方人、朝鲜人和墨西哥人中，C4A 遗传缺陷与 SLE 相关。TNFc 基因的多态性已被 RFLP 和微卫星图谱证实。Jacob 等检测了人和小鼠 SLE 中 TNF 多态性和在血清中的水平。在新西兰黑鼠（NZB）× 新西兰白鼠（NZW）F1 小鼠中 TNF 水平较低，这是 NZW 亲代提供的遗传特征，而且，TNFα 被替代后 F1 小鼠狼疮肾炎的发病时间则显著推迟，从而说明了 HLA Ⅲ类基因在系统性红斑狼疮发病中的作用。INFQ 基因多态性与强直性脊柱炎之间的关系也有报道。

（2）非 MHC 区域基因：以往人们的研究多集中于 MHC 区域，而对非 MHC 区域较少。近 10 年来研究者们通过对多发家系的全基因扫描发现，除 MHC 区域外，其他染色体上也存在着疾病连锁位点，并且与多种风湿类疾病相关联。Jawaheer 等对全美 257 个多发家系进行基因组扫描，研究发现除 MHC 区域外，1、4、12、16、17 号染色体上也存在疾病连锁位点。Barton 等根据炎性关节炎动物模型中发现的一些潜在易感区 ps Lock 域，选择了 5 个位点 Oia2、Cia4、Ain2、Pia4、Oia3，对这些位点的人类同源染色体区域 12p13、8q24、22q13、17q21 ～ 25 以微卫星标记在 ASP 家系中进行了研究，发现 17q21 ～ 25 是多发性硬化症及银屑病的易感区。1997 年 Ts0 等根据 1q41 ～ 42 区与狼疮鼠易感区的同源性，应用控制 7 个微卫星标记对 43 个同胞进行连锁分析，发现其中 5 个标记与 SLE 存在连锁。此后 Moser、Graham 等也对该区进行研究，证实了 1q41 区与 SLE 的相关性。1998 年，Moser 与 Gaffney 等首次同时报道了 SLE 的全基因扫描结果。Moser 等应用 324 个标记分析 94 个家系，Gaffney 等则采用 341 个标记分析 105 个家系，分别发现了 16 个 SLE 易感位点及 12 个可能的 SLE 易感位点。但 Shai 等报道了 80 个狼疮家系的 350 个多态性标记研究结果，发现不同种族人群 SLE 易感位点不尽相同。1998 年，Brown 等对 105 个 AS 多发家系进行全基因扫描，发现其他位于 2p、2q、3p、10q、11p、16q 六个区域 LOD 值大于 1.0，其中非 MHC 区以 16q 连锁性最强（LOD2.6）。2001 年，Laval 等将多发家系数扩大至 185 个，含 255 个受累同胞对，研究显示非 MHC 区域以 16q 连锁性最强（LOD4.7），其他连锁区域还包括 1p、2q、9q、10q、19q。近年来遗传因素在骨关节炎（OA）发病过程中的作用也逐渐引起研究者们的重视。目前已报道多个染色体区域与 OA 的不同亚型有关，如早发的原发性全身性骨关节炎（PGOA）与 8q 相关；结节性 OA 与 2q23～35 相关；远端指间关节 OA 与 2q12、2q13、4q26、4q27、7p15～21 及 Xcen 相关；女性 OA 与 11q 相关；膝关节 OA 与 2q、6p/6q 相关；女性膝关节 OA 与 2q31、4q、6q12、6q13、6p21.3、16p/6q 相关。由于某些风湿性疾病的发病率低，因此对于多发家系的全基因扫描尚不能大规模开展，有待于进一步的临床观察和深入研究。

2. 免疫

免疫系统最重要的功能是区分自我和非我。自身免疫的发生是一种或多种调节免疫耐受的基本机制被破坏后造成的。自身免疫病的基本特征是针对自身抗原产生的免疫反应而导致的组织损伤。而另一方面，自身免疫则可以单纯指出现自身抗体和针对自身抗原的 T 细胞，并不意味着这种自身反应性引起了病理性后果。此外，自身免疫在多种感染情况下也可发生。自身免疫反应可以是自限的，例如在许多感染过程中发生的自身免疫反应，但也可以是持续性的。当自身免疫由感染或创伤或梗死所致的组织损伤等引起时，则可能会引起病理反应，但也可以不引起病理反应。即使出现组织病理改变，也很难确定此损伤是否为自身免疫反应所介导。因此，自身免疫的出现既可以是原因也可能为正在进行的病理过程的结果。免疫系统内在紊乱与对自身抗原免疫耐受的丧失是导致自身免疫发生的重要原因。自身免疫机制主要包括外源性、内源性两大类。其中外源性致病机制包含分子模拟、超抗原刺激和微生物佐剂作用。内源性机制又分为抗原呈递异常、增强 T 细胞辅助功能、增强 B 细胞功能和凋亡缺陷、细胞因子失衡和免疫调节异常。例如，在类风湿关节炎和多发性硬化中都有微生物蛋白与宿主组织间发生分子模拟的报道；给实验动物免疫多分子复合物中的一种蛋白成分可能诱导产生对该复合物其他成分的抗体；在自身免疫反应的啮齿类动物模型中应用正常调节性 T 细胞可预防自身免疫病等。很显然，任何单一的机制都不能解释自身免疫的所有表现。在诱发自身免疫发生中起重要作用的因素包括年龄、性别（很多自身免疫病在女性中更为常见）、遗传背景，暴露于感染因素以及环境因素。目前对所有这些不同的因素如何相互作用并导致自身免疫发生正在进行深入的研究。自身免疫疾病中组织损伤的机制主要有抗体介导和细胞介导两种。由自身抗体介导的病理过程可通过可溶性因子或细胞调理作用、补体激活炎症级联反应以及干扰可溶分子或细胞的生理功能等机制致病。例如，在系统性红斑狼疮，免疫球蛋白沉积在肾小球，导致原位补体级联反应的激活被认为是肾损伤的主要机制；自身抗体干扰正常细胞或可溶性因子的正常生理功能，可以解释 80% ～ 90% 重症肌无力患者存在抗乙酰胆碱受体的自身抗体而导致肌无力。类风湿关节炎和多发性硬化是 T 细胞介导导致抗体依赖性细胞毒性或细胞因子作用导致的，但靶部位并不清楚。

在很多病理情况下都能有自身免疫的表现，但并不表明病理过程就是自身免疫疾病，这也是自身免疫疾病诊断标准难以制定的原因。将疾病归类为自身免疫疾病的前提是必须证实是自身抗原的免疫反应造成了所观察到的病理损害，即证实自身免疫是病理性的，而非继发于创伤或感染时的自身抗体等。如果自身抗体确实有致病性，就可引起应用该抗体的实验动物罹患该疾病，且有与该抗体患者类似的病理改变，例如已经得到证实的 Graves 病。自身免疫疾病是一系列临床疾病谱，包含只引起特异性单一器官损伤的器官特异性疾病，以及多器官受累的系统性自身免疫病。目前人类自身免疫性疾病的主要诊断标准是：自身抗体或自身反应性细胞出现；有相关自身抗体或淋巴细胞浸润于病理组织的证据；相关自身抗体或 T 细胞能导致组织病理损伤的证据（经胎盘转运、获得性转移至动物体内或体外对细胞功能的影响）。针对上述标准的支持证据包括：合理的动物模型、免疫抑制剂治疗有效、与其他自身免疫证据相关、无感染或其他原因。大多数情况下，决定自身免疫发生后何时导致自身免疫病的关键因素尚不清楚。可能取决于抗体精确的特异性或 T 细胞特异的效应能力，总之，自身抗体的潜在致病机制还有待研究。

免疫介导损伤性疾病主要包括：系统性红斑狼疮、类风湿关节炎、系统性硬化症（硬皮病）、干燥综合征、脊柱关节病、血管炎、肌炎等。每种疾病的病因及发病机制有相似也有不同。系统性红斑狼疮是由能与组织相结合的自身抗体和免疫复合物介导的机制造成器官、组织和细胞损伤的一种系统性自身免疫病。类风湿关节炎是一种有遗传易感性的、原因不明的慢性多系统疾病，启动阶段的非特异性炎症可由一系列刺激诱发，持续时间可能很长且无症状，当遗传易感个体的抗原呈递细胞对多种抗原肽发生免疫反应引起记忆 T 细胞活化时，炎症反应被扩大，促进局部产生类风湿因子而造成组织损伤。系统性硬化症的病因包括基因易感性、感染、环境因素等，上述因素造成的血管损伤（血管内皮细胞损伤、血管收缩／阻塞、组织缺氧）和免疫机制（T 细胞和巨噬细胞活化、自身抗体形成、细胞因子释放）导致成纤维细胞活化，最终导致胶原过度产生而累积在皮肤或其他器官。干燥综合征是有一定遗传易感性的、慢性、进展缓慢的自身免疫病，以外分泌腺淋巴细胞浸润和 B 淋巴细胞高反应性为特征。脊柱关节病是一组有共同特定临床特点、并与 HLA-B27 等位基因相关的疾病，包括强直性脊柱炎、反应性关节炎、银屑病关节炎及脊柱炎、肠病性关节炎及脊柱炎、幼年起病的脊柱关节炎和未分化脊柱关节炎，临床表现和遗传倾向的相似性提示这些疾病有着共同的发病机制。血管炎是一种以血管炎症和损伤为特征的临床病理过程，血管腔狭窄伴有受累血管供血的组织缺血，任何血管均可受累，因此会出现广泛而又异质性的临床综合征；目前多数假说认为血管炎综合征是由于对特定抗原刺激所产生的免疫机制介导的，遗传易感性、环境暴露情况等可能都会在其最终表达过程中产生影响而造成有些人对特定抗原发生血管炎，而有些人却不会。炎性肌病包括多发性肌炎、皮肌炎和包涵体肌炎，是最大的一组能引起骨骼肌无力的获得性可治性炎症性肌病，上述三种肌病患者肌肉病理均可见肌组织内有活化的淋巴细胞浸润，外周血淋巴细胞对肌肉抗原敏感，并对培养的肌细胞有明显的细胞毒作用，这些均说明炎性肌病与自身免疫相关，肌细胞上 MHC

分子的过度表达可能是导致肌炎的一个启动因素，而肌炎的持续与发展则与机体的免疫应答异常有关。T 细胞的毒性作用是多发性肌炎肌纤维损伤的主要途径，皮肌炎的发病则主要与体液免疫异常有关，包涵体肌炎的发病机制主要与各种细胞因子、趋化因子和黏附因子的免疫病理反应相关。

3. 感染

感染因素既是很多自身免疫疾病的易感因素，又在疾病过程中对其发展和预后产生影响，其根本原因是免疫介导的微生物杀伤或宿主损伤机制。宿主针对外源微生物的天然免疫系统和获得性免疫系统反应能够迅速而有效地将微生物清除。在这过程中，获得性免疫系统的经典武器（T 细胞、B 细胞）与天然免疫的细胞（巨噬细胞、树突细胞、NK 细胞、中性粒细胞、嗜酸性粒细胞和嗜碱性粒细胞）以及可溶性产物（微生物肽、五聚体蛋白、补体以及凝血系统）相互作用。宿主防御大体上可以划分为 5 个阶段：①白细胞向抗原所在部位移行；②天然免疫系统的巨噬细胞以及其他细胞对病原体进行非抗原特异性识别；③T 和 B 淋巴细胞介导对外源性抗原的特异性识别；④通过补体成分、细胞因子、激酶、花生四烯酸代谢产物以及肥大细胞的嗜碱性产物募集特异性和非特异性效应细胞，放大炎症反应；⑤巨噬细胞、中性粒细胞和淋巴细胞参与抗原的破坏，通过吞噬（巨噬细胞或中性粒细胞）或直接细胞毒机制，其病因尚不完全清楚。

目前研究发现的各个自身免疫病相关的感染因素不尽相同。① 1937 年 Behcet 本人就认为微生物在白塞病的发病中有着重要的作用，研究者从白塞病患者的受累部位通过原位杂交及 cDNA 技术在白塞病患者的外周血淋巴细胞中发现有单纯疱疹病毒（HSV）基因；在白塞病患者的血清中可以检测到抗单纯疱疹病毒抗体以及针对该病毒的循环免疫复合物；链球菌抗原在皮肤测试中可以诱导系统性白塞病，白塞病患者口腔溃疡中有较高的链球菌检出率；与链球菌抗原反应的抗体有同属链球菌属的 KTH-1、KTH-2 和 KTH-3；除链球菌抗原外，大肠杆菌抗原、金黄色葡萄球菌属抗原也可激活白塞病患者的 T 淋巴细胞，增加白细胞介素（IL）-6、干扰素（IFN）-γ 的释放，在低剂量的金黄色葡萄球菌超抗原 SEB、SEC1（1～10 pg/mL）的刺激下，白塞病患者的 T 细胞出现高活性状态等。②链球菌是风湿热公认的致病因子，60 年代后期相继发现链球菌菌体抗体与哺乳类心脏、关节、脑组织等起交叉反应；免疫复合物和补体在急性风湿热患者心脏组织沉积；以后又在患者血清中测出多种自身抗体，多年来一直以体液免疫发病机制为主的分子模拟学说来解释风湿热的发病机制。80 年代后期，由于细胞生物学和分子生物学的进一步发展，陆续有更多的研究结果显示细胞免疫可能在急性风湿热时起更重要的作用，研究发现链球菌特异抗原可通过淋巴细胞作用使外周血和心肌细胞的促凝血活性增高，这些均提示细胞免疫介导的免疫机制在急性风湿热发病中的重要意义。③干燥综合征发病可分为两部分：一是在易感基因背景下，外部因素（如病毒等）参与导致外分泌腺上皮细胞过度凋亡并表达自身抗原；二是自身抗原吸引淋巴细胞侵入靶器官导致第二阶段器官明显和持久损伤，目前认为和干燥综合征发病可能相关的病毒有 EB 病毒、巨细胞病毒、反转录病毒、丙型肝炎病毒等，但还存在争议。④有 30%～50% 的系统性红斑狼疮患者会发生或死于感染，在所发生的感染中多数是普通病原体所为，但机会感染也时有发生，而且是那些应用皮质激素和免疫抑制剂治疗的病人的重要死亡原因。本病与感染因素的关系可概括为：疾病是感染的易感因素、感染影响病死率，在疾病感染过程中最常见的病原体有细菌、病毒、真菌及寄生虫等。⑤血源性感染是感染性关节炎最常见的感染途径，金黄色葡萄球菌、奈瑟淋球菌及其他细菌是引起感染性关节炎最常见的病原体，但多种分枝杆菌、螺旋体、真菌和病毒也会感染关节。由于急性细菌性感染可迅速破坏关节软骨，所以必须及时评估所有有炎症的关节，以排除非感染疾病并选择合适的抗菌治疗及引流措施等。

虽然感染与自身免疫性疾病的密切联系一直为研究者所关注，已有大量关于疾病与感染因素的研究发表，但至今尚未弄清感染在自身免疫病发病中的确切作用，更无法确定某种感染与某种自身免疫疾病发生的必然联系。例如，系统性红斑狼疮并发感染率虽然较高，但就其中单一病原微生物感染相关性而言并不高，而且同一种自身免疫疾病往往有多种病原感染的相关性。显然从感染与自身免疫疾病相关性分析的角度无法全面解释病原微生物导致自身免疫疾病的机制，因此有研究者从人类白细胞抗原、T细胞超抗原及病原分子模拟、DNA 低甲基化以及逆转录病毒等多角度审视病原微生物与自身免疫疾病的关系。寄生虫感染与自身免疫疾病的关系也有相关报道，其结论是寄生虫感染对自身免疫疾病有一定的保护作用，自身免疫疾病对寄生虫在宿主体内的存活、生长也有重要影响。

4. 内分泌与代谢

根据 1983 年美国风湿病学会的分类，代谢性风湿病的代表疾病是痛风。在风湿病学引入晶体学检查技术之前，许多疾病都被认为是单钠尿酸盐痛风性关节炎，而事实并非如此。Simkin 提出用痛风来总体概括描述一组晶体诱发的关节炎，包括单钠尿酸盐痛风、双水合焦磷酸钙化合物痛风、羟基磷灰石钙痛风和草酸钙痛风。其中，单钠尿酸盐痛风是一种常发生于中老年男性和绝经后妇女的代谢性疾病。典型的痛风伴有尿素升高、高尿酸血症、发作性急慢性关节炎以及单钠尿酸钙晶体沉积在结缔组织（形成痛风石）和肾脏。然而迄今为止，这一异质性疾病病因仍不十分明确，发病机制尚未完全清楚。饮食、外伤、手术、过量饮酒、促肾上腺皮质激素和糖皮质激素撤退、降尿酸治疗以及严重内科病如心肌梗死和卒中等，都可能促发急性痛风性关节炎。高尿酸血症和尿中尿酸过饱和，使尿酸盐沉积到结缔组织、肾小管管腔或间质中，导致急性炎性反应。遗传因素影响痛风和高尿酸血症发生和发展的全过程，单基因遗传病可能影响尿酸代谢通路上的关键酶，基因多态性则可导致尿酸转运蛋白的差异以及炎症反应的程度。痛风可伴发肥胖症、高血压病、糖尿病、脂代谢紊乱等多种代谢性疾病。肥胖是痛风的主要危险因素之一，不同体重指数的痛风患者有着不同的临床特点，需要针对不同病人给予个体化治疗。

5. 骨关节炎

骨关节炎（OA）过去被误称为"退行性关节病"，是指动关节（即衬有滑膜的活动性关节）的结构功能异常。特发性（原发性）骨关节炎是最常见的类型，尚未发现明确的易患因素；继发性骨关节炎在病理学表现上很难与特发性骨关节炎区分，但存在引起它的基础疾病。本病的患病率及累及关节部位均存在种族差异，遗传与本病关系在有些病例相对明确，年龄、肥胖、关节外伤及反复使用都是其危险因素。OA 主要累及关节软骨，关节软骨的生物物理性能和软骨下骨均正常，但关节负荷过重使得组织难以承受，以及关节受力正常，但软骨和骨的物理性能降低，上述两种情况均可引起 OA。关节软骨由蛋白聚糖和胶原组成，前者决定了组织的抗压硬度和耐负载能力，后者决定了软骨的抗拉强度和抗剪切力性能。关于正常软骨的细胞外基质，正常软骨更新受到降解级联反应的影响，其始动因素可能是白介素1（IL-1），维持软骨基质系统平衡的关键在于基质降解酶抑制物等。虽然"磨损"是造成软骨丢失的因素之一，但有确切证据支持金属蛋白酶家族（MMPs）在OA患者软骨基质丢失中起重要作用。不论IL-1及其他因素（如机械刺激）是否刺激了MMPs、纤溶酶和组织蛋白酶的合成和分泌，它们都可能参与了OA患者关节软骨的降解过程。金属蛋白酶组织抑制物（TIMP）和纤溶酶原激活剂抑制物（PAI-1）可起到稳定基质系统的作用，至少可暂时起作用，而生长因子，如胰岛素样生长因子1（IGF-1）和转化生长因子β（TGF-β），则参与病变修复过程或至少可稳定病情不进展。降解酶的水平仅有轻度升高的TIMP水平之间存在化学当量的不平衡。一氧化氮（nitric oxide，NO）可刺激软骨合成MMPs，在OA患者关节软骨的破坏过程中起重要作用。软骨细胞是NO的主要来源，NO的合成受到IL-1、肿瘤坏死因子以及剪切力的刺激。在OA的实验模型中，应用可诱导性NO合成酶的选择性抑制剂能减轻关节软骨病变的严重程度。OA患者软骨中软骨细胞的分裂十分活跃，代谢也异常旺盛，可产生大量DNA、RNA、胶原、蛋白聚糖（PG）及非胶原性蛋白。因此，将OA称为退行性关节病变并不确切。这种显著的生物合成活性在出现软骨丢失和PG损耗之前可先引起PG浓度升高，从而导致软骨增厚并达到稳态阶段，称为代偿性OA。这种机制使得关节尚能维持正常功能达数年之久。而修复后的组织承受机械压力的性能不如正常透明软骨，至少有一部分患者最终合成PG的速率下降，软骨全层丢失，发展为"终末期"OA。

除遗传、感染、免疫等因素外，环境与饮食、肿瘤以及神经功能疾病也在风湿病发病中起重要作用。

三、常用抗风湿类药物

1. 非甾体抗炎药（non-steriod antinflammatory drugs,NSAIDs）

NSAIDs 是通过抑制环氧化酶（COX）的产生，进而减少疼痛介质前列腺素 E2 与 I2 的生成来实现抗炎止痛作用。进入 90 年代，研究者发现 COX 存在着两种同工酶，即 COX-1 和 COX-2，一般认为 COX-1 是结构酶，用以维持人体生理平衡，COX-2 是诱导酶，参与炎症性前列腺素合成。传统的 NSAIDs 同时抑制这两种酶，其治疗效果来自抑制 COX-2，而胃肠不良反应与抑制 COX-1 有关。COX-1 在多种正常组织中广泛分布，而 COX-2 主要在炎症反应时才表现出高活性。选择性 COX-2 抑制剂主要阻断炎症部位 COX-2 活性，与非选择性 COX 抑制剂相比，较少产生上消化道黏膜刺激以及对血小板活性的影响。常见的非选择性 COX 抑制剂为布洛芬、萘普生、吡罗昔康、双氯芬酸等药物；选择性 COX-2 抑制剂常见美洛昔康、尼美舒利、塞来昔布和罗非昔布。

2. 糖皮质激素

糖皮质激素应用于临床至今已有 60 余年的历史。糖皮质激素作为临床治疗风湿免疫性疾病的重要药物，由于其强大的抗炎作用和免疫抑制作用，在风湿免疫性疾病的治疗中具有不可撼动的地位。临床运用激素治疗风湿免疫性疾病时应该明确的是，激素主要是起抗炎作用，不能从根本上缓解疾病。因此，抗风湿治疗、诱导疾病缓解主要是依靠免疫抑制剂，而不要过分依赖激素。在多数情况下，使用激素治疗风湿病需要一个漫长的疗程，因此临床医生要注意保护病人的下丘脑 - 垂体 - 肾上腺轴。否则，不但造成日后激素减药和停药困难，而且出现医源性肾上腺皮质功能不全后，病人的应激能力下降，在遇到感染、创伤、手术等应激状态时，会出现危险。糖皮质激素主要适用于类风湿关节炎、系统性红斑狼疮、风湿性心肌炎、多发性肌炎及皮肌炎、血管炎等，具体使用方法及剂量等可参考各疾病指南。对于使用激素产生的副作用的原因，主要有两个，一是长期大量用药，一是不适当的停药，临床中应尤为注意。

3. 慢作用药物

传统慢作用抗风湿药（slow-acting anti-rheumatic drugs, SAARD）仍是风湿病治疗最基本、最主要的方法。SAARD 起效较慢，但因具有缓解和阻止关节炎和结缔组织病进展的作用，故又被称为缓解病情抗风湿药（disease-modifying anti-rheumatic drugs, DMARD），在治疗关节炎时必须尽早应用。风湿病病种不同，选用的 SAARD 也不同。例如，治疗 RA 时宜选用甲氨蝶呤（methotrexate, MTX）和（或）来氟米特，治疗强直性脊柱炎则首选柳氮磺吡啶等。SAARD 也具有对不同免疫成分的抑制作用。SAARD 的不良反应除一般共有的胃肠道反应外，还各有其特点。

4. 生物制剂

生物制剂的诞生，可以说是风湿免疫性疾病治疗领域的"里程碑"，促使风湿免疫性疾病进入了靶向治疗时代。生物制剂通过基因重组工程产生，针对特定的致病性分子、细胞单克隆抗体或可溶性受体抗体产生作用。目前在风湿免疫性疾病领域应用的生物制剂主要针对：①参与免疫炎症反应的重要致炎因子，如肿瘤坏死因子 α（tumor necrosis factor-α, TNF-α）、白介素 -1（interleukin-1, IL-1）和 IL-6 等，如依那西普、英夫利昔单抗、阿达木、托珠单抗、阿那白滞素；②参与免疫应答的信号分子，如调控淋巴细胞活化的共刺激分子细胞毒性 T 淋巴细胞抗原 4（cytotoxic T lymphocyte associated antigen4，CTLA-4）和 B 淋巴细胞刺激因子（B lymphocyte stimulating factor，BLyS /BAFF），如阿巴西普，阿巴他塞；③参与自身免疫的重要免疫效应细胞，如可消除前 B 细胞及成熟 B 细胞的 CD_{20} 细胞的单克隆抗体，利妥昔单抗；④抑制细胞内信号转导通路，如新型口服药物托法替尼（tofacitinib）能够选择性抑制细胞内 JAK3 信号转导通路，抑制 CD_4^+ T 细胞增殖，进一步阻断 IL-17、干扰素 γ 等细胞因子合成和分泌，从而抑制 RA 患者滑膜成纤维细胞增殖及已损伤的软骨组织进一步被破坏。

第二节　相关现代医学诊断方法

一、症状与体征评估

1. 病史

对肌肉骨骼系统疾病的患者，详细、准确地采集病史对做出正确的诊断非常关键。

准确而全面地了解患者肌肉骨骼症状对做出正确的诊断非常关键。医生必须准确地理解患者描述的症状，并且详细记录症状发作情况、累及部位、进展情况、严重程度、加重和缓解因素及伴随症状。社会心理压力与症状的关系非常重要，应该给予考虑。必须评估症状对患者各方面功能的影响，从而指导治疗。患者目前或既往的治疗效果有助于评估目前的病情。对抗炎药物或糖皮质激素有效，提示疾病为炎症所致。但这并非是炎性风湿病的特异性反应，需要根据整体病史和体格检查综合考虑。医生必须评估患者对肌肉骨骼疾病治疗的依从性。患者症状改善不明显时，需要区分是治疗的依从性差还是治疗失败。

当医生采集病史时，患者的语言和非语言行为均可为疾病的性质和患者的反应情况提供线索。早期类风湿关节炎的患者可能屈曲双手以降低关节内的压力，减轻疼痛。部分患者则可能漠不关心。医生开始治疗时，必须注意患者对疾病的了解及其对疾病的态度。

肌肉骨骼系统疾病的主要症状包括疼痛、僵硬、肿胀、活动受限、无力、疲劳和功能丧失。

（1）疼痛：疼痛是骨骼肌肉疾病患者常见的就诊原因。疼痛是一种主观的伤害性感觉，或是被描述为各种术语的经历，常为实际的或感知到的身体损害。疼痛是一种难以定义、描述和测量的复杂感觉。患者的疼痛可因情绪因素和既往经历而改变。

问诊时最好尽早明确疼痛的特点，这将有助于对患者的主诉进行分类。关节疼痛提示关节炎性病变，而肢端"烧灼感"或"麻木"可能提示神经病变。如果患者能进行正常活动，但却描述有"极痛苦的"或"不可忍受"的疼痛时，提示情绪、社会心理因素或放大了症状。

医生应该知道患者的疼痛分布，并确定其是否与解剖结构相吻合。患者常用身体的部位来描述疼痛的位置，通常是非解剖的方式。例如患者通常主诉"髋部"疼痛，而实际上却是在描述下腰部、臀部或大腿部的疼痛。接诊者可以通过让患者用一个手指指出疼痛区域的办法来明确疼痛部位。局限于单个或多个关节的疼痛倾向于提示关节疾病。位于滑囊、肌腱、韧带或神经分布区的疼痛提示相应结构的病变，与浅表结构的疼痛相比，深层结构的疼痛较难定位。同样，外周小关节的疼痛比近端大关节（如肩关节、髋关节）的定位更加精确。当疼痛弥漫、不易描述或与解剖结构无关时，通常提示慢性疼痛综合征，例如纤维肌痛综合征或精神疾病。

医生应当评估患者疼痛的严重程度。常用的方法是要求患者用 0（没有疼痛）～10（非常疼痛）的数字等级描述疼痛程度。让患者使用视觉模拟标尺（100mm）标记过去一周的疼痛程度，非常有助于检测炎性关节炎的疾病活动度。

医生应当明确疼痛加重或缓解的因素。关节疼痛在休息时存在，活动后加重，则提示了炎症性过程；而如果疼痛主要在活动后发生，休息后缓解，则提示了一种机械性损伤，如退行性关节炎。

（2）僵硬：僵硬是关节炎患者的常见主诉。但对于不同患者，僵硬却有不同的意义。有些患者主诉的"僵硬"代表了疼痛、酸胀、无力、疲劳或活动受限。风湿科医生通常将"僵硬"描述为患者在一段时间不活动后试图活动关节时的不适感和受限感。这种"胶化"现象常出现于一个小时或者数小时不活动后。与不活动相关的僵硬感持续时间长短不一，轻度僵硬持续数分钟，而严重僵硬可能持续数小时。

晨僵是炎性关节病的早期特征。通常类风湿关节炎和风湿性多肌痛患者比较明显，可以持续数小时。尽管没有晨僵不能排除炎性关节炎，但这种情况并不多见。评价晨僵情况可以提问患者。与炎性关节疾病相比，非炎性关节疾病（例如退行性关节炎）相关的晨僵持续时间短（通常＜30分钟），并且程度较轻。此外在非炎性关节疾病中，僵硬程度与受损关节的使用程度有关；过度使用后晨僵程度加重，通常数天后逐渐缓解。晨僵并非炎性关节病所特有，纤维肌痛综合征、慢性先天性疼痛综合征、帕金森病（通常不会变松弛）等神经系统疾病和睡眠相关呼吸疾病同样可以出现晨僵。

（3）活动受限：活动受限是关节疾病患者常见的主诉。此症状应与僵硬相鉴别：僵硬通常是时间短且不固定，而继发于关节疾病的活动受限是固定的，不太随时间变化。检查者应明确由关节受限引起功能丧失的程度。关节活动受限的持续时间有助于预测给予口服或关节腔内注射糖皮质激素或物理治疗等干预后的改善程度。了解活动受限发生的急缓速度有助于鉴别诊断：突然发生的活动受限提示结构紊乱，逐渐发生的活动受限常见于炎性关节疾病。

（4）肿胀：关节肿胀是风湿病患者的一个重要症状。对于诉有关节痛的患者，是否存在关节肿胀有助于缩小鉴别诊断的范围。为了区分肿胀是与关节滑膜炎有关还是与软组织有关，了解解剖位置和肿胀的分布范围非常重要。广泛的软组织肿胀可由静脉或淋巴受阻、软组织损伤或者肥胖所致，这些患者常诉肿胀部位不明确，或没有分布于特定关节、滑囊或肌腱内。肥胖患者可能会将肘、膝关节外侧或踝关节外侧脂肪组织的正常聚集理解为肿胀。炎性关节炎患者关节肿胀的特殊区域分布有助于某些典型疾病的鉴别：类风湿关节炎有对称性的掌指关节和腕关节肿胀，银屑病关节炎有数个组织和膝关节的肿胀。

了解肿胀的起始、紧张情况和影响因素非常有用。由滑膜炎或滑囊炎引起的关节肿胀在活动期通常会有不适，因为活动时肿胀的炎性组织张力增加。如果是关节周围的组织肿胀，关节活动时不会有不适感，因为炎性组织张力没有增加。密闭区域（例如滑膜腔或滑囊）肿胀急性发作时，疼痛比较明显；而相似程度的肿胀缓慢发生时，疼痛则比较容易耐受。

（5）无力：无力也是一种常见的有着不同主观意义的主诉。真正的无力是指肌力的丧失，可以通过体格检查诊断。

无力的持续时间对于鉴别诊断非常重要。没有外伤而突然出现的无力常提示神经系统疾病，例如急性脑血管事件所导致的结果通常为固定的、非进行性的障碍。隐袭起病的无力常提示肌肉病变，例如炎性肌病（即多发性肌炎），此类病变通常是持续的、进行性的。间歇性无力提示神经接头病变，例如重症肌无力。这些患者可能描述活动时肌肉疲劳，但并不是真正的无力。

应该确定患者无力的分布区域。双侧对称的近端无力提示炎性肌病。而包含体肌炎可引起非对称性、更远端的无力。单侧或者孤立的无力常提示神经病变。没有关节病变的远端无力常提示神经系统疾病，如周围神经病变。周围神经病变患者常有疼痛和感觉症状，如感觉异常。而炎性肌病则通常表现为无痛性无力。

询问患者家族史能获得有价值的信息。如果其他家族成员也有类似症状，遗传性肌病的可能性更大，如肌营养不良或家族性神经病变。

（6）疲劳：肌肉骨骼疾病患者经常主诉疲劳症状。"疲劳"可定义为不受疼痛和无力限制的一种休息倾向。疲劳可于不同程度的活动后出现，休息后可以缓解。风湿性疾病的患者即使不活动时也会有疲劳的症状。疲劳症状通常会随着系统性风湿疾病的好转而改善。周身不适与疲劳常同时出现，但与疲劳并不完全相同。周身不适提示不够健康，常在疾病起病时出现。疲劳和周身不适都可在无明确器质性病变时出现，社会心理因素、焦虑或抑郁都可能对症状产生影响。

（7）功能丧失：由于功能丧失是肌肉骨骼疾病常见的表现，并且会对患者的健康状况和生活质量造成严重的影响，因此全面的病史还需要包括对患者日常生活能力的评估。残疾的程度表现不一：由关节炎造成的单个手指关节的功能丧失到严重的炎性多关节炎导致的身体功能完全丧失均可出现。无论何种原因，身体功能的丧失通常对患者的社会能力、日常生活、工作能力甚至基本的自理能力产生深远的影响。估计是否存在功能障碍及程度对于评价疾病的严重程度及制定治疗方案非常重要，而功能障碍作为类风湿关节炎长期预后和死亡率的最佳预测因子之一，在类风湿关节炎的评估中显得尤为重要。

功能情况首先通过询问患者的日常活动能力来进行评估，包括梳洗、穿衣、洗澡、吃饭、走路、爬楼梯、开门、搬运物体等。若发现有特定功能的丧失，如开启牛奶盒困难，则需要进一步的检查来明确困难的原因，这将有助于确认鉴别诊断和指导临床检查。这些情况同样可以为治疗管理提供重要信息，比如物理和职业治疗的可能性，如应用夹板或背带治疗等。整体功能能力可通过健康评估问卷之类的工具进行评价，这被广泛地在科研及临床工作中用于评估类风湿关节炎及其他风湿病患者治疗后身体功能的改善。

2. 体格检查

肌肉骨骼检查是对关节、关节外软组织、肌腱、韧带、滑囊和肌肉状况的系统、全面的评估。风湿科医生通常从上肢开始检查，其次检查躯干和下肢。许多其他做法如果是系统、连贯的检查方法，也都是有效的。检查关节时动作应该轻柔，这样可以提高患者的合作性，从而对关节做出准确评价。

（1）一般检查：需要对患者进行一般检查以发现系统性疾病的体征。检查内容包括体温，发热可见于感染性疾病、肿瘤以及风湿性疾病。再如皮肤，如苍白（可能提示贫血）、结节（可能提示类风湿关节炎或痛风）或皮疹（可能提示狼疮、血管炎或皮肌炎）。患者应尽量脱衣接受检查。医生可以通过让患者在检查室或走廊步行来评估步态，减痛步态可见于多种脊柱或下肢肌肉骨骼疾病，而在神经肌肉病患者则可见多种异常步态。患者启动或转移至检查台的能力也需要进行评估，这将为评估患者的疼痛情况、远端肌力以及整体机能提供信息。患者肌肉的外观也需要评估，包括体积、紧实度以及压痛情况。肌肉的体积需要两侧对比，以明确是否存在不对称、肥大或萎缩的情况。患者的态度和身体语言可以提供他/她的情绪及焦虑水平的信息，这在评价疼痛和压痛的时候是需要考虑的。

（2）皮肤黏膜检查

结节：类风湿结节好发于前臂伸侧和肘关节伸侧，也可见于手背、手指伸侧、膝关节、脊柱和头皮等处，主要在骨隆突处或易受压的部位。表现为 0.3～3cm 大小坚实的结节，呈正常肤色，无触痛，一般可推动，若与纤维组织粘连时则不能移动。风湿热出现的皮下结节好发于四肢关节伸侧，尤其是手足背骨隆起处，也可见于枕后头皮和脊柱部位，为直径 0.5～2cm 大小的结节，正常肤色，质地坚实，无压痛。结节性多动脉炎的皮下结节，好发于下肢，为直径 0.5～1cm 大小的结节，表面皮肤发红或呈正常肤色，有时结节可沿血管走行分布，压痛。

红斑：在风湿病中极为常见，且表现形式多样。面部蝶形红斑是系统性红斑狼疮的特征性皮损，典型者为面颊和鼻部呈蝶形分布的红色轻度水肿的斑片，皮损消退后不留瘢痕，可有暂时性色素沉着。盘状红斑狼疮的皮损为好发于面部的边界清楚的紫红色浸润斑，表面有黏着性鳞屑，鳞屑下方有角栓。陈旧皮损中心有萎缩和毛细血管扩张，并可有色素沉着和色素减退。亚急性皮肤型红斑狼疮皮损泛发，呈对称分布，颈部、肩、上臂伸侧、前胸、背部好发，腰以下罕见。典型的亚急性皮肤型红斑狼疮皮损消退后不留痕迹，但若环状损害持续时间长，斑块中央有色素减退和毛细血管扩张，此皮损可持续数月甚则留有瘢痕。

皮肌炎的特征皮损有如下几种：①眶周紫红色斑，伴或不伴有眼睑水肿，尤其是上眼睑的非凹陷性鲜红或暗紫红色斑，对皮肌炎的早期诊断有意义；②指关节、掌指关节和肘、膝关节伸侧有对称分布的紫红色斑和扁平丘疹，表面覆盖细小鳞屑，中心可有萎缩，毛细血管扩张；③面部有弥漫性红斑，额部、头皮、颈部、颈前 V 形区和躯干上方也均可有紫红色斑。

环形红斑是风湿热常见的皮损，初起时为红斑或丘疹，中心消退后形成环形或多环形红斑。经数天皮损能自行消退，但新发疹成批出现，无明显自觉症状，皮损好发于躯干和四肢近端。环形红斑边缘隆起者称边缘性红斑，边缘不隆起者称环形红斑。

成人斯蒂尔病皮疹多伴随发热症状。初起为直径 2 ～ 5mm 的鲜红色、桃红色斑疹或斑丘疹，有的融合成片，压之褪色，皮疹多分布于颈部、躯干和四肢，消退后多不留痕迹，少数患者可出现荨麻疹样皮疹、痤疮样皮疹、湿疹、靶形疹、醉酒样皮损或出血点等。

系统性硬化症患者查体可见手指肿胀，皮肤紧贴于下方组织，指腹萎缩变平，手指远端变细，指甲变小。指尖可见点状瘢痕，甚者手指呈半屈曲状，不能伸直。面部、颈部，甚至肢体、躯干皮肤肿胀，发亮，无皱纹，面部呈假面具样，缺乏表情。鼻尖、口唇变薄，张口受限，口周有放射状沟纹。

白塞病的口腔溃疡可见于唇黏膜，舌、颊黏膜，软腭，硬腭和扁桃体，为直径 2 ～ 10mm、圆形或不规则形状、深浅不一的溃疡，底部或淡黄色覆盖物，周围见红晕。外生殖器溃疡，男性主要发生于阴囊、阴茎、龟头和尿道口，女性以大小阴唇受累多见，也可见于阴道和宫颈，溃疡较深，可见瘢痕。

（3）淋巴结检查：各种风湿病活动期均可有淋巴结肿大，应注意与其他疾病鉴别。

淋巴结结核，多发生在儿童和青少年，少数为中年女性，可为原发性或转移性结核。初起查体仅可触及单个或少数散在淋巴结增大，活动而无粘连，质地较硬，可有轻触痛。随着病情发展可有淋巴结周围炎，淋巴结相互粘连，融合成团，不活动，周围组织可见红肿、压痛，并可能见到溃疡或瘘管，常有豆渣样或米汤样脓液流出。晚期可见溃疡边缘皮肤暗红，肉芽组织苍白、水肿。增大的淋巴结比较固定，融合成串珠状是淋巴结结核的特征。

淋巴瘤，浅表及深部淋巴结均可肿大。浅表淋巴结触诊可触及颈部或锁骨上淋巴结、腋下淋巴结肿大，可活动，也可互相粘连融合成块，若病情早期，淋巴结较软，触诊可为软骨样感觉，病情晚期质地较硬。腹部查体可触及肝脏、脾脏肿大。

传染性单核细胞增多症，儿童及青少年多见，但近年来成人发病逐渐增多。淋巴结轻或中度肿大，以颈部为甚，腋下、腹股沟次之。多不对称，肿大淋巴结直径很少超过3cm，中等硬度，无粘连及明显压痛，肠系膜淋巴结受累时可有腹部压痛。另外，部分患者查体可见皮疹，眼睑浮肿，扁桃体肿大，上覆盖灰白色膜状物，咽后壁有白色分泌物，肝脾肿大。

（4）骨关节的检查：关节的物理检查在关节病诊断中占有重要的地位，它可发现关节外形、结构及功能的异常，使关节局部或全身性疾病得以正确诊断。

对病人进行关节检查时，要让病人放松和配合，检查者动作要轻柔。一般先从上肢关节开始检查，然后是躯干和下肢关节。每个关节按视、触、动、量的顺序系统地检查。检查时应将患侧与健侧对比，或与检查者的健康关节对比。对关节活动度的测量推荐使用国际统一的中立位 0° 记录法。

1）手部关节：手包括 4 组平行排列的小关节，即自近端至远端的腕掌、掌指、近端指间和远端指间关节。其中掌指、近端指间和远端指间关节为铰链关节。手的自然休息姿势是腕背屈（约 15°），拇指靠近食指旁边，其余四指屈曲位，从第二至第五指各指的屈度逐渐增大。手的功能位是准备捏物的位置，腕背屈较多（接近 30°），并向尺侧倾斜约 10°，拇指在外展对掌屈曲位，其余各指屈曲。

一般检查为判断关节有无肿胀。需观察关节背侧皮肤皱纹有无减少，并与正常关节相对比。手指肿胀可因关节或关节周围组织病变引起。滑膜肿胀通常为局限于关节的对称性肿大，而关节外肿胀常为弥漫性并超过关节范围，呈非对称性肿大。整个手指的弥漫性肿大提示为腱鞘炎，常见于脊柱关节炎，如反应性关节炎或银屑病关节炎，称为"腊肠指"。还应注意鉴别肿胀是骨性膨大还是软组织肿胀，如骨关节炎在远端指间关节和近端指间关节的骨性膨大分别称为 Heberden 结节和 Bouchard 结节，而类风湿关节炎为软组织肿胀，很少累及远端指间关节。同时应注意与手指上的其他疾病引起的结节，如痛风石及罕见的多中心网状细胞增生症结节相鉴别。

注意观察手有无畸形改变，如尺侧偏移、天鹅颈样畸形、纽扣花样畸形、手指短缩或望远镜手及槌状指等。前三者主要见于类风湿关节炎晚期，而手指短缩或望远镜手主要见于银屑病关节炎残毁型，槌状指见于外伤后。

触痛的检查方法在掌指关节是用拇指和食指挤压关节的上下侧或左右侧；在近端指间关节和远端指间关节则最好用拇指和食指触压关节的内外侧。与此同时观察病人对触诊的反应。在手的功能位上，让病人快速握拳和完全伸开手指，可了解手的活动功能。如果病人能完全握拳，记录为100%，如手指尖能触到手掌则记录为75%。

观察病人的指甲变化，有无杵状指或其他异常所见。银屑病关节炎常有指甲凹陷、松离和纵嵴等。

2）腕和腕关节检查：腕部包括桡腕关节、远端桡尺关节和腕间关节。桡腕关节即腕关节，是由桡骨远端关节和一排腕骨（舟状骨、月状骨、三角骨）构成。正常腕关节的活动包括掌屈、背伸、桡侧和尺侧偏移及旋转运动。活动范围是背伸70°～80°，掌屈80°～90°，桡偏20°～30°和尺偏50°。掌屈首先最能体现腕关节活动异常。

关节肿胀：腕关节肿胀可因腱鞘炎或（和）滑膜炎引起，注意观察肿胀的形状、部位和质地。如外表形状不规则、肿胀较弥散、从肌腱向前和向后突出的质地较软的为关节积液；而外表呈圆形、局限在第2掌骨基底部的指总伸肌腱和桡伸肌腱间的腕背侧、质地较硬、有明显的囊性感及可随手指的屈伸而改变提示腱鞘囊肿。当关节有大量积液时，检查者用拇、食指两指分别在病人腕关节的背侧及掌侧，当挤压背侧肿胀处时，掌侧手指可触及液体传导的波动。

关节触痛：使用拇指和食指，拇指放在腕关节背侧，食指在掌侧，其他手指可支撑和固定病人的手，按压病人的腕关节。触压腕关节背侧判断滑膜炎更为可靠。

关节屈伸活动：可用简单的合掌法测量。先将双手掌及手指紧贴，两腕充分背伸，对比两侧的角度；再使两手背贴近，双腕充分掌屈，对比双侧的角度。如果一侧活动范围受限明显即可以明显测出。类风湿关节炎常有关节积液、关节屈伸受限，甚至完全固定。

此外，特殊检查还包括：握拳试验，用于诊断桡骨茎突部狭窄性腱鞘炎；Tinel 征阳性见于腕管综合征和尺管综合征；腕屈试验（Phalen 征）阳性见于腕管综合征。

3）肘关节检查：肘关节主要由肱尺关节、肱桡关节及近端桡尺关节 3 个关节组成，其中最主要的是肱尺关节，它是铰链关节。肘关节运动主要为屈伸运动，其次是旋前和旋后运动。正常肘关节屈曲时手能触肩，屈曲度为 150°～160°，此时肱骨内上髁、外上髁及尺骨鹰嘴三点连线应为一等腰三角形；肘关节完全伸直时，尺骨鹰嘴的桡侧应有一小凹陷（肱桡关节体表标志），以及肱骨内上髁、外上髁及尺骨鹰嘴应在同一条直线上；同时肘关节应略有过度伸展（约 5°），无侧方活动，前臂与上臂纵轴呈 10°～15° 外翻角（携物角）。携物角大于 15°时称为肘外翻，小于 0° 时称为肘内翻。

一般检查首先观察肘关节的外表，若呈梭形肿胀，并在完全伸直时尺骨鹰嘴桡侧小凹陷消失，提示较大量的关节积液。积液量少时，应屈肘 90°，从后方观察其外形改变，并与对侧肘关节相对比。如直接在鹰嘴突上的浅表肿胀提示鹰嘴滑囊炎，见于反复局部外伤或类风湿关节炎或痛风性关节炎等。同时屈肘时肱骨内上髁、外上髁及尺骨鹰嘴三点连线不成等腰三角形提示关节脱位或骨折。肘关节触压痛、活动受限和骨摩擦音的检查方法是，检查者一只手握住病人的前臂使其肘关节屈曲约 70°，另一只手的拇指放在病人的肱骨外侧髁和鹰嘴突间的鹰嘴外侧槽中，另一或两个手指放在相应的鹰嘴内侧槽中，按压并被动活动病人的肘关节，使之屈曲、伸直和旋转，可得到阳性结果。检查皮下结节时令病人屈肘 90°，检查者用整个手掌面从后往前滑过肘关节伸侧。类风湿关节炎常有肘关节积液和明显活动受限，皮下结节应该与痛风石相鉴别。

此外，特殊检查包括：Mill 征阳性常见于肱骨外上髁炎（网球肘）；Tine1 征阳性见于肘后迟发性尺神经炎（肘后尺管综合征）。

4）肩关节检查：广义的肩关节包括盂肱关节、肩锁关节、胸锁关节和肩胛胸壁关节，但通常仅指盂肱关节。肩关节窝仅能容纳肩关节头的 1/4 ～ 1/3，加上关节囊松弛，故肩关节运动范围大，是人体活动度最大的关节。但另一方面肩关节的稳定性差，易引起关节脱位。正常肩关节有前屈、后伸、上举、内收、外展、内旋及外旋功能。沿额状轴做屈伸运动，前伸约 70°，后伸约 60°，外展 100° ～ 120°，内收 20°。上肢下垂时旋转幅度最大，可达 120°。

一般检查为全面检查，应让病人取坐位，面向光源，尽量脱去内衣，同时观察病人脱衣时有无活动障碍，并比较两肩外形是否对称。检查顺序是肩锁关节、胸锁关节及锁骨上区，最后检查盂肱关节。应仔细检查肩部触痛的具体部位。在肱骨头外侧的肩峰下有触痛提示撞击综合征。肩关节外展外旋时，靠肩外上部的肱骨沟触痛提示肱二头肌腱鞘炎。

临床上常让病人主动或被动完成一些动作，以粗略检查肩关节活动范围是否正常，如：①肘关节贴在胸前，手能触摸对侧耳朵，说明肩内收正常；②手能从颈后摸到对侧耳朵，说明肩关节前屈、外展及外旋活动正常；③手能从背后摸到或接近对侧肩胛骨下角，则说明肩关节内旋及后伸功能正常。类风湿关节炎和肩周炎患者常有各个运动方向的受限。

此外，特殊检查还包括：杜加斯（Dugas）征，即把手放在对侧肩上，同时使肘紧贴胸壁，如肘不能紧贴胸壁为阳性，见于肩关节前脱位；痛弧，肩关节在不同角度主动外展时出现的疼痛，称为痛弧，如外展 60°～120° 范围内产生明显疼痛，而小于 60° 或大于 120° 时疼痛消失，提示肩峰下的肩袖病变，外展 150°～180° 出现疼痛则见于肩锁关节病变。

5）髋关节检查：髋关节由股骨头和髋臼组成。由于关节盂唇的纤维软骨环、致密关节囊和周围韧带以及强壮的肌群，使髋关节具有良好的稳定性。正常髋关节有屈、伸、内收、外展、内旋及外旋共 6 个方向活动。各个方向的活动范围大致应分别不小于 130°。髋关节是下肢最易出现病变的关节之一，它的损伤和疾病常造成严重的功能障碍。

① 姿势、步态和骨盆倾斜检查：病人站立姿势可判定是否有骨盆的倾斜。同时需要鉴别骨盆倾斜是因髋关节病变，解剖上的双侧下肢长短不一，还是脊柱侧凸引起。髋关节疾病常见两种异常步态，即止痛步态和川登冷堡（Trendelenburg）步态。前者见于外展肌的疼痛性痉挛，后一种步态见于髋外展肌力差者。但两者无诊断特异性，均可见于髋痛者，正常人可有轻微的 Trendelenburg 步态。

② 活动度检查：检查髋关节活动度时，检查者必须用双前臂及手放在病人双侧髂骨嵴上面以固定骨盆，有神经损伤及病变者应先做主动运动检查，而一般髋关节病变可直接做被动运动检查。包括：内旋和外旋、内收及外展、屈曲及伸展、俯卧位检查等。

③ 触诊检查：髋关节的肿胀一般难以见到，对髋痛者应进行仔细的触诊。髋痛的原因很多，包括滑膜炎、滑囊炎和肌腱端炎等。首先应注意触痛的部位，如局限于髋外侧大转子区的触痛，且疼痛可因主动抵抗髋外展而加重，提示转子滑囊炎。

臀区触痛可见于坐骨滑囊炎。髋前方和腹股沟区的触痛多提示髋关节本身病变，如在该区有局限性肿胀和触痛，疼痛随髋后伸而加重，应怀疑髂腰肌滑囊炎；无肿胀者应怀疑髂腰肌肌腱炎。腹股沟区的触诊还可发现其他的异常，如疝、股动脉瘤、淋巴结肿大、肿瘤和腰大肌脓肿或肿块等。

④ 特殊检查还包括：托马斯（Thomas）征阳性则关节肯定存在屈曲挛缩或强直畸形，见于骨关节炎、强直性脊柱炎和髋关节结核等。扬特（Yount）征阳性提示患髋的屈曲是由髂胫束挛缩引起的。艾利斯（Allis）征阳性提示股骨头短缩或上移，或有髋关节骨折或后脱位。

6）膝关节检查：膝关节包括 3 个关节，即髌股关节及内侧和外侧胫股关节。关节的稳定性由内外侧副韧带、前后十字韧带和关节囊等保持。正常膝关节有屈曲、伸直和旋转功能。屈曲位时，正常髌腱两侧应出现凹陷（俗称"象眼"）。

一般检查时应充分暴露和放松膝关节，并注意对比左右两侧。①观察关节有无发红、肿胀及肿胀的具体部位，如髌上和髌骨侧面饱满或肿胀提示关节积液或滑膜炎；髌骨表面局部的肿胀常见于髌前滑囊炎；屈曲位时，观察"象眼"是否存在，如消失也提示膝关节积液或滑膜炎。②触诊时从髌骨上缘 10cm 处的大腿伸侧开始，以了解关节及关节周围有无发热、增厚、结节、疏松体和触痛。注意触痛的具体部位，如关节间隙的触痛提示关节软骨病变。膝关节间隙触诊最好的姿势是仰卧位，足静止不动，髋和膝关节分别屈曲 45° 和 90°。肌腱附着点触痛提示肌腱端炎。滑囊炎是膝关节局部触痛的另一原因。髌骨的触诊也很重要，膝关节伸直位时，压迫髌骨使整个关节面与下面的股骨相接触，移动髌骨检查是否有骨摩擦感。正常功能的膝关节也可有轻度骨摩擦感，而有明显骨摩擦感可提示髌股关节的骨性关节炎或髌骨软化症。③关节肿胀者，应鉴别是由关节积液还是滑膜增厚引起的。浮髌试验明显阳性提示关节积液。如关节肿胀明显而浮髌试验不明显，触之有揉面感及"膨隆征"持续存在，提示滑膜增厚。关节积液者需定期测量关节的周径。④检测膝关节的活动范围时，如膝不能完全伸直提示屈曲挛缩或大量关节积液，过度超伸为膝反张。膝关节不同弯曲度的内翻试验也可鉴定外侧副韧带伴或不伴后交叉韧带损伤。⑤检查者把手放在膝关节上，被动运动膝关节有无摩擦感，阳性结果见于骨性关节炎或半月板损伤。⑥注意观察病人的站立和行走情况。若两踝能并拢但双膝分开者为膝内翻（"O形腿"）；两膝并拢而双踝分开者为膝外翻（"X形腿"）。观察病人行走时的步态，注意有无跛行、屈曲挛缩和关节锁定。

特殊检查包括：浮髌试验阳性提示关节积液；髌骨加压研磨试验阳性提示髌股关节退行性变；抽屉试验阳性提示前交叉韧带或后交叉韧带损伤。

7）踝关节及足检查：踝关节实际是由距跟关节和距下关节组成。距跟关节是铰链关节，由胫腓骨远端和距骨体近端组成。踝关节的前后关节囊均较松弛，使关节可以屈曲和伸直。关节囊表面是肌腱，两侧是紧密相连的韧带，使踝关节保持稳定。正常的跟腱两侧呈凹陷状（肥胖者除外）。踝关节活动主要为背屈和跖屈。足的内外翻活动主要在距跟关节，前足的内外翻、内收及外展主要在距下关节及跖跗关节。

首先在病人足不负重情况下，观察其足弓弧度、跟腱两侧的凹陷、踝关节及跖趾关节等部位是否异常，如有肿胀和压痛，应注意其具体部位，如踝关节肿胀最可能位于关节前或前外侧，因该处的关节囊最松弛。观察足部皮肤颜色、温度和足背动脉及胫后动脉搏动情况、趾甲压迫后转红时间。血栓闭塞性脉管炎等血管病可引起足部缺血，足下垂位呈砖红色或发绀，抬高时很快变得苍白，皮肤脱毛，失去弹性，趾甲粗糙，变厚且不规则，动脉搏动减弱或消失，趾甲转红时间延长。足印对检查足弓、足的负重点及足宽度很重要。类风湿关节炎晚期可出现踇外翻、趾骑跨、跖趾关节脱位及跖骨头下纤维脂肪垫消失等异常。

8）骶髂关节检查：骶髂关节在构造上属于滑膜关节，也是滑动关节。关节面覆盖以软骨，骶骨面软骨为透明软骨，厚度为髂骨面软骨的 2～3 倍。而髂骨面软骨为纤维软骨，厚度一般不足 1mm，因而可能是较易发生病变的部分原因。该关节由骶骨和髂骨的耳状面构成，骶骨耳状面不规则，约在上 3 个骶椎的外侧面，向外向后，前面较后面宽。整个关节呈后内向，关节间隙非常窄。骶髂间隙包括关节部和非关节部。真正的滑膜关节位于骶、髂骨间隙的前下部，而后上部则由骶髂骨间韧带所填。

一般骶髂关节的检查主要依靠触诊。病人俯卧位，检查者用手掌放在髂嵴周围，而拇指放在骶髂关节上直接按压关节。有骶髂关节炎者可出现疼痛。也可按压骶骨，间接引出骶髂关节的疼痛。

特殊检查包括：床边试验（Gaenslen 征）阳性，提示该侧骶髂关节有病变；"4"字试验，骶髂关节炎可出现屈膝侧阳性。

9）颈部检查：颈椎是椎骨中体积最小但活动度最大的骨骼，其解剖生理功能复杂，易发生外伤或劳损等病变。颈椎的关节突关节排列于水平位，有利于颈部屈伸和旋转，但因关节囊较宽松，活动范围大，易发生脱位。椎动脉在颈椎横突椎动脉孔中穿过，易受增生的椎体骨质或突出的椎间盘压迫。正常颈椎的生理弯曲为前凸。

一般检查时，病人取坐位，将头摆正，观察有无侧弯、扭转、后凸或屈曲等畸形。颈椎小关节炎或斜方肌纤维织炎病人在头摆正时，患侧即会出现疼痛。颈椎结核或强直性脊柱炎病人则会出现固定性后凸或屈曲畸形。触诊检查棘突有无移位和有无局限性压痛部位。检查颈椎活动时，固定病人双肩，以防躯干参与运动。检查病人的前屈、后伸、两侧转动和左右侧屈有无受限。

特殊检查包括：椎动脉扭转试验阳性提示椎动脉被牵拉压迫，见于颈椎病和类风湿关节炎等。侧屈椎间孔挤压试验阳性见于 $C_5 \sim C_6$ 椎间盘突出症，怀疑有颈椎结核或不稳定性骨折者不适合、不做此试验。后仰椎间孔挤压试验阳性见于颈椎病。转头闭气试验阳性多见于胸廓出口综合征。

10）脊柱检查：脊柱是身体的支柱，由脊椎骨和椎间盘组成，前者占脊柱长度的 3/4，后者占 1/4。脊柱周围有韧带相连，还有很多的肌肉附着。脊柱不仅能负荷重力、缓冲震荡和保护脊髓及神经根，而且参与组成胸、腹和盆腔，并保护其中的脏器。

检查时应观察脊柱是否居中、两肩是否等高、双侧骶棘肌是否对称等。检查脊柱压痛部位时，一般自上而下用拇指按压棘突、棘间韧带和两旁的腰背筋膜、肌肉及椎间关节等。有压痛表明病变较浅，而叩击痛提示病变深在。同时应注意测量脊柱活动度，做前屈、后伸、左右侧弯和旋转动作。

特殊检查包括：枕墙距正常应无距离，如有距离可见于强直性脊柱炎及其他脊柱病变；直腿抬高试验和直腿抬高加强试验阳性提示腰椎间盘突出，此时该侧坐骨神经根已受压等。

二、实验室检查

1. 抗核抗体（ANA）

风湿性疾病的一大特征是患者血液中自身抗体的出现，且以抗核抗体为主，其抗原位点是核酸、组蛋白、非组蛋白、磷脂及各种蛋白酶等多种物质，除细胞核外，细胞质和细胞器中也普遍存在，故现在对抗核抗体靶抗原的理解已从传统的细胞核扩大到整个细胞，构成抗核抗体谱（ANAs），根据抗原分子的理化特性和分布部位，其分类如下：

抗 DNA 抗体：抗双链 DNA 抗体（anti-dsDNA antibody）、抗单链 DNA 抗体（anti-ssDNA antibody）。

抗组蛋白抗体（anti-histone antibody）：抗组蛋白亚单位 H1、H2A、H3、H4、H5 及其复合物抗体。

抗非组蛋白抗体：抗可溶性核抗原（ENA）抗体（抗 Sm、U1 RNP、SSA、SSB、Scl-70、Jo-1、rRNP、PM-1、PCNA、Ku、RA 33、RANA、Mi-2、PL-7、PL-12、Sa、Filaggrin、P80 和 SP100 等抗体）；抗染色体 DNA 蛋白抗体：抗着丝点抗体（ACA）。

抗核仁抗体：抗 RNA 多聚酶 / Ⅰ / Ⅱ / Ⅲ、原纤维蛋白、NOR-90 和 To/Th 等抗体。

抗其他细胞成分抗体：抗核孔复合物、板层素、线粒体、高尔基体、细胞角蛋白等抗体。

以上这些抗体对风湿性疾病的诊断和鉴别诊断有极大的帮助，另外，近年来涌现出来的早期诊断类风湿关节炎的系列指标及分子生物学方面的发展，更为诊断提供了有力的证据。

（1）抗核抗体

1）均质性（homogeneous）：核质染色均匀，此种核型与抗组蛋白抗体有关，许多自身免疫病患者的血清中有此抗体。

2）核膜型，或称周边型（membrane）：核的边缘部分荧光着染较强，中心厚、发暗，与此型相对应的为抗双链 DNA 抗体，多见于 SLE，特别是有狼疮肾炎的患者。

3）斑点型（speckled）：核内散布大小不等的着染荧光斑

点，与此型相关的抗体为抗可溶性核抗原抗体，呈现此型的血清应进一步做相关特异性抗体的检测。

4）核仁型（nucleolar）：仅核仁着染荧光，此类核型与核内的核糖体抗体有关，这种抗体多见于 SLE 患者。此外，在 SSc 阳性率可达 40%。

5）着丝点型（centeromere）：此类核型必须以组织培养细胞为底物才能检测到。染色特点为分裂象的细胞核、核膜消失，染色体向两端整齐排列，着丝点部位着染荧光，荧光斑点不会超过染色体数，曾认为抗着丝点抗体对 Crest 综合征有较高的特异性，但现在发现其主要与雷诺现象有相关性。

ANA 主要是风湿性疾病的筛选性试验，因为低效价的 ANA 可在感染、肿瘤及正常人中出现，未加稀释的正常人血清约 1/3 也可呈阳性反应，因此 ANA > 1∶80 才有临床意义。ANA 阳性与疾病的活动性可无平行关系，即使高效价 ANA 也不一定预示病情严重。

（2）抗 DNA 抗体：分为抗单链（变性）DNA 抗体和抗双链（天然）DNA 抗体，抗 ssDNA 抗体可在多种疾病及正常人血清中存在，无特异性，临床价值不大。抗 dsDNA 抗体对诊断 SLE 有较高的特异性，与 SLE 的活动性平行，且抗体效价的消长与 SLE 疾病活动程度相关，随着疾病活动的控制，抗 dsDNA 抗体效价可以下降或消失，可作为治疗和预后的评估。已证明该抗体与 DNA 结合成免疫复合物在肾小球基底膜沉积，或直接作用于肾小球抗原而造成 SLE 患者的肾损害。低效价的抗 dsDNA 抗体也可在多种疾病甚至正常人中出现。

（3）抗组蛋白抗体：可以在多种风湿性疾病中出现，其中药物性狼疮的阳性率达 90% 以上，抗组蛋白抗体的效价在服用异烟肼者和 SLE 患者中最高。抗组蛋白抗体有抗 H1、H2A、

H3 和 H4 四个亚单位的不同抗体，不同的药物所致的抗组蛋白的亚单位的抗体不同。在 SLE 患者中主要以抗 H2A、抗 H2A-2B 和抗 H1 的 IgG 型抗体为主。在 RA 患者中则以 IgM 型抗体为主。

（4）抗 ENA 抗体：此组抗体的抗原可以溶于盐水而被提取，对风湿性疾病的诊断尤为重要，但与疾病的严重程度及其活动度无明显关系。

1）抗 nRNP（nuclear RNP）抗体：在混合性结缔组织病中几乎均为阳性，且效价很高。此种抗体阳性的患者，常有双手肿胀、雷诺现象、肌炎和指（趾）端硬化。有人认为抗 U1 RNP 阳性的 SLE 患者，若抗 dsDNA 阴性，则肾病发生率低；若抗 dsDNA、抗 Sm 抗体同时存在，则发生狼疮肾炎的可能性很大。

2）抗 Sm 抗体：抗原是核内小核糖体蛋白（SnRNP）。抗 Sm 抗体对 SLE 的诊断高度特异，在 SLE 中阳性率为 30%，对早期、不典型 SLE 或经治疗缓解后 SLE 回顾性诊断有很大帮助。

3）抗 SSA/Ro 抗体：与干燥综合征（SS）、SLE 以及其他风湿性疾病相关，常伴有 ANA 阳性。

4）抗 SSB/La 抗体（又称 Ha 抗体）：抗 SSB 抗体在诊断 SS 中较抗 SSA 抗体更为特异。原发性干燥综合征中，抗 SSA 和抗 SSB 抗体的阳性率分别是 60% 和 40%，在其他风湿性疾病中，这两种抗体也可出现，且常提示继发性干燥综合征的存在。抗 SSA 和抗 SSB 抗体阳性，可造成新生儿狼疮和先天性房室传导阻滞，且常与血管炎、淋巴结肿大、白细胞减少、光过敏、皮损、紫癜等症状相关。

5）抗 rRNP 抗体：常在 SLE 活动期存在，且与中枢神经系统症状有关，与抗 dsDNA 抗体消长相平行，但与抗 dsDNA 抗体不同，抗 rRNP 抗体不会随疾病缓解立即消失，可持续 1 ～ 2

年后转阴。

6）抗 Scl-70 抗体：此抗体对 SSc 的诊断高度特异，阳性率为 40% 左右，此抗体阳性的患者发生肺间质病变的危险性大。

7）抗 Jo-1 抗体：目前被认为是多发性肌炎 / 皮肌炎（PM / DM）的标记性抗体，在 PM 的阳性率为 20%，在 DM 中的阳性率为 10%。在此抗体阳性的患者，常有肌炎合并肺间质病变、对称性关节炎、"技工手"、雷诺现象、发热等一组特殊综合征，被称为抗 Jo-1 抗体综合征。

8）抗 PCNA 抗体：即抗增殖细胞核抗原抗体，在 SLE 患者中的阳性率是 3% ~ 5%，其他弥漫性结缔组织病中常为阴性。

9）抗 Ku 抗体：多见于 PM 和系统性硬化病（SSc），可以在 MCTD、SLE 中见到。有报道在 Graves 病患者也可有抗 Ku 抗体。

10）抗 PM-Scl 抗体：此抗体主要出现在 PM/DM 与 SSc 相重叠的患者中，PM/DM 与 SSc 重叠且伴有肾炎的患者阳性率高达 87%。

（5）抗着丝点抗体：80% 的 Crest 综合征（软组织钙化、雷诺现象、食管功能障碍、指端硬化、毛细血管扩张）患者有此抗体。此抗体与雷诺现象、皮肤硬化相关。在部分原发性胆汁性肝硬化患者中也发现存在此抗体，这部分患者可能伴发或者发展为硬化症。

（6）抗核仁抗体：与 SSc 有关。

（7）抗 DNA- 组蛋白复合物抗体（抗 DNP 抗体）：为 SLE 的筛选试验，在 SLE 活动期阳性率为 80% ~ 90%，非活动期为 20%，其他风湿性疾病中阳性率较低，正常人为阴性。

表 2-1　常见风湿病抗核抗体谱表

疾病	SLE(%)	SS(%)	SSc(%)	PM/DM(%)	RA(%)	MCTD(%)
ANA	＞75	20～60	30	20～30	20～50	99
抗 dsDNA 抗体	50～80	0～29	少见	少见	3～5	少见
抗 DNP 抗体	70	5～30	少见	少见	少见	8
抗组蛋白抗体	25～60	0～30	0～27	0～10	20	-
抗 Sm 抗体	25～40	少见	少见	少见	-	少见
抗 nRNP 抗体	26～45	0～14	10～22	0～20	10	100
抗 SSA（Ro）抗体	30～40	60～75	0～10	少见	5～20	少见
抗 SSB（La）抗体	0～15	50～60	0～5	少见	0～5	0～20
抗 Scl-70 抗体	-	-	30～60	-	-	-
抗 PM-1 抗体	-	-	-	30～50	-	-
抗 Jo-1 抗体	-	-	-	20～50	-	-
ACA			40～90			
抗核仁抗体	6	9	39	-	15	-

［出自《风湿免疫科医师效率手册（第 2 版）》，中国协和医科大学出版社，唐福林主编］

2. 抗磷脂抗体

抗磷脂抗体（antiphospholipid antibodies，APL）是一组以各种带负电荷磷脂为靶抗原的自身抗体，包括抗心磷脂抗体（ACA）、狼疮抗凝物（LAC）、抗磷脂酰丝氨酸、抗磷脂酰丝氨醇、抗磷脂酰甘油、抗磷脂酸和抗 β_2 糖蛋白 1（β_2-GP1）抗体等。这些抗体常见于 SLE，习惯性流产，神经系统疾病，急、慢性白血病，肾脏和消化系统疾病中，与这些疾病的凝血系统改变、血栓形成、血小板减少等密切相关，并与疾病的发生机制有关系。

（1）抗心磷脂抗体（ACA）：ACA 主要有 IgG、IgM、IgA 三种类型，较高水平的 IgG 型对原发性抗磷脂综合征（APS）的诊断最为特异；ACA 在 SLE 中的阳性率为 20%～50%，主要是 IgG 和 IgM 型，血栓形成习惯性流产和血小板减少主要与 IgG 型的抗体相关，而 IgM 型与溶血性贫血和中性粒细胞减少有关；SS 中 IgA 的抗体出现率高，IgA 型抗体也与习惯性流产和重症格林巴利综合征相关。ACA 水平越高，越容易发生并发症。传统测定的 ACA 包括一组异质性抗体，具有两种不同的特性：β_2-GP1 依赖和 β_2-GP1 不依赖性。与心磷脂直接结合不依赖 β_2-GP1 的 ACA 在梅毒和其他感染性疾病中常见，与 APS 无关，不具有形成血栓的致病作用，这些抗体的抗原是磷脂本身；β_2-GP1 依赖性 ACA 在 APS 中起致病作用，与 PL-β_2-GP1 符合副结合，所以 β_2-GP1 依赖性 ACA 比传统 ACA 对 APS 诊断更特异。

（2）狼疮抗凝物（LAC）：LAC 是一种能延长凝血时间的抗体，它同凝血酶原复合物中的磷脂成分结合而抑制血凝。它不仅与异常出血有关，而且与血栓的形成有关。LAC 在 SLE 中阳性率最高，也可以出现在其他疾病，如特发性血小板减少性紫癜、真性红细胞增多症、链球菌感染、恶性肿瘤、肝炎及服用吩噻嗪类药物的患者。

（3）β_2 糖蛋白 1（β_2-GP1）抗体：无论是 ACA 还是 LAC，与带负电荷的磷脂结合时，都需要一种辅助因子 β_2-GP1。β_2-GP1 是一种能结合脂蛋白、阴离子磷脂、血小板、肝素、DNA 线粒体的载脂蛋白。有研究显示，检测 β_2-GP1 抗体可能比 ACA 更有意义。

3. 抗中性粒细胞胞浆抗体（ANCA）

抗中性粒细胞胞浆抗体代表一组抗中性粒细胞胞浆成分的抗体谱，其抗原成分包括：人类中性蛋白酶 3（PR-3）、髓过氧化物酶（MPO）、杀菌/通透性增高蛋白（BPI）、丝氨酸蛋白酶、人白细胞弹性蛋白酶（HLE）、乳铁蛋白（LF）、组织蛋白酶 G（CathG）、β 葡萄糖醛酸酶和溶菌酶等。在荧光显微镜下根据荧光分布把 ANCA 分成胞浆型 ANCA（C-ANCA）和核周型 ANCA（P-ANCA），前者主要抗原成分为 PR-3，后者主要是 MPO，第三种是非典型 ANCA（X-ANCA），代表了前两者的混合物，其主要靶抗原还不清楚。C-ANCA 可见于多种系统性血管炎，主要见于 Wegerner 肉芽肿（WG），占 ANCA 阳性率的 80%～95%。C-ANCA 在 WG 的特异性为 95%，且与疾病活动性相关。C-ANCA 还可见于结节性多动脉炎（PAN）、Churg-Strauss 综合征（Css）、特发性新月体肾小球肾炎（ICG）、肺 - 肾综合征等。P-ANCA 也可见于多种系统性血管炎，包括显微镜下多血管炎（MPA）和颞动脉炎等。P-ANCA 和 X-ANCA 还可见于 I 型自身免疫性肝炎、原发性硬化性胆管炎和溃疡性结肠炎（UC）等。ANCA 和抗酿酒酵母细胞抗体联合检测可以鉴别 UC 和克罗恩病（CD），UC 中 P-ANCA 阳性率高达 60%～86%，CD 只有 10%～20%。另外有 8% 的 SLE 可有抗 MPO 阳性，药物性狼疮可能更高，可达 50%～100%，偶在类风湿关节炎（RA）和系统性硬化症（SSc）的肾危象中也有报道。近年来陆续有药物引起 ANCA 阳性疾病的病例报道或临床病理分析。常见药物包括肼屈嗪、普鲁卡因酰胺、青霉胺、米诺环素和丙硫氧嘧啶等，ANCA 阳性疾病的临床表现多类似系统性血管炎。

4. 类风湿因子

类风湿因子（RF）按免疫球蛋白类型可分为 IgM-RF、IgG-RF、IgA-RF 和 IgE-RF 等。RF 在外周淋巴结、关节滑膜、扁桃体淋巴滤泡和骨髓等产生。研究发现 IgM-RF 与 RA 的皮下结节、血管炎、下肢溃疡、多发性单神经病变有关，IgG-RF

与 RA 的关节外症状及 RA 活动有关，IgA-RF 与 RA 继发 IgA 肾病和干燥综合征有关，IgE-RF 与合并血管炎的 RA 有关。持续高效价的 RF 常提示 RA 活动，且骨侵蚀发生率高。RF 在 RA 的阳性率为 80% 左右，是诊断 RA 的重要血清学标准之一，但不是唯一标准。也不是 RA 独有的特异性抗体，可在多种疾病中出现，包括 SS 约 50%、SLE 约 30%、SSc、PM/DM 等；感染性疾病，如细菌性心内膜炎、结核、麻风、血吸虫病；非感染性疾病，如弥漫性肺间质纤维化、结节病、巨球蛋白血症等。临床上 RF 常作为血清阴性脊柱关节病的区分标准。

5. 抗核周抗体

抗核周因子（APF）主要出现在 RA 血清中，而少见于 SLE 等非 RA 风湿性疾病及正常人。APF 是一种 RA 特异性免疫球蛋白，且以 IgG 型为主。APF 对 RA 诊断的特异性高达 90% 以上，是早期诊断 RA 的有效指标之一。

6. 抗角蛋白抗体（AKA）

抗角蛋白抗体对 RA 诊断有较高特异性（90% 左右），初步证实 AKA 与 RA 关节压痛数、晨僵时间和 CRP 有关。AKA 还与疾病严重程度和活动性相关，在 RA 早期甚至临床症状出现之前即可出现，因此是 RA 早期诊断和判断预后的指标之一。该抗体在患者关节积液中阳性率与血清基本一致，但程度明显高于后者，提示 AKA 可能在关节液局部合成并对滑膜炎的形成起重要作用。

7. 抗环瓜氨酸多肽（CCP）抗体

抗环瓜氨酸多肽抗体以 CCP 为抗原，在 RA 血清中可检测出抗 CCP 抗体。抗 CCP 抗体与 APF、AKA 相关，但并不完全重叠。对 RA 的诊断敏感性为 33% ～ 87%，特异性为 89% ～ 98%。抗 CCP 抗体可作为 RA 的早期诊断指标。研究发现，抗 CCP 抗体先于临床症状而存在，约 39% 的患者先于临床症状 5.3 年（均值）存在抗 CCP 抗体，而且到症状出现时其阳性率逐渐增加。在没有出现明显的 RA 临床症状的抗 CCP 抗体阳性的患者中，约有 93% 的患者会发展成 RA。抗 CCP 抗体与 HLA-DR4 相关，提示抗 CCP 抗体对 RA 患者的关节侵害和放射学损伤具有一定的预测价值。

8. 抗 Sa 抗体

RA 患者血清中除类风湿因子（RF）外，还有许多自身抗体，构成了 RA 患者的自身抗体谱。抗 Sa 抗体是以患者 Savoic 名字命名的一种新型自身抗体，报道说该抗体对 RA 具有诊断特异性，在未经选择的 RA 患者中抗 Sa 抗体的阳性率为 42.7%，其特异性高达 98.9%。抗 Sa 抗体阳性组患者晨僵、关节受累明显重于阴性组，且血沉增快，X 线片分析中Ⅱ、Ⅲ期比例亦明显高于阴性组，提示抗 Sa 抗体阳性者病程发展可能较阴性者快，症状较重，因此抗 Sa 抗体对疾病的分型可能有一定意义。抗 Sa 抗体在关节滑液中存在，提示滑膜可能发生原位免疫反应，抗 Sa 抗体在 RA 慢性损伤过程中起潜在的作用。尤其对不典型的早期 RA，抗 Sa 抗体可成为诊断 RA 的另一个指标。

9. 抗 RA33 抗体

抗 RA33 抗体是诊断 RA 较特异的抗体。在各项 RA 早期诊断指标中，抗 RA33 抗体特异性最高，在 RA 中的阳性率为 35.8%，尤其在 RA 早期出现，抗 RA33 抗体的消长与病情及用药无关。

10. 自身免疫性肝病相关抗体

自身免疫性肝病主要包括三种与自身免疫密切相关的，以肝、胆损伤为主的疾病：自身免疫性肝炎（AIH）、原发性胆汁淤积性肝硬化（PBC）和原发性硬化性胆管炎（PSC）。AIH 是一种伴循环自身抗体和高免疫球蛋白血症，病因未明，呈慢性炎性坏死的肝脏疾病；PBC是以自身免疫介导的肝内胆管损伤，随后呈肝纤维化，最终导致肝功能衰竭为特征的一类病因不明的自身免疫性肝脏疾病；PSC是一种原因不明的慢性综合征，其特征是肝外和（或）肝内胆管弥漫性炎症、纤维化所引起的慢性胆汁淤积症。每种自身免疫性肝病都具有特征性的自身抗体谱，自身抗体检验对自身免疫性肝病的诊断、分型及鉴别诊断具有重要意义。

（1）抗核抗体（ANA）：自身免疫性肝病的ANA主要包括抗DNA抗体、抗组蛋白抗体、抗核包膜蛋白抗体、抗核点抗体和抗着丝点抗体等。

1）抗DNA抗体和抗组蛋白抗体：ANA是自身免疫性肝炎最常见的自身抗体之一，约有75%的Ⅰ型AIH患者ANA阳性，并且有10%的AIH患者，ANA是其血清中唯一可检测到的自身抗体，但ANA并不具有诊断特异性。ANA常与抗平滑肌抗体同时出现，两者同时出现的阳性率为85%～90%。AIH患者中出现的ANA，其免疫荧光的模式以均质型和斑点型为主，也可见核膜型、核点型、核仁型和混合型等，但免疫荧光的模式与临床没有关系。ANA阳性是肝细胞损伤的标志，但ANA并不具有直接致病性，ANA阳性患者其长期预后较好。

2）抗核包膜蛋白抗体：对自身免疫性肝病的诊断具有重要临床价值的抗核包膜（被）蛋白抗体主要有：①抗板层素抗体：可见于PBC（6%～8%）、AIH（9%～23%）等自身免疫性肝病患者中，并与疾病活动性密切相关。②抗gp210抗体被一致认为是PBC的高度特异性抗体，其诊断PBC的特异性可高达96%～99%，敏感性为10%～41%，也可以存在于AMA阴性的PBC患者中。对于临床、生化和组织学表现疑诊PBC而AMA阴性的患者，或AMA阳性而临床症状不典型、存在重叠综合征（如与干燥综合征重叠）的患者，抗 gp210 抗体检测有重要价值，并且与 PBC 肝外临床表现具有一定的相关性，抗体阳性较阴性患者发生关节炎的概率增高，该抗体阳性提示预后不良。③抗 p62 抗体为 PBC 另一高特异性自身抗体，敏感性为 23% ～ 32%，抗 gp210 抗体和抗 p62 抗体倾向于相互独立，一般不同时阳性。④抗核板层 B 受体（LBR）抗体为 PBC 的高特异性自身抗体，但其敏感性低，仅 1% ～ 3%。

3）抗着丝点抗体（ACA）：可见于 PBC 患者中，ACA 阳性的 PBC 患者常同时存在 CREST 综合征的临床症状，如雷诺现象、指（趾）硬皮病等。PBC 患者中 ACA 阳性常伴 PBC 其他相关自身抗体，最常见的是抗线粒体抗体（AMA）。

（2）抗平滑肌抗体：抗平滑肌抗体（SMA）无器官及种属特异性，主要为 IgG 和 IgM 类型。SMA 可见于多种肝脏疾病及非肝脏疾病，无疾病诊断特异性。但高效价的 SMA（＞ 1∶160）对 I 型自身免疫性肝炎（狼疮样肝炎）有重要的诊断意义，敏感性至少 90%，还可见于 AIH 和 PBC 重叠综合征患者，可与 SMA 阴性的 SLE 相鉴别。

（3）抗肝/肾微粒体抗体：包括抗肝/肾微粒体 1 型抗体（抗 LKM-1 抗体）、抗肝/肾微粒体 2 型抗体（抗 LKM-2 抗体）和抗肝/肾微粒体 3 型抗体（抗 LKM-3 抗体）。抗 LKM-1 抗体为 II 型 AIH 血清特异性抗体，敏感性为 90%，在 AIH 中检出率较低（约 10%）。AIH 中抗 LKM-1 抗体阳性患者，多具有典型自身免疫现象，大多数为青年女性，自身抗体效价较高，血清免疫球蛋白显著增高，病情比较严重，对激素治疗反应好，欧美地区多见；也可见于丙型病毒性肝炎患者和单纯疱疹 I 型病毒感染的患者。抗 LKM-2 抗体仅见于应用药物替尼酸治疗后诱发肝炎的患者，由于该药已经停用，故抗 LKM-2 抗体已不存在。抗 LKM-3 抗体见于 10%～15% 慢性丁型肝炎患者，大约有 10% 的 Ⅱ 型 AIH 患者既有抗 LKM-1 抗体，也有抗 LKM-3 抗体，抗 LKM-3 抗体在 Ⅱ 型 AIH 患者中效价较高，而在丁型肝炎患者中效价较低。

（4）抗肝细胞胞浆抗原 Ⅰ 型抗体：抗肝细胞胞浆抗原 Ⅰ 型抗体（抗 LC1 抗体）为 Ⅱ 型 AIH 的血清特异性抗体，阳性率为 56%～72%。在临床上抗 LC1 抗体多见于年龄小于 20 岁的年轻 AIH 患者，少见于年龄大于 40 岁的 AIH 患者，同时常与抗 LKM-1 抗体同时存在，但与 HCV 感染不相关，因此抗 LC1 抗体与 Ⅱ 型 AIH 的疾病活动性具有相关性，为 AIH 的疾病活动标志及预后指标。

（5）抗肝 - 胰抗体与抗可溶性抗原抗体：抗肝 - 胰抗体与抗可溶性抗原抗体（抗 SLA/LP 抗体）为 AIH 高度特异性自身抗体，在 AIH 所有相关自身抗体中最具有诊断价值。该抗体多出现在 ANA、SMA 和抗 LKM-1 抗体阴性的 AIH 患者血清中，阳性患者多为年轻女性，有高免疫球蛋白血症，为 Ⅲ 型 AIH 的血清学标志，临床上常用于 AIH 的诊断和鉴别诊断。

（6）抗去唾液酸糖蛋白受体（ASGPR）抗体：抗去唾液酸糖蛋白受体抗体是肝脏特异性膜脂蛋白（LSP）的重要抗原成分之一，对 AIH 具有很高的特异性，阳性率为 50%～88%，可与 ANA、SMA 或抗 LKM-1 抗体同时存在。抗 ASGPR 抗体可见于急慢性病毒性肝炎、酒精性肝病、PBC、PSC 和非肝病自身免疫性疾病等，且抗体水平较低，多呈一过性。抗 ASGPR 抗体最重要的特征及临床应用价值在于该自身抗体与肝脏炎症的活动程度密切相关，被称为 AIH 疾病活动性的"晴雨表"。AIH 患者经过免疫抑制剂治疗后，当治疗有效，疾病获得缓解时，患者抗 ASGPR 抗体效价降低或消失；而免疫治疗无效的患者，该抗体无明显变化；停药复发的患者，该抗体明显升高。此外，有报道抗 ASGPR 抗体阳性患者较阴性患者更容易复发。

（7）抗线粒体抗体：抗线粒体抗体（AMA）在 PBC 患者中阳性率高达95%，是诊断 PBC 的重要实验室指标，但 AMA 也可出现于某些感染性疾病、结缔组织病及药物诱导性病患者中。在 AMA 亚型中，AMA–M2 抗体是 PBC 患者的高度特异性自身抗体，敏感性为95% ～ 98%，特异性达97%。有学者认为，当 AMA–M2 高效价时确诊 PBC 不再需要肝活检组织病理证实。PBC 早期 AMA 常为低效价，随病情发展，AMA 可逐渐升高，但其效价高低与疾病的严重程度或预后不相关，其他亚型的抗体，如 M4、M8、M9 也与 PBC 相关。

（8）抗中性粒细胞胞浆抗体：抗中性粒细胞胞浆抗体（ANCA）主要见于自身免疫性肝病中的 I 型 AIH 及 PSC 患者中，而 II 型 AIH、PBC 及其他自身免疫性肝病患者中则少见。ANCA 检测有助于自身免疫性肝病患者的诊断、分型及鉴别诊断，并可用于慢性隐源性肝病的分类。pANCA 与 I 型 AIH 的疾病活动度（转氨酶和 γ–球蛋白水平）相关，ANCA 阳性患者的病情常较重。pANCA 阳性的 PSC 患者，合并 UC 的可能性较大，亦与胆管树受累广度相关，病情往往较重。

11. 血沉与 C 反应蛋白

抗体对组织损伤的反应范围包括两个时相，一为急性反应时相，其特征是急性期反应物（APR）在血液中浓度迅速升高，甚至高达正常的千倍以上，APR 为一组蛋白质，如 C 反应蛋白（CRP）和纤维蛋白原；另一为迟缓相或免疫时期，其特征是免疫球蛋白的产生，伴随 APR 浓度恢复正常，两个时相共同构成人体对外界刺激的保护性系统。血沉（ESR）主要取决于纤维蛋白原和其他 APR 浓度。如 CRP 显著升高，超过 10mg/dL 时，提示明显炎症，80% ～ 85% 是细菌感染所致；SLE 并发浆膜炎或滑膜炎时，CRP 可中等程度升高，可达 6 ～ 8mg/dL，多数 SLE 病情活动时没有明显炎症，尽管 ESR 可能非特异地升高，CRP 往往并不显著升高。对各种炎性关节炎，如 RA，在评价疾病活动性时 CRP 是一个有价值的客观指标，比临床症状和体征改善等主观指标更敏感。

12. 免疫球蛋白

免疫球蛋白（Ig）是一组具有抗体活性和（或）抗体样结构的球蛋白，可分为 IgA、IgD、IgE、IgM、IgG，同时 IgG 可分为 4 个亚型：IgG1、IgG2、IgG3、IgG4。IgM 为最先出现的抗体，是 Ig 中分子量最大者，激活补体的能力超过 IgG 1000 倍。IgA 分为血清型和分泌型。血清型 IgA 可以结合抗原，但不能激活补体经典途径，以非炎症形式清除抗原。分泌型 IgA 能在局部抑制病原体和有害抗原黏附在黏膜上，阻止其进入人体内，同时也因其调理吞噬和溶解作用构成了黏膜第一线防御机制。IgD 为单体，性能不稳定，不能激活任何效应系统，主要功能是 B 细胞表面抗原受体。IgE 为单体结构，正常人血清 IgE 水平在五种 Ig 中最低，主要分布于呼吸道和肠道黏膜，可能与 IgE 在黏膜下淋巴组织内局部合成有关，IgE 不能激活补体或透过胎盘，但可以介导 I 型超敏反应。

13. 补体（C）

补体是血清中的一组蛋白质，由 9 种成分（C1—C9）组成，是免疫反应的重要组成部分。血清中补体活性或其单一补体成分含量变化，对诊断和疗效观察都有一定的临床意义。

CH50 活性减低：常见于急、慢性肾小球肾炎，系统性红斑狼疮，自身免疫性溶血性贫血，由于自身免疫反应激活消耗补体而呈低补体血症；此外，严重肝脏疾病或先天缺陷等可导致补体合成减少。

总补体活性增高：常见于急性炎症、恶性肿瘤、心肌梗死、糖尿病妊娠等。

C3 活性增高与减低类似 CH50，但更为敏感。70% 以上的急性肾炎及 78% 的狼疮性肾炎可见 C3 活性减低。

14. 免疫复合物

免疫复合物（IC）是机体内抗体与抗原结合的产物。IC 有 3 种形式。大的 IC 可被吞噬细胞吞噬去除。中等 IC 主要存在于局部病变，如肾脏基底膜、皮肤基底膜、血管内膜和关节滑膜等，可激活补体引起炎性细胞浸润和组织损伤。小 IC 具有可溶性，存在于血液和各种体液中，称为循环免疫复合物（CIC），可在局部沉积，通过激活补体，并在血小板、中性粒细胞的参与下引起一系列反应而导致组织损伤。CIC 测定对自身免疫性疾病的诊断、疗效观察、预后判断均有重要意义。某些自身免疫性疾病和感染均可出现 CIC 阳性，如 SLE、RA、急性链球菌感染后肾炎以及乙型病毒性肝炎、麻风病等。

15. 冷球蛋白

冷球蛋白是在正常体温下溶解而在低于体温的温度下沉淀的蛋白质，主要成分是免疫球蛋白（Ig），共分为Ⅰ、Ⅱ、Ⅲ三种类型。SLE 中 15% ～ 35% 出现冷球蛋白，冷球蛋白血症合并低补体血症常有肾脏损害。多发性骨髓瘤及巨球蛋白血症，淋巴细胞白血病等血液病合并冷球蛋白都易出现四肢紫癜。

16. 遗传标记物

同一个物种个体成员之间抗原性的差异称为同种异体抗原，在同种异体移植时触发免疫反应而导致移植物被排斥，亦称组织相容性抗原，其中最主要的抗原系统称为主要组织相容性复合系统（MHC），又称人类白细胞抗原（HLA），是人类染色体上存在的包括一系列紧密连锁而彼此独立的遗传位点，它们构成一个遗传区域，参与调节免疫应答反应。HLA 对临床某些疾病的发病机制具有重要意义。

（1）人类白细胞抗原 B_{27}（HLA-B_{27}）阳性常见于血清阴性的脊柱关节病中，强直性脊柱炎（AS）的阳性率在 90% 以上，在莱特尔综合征（RS）或反应性关节炎中占 60% ～ 80%，银屑病关节炎占 50%，而正常人群仅为 6% ～ 8%。HLA-B_{27} 与疾病相关性、种族或性别无关。

（2）HLA-$DR_{2、3、4}$ 的检测：HLA-DR_4 与 RA 相关，阳性的 RA 患者骨破坏率明显升高，对于 RA 预后判断有重要意义。

（3）HLA 与不同疾病的相关性

表 2-2　常见风湿病抗原分布

疾病	相关抗原	相对非危险度（RR）
血色病	A_3	4
强直性脊柱炎（AS）	B_{27}	90
莱特尔综合征（RS）	B_{27}	40
类固醇 21 羟化酶缺陷	BW_{47}	15
糖尿病	DR_3、DR_4	33
乳糜血	DR_3、DQW_2	17
类风湿关节炎（RA）	DR_4	4 ～ 6
发作性睡眠	DR_2	3
贝赫切特综合征	B_5	
系统性红斑狼疮（SLE）	DR_3、DR_4、DR_5	
干燥综合征（SS）	DR_3、B_8	

［出自《风湿免疫科医师效率手册（第 2 版）》，中国协和医科大学出版社，唐福林主编］

17. 血清淀粉样蛋白 A

正常人血液循环中仅有微量血清淀粉样蛋白 A（SAA），是急性炎症反应时所有急性时相蛋白中反应最快的一种。SAA 比 C 反应蛋白（CRP）更灵敏，可作为长期使用糖皮质激素治疗的患者发生感染的早期预报指标。SAA 还可用于鉴别病毒或细菌感染，有利于急性感染的诊断及指导用药。70 岁以上患者若 SAA 持续升高，应警惕炎症或肿瘤的潜在可能。肿瘤患者的 SAA 水平极高，有学者认为肺、消化道肿瘤患者的 SAA 明显高于乳腺癌患者。持续反应的炎症可导致继发性淀粉样变，患者血中出现较高水平的 SAA。SAA 在检测器官移植的排斥反应中，被认为是早于病理改变之前的可靠指标。特别值得一提的是，SAA 在判断风湿性疾病活动方面有着重要的价值，是反应 RA、成人 Still 病、SLE 等病情活动及观察治疗反应的敏感指标，在 RA 的治疗中 SAA 由高峰降至正常，则利于控制患者骨侵蚀的进展。

三、骨关节影像学检查

1. 概述

风湿病是泛指影响骨、关节及其周围软组织（肌肉、滑囊、肌腱、筋膜等）的一组疾病，关节疼痛和活动受限是大多数风湿病病人的共同主诉。X 线检查依赖于 X 线照射人体后，组织器官对 X 射线吸收率的不同，所以成像不同，主要应用在骨骼系统，显示各种风湿病的关节特有征象。CT 检查具有高空间分辨力和密度分辨力，可清晰显示骨关节的解剖结构，有较高的诊断价值，尤其对脊椎疾患和深部关节病变（如骶髂关节）效果不错，但关节周围的软组织层次显示相对逊色，而且只有横断显示。MRI 对关节的显示具有独特作用，它可产生关节、肌肉、韧带、软骨及滑膜等结构的详细影像资料，可提供多角度多断面影像，对脂肪、关节积液显示特别清楚，比 CT 更具有优越性，对关节病的早期具有独特敏感价值，在发现风湿病关节早期改变及显示软组织和软骨病变方面均具有重要价值。关节超声对关节周围软组织能够逐层显示，尤其是肌腱韧带及滑囊结构，对关节内滑膜渗出积液也很敏感，因而有助于骨关节病变的早期诊断以及关节周围组织炎性和损伤性疾病的诊断；超声另一优势是可以观察关节的肌肉运动、肌肉收缩、关节内积液挤压后变形情况、关节周围囊性结构与关节的比邻关系，还可以观察关节的功能状态、周围血管的动态血流情况，以及关节周围软组织的充血情况。超声在骨关节领域广泛应用。

2.X 线检查

X 线摄影［包括计算机 X 线摄影（computed radiography，CR）和数字摄影（digital radiography，DR）］为骨骼系统和胸部的首选影像学检查方法。骨、关节摄片时常用正、侧两个位置，某些部位（如骶髂关节、髋关节、膝关节）还需要加摄斜位、切线位、轴位等。摄片时应包括周围的软组织，四肢长骨要包括邻近的关节。应注意在某些骨关节病早期，X 线表现晚于临床表现和病理改变出现，需复查或做进一步检查。其在记录病变的程度和范围，了解病变发展的速度及评价治疗效果等方面，均具有其他检查方法不能替代的作用。胸部摄片常用立位后前位、侧位。腹部摄片常用仰卧前后位、仰卧水平侧位、站立正侧位等。X 线检查轻便、经济且具有良好的空间分辨率，其空间分辨率大于 CT 和 MRI，但是其密度分辨率并不理想，不适于软组织病变的分析，仅能反映出密度差异较大的软组织病变（如钙化、积气、脂肪瘤等）。

3.CT 检查

计算机断层摄影（computerized tomography，CT）按结构不

同分为常规 CT、螺旋 CT、电子束 CT 等。其优越的密度分辨力和快速成像功能以及不同宽位、窗位的对比，可以更好地显示人体由软组织构成的器官，并解决了结构重叠问题。常规轴位扫描能良好地显示骨和软组织的解剖结构和病变，避免结构重叠，但缺乏整体观念，对平行于扫描层面的裂隙或撕裂易遗漏。矢状位和冠状位的图像重建有助于空间关系的观察。CT 扫描可明确关节周围结构、骨关节及软组织病变的大小、范围和密度变化以及病变对邻近组织的侵袭。高分辨率 CT（HRCT）容易获得高质量的骨结构图像，一般用于早期骶髂关节炎的观察。CT 可以发现普通 X 线难以发现的病变，对确定病变性质有一定帮助。但是 CT 因具有 X 线辐射损伤，常不用作常规检查。CT 一般用于观察骶髂关节、椎间盘和椎小关节、胸肋关节、胸锁关节、股骨头、寰枢关节和齿状突早期可疑异常病变。

4.MRI 检查

磁共振成像（magnetic resonance imaging，MRI）是一种无创无辐射损伤的检查方法，可作任意层面成像，其密度分辨力很高，可较准确地区分同一解剖部位各种组织和脏器的轮廓及其间的界限。其软组织分辨率极高，具有多参数和多平面成像的特点，特别适用于肌肉骨骼系统的检查，能够清晰显示正常与病理肌腱、关节软骨、髋软骨及关节囊、滑囊、腱鞘等。MRI 对软组织层次的分辨力虽优于 CT，但其对钙化的识别则不及 CT。骨皮质无信号，不能显示骨的微细结构。此外，MRI 还具有成像时间长及检查费用昂贵等缺点。MRI 的关节检查一般必须附加脂肪抑制（饱和）技术（如短时反转恢复序列 STIR、梯度回波 T_2WI、快速小角度激发成像 FLASH 等）和 T_2 加权（T_2WI）扫描。目前，临床上对 X 线检查不能确诊或可疑的早期关节疾病多直接选择 MRI 检查。增强 MRI 特别适宜于发现早期关节炎、骨髓炎、骨髓水肿和肿瘤性病变等，多应用于类风湿关节炎早期的手腕关节、强直性脊柱炎早期的骶髂关节等的观察。

5. 关节超声

超声具有简便快捷、无电离辐射、可动态观测器官的优点。可用于内脏、软组织器官、肌肉骨骼、关节等的检查。特别适于检测含液体结构的软组织。其实时显示功能可观察关节的屈曲伸展等情况。超声形成的实时切面图像避免了普通 X 线产生图像结构相互重叠的缺陷。超声的另一个优势是受众面较广，无损伤，无痛苦，可以随时重复检查，设备轻便，适于各种环境，甚至可以床旁检查。超声检查的不足之处，在于它的穿透性受介质的影响较大，如骨骼皮质下的骨破坏及骨骼内部病变超声就不易显示，超声能量被反射强烈的骨表面反射和吸收，后方形成宽大声影。另外超声图像是切面图，现象有一定片面性，加上人为操作的因素易漏掉一些信息，影响了超声在骨关节领域的广泛应用。

四、物理检查及穿刺检查

1. 物理检查

（1）肌肉

1）肌力测定

0 级：完全瘫痪。

1 级：肌肉稍有收缩，但无关节活动。

2 级：能带动肢体活动，但不能对抗自身重力。

3 级：能带动肢体活动，并能对抗自身重力活动，但不能对抗阻力。

4 级：可对抗重力和阻力活动。

5级：完全正常。

2）握力的测定：用手握压握力计上的气囊袖，刻度表上显示的数字即为握力大小。一般记录三次的平均值。

（2）关节的活动度和关节相关实验：详见体格检查中。

2. 关节穿刺及肌肉活检

（1）膝关节穿刺术：常用于检查关节腔内积液的性质或于抽液后进行关节腔内给药。

1）方法

① 患者仰卧于手术台上，双下肢伸直。

② 穿刺部位周围按常规进行消毒、铺巾和局麻。

③ 针头一般于髌骨下方由髌韧带旁向后穿刺以达关节囊。

④ 抽液完毕后，如需注射药物，则需另换无菌型注射器。

⑤ 术后用消毒纱布覆盖穿刺部位，再用胶布固定。

2）注意事项

① 穿刺器械及手术操作均需严格消毒，以防关节腔内感染。

② 动作要轻柔，避免损伤关节软骨。

③ 如关节腔内积液过多，于抽吸后应适当加压。

（2）肌活检术：是确定肌肉病变性质的重要方法。

1）方法：临床医生按病情决定肌活检部位，由外科医师在局麻下取肌肉组织标本 0.5cm × 0.5cm × 1.0cm 送检。

2）注意事项

① 取标本过程中注意避免挤压、牵拉、揉搓肌肉组织，以免产生人工伪差。

② 选定活检部位十分重要，应依病情选定病理改变的部位以利于诊断：病变早期以肌痛或无力明显部位为宜；病程较长、病情较重，则应选定病变较轻，肌萎缩不甚严重部位；晚期病例，肌萎缩严重，则不能作肌肉活检，因难以做出病理诊断；近期肌

肉有损伤部位，如近期注射部位和针电极肌电图检查部位肌肉不宜取肌活检标本，以免干扰和影响病理诊断。

3. 口腔科检查

（1）非刺激性唾液流量检查：患者静坐，吸取其10分钟内的口腔唾液，离心沉淀去渣，记其平均每分钟的唾液量，≥0.6mL为正常，各年龄组值有差异。

（2）唇腺活检

1）患者仰卧或坐于口腔检查椅上，翻开下唇可触及黏膜下唇腺。

2）用络合碘及75%酒精消毒下唇内侧，铺巾，2%利多卡因局麻。

3）做梭形切口，剪去黏膜上皮，分离并剪下唇腺组织。

4）缝合伤口，1周后可以拆线。

唇腺组织用10%甲醛固定，石蜡包埋切片，HE染色，镜下观察见＞1个淋巴细胞浸润病灶（＞50个淋巴细胞/4mm^2）则为阳性标准标本。也有学者在研究中按炎性细胞浸润程度进行分级。1级：中度散在淋巴细胞、浆细胞浸润（每个低倍镜视野浸润细胞数＞200）；2级：≤1个浸润灶/4mm^2；3级：＞1个浸润灶/4mm^2；4级：浸润灶融合（占腺小叶的1/2或1/2以上）。

4. 眼科检查

（1）Schirmer试验：取5mm×35mm滤纸1张，在距一端的5mm处折叠成直角，将此端放入眼睑中外1/3处的结膜囊中，闭目5min后取出，自折叠处测量滤纸湿润长度，小于10mm为异常。

（2）泪膜破碎时间（BUT）测定：在患者眼睑结膜囊中滴入0.125%荧光素1滴，嘱患者眨眼数次后睁眼，向前平视不再眨眼，用角膜裂隙灯显微镜扫描视角膜，用秒表计泪膜破裂出现的时间，短于 10s 者为异常。

（3）角膜染色：用荧光素和虎红（约 1%）混合液 1 滴滴入穹隆部，眨眼 5min 后用裂隙灯显微镜观察角膜，计算染色点，大于 10 个点为阳性。

5. 关节液分析

关节液分析是临床工作中很有价值的辅助检查手段，可以提供特定的诊断线索，指导治疗，尤其在痛风、假性痛风和化脓性关节炎等单关节炎的诊断和鉴别诊断中更为重要。但当关节渗出少、小关节的渗出以及病人不能配合时，关节液分析存在局限性。

表 2-3　关节液分型

	正常	第一型（非炎症性）	第二型（炎症性）	第三型（化脓性）
颜色	清亮 – 淡黄	草黄 – 黄色	黄色或白色	白色
清亮度	透亮	透亮	透亮或不透亮	不透亮
黏性	很高	较高	低	很低
自发凝集	不	常常	常常	常常
黏蛋白凝集试验	良好	良好或较好	较好，差，易碎	差，易碎
白细胞（/mL）	< 150	< 3000	3000 ～ 5000	> 50000
中性粒细胞（%）	< 25	< 25	> 70	> 90
关节液糖低于血糖	10%	10% ～ 20%	30% ～ 50%	80% ～ 90%
蛋白（mg/dL）	1.3 ～ 1.8	3 ～ 3.5	> 4.0	> 4.0

表 2-4 关节液分型

第一型（非炎症性）	骨关节炎，创伤，缺血性坏死，系统性红斑狼疮，"早期"类风湿关节炎，慢性或缓解期的晶体关节炎，结节性多动脉炎，硬皮病关节淀粉样变，风湿性多肌痛，大剂量皮质激素治疗
第二型（炎症性）	类风湿关节炎，脊柱关节炎，急性晶体性关节炎，病毒性关节炎，风湿热，白塞病，部分化脓性关节炎
第三型（化脓性）	细菌性关节炎，结核性关节炎，真菌性关节炎
第四型（出血性）	创伤（尤其是半月板或韧带损伤、骨折），凝血机制障碍，抗凝治疗后，肿瘤或骨髓增殖性疾病，"焦磷酸钙"沉积症，镰状细胞病，关节修复术

需要注意的是，关节积液与其他体液一样，可以传播一切借助体液传播的疾病，切记不要与皮肤直接接触。

6. 肌电图

（1）适应证

1）弥漫性结缔组织病：多发性肌炎 / 皮肌炎（PM/DM）、系统性红斑狼疮（SLE）、系统性硬化症（SSc）、类风湿关节炎（RA）等。

2）风湿性多肌痛（PMR）、结节红斑（EN）。

3）代谢和内分泌疾病：糖尿病、肢端肥大症、甲状腺功能亢进及其他遗传性疾病。

4）神经变性疾病：神经性关节炎、外周神经受压、椎管狭窄。

5）非关节风湿病：肌筋膜疼痛综合征、下背痛及椎间盘病变、肌腱炎或滑膜炎、慢性肌腱炎及肌肉劳损。

（2）禁忌证

1）血友病、血小板明显减少或出、凝血时间异常。

2）菌血症。

3）乙型肝炎表面抗原阳性者，应使用一次性同心针电极。

（3）正常肌电图

1）插入电位：平均持续 485.1+268.4ms，振幅 5.0mV 以内，肌肉纤维化时振幅降低。失去神经支配和炎性状态时，持续时间延长。

2）静息状态：表现为一条直线。当肌肉失去神经支配，肌电图出现去神经的自发电位，如纤颤波、正锐波、束颤等。

3）随意收缩状态：表现为综合电位，波形以单相、双相或三相波多见。五相或五相以上为病理或异常多相电位，分为群多相电位和棘波多相电位。

（4）风湿性疾病肌电图表现

1）多发性肌炎/皮肌炎（PM/DM）急性期插入电位延长，有时可诱发高频短时程多相电位或强直样电位。静息状态多有纤颤波、正锐波。轻度收缩时运动单位平均时程减少，多相电位增多，以短棘波多相为主，电压降低。重度收缩出现病理干扰型放电或混合型放电，低电压。运动神经传导速度大部分正常，小部分传导减慢。慢性期呈现多样化。

2）类风湿关节炎（RA）部分患者可有多发性肌炎的肌电图表现。

3）风湿性多肌痛（PMR）病程早、中期肌电图正常。至中晚期有报道可表现为自发电位，尤以纤颤电位较多，还可表现为运动单位时限缩短，波幅降低，短棘波多相电位增多等肌源性损害。

第三节　常见的现代医学病证

一、类风湿关节炎

（一）概述

类风湿关节炎（rheumatoid arthritis，RA）是一种以慢性、对称性、多关节非化脓性炎症为主要表现的全身性自身免疫性疾病，可伴关节外损害，如血管炎、心包炎、肺间质纤维化、周围神经炎、皮下结节及眼部疾患等。晚期关节可出现不同程度的强直和畸形，丧失关节功能，致残率高。全世界类风湿关节炎患者占总人口的0.5%～1.0%，我国患病率为0.32%～0.36%，无明显的地域及种族差异，任何年龄均可发病，发病高峰为40～60岁，女男比例为（2～3）：1。约有41%的患者在发病1年后即出现骨侵蚀，3年内关节破坏达70%。

类风湿关节炎属中医"痹证"的范畴，是由正气不足，复感风、寒、湿、热等病邪引起，以肢体关节肌肉酸痛、麻木、重着、屈伸不利或关节灼热、肿大等为主症的一类疾病。古籍中还称之为"历节病""痛风""顽痹"等。

（二）中医病因病机

中医对类风湿关节炎病因的认识最早见于《素问·痹论》，指出："风、寒、湿三气杂至，合而为痹，其风气胜者为行痹，寒气胜者为痛痹，湿气胜者为著痹也。"外邪为痹证发病的主要外因，正气不足是痹证发病的内在因素，如《灵枢·百病始生》中曰："风雨寒热，不得虚，邪不能独伤人。"

1.外感邪气，经络痹阻

或因饮酒当风，或汗出入水，或坐卧湿地，或行立寒水，或病后体虚，或饥饿劳役，风邪乘之，或冲寒冒雨，露卧当风，寒邪袭之，或身处湿处，湿气袭人等，均可使风寒湿热之邪乘虚入侵，气血痹阻而发病。风为阳邪，善行数变，游行全身，遂致游走性关节痛。寒为阴邪，其性凝滞收引，使营卫气血阻滞不行，经络拘急，筋骨不利，疼痛难忍。湿为阴邪，其性黏滞重着，留滞经络关节，阻遏气血，涩滞难愈。正如《素问·痹论》云："所谓痹者，各以其时复感于风寒湿之气也。"热邪致病，每因感于阳热之邪，或素体阳盛，又感风寒湿之邪，郁而化热，湿热搏结，阻滞经络关节，不通则痛，正如清代尤怡《金匮翼·热痹》曰："热痹者，闭热于内也……脏腑经络先有蓄热，而复遇风寒湿气客之，热为寒郁，气不得通，久之寒亦化热，则痹痹扇热而闷也。"

2. 痰瘀闭阻，侵蚀筋骨

风寒湿热之邪内犯人体，气血经脉运行不畅，而成瘀血，加之痹证日久，五脏气机紊乱，升降无序，则气血逆乱，亦成瘀血。痰浊与瘀血，相互影响，相互作用，相互加重，而成恶性循环，使痰瘀互结。痰瘀流注关节日久，形成顽痰败血，聚而成毒，腐蚀关节，造成关节肿大变形，顽固难愈。正如《医极·杂病》云："痹非三气，患在痰瘀。"

3. 正气不足，筋骨失养

禀赋不足，肝肾素虚，或房劳过度，肾精耗竭，或饮食不节，起居失调，脾气受损，化源不足，气血亏虚，均可导致"气主煦之""血主濡之"的功能不足，经脉关节失于气血濡养，导致不荣则痛。正如《伤寒论》曰："寸口脉微而涩，微者卫气不行，涩者荣气不逮。营卫不相将，三焦无所仰，身体痹不仁。"此外，正气不足更易使外邪乘虚而入，导致邪盛正虚的难治型痹证。正如《诸病源候论·风痹候》曰："痹者……由人体虚，腠理开，故受风邪也，病在阳曰风，在阴曰痹。"

禀赋不足，素体气虚，或饮食不节，起居失调，引起气血不足，肌肤失养，腠理空虚，卫外不固，外邪易于入侵，阻塞气血经络，留注于经络、关节、肌肉，而致本病。也可以因房劳过度内伤肾气，精气日衰，则邪易妄入，又因过逸之人，缺少锻炼，正气渐虚，筋骨脆弱，久致肝肾虚损，气虚血亏，后天失于濡养，稍有外感，邪易乘虚而入，与血相搏，经络不畅，痰瘀内生，流注关节而成痹证。

总之，正虚是致痹的内在原因，邪侵是致痹的重要条件，不通是发病的病理关键，不荣是本病的必然结果，在疾病发展过程中邪随虚转，证分寒热。病位在关节、筋脉、肌肉，迁延不愈，内舍五脏六腑，其中又以肝、脾、肾受损为主。

（三）诊断标准

RA 的临床诊断主要基于慢性关节炎的症状和体征、实验室及影像学检查。目前 RA 的诊断普遍采用美国风湿病学会（ACR）1987 年修订的分类标准（见表 2-5），符合 7 项条目中至少 4 项可诊断 RA。其敏感性为 94%，特异性为 89%。但对于早期、不典型及非活动期 RA 易漏诊。2010 年 ACR 和欧洲抗风湿病联盟（EULAR）联合提出了新的 RA 分类标准和评分系统（见表 2-6），该标准包括关节受累情况、血清学指标、滑膜炎持续时间和急性时相反应物四个部分，总得 6 分及以上可确诊 RA。

表 2-5 RA 分类标准（1987 年 ACR 修订）

1. 晨僵	关节或周围晨僵持续至少 1 小时
2. ≥ 3 个关节区的关节炎	医生观察到下列 14 个关节区域（两侧的近端指间关节、掌指关节、腕、肘、膝、踝及跖趾关节）中至少 3 个有软组织肿胀或积液（不是单纯骨隆起）
3. 手关节炎	腕、掌指或近端指间关节区中，至少有一个关节区肿胀

4.对称性关节炎	左、右两侧关节同时受累（双侧近端指间关节、掌指关节及跖趾关节受累时，不一定绝对对称）
5.类风湿结节	医生观察到在骨突部位、伸肌表面或关节周围有皮下结节
6.血清 RF 阳性	任何检测方法证明血清中 RF 含量升高（所用方法在健康人群中阳性率＜5%）
7.影像学改变	在手和腕的后前位像上有典型的 RA 影像学改变：必须包括骨质侵蚀或受累关节及其邻近部位有明确的骨质脱钙

注：以上 7 项中满足 4 项或者 4 项以上并除外其他关节炎者可诊断为 RA（要求第 1～4 项病程至少持续 6 周）。

表 2-6 RA 分类标准（2010 年 ACR/EULAR 标准）

项 目		评 分
关节受累情况		（0～5分）
中大关节	1 个	0
	2～10 个	1
小关节	1～3 个	2
	4～10 个	3
至少 1 个为小关节	＞10 个	5
血清学指标		（0～3分）
RF 和抗 CCP 抗体均阴性		0
RF 或抗 CCP 抗体低滴度阳性		2
RF 或抗 CCP 抗体高滴度阳性（正常上限 3 倍）		3
滑膜炎持续时间		（0～1分）
＜6 周		0
≥6 周		1

续 表

项　目	评　分
急性时相反应物	（0～1分）
CRP 和 ESR 均正常	0
CRP 或 ESR 异常	1
依据分类标准评分，≥6分为RA	

注：受累关节指关节肿胀疼痛。小关节包括掌指关节、近端指间关节、第2～5跖趾关节、腕关节，不包括第一腕掌关节、第一跖趾关节和远端指间关节；大关节指肩、肘、髋、膝和踝关节。

（四）治疗

1. 中医治疗

痹证以风、寒、湿、热、痰、瘀、虚为基本病机，治疗时应以祛邪通络为基本大法，分别采取祛风、散寒、除湿、清热、化痰、逐瘀、补虚等方法。治疗过程中还要注重养血活血，正所谓"治风先治血，血行风自灭"；散寒兼以温阳，除湿加以健脾；痹证后期还要重视扶正，补肝肾、益气血。

【辨证论治】（摘自中国中医科学院组织编写的《中医循证临床实践指南》）

（1）风湿痹阻证

证候：关节肌肉疼痛、重着，痛处游走不定，恶风，发热，或头痛，或汗出，肌肤麻木不仁。舌质淡红，苔薄白或薄腻，脉浮缓或濡缓。

治则：祛风除湿，通络止痛。

方药：羌活胜湿汤（《内外伤辨惑论》）加减。

羌活10g，独活10g，防风12g，姜黄10g，威灵仙15g，鸡血藤30g，当归10g，川芎10g，木瓜15g，甘草6g，秦艽20g。

加减：若发热明显者，加生石膏30g，知母10g，青蒿30g；大便溏薄者，加炒薏苡仁30g，白术15g；关节疼痛明显者，加乳香6g，没药10g。

（2）寒湿痹阻证

证候：关节冷痛而肿，遇寒痛增，得热痛减，关节屈伸不利，口淡不渴，恶风寒，阴雨天加重，肢体沉重。舌质暗淡，苔白，脉弦紧。

治则：散寒除湿，通络除痹。

方药：乌头汤（《金匮要略》）合防己黄芪汤（《金匮要略》）加减。

炙川乌10g（或制附子10g），细辛3g，白术15 g，赤芍15g，薏苡仁15g，当归15g，甘草6g，羌活10g，黄芪15g，防己10g。

加减：恶寒无汗者，加麻黄6g，桂枝10g；关节肿胀明显者，加汉防己15g，海桐皮20g；疼痛夜甚，屈伸不利者，加丹参30g，海风藤30g，伸筋草15g。

（3）湿热痹阻证

证候：关节红肿热痛，发热，晨僵，口渴或渴不欲饮，汗出，小便黄，大便干。舌质红，苔黄厚、腻，脉滑数或弦滑。

治则：清热利湿，宣痹通络。

方药：宣痹汤（《温病条辨》）合四妙丸（《成方便读》）加减。

苍术10g，黄柏10g，薏苡仁20g，苦参10g，连翘15g，金银花15g，土茯苓10g，防己10g，羌活15g，青风藤30g，当归15g，牛膝15g。

加减：热象明显者，加羚羊角15g，丹皮15g，赤芍20g；口渴者，加石斛20g，芦根30g；大便秘结者，加生大黄10g，虎杖20g。

（4）痰瘀阻络证

证候：关节肿胀刺痛，或疼痛夜甚，关节屈伸不利，皮下硬结，关节局部肤色晦暗，肌肤干燥无光泽，或肌肤甲错。舌质紫暗，有瘀点或瘀斑，苔腻，脉沉细涩。

治则：活血化瘀，祛痰通络。

方药：身痛逐瘀汤（《医林改错》）加减。

秦艽 6g，川芎 12g，桃仁 18g，红花 18g，甘草 12g，羌活 6g，没药 12g，当归 18g，五灵脂（炒）12g，香附 6g，牛膝 18g，地龙 12g。

加减：皮下结节者，加夏枯草 15g，牡蛎 20g，浙贝母 10g；肌肤甲错者，加土鳖虫 10g，丹参 30g。

（5）气血两虚证

证候：关节疼痛，倦怠乏力，汗出，畏风，少气懒言，头晕目眩，关节畸形，屈伸不利。舌质淡，苔少，脉沉细无力。

治则：补气养血，祛邪通痹。

方药：八珍汤（《正体类要》）加减。

黄芪 15g，党参 15g，白术 15g，茯苓 15g，当归 15g，杭芍 15g，熟地黄 15g，陈皮 10g，鸡血藤 15g，羌活 10g，秦艽 10g，防己 10g，苍术 10g，桂枝 10g，甘草 10g。

加减：腰痛耳鸣者，加山萸肉 20g，枸杞子 15g；纳呆食少者，加焦三仙 30g，甘松 15g。

（6）肝肾阴虚证

证候：关节疼痛或酸痛，屈伸不利，晨僵，关节畸形，腰膝酸软，头晕目眩，五心烦热，咽干，潮热。舌质红，苔少，脉沉细涩。

治则：滋阴清热，祛邪通痹。

方药：知柏地黄丸（《丹溪心法》）加减。

知母 15g，生地黄 15g，黄柏 10g，山茱萸 15g，山药 15g，牡丹皮 10g，茯苓 10g，泽泻 10g，枸杞子 10g，赤芍 10g，当归 10g，秦艽 10g，忍冬藤 15g。

加减：五心烦热较重者，加鳖甲 15g，青蒿 20g；关节疼痛者，加乌蛇 20g，青风藤 30g，没药 10g。

（7）肾阳亏虚证

证候：关节疼痛或酸痛，关节畸形，屈伸不利，晨僵，腰膝酸软，畏寒肢冷，耳鸣，小便清长，或气短虚喘。舌淡胖，苔白，脉沉迟而弱。

治则：温阳补肾，祛邪通痹。

方药：补肾祛寒治尪汤（《实用中医风湿病学》）加减。

淫羊藿 10g，补骨脂 15g，续断 10g，杜仲 15g，牛膝 15g，桂枝 10g，熟地黄 15g，羌活 10g，威灵仙 15g，红花 10g，薏苡仁 10g。

加减：关节疼痛较重者，加木瓜 10g，青风藤 20g；关节肿胀明显者，加汉防己 15g，海桐皮 20g。

【其他疗法】

（1）针灸疗法：选穴采取主穴加配穴方式，并注意辨证取穴。主穴方面：湿热证选取曲池、阴陵泉，寒湿证选取足三里、阴陵泉，气血两虚证选取合谷、三阴交，痰瘀痹阻证选取丰隆、阴陵泉、三阴交，肝肾亏虚证选取复溜、关元、肾俞等。配穴方面多采取局部取穴原则取穴：手指关节疼痛屈伸不利，选八邪；腕关节疼痛屈伸不利，选阳池、阳溪；肘关节疼痛，选尺泽；肩关节疼痛，选肩髃、肩髎、肩贞；足趾关节疼痛，选八风；踝关节疼痛，选昆仑、照海；膝关节痛，选膝眼、犊鼻；背部（脊椎关节）疼痛，选华佗夹脊穴等。操作手法上根据"虚则补之""盛则泻之"原则采取补、泻手法，并结合患者辨证情况适当调整，如属寒证者注意少针、多灸、久留以温中散寒，热证者注意多针、少灸、不留针以清热等。

（2）推拿疗法：类风湿关节炎累及四肢关节较多，分上肢操作和下肢操作。上肢部及肩部可取肩井，肩中俞，肩外俞，天髎，肩髎，肩髃，天泉，手五里，尺泽，曲泽，少海，肘髎，天井，肘尖，小海，手三里，外关，偏历，内关，间使，列缺，太渊，神门，大陵，养老，阳谷，阳池，阳溪，腕骨，鱼际，劳宫，少府，少商，后溪，前谷，少泽，少冲，合谷，八邪等穴。下肢部可取血海，梁丘，内、外膝眼，曲泉，阴谷，阴、阳陵泉，膝阳关，足三里，上、下巨虚，丰隆，飞扬，三阴交，复溜，交信，太溪，照海，中封，解溪，丘墟，昆仑，申脉，太冲，行间，公孙，太白，大都，隐白，陷谷，内庭，厉兑，足临泣，侠溪，足窍阴，至阴等穴。

推拿上肢时，嘱患者取坐位，按照擦上肢、肩部，揉按肩部，拿手三阴、三阳经，循经点按，摇肩、肘、腕关节，推按掌间肌，捻手指，握指，掌推肩部，擦肌肤等顺序进行，每部位3～5次。推拿下肢时嘱患者取仰卧位，按照掌推腿部，拿股四头肌，揉拿血海、梁丘，小腿部循经按揉，摇踝关节，推按掌趾间肌，按压足底，捻足趾等顺序进行，每部位1～2分钟。

注意事项：类风湿关节炎急性期不可以使用推拿治疗。对于手指各关节变形患者，操作应选用柔和的手法，慎用扳法等手法。

（3）敷贴疗法

1）云香膏（《中国膏药学》）治风寒湿痹、筋骨疼痛。云香、当归、白芷、白蔹、白及、川乌、草乌、穿山甲（用代用品）、麻黄、生地黄、木瓜、威灵仙、桃仁、肉桂、蜂房各

270g, 麻油 28750mL, 黄丹 14000g。先用麻油将各药熬炸至焦枯, 去渣, 下黄丹熬沸搅收膏、摊贴患处。

2) 加皮膏（《医宗金鉴》）治风湿寒痹疼痛。五加皮、生地黄、茅术（炒）、枳壳（炒）、莪术、桃仁（去皮）、山奈、当归、川乌（制）、陈皮、乌药、三棱、大黄、何首乌（制）、草乌（制）、柴胡、防风、刘寄奴、牙皂、川芎、官桂、羌活、威灵仙、赤芍、天南星（制）、香附（制）、荆芥、白芷、海风藤、藁本、续断、高良姜、独活、麻黄（去节）、甘松、连翘各9g，血余炭60g, 黄丹900g（炒）, 肉桂6g, 麝香6g, 木香6g, 附子6g（去制皮）, 冰片9g, 小茴香9g, 樟脑9g, 乳香9g（制）, 没药9g（制）, 阿魏9g, 细辛9g。用棉籽油2000mL, 将五加皮下三十六味煎至药枯, 去渣滤清, 加入血余炭、黄丹熬成膏, 再将肉桂下十一味研细末搅入膏药内, 摊在红布上。大号用膏15g, 中号9g, 小号7.5g, 贴患处。

（4）熏洗疗法：选用适合的药方, 煎煮后导入各部位熏洗适宜的容器中, 将需要熏蒸的部位放置于上, 再用布单等物罩在上面, 以防蒸汽泄出, 待药汤的温度下降到患者感觉舒适的温度时再洗, 熏洗完毕后用干净毛巾擦干, 并要注意避风。熏洗疗法一天可进行1～3次, 每次约20分钟。疗程依病情而定, 病瘥为度。

【预后调摄】

（1）慎起居：患者应该避免潮湿与受寒, 随气温变化增减衣物, 预防感冒。炎热季节, 切不可长时间置于空调环境中, 还要避免汗出当风。晨僵关节局部可用温水浸泡, 使晨僵症状加快缓解。在疾病活动期, 适当卧床休息。

（2）调饮食：该病患者常有营养不良, 饮食应保证足够的热量、蛋白质及维生素, 补充钙质。避免过食生冷, 伤及脾胃。若患者有发热、皮疹、咽喉肿痛等，忌食肥甘厚味、辛辣刺激之品。

（3）畅情志：该病属慢性疾病，迁延难愈，易反复发作。因此要帮助患者减轻精神负担，正确对待疾病，保持乐观的情绪，既不要意志消沉，也不要焦虑急躁。

（4）调姿态：本病患者的姿势、体位往往会影响患者今后的关节功能、日常生活与工作。调姿态的主要目的是纠正病人不良的姿态、体位，有利于恢复健康。基本原则是使受累的关节尽可能保持功能体位，如膝关节应保持伸位。如在睡眠时为减轻疼痛，在膝下垫枕头，日久则关节屈曲畸形，影响正常行走。患者由于肢体麻木、疼痛、屈伸不利、僵硬等情况，常常采取种种不正确的姿态和体位，以图减轻疼痛，但这些体位可能造成患者日后关节功能不全，因此，患者的坐、立、站、行走、睡眠等姿态均须注意，及时纠正。

（5）锻炼关节：患者应该特别注意功能锻炼，从而避免关节强直、功能障碍及肌肉萎缩，并能增强体质，提高机体抵抗力。锻炼形式多种多样，如做操、慢跑、打拳、气功等，也可借助器械进行锻炼，但要注意受累关节避免负重，初期从小运动量开始，循序渐进并持之以恒。

（6）疾病预后：RA 病人的预后与病程长短、病情程度及治疗有关。近年来，随着人们对 RA 的认识加深、传统 DMARDs 正确应用以及生物 DMARDs 的不断涌现，RA 的预后明显改善，经早期诊断、规范化治疗，80% 以上 RA 病人能实现病情缓解，只有少数最终致残。

2. 西医治疗

目前 RA 不能根治，最佳的治疗方案需要临床医生与病人之间共同协商制订，应按照早期、达标、个体化方案治疗原则，密切监测病情，减少致残。治疗的主要目标是达到临床缓解或低疾病活动度，临床缓解的定义是没有明显的炎症活动症状和体征。治疗措施包括：一般性治疗、药物治疗、外科手术治疗等，其中以药物治疗最为重要。

（1）一般治疗：包括病人教育、休息、关节制动（急性期）、关节功能锻炼（恢复期）、物理疗法等。卧床休息只适宜于急性期、发热以及内脏受累的病人。

（2）药物治疗：治疗 RA 的常用药物分为五大类，即非甾体抗炎药（NSAIDs）、传统 DMARDs、生物 DMARDs、糖皮质激素（GC）及植物药等。初始治疗必须应用一种 DMARDs。

1）非甾体抗炎药（NSAIDs）：具有镇痛抗炎作用，是缓解关节炎症状的常用药，但控制病情方面作用有限，应与DMARDs 同服。选择药物需注意胃肠道反应等不良反应；避免两种或两种以上 NSAIDs 同时服用。选择性 COX-2 抑制剂可以减少胃肠道不良反应。NSAIDs 可增加心血管事件的发生，因而应谨慎选择药物并以个体化为原则。

2）传统 DMARDs：该类药物较 NSAIDs 发挥作用慢，需1 ～ 6 个月，不具备明显的镇痛和抗炎作用，但可延缓和控制病情进展。RA 一经确诊，都应早期使用 DMARDs 药物，药物的选择和应用方案要根据病人病情活动性、严重性和进展而定，视病情可单用也可采用两种及以上 DMARDs 药物联合使用。各个 DMARDs 有其不同的作用机制及不良反应，在应用时需谨慎监测。本类药物中常用者有以下几种：

① 甲氨蝶呤（methotrexate，MTX）：RA 治疗的首选用药，也是联合治疗的基本药物。本药抑制细胞内二氢叶酸还原酶，使嘌呤合成受抑制。每周 7.5 ～ 20mg，以口服为主，亦可静注或肌注，需向病人着重强调每周一次的给药频率。通常 4 ～ 6 周起

效，疗程至少半年。不良反应有肝损害、胃肠道反应、骨髓抑制和口炎等，用药前3个月每4～6周查血常规、肝肾功能，如稳定后可改为每3个月监测一次，肾功能不全者需注意减量。

② 来氟米特（leflunomide，LEF）：主要抑制合成嘧啶的二氢乳清酸脱氢酶，使活化淋巴细胞的生长受抑制。口服每次10～20mg。主要不良反应有胃肠道反应、肝损伤、脱发、骨髓抑制和高血压等。有致畸作用，孕妇禁用。

③ 抗疟药：包括羟氯喹和氯喹，前者应用较多，每日0.2～0.4g，分两次服。肝、肾相关副作用较小，无须常规监测。用药前和治疗期间需检查眼底，以监测该药可能导致的视网膜损害。

④ 柳氮磺吡啶：剂量为每日1～3g，分2～3次服用，由小剂量开始，会减少不良反应，对磺胺过敏者慎用。

⑤ 其他DMARDs：金制剂和青霉胺，现很少使用。硫唑嘌呤，抑制细胞核酸的合成和功能，每日口服剂量为100mg，病情稳定后可改为50mg维持，服药期间需监测血象及肝、肾功能，需特别注意粒细胞减少症。环孢素，每日剂量为2.5～5mg/kg，分1～2次口服。其突出的不良反应为血肌酐和血压上升，服药期间宜严密监测。

3）生物DMARDs：是近30年来类风湿关节炎治疗的一个革命性进展，其治疗靶点主要针对细胞因子和细胞表面分子。TNF-α拮抗剂是首次获批治疗RA的靶向药物，还包括IL-1拮抗剂、IL-6拮抗剂、CD_{20}单克隆抗体、细胞毒T细胞活化抗原-4（cytotoxic T lymphocyte activation antigen-4，CTLA-4）抗体。目前使用最普遍的是TNF-α拮抗剂、IL-6拮抗剂。如最初DMARDs方案治疗未能达标，或存在有预后不良因素时应考虑加用生物制剂。为增加疗效和减少不良反应，本类生物制剂宜与 MTX 联合应用。其主要的副作用包括注射部位反应和输液反应，可能增加感染，尤其是结核感染的风险，有些生物制剂长期使用会使发生肿瘤的潜在风险增加。用药前应筛查结核，除外活动性感染和肿瘤。

4）糖皮质激素（GC）：本药有强大的抗炎作用，能迅速缓解关节肿痛症状和全身炎症，GC 治疗 RA 的原则是小剂量、短疗程。使用 GC 必须同时应用 DMARDs，仅作为 DMARDs 的"桥梁治疗（bridge therapy）"。低至中等剂量的 GC 与 DMARDs 药物联合应用在初始治疗阶段对控制病情有益，当临床条件允许时应尽快递减 GC 用量至停用。有关节外表现，如伴有心、肺、眼和神经系统等器官受累，特别是继发血管炎的 RA 病人，应予以中到大量 GC 治疗。关节腔注射 GC 有利于减轻关节炎症状，但过频的关节腔穿刺可能增加感染风险，并可发生类固醇晶体性关节炎，一年内不宜超过 3 次。使用 GC 的病人均应注意补充钙剂和维生素 D，避免骨质疏松。

5）植物药制剂：已有多种治疗 RA 的植物制剂，如雷公藤多苷、白芍总苷、青藤碱等，对缓解关节症状有较好作用，长期控制病情的作用尚待进一步研究证实。其中雷公藤多苷最为常用，应注意其性腺抑制、骨髓抑制、肝损伤等副作用。

（3）外科治疗：包括人工关节置换和滑膜切除手术，前者适用于较晚期有畸形并失去功能的关节，滑膜切除术可以使病情得到一定的缓解，但当滑膜再次增生时病情又趋复发，所以必须同时应用 DMARDs。

二、系统性红斑狼疮

（一）概述

系统性红斑狼疮（Systemic Lupus Erythematosus，SLE）

是一种全身性的自身免疫性慢性炎症性结缔组织病，属于风湿病范畴。本病多见于青年育龄女性，男女之比为1：（7～10）。其病因迄今未明，目前认为其发病与遗传、性激素、环境、药物等因素有关。起病多隐匿，病程常表现为病情加重与缓解交替。SLE的临床表现复杂多样，可侵犯全身各脏器，累及一个至多个系统，轻者表现为轻度的关节炎、皮疹、隐匿性肾炎、血小板减少性紫癜等，重者出现多系统损害甚至表现为狼疮危象。

中医称系统性红斑狼疮为"蝶疮流注"，属于中医痹证范畴，历代医家常常根据其临床表现以及皮疹特征的不同将其命名为周痹、斑痹、红斑痹等。

（二）中医病因病机

系统性红斑狼疮的病因病机，自古以来多数医家认同该病是由于患者先天禀赋不足、肾精亏虚，或外感六淫之邪，或七情过极，或复感日光暴晒等而发病。

1.先天不足

本病患者多属先天禀赋不足，阴阳失调，肾阴亏耗。好发于育龄期女性，女子以阴血为本，因女性的月经、妊娠等生理活动，均可伤阴耗血，若先天不足，素有真阴本亏者，易于发病。肾为先天之本，内藏五脏六腑之精，若肾阴亏虚，遇后天失调，如房事不节，命相火动，水亏于下，火炎于上，阴火燔灼，真阴愈亏，外邪乘虚而入，"邪入于阴则痹"，血脉闭阻不通而发病。病久阴血暗耗，阴损及阳，阴阳两虚致病情加重。其中肾阴亏耗在系统性红斑狼疮发病过程中占有至关重要的地位。

2.六淫外伤

六淫之风、暑、火、燥四阳邪外袭，或冬春风寒侵袭腠理，或夏有湿热交阻，或盛暑阳光灼人，或秋有气燥伤津，均可蕴生热毒，灼耗阴精，发斑动血，外能伤肤损络，内能波及营血、脏腑。临床上可见发热、面部红斑、皮肤斑疹、口咽干燥、关节疼痛，甚至神昏谵语、吐血等表现。

3. 瘀血阻络

血热则瘀，血寒则凝，无论真阴不足，水亏火旺，还是外感六邪化火，血行不畅，阻塞经络，本病瘀热为多。瘀热阻塞体表脉络，则瘀点满布，甚则肢痛难忍。瘀热阻塞上焦，水道不能通调，积而为饮，心肺受损；瘀热阻塞中焦，脾胃受损，气血不足，气不摄血，血虚有火，热逼血行，血不循经而溢于脉外，则见衄血紫斑，月经不调，或见血尿；瘀热闭阻下焦水道，肝肾受损，则见腰痛、浮肿、腹水等；瘀热上入清窍，则偏瘫痿痪。

本病的基本病机是素体不足，真阴亏虚，瘀毒阻络，内侵脏腑。病位在经络、血脉，与心、脾、肾密切相关，可累及肝、肺、脑、皮肤、肌肉、关节等。其性质属本虚标实，真阴不足为本，热毒、瘀血、积饮为标。

（三）诊断标准

目前普遍采用美国风湿学会（ACR）1997 年修订的 SLE 分类标准（见表 2-7）。该分类标准的 11 项中，具备 4 项或 4 项以上相继或同时出现，并除外感染、肿瘤和其他结缔组织病后者，可诊断为 SLE。需强调指出的是患者病情的初始或许达不到分类标准中的 4 条，但随着病情的进展逐渐达到标准，因此对于免疫学异常和有高滴度抗核抗体的患者，即使临床诊断不够条件，也应该密切随访，以便尽早做出早期诊断和进行治疗。

表 2-7 1997 年 ACR 修订系统性红斑狼疮的分类标准

1. 颊部红斑：固定红斑，扁平或高起，在两颧突出部位，常不累及鼻唇沟附近皮肤
2. 盘状红斑：片状高起于皮肤的红斑，黏附有角质脱屑和毛囊栓；陈旧病变可发生萎缩性瘢痕
3. 光过敏：对日光有明显的反应，引起皮疹，从病史中得知或医生观察到
4. 口腔溃疡：经医生观察到的口腔或鼻咽部溃疡，一般为无痛性
5. 关节炎：非侵蚀性关节炎，累及 2 个或更多外周关节，有压痛、肿胀或积液
6. 浆膜炎：胸膜炎或心包炎
7. 肾脏病变：尿蛋白 > 0.5g/24h 或 +++，或管型（红细胞、血红蛋白、颗粒或混合管型）
8. 神经系统病变：癫痫发作或精神病，除外药物或已知的代谢紊乱
9. 血液学疾病：溶血性贫血，或白细胞减少，或淋巴细胞减少，或血小板减少
10. 免疫学异常：抗 ds-DNA 抗体阳性，或抗 Sm 抗体阳性，或抗磷脂抗体阳性（后者包括抗心磷脂抗体、或狼疮抗凝物、或至少持续 6 个月的梅毒血清实验假阳性，三者中具备一项阳性）
11. 抗核抗体：在任何时候和未用药物诱发"药物性狼疮"的情况下，抗核抗体滴度异常

（四）治疗

扶正与祛邪是治疗系统性红斑狼疮的两大原则。以调和阴阳、补益气血治其本，清热解毒、活血化瘀通络治其标。在急性活动期按照"急则治其标"的原则，以祛邪为主，多清热解毒，凉血祛瘀，因急性期热毒炽盛，壅滞血脉，灼伤营阴，且"肝肾阴虚"为本，祛邪的同时滋补肝肾之阴为辅。稳定期以气阴两虚、脾肾阳虚为多，治宜益气养血、阴阳双补及补益脾肾、补益肝肾，以扶正固本为主，又因阴虚生内热，气虚血易瘀，同时为防正虚邪恋，需辅清热祛瘀以祛邪。在治疗过程中，始终不离祛邪与解毒，扶正则以益气养阴为主，解毒则据病邪特点可分为清热解毒、化瘀解毒、泄浊解毒等灵活运用之法。

1. 中医治疗（参考中华医学会系统性红斑狼疮诊疗指南）

【辨证论治】

（1）热毒炽盛证

证候：面部蝶形红斑鲜艳，皮肤紫斑，伴有高热，烦躁口渴，神昏谵语，抽搐，关节肌肉疼痛，大便干结，小便短赤，舌红绛，苔黄腻，脉洪数或细数。多见于系统性红斑狼疮急性活动期。

治则：清热凉血，化斑解毒。

方药：犀角地黄汤合黄连解毒汤加减。

水牛角 30g（先煎），生地黄 30g，牡丹皮 15g，黄连 10g，黄芩 15g，黄柏 15g，栀子 15g，青蒿 20g（后下），赤芍 15g，泽泻 15g，知母 15g，白茅根 20g，玄参 15g 等。

加减：高热神昏，加安宫牛黄丸或紫雪散等；咽喉肿痛，加山豆根 6g，蒲公英 12g，甘草 6g，以清热解毒利咽。

（2）阴虚内热证

证候：斑疹暗红，伴有不规则发热或持续低热，五心烦热，自汗盗汗，面浮红，关节痛，足跟痛，月经量少或闭经，舌红苔薄，脉细数。多见于轻中度活动期或稳定期。

治则：滋阴降火。

方药：六味地黄丸合大补阴丸、清骨散、二至丸加减。

生地黄 30g，鱼腥草、益母草、青蒿（后下）、紫草、知母、黄柏各 15g，女贞子、旱莲草各 20g，茯苓、泽泻、牡丹皮、山茱萸各 9g。

加减： 自汗明显，加黄芪 15g，党参 10g，麻黄根 10g，以益气敛汗；盗汗明显，加龟甲 15g（先煎），地骨皮 10g，糯稻根须 10g，以滋阴清热止汗；咽干，反复发生咽喉肿痛，加玄参 15g，麦冬 9g，北沙参 9g，桔梗 6g，以滋阴润肺，利咽消肿。

（3）脾肾阳虚证

证候： 面色无华，眼睑、下肢浮肿，胸胁胀满，腰膝酸软，面热肢冷，口干不渴，小便清长，尿少或尿闭，舌淡胖苔少，脉沉细。多见于素体阳虚或 SLE 晚期合并心肾损害时。

治则： 温肾壮阳，健脾利水。

方药： 肾气丸、右归丸或附子理中汤，重者用参附汤加减。

熟地黄 24g，山萸肉 12g，山药 12g，牡丹皮 9g，茯苓 9g，泽泻 9g，赤芍 9g，生姜 5g，附子 3g（先煎），肉桂 3g。

加减： 水肿明显，加茯苓 12g，车前子 15g（先煎），冬瓜皮 30g，以补益脾肾，利水消肿；腰酸明显，加杜仲 15g，续断 12g，以补肾健腰。

（4）脾虚肝旺证

证候： 皮肤紫斑，胸胁胀满，腹胀纳呆，头昏头痛，耳鸣失眠，月经不调或闭经，舌紫暗或有斑，脉细弦。

治则： 健脾清肝。

方药： 四君子汤合丹栀逍遥散加减。

党参 15g，白术 15g，茯苓 15g，牡丹皮 9g，栀子 9g，木香 10g，陈皮 10g。

加减： 腹胀明显，加香附 9g，枳壳 6g，以理气消胀。

（5）气滞血瘀证

证候：红斑暗滞，角栓形成及皮肤萎缩，伴倦怠乏力，舌暗红，苔白或光面舌，脉沉细。多见于血管炎、紫癜、心脏损害或肝脾肿大患者。

治则：疏肝理气，活血化瘀。

方药：逍遥散合血府逐瘀汤加减。

柴胡、白芍、当归、白术、茯苓各 15g，炙甘草 6g，桃仁 12g，红花 9g，枳壳 10g，赤芍 6g，川芎 10g，牛膝 10g，益母草 30g，丹参 20g，香附 15g。

加减：伴心悸失眠，加炒酸枣仁 30g，柏子仁 12g，以养心安神；倦怠乏力，气短懒言，加黄芪 15g，党参 15g，以健脾益气；肝脾肿大，加炙鳖甲 15g（先煎），穿山甲 5g，三棱 9g，莪术 9g，以活血散结。

【其他疗法】

（1）针刺：分两组取穴。一组分别为风池，间使，夹脊之胸3、胸7、胸11，足三里。另一组分别为大椎，合谷，夹脊之胸5、胸9，复溜。每周针刺 3 次，上述两组穴位交替进行，10 次为 1 个疗程，一般连续 3 个疗程。

（2）耳针：针刺心、肺、神门、肾上腺、脑穴。留针 1～3 小时，每隔 3 天 1 次，10～15 次为一个疗程。

（3）理疗：音频电疗法，一般每日 1 次，每次 10～15 分钟，10 次为 1 个疗程。

【预后调摄】

（1）及时有效地控制感染，阻断引起不正常的免疫反应的因素。

（2）慎用某些诱发狼疮的药物，以避免本病的发作。

（3）疾病未得及时控制时，不宜妊娠。

（4）避免日光暴晒及紫外线照射。

（5）内热重的患者，宜食凉性食物。羊肉、牛肉、狗肉、马肉、驴肉等温性动物，可能诱发和加重病情。水果也宜选用梨、西瓜等。菠菜能发疮，增加尿蛋白和管型，花菜能加重脱发，均应忌食。湿热偏盛或阴虚患者不宜饮酒，也不宜用药酒、补酒等治疗。

2. 西医治疗

（1）一般治疗：应加强患者对于疾病、病情的认识，嘱患者调节不良情绪，对于焦虑抑郁的患者应及时予药物或心理干预。疾病急性活动期应卧床休息，处于缓解期，病情稳定后患者可适当工作，但需注意勿过劳。避免日晒或紫外线照射及服用可能诱发狼疮的药物或食物，如避孕药、苜蓿等。预防感染，及时发现和治疗感染。

（2）药物治疗

1）患者虽有疾病活动，但症状轻微，仅表现光过敏、皮疹、关节炎等，而无明显内脏损害者。

①非甾体抗炎药：可用于控制关节炎，有消炎止痛的作用，应注意消化道出血，肝肾功能减退等不良反应。

②抗疟药：可控制皮疹和减少光过敏，常用氯喹 0.25g，或羟氯喹 0.2～0.4g，每天 1 次。主要不良反应是眼底病变。用药超过 6 个月者，应每半年检查眼底。有心动过缓或传导阻滞者禁用抗疟药。

③可短期局部应用激素治疗皮疹，但脸部应尽量避免使用强效激素类外用药，一旦使用，不应超过 1 周。另外小剂量激素（泼尼松 ≤ 10mg/d）有助于控制病情。

④权衡利弊，必要时可用硫唑嘌呤、甲氨蝶呤等免疫抑制剂。应注意轻型 SLE 可因过敏、感染、妊娠生育、环境变化等

因素而加重。

2）重型 SLE：重型 SLE 主要分为两个部分，即诱导缓解和巩固治疗。诱导缓解的目的在于迅速控制病情，阻止或逆转内脏损害，力求疾病完全缓解。但应注意过分免疫抑制诱发的并发症，尤其是感染和性腺抑制。

① 糖皮质激素：是治疗 SLE 的基础药物，具有强大的抗炎作用和免疫抑制作用。在诱导缓解期，根据病情用泼尼松 0.5～1.0mg/（kg·d）的剂量口服，通常晨起服用 1 次。病情稳定后 2 周或疗程 6 周内，以每 1～2 周减 10% 的速度逐渐减量，以小剂量维持治疗。如果病情允许，泼尼松维持治疗的剂量尽量 < 10mg/d。在减药过程中，如果病情不稳定，可暂时维持原剂量不变或酌情增加剂量或加用免疫抑制剂联合治疗。在出现重要脏器急性进行性损伤时（如肺泡出血、严重的狼疮性脑病、严重血液系统损害、急性肾衰竭等）可应用激素冲击治疗，即用 500～1000mg 的甲泼尼龙溶于 250mL 葡萄糖溶液中，静脉滴注，每天 1 次，连续 3～5 天为 1 个疗程。如病情需要，1～2 周后可重复使用，从而较快地控制病情以达到诱导缓解。长期使用激素的不良反应除感染外，还包括高血压、坏死等。治疗开始应记录血压、血糖、血钾、血脂、骨密度、胸部 X 线片等作为评估基线，并定期随访。

② 环磷酰胺（CTX）：是治疗重症 SLE 的有效药物之一，它对体液免疫抑制作用较强，能抑制 B 细胞增殖和抗体生成，且抑制作用较持久。目前普遍采用的标准 CTX 冲击治疗法：CTX 0.5～1g/m² 溶于 250mL 生理盐水中静脉滴注，除病情危重患者每 2 周冲击 1 次外，通常每 4 周冲击 1 次。多数患者 6～12 个月后病情缓解，而在巩固阶段，常需要继续 CTX 冲击治疗，延长用药间歇期至 3 个月 1 次，维持 1～2 年。由于 CTX 的敏感

性存在个体差异，年龄、病情、病程和体质使其对药物的耐受性有所差别，所以治疗时应根据患者的具体情况，掌握好剂量、冲击间隔期和疗程，既要达到疗效，又要避免胃肠道反应、脱发、肝损害、骨髓抑制及出血性膀胱炎等不良反应。

③霉酚酸酯（MMF）：能有效控制Ⅳ型狼疮性肾炎活动，疗效与CTX相近，但不良反应总体低于CTX。常用剂量为1~2g/d，分两次口服。主要的副作用有胃肠道反应、骨髓抑制、感染、致畸等。对白细胞、肝肾功能影响很小。

④环孢素A（CsA）：对狼疮性肾炎（特别是Ⅴ型）有效，由于没有骨髓毒性，也常用于治疗SLE的血液系统损害。常用剂量为3~5mg/（kg·d），分2次口服。其主要不良反应为肝肾损害及高血压、高尿酸血症、高血钾症等，使用期间应予以监测。

⑤硫唑嘌呤（AZA）：常用于SLE的维持治疗。剂量为50~100mg/d，分两次口服，病情稳定后改为50mg/d。其不良反应主要是骨髓抑制、肝功能损害、胃肠道反应等。在控制肾脏和神经系统病变效果不及CTX冲击治疗，而对浆膜炎、血液系统、皮疹等较好。少数患者对AZA极度敏感，在用药短期内就可引起严重的粒细胞和血小板缺乏症，故使用初期应注意密切监测血象变化。

⑥甲氨蝶呤（MTX）：主要用于关节炎、肌炎、浆膜炎和皮肤损害为主的SLE。剂量为10~15mg，每周1次。其不良反应有口腔黏膜糜烂、胃肠道反应、肝功能损害、骨髓抑制等。

3）狼疮危象：治疗的目的在于挽救生命，保护受累器官，防止后遗症。通常需要大剂量甲泼尼龙冲击治疗，针对受累脏器进行对症治疗和支持治疗，以帮助患者度过危象。后继的治疗可按照重型SLE的原则，继续诱导缓解和维持巩固治疗。

4）妊娠生育：妊娠可诱发或加重部分 SLE，特别是在妊娠早期和产后 6 周。非缓解期 SLE 易于流产、早产或死胎（发生率约 30%），故应避孕。患者无重要脏器损害、病情稳定 1 年以上，细胞毒免疫抑制剂（CTX 、MTX 等）停用半年以上，泼尼松维持量＜ 10mg/d，可以妊娠。由于妊娠早期及产后 6 周容易复发 SLE，故妊娠期可适当增加激素剂量。有习惯性流产史或抗磷脂抗体阳性者，应加服低剂量阿司匹林 50 ～ 100mg/d，有利于防止血栓形成和流产。

三、干燥综合征

（一）概述

干燥综合征是一种累及全身外分泌腺，以泪腺和唾液腺为主的慢性炎症性的自身免疫病，可同时累及多个器官，如腺体外呼吸道、消化道、泌尿道、神经、肌肉、关节等均可受损，复杂多样，但是以眼、口干燥为主要临床表现。该病可发生于任何年龄人群，其中以中年女性多见，男女比例大概 1：15。本病分为原发性和继发性两种，与 EB 病毒感染相关的为原发性干燥综合征，有干燥性角结膜炎和口腔干燥而不伴其他结缔组织病；继发于 RA、SLE、系统性硬化病的为继发性干燥综合征。

干燥综合征这一病名在中医学文献中并无记载，据其临床症状体征及发病机理归于中医"燥证"范畴。《路志正医林集腋》明确提出燥痹病名，"外燥致痹多兼风热之邪，其治当滋阴润燥，养血祛风，方用滋燥养荣汤加减，内燥血枯，酌用活血润燥生津散加减"，强调"燥痹以阴血亏虚，津枯液涸，筋脉关节失濡为主要病机，治以滋阴润燥为急，即有兼夹之邪，也应在滋阴润燥基础上佐以祛邪，不可喧宾夺主"。近年全国中医痹病专业委员会正式称本病为"燥痹"。

（二）中医病因病机

本病属中医燥证中的内燥，其病因病机不外先天不足，燥毒侵袭，气虚失运，阴虚津亏，瘀血阻络。

1. 先天不足

素体阴虚，津液内耗；或素体阳虚，气化不利，津液不得上承，均可导致津液亏损，清窍失养，而生内燥，发为本病。

2. 气虚失运

饮食劳倦损及脾胃，或素体脾胃虚弱，致使脾胃运化无力而气血生化乏源，导致气不布津，血不濡润而生燥。

3. 阴虚津亏

亡血失精，久病大病，或热病后期，汗吐下法，过服辛散之品，均可导致津液亏损，脏腑失养而为本病。

4. 燥毒侵袭

凡阴虚燥盛之体易生燥毒，煎灼津液而化燥，又易外感温热之邪，积热酿毒、灼津炼液而致本病。

5. 瘀血阻络

津亏血行不畅，致瘀血内停。瘀血作为继发性病因又会导致脉络痹阻而津液敷布障碍，进一步加重病情。

（三）诊断标准

2002 年美欧共识小组（AECG）制定的原发性干燥综合征分类标准目前被广泛使用，其诊断敏感性接近 90%，特异性在 95% 以上。2016 年，美国风湿病学会（ACR）和欧洲抗风湿病联盟（EULAR）在原有指南的基础上，共同制订了原发性干燥综合征的最新分类标准，根据该标准的定义，当患者得分 ≥ 4，则将之归类为原发性干燥综合征。见表 2-8，表 2-9，表 2-10。

表 2-8　2002 年美欧共识小组（AECG）干燥综合征分类 / 诊断标准

Ⅰ．口腔症状：　3 项中有 1 项或 1 项以上

1. 每日感口干持续 3 个月以上

2. 成年后腮腺反复或持续肿大

3. 吞咽干性食物时需用水帮助

Ⅱ．眼部症状：　3 项中有 1 项或 1 项以上

1. 每日感到不能忍受的眼干持续 3 个月以上

2. 有反复的砂子进眼或砂磨感觉

3. 每日需用人工泪液 3 次或 3 次以上

Ⅲ．眼部体征：　下述检查有 1 项或 1 项以上阳性

1. Schirmer I 试验（+）（< 5mm/5min）

2. 角膜染色（+）

Ⅳ．组织学检查：　下唇腺病理示淋巴细胞灶≥1（指4mm^{2}组织内至少有 50 个淋巴细胞聚集于唇腺间质者为 1 个灶）

Ⅴ．唾液腺受损：　下述检查有 1 项或 1 项以上阳性

1. 涎液流率（+）（≤ 1.5 mL/15min）

2. 腮腺造影（+）

3. 唾液腺放射性核素检查（+）

Ⅵ．自身抗体：　抗 SSA 抗体或抗 SSB 抗体（+）（双扩散法）

表 2-9　诊断标准的具体分类

1. 原发性干燥综合征：　无任何潜在疾病的情况下，有下述 2 条则可诊断

a. 符合上述表中 4 条或 4 条以上，但必须含有条目Ⅳ（组织学检查）和（或）条目Ⅵ（自身抗体）

b. 条目Ⅲ、Ⅳ、Ⅴ、Ⅵ 4 条中任 3 条阳性

2. 继发性干燥综合征：　患者有潜在的疾病（如任一结缔组织病）而符合表 2-8 的 Ⅰ 和Ⅱ中任 1 条，同时符合条目Ⅲ、Ⅳ、Ⅴ中任 2 条

3. 必须除外：　颈头面部放疗史，丙型肝炎病毒感染，艾滋病，淋巴瘤结节病，格雷夫斯病，抗乙酰胆碱药的应用（如阿托品、莨菪碱、溴丙胺太林、颠茄等）

表 2–10　干燥综合征分类标准条目（2016 ACR/EULAR 共识）

条　目	得　分
唇腺病理示淋巴细胞灶 ≥ 1 个 /4mm^2	3
抗 SSA 抗体 /Ro 抗体阳性	3
角膜染色：　Ocular Staining Score 评分 ≥ 5 或 van Bijsterveld 评分 ≥ 4	1
Schirmer 试验 ≤ 5mm/5min	1
自然唾液流率 ≤ 0.1mL/min	1

（四）治疗

1. 中医治疗

干燥综合征是因人体津液亏损，造成局部或全身出现以干燥为主要特征的病证。病情由表及里，由浅入深，可致多脏器受损。其临床辨证，首当辨其虚实表里。外邪（燥热之邪）致病者，多属表属实，起病急，病程短；而先天禀赋不足，年老体弱，失治误治，久病及里者，耗伤肺、肾、肝、脾、胃之阴液，致阴虚津亏者，属里属虚，起病缓慢，病程较长。里虚证再复感外邪者，多属虚中夹实之证。临床详解主次，分别论治。

【辨证论治】参照《实用中医风湿病学》（路志正、焦树德），本病分为以下几个证候，治疗如下：

（1）燥邪犯肺证

本证又称燥气伤肺证，是外感燥邪或感受风热化燥伤阴，以致肺液耗伤的一类病证。

证候：口鼻干燥，干咳无痰或痰少黏稠，难以咳出，常伴有胸痛、发热头痛、周身不爽等，舌红苔薄黄而干，脉细数。

治则：清肺润燥止咳。

方药：清燥救肺汤加减。

桑叶10g，石膏20g，甘草10g，人参须10g，火麻仁15g，阿胶10g，麦冬20g，杏仁10g，枇杷叶10g，茯苓20g，南北沙参各10g。

加减：兼有风热表证者，宜疏风润肺，方用桑杏汤。

（2）肺肾阴虚证

证候：口干咽燥，声音嘶哑，咳嗽少痰，心烦少寐，骨蒸潮热，腰膝酸软，舌红苔少，脉细数。

治则：清肺益肾，滋阴生津。

方药：百合固金汤化裁。

生地黄10g，熟地黄10g，麦冬10g，玄参10g，百合10g，沙参15g，青果10g，阿胶10g，桔梗10g，贝母10g，知母12g，山药10g。

加减：口咽干燥甚者，可加芦根、甜柿霜、乌梅。阴虚内热可加地骨皮、白薇、鳖甲。

（3）肝肾阴虚证

证候：眩晕耳鸣，口干目涩，视物模糊，两胁隐痛，爪甲枯脆，失眠盗汗，腰膝酸软，肢体麻木，筋脉拘急，舌红苔少或无苔，脉沉或细数。

治则：滋补肝肾，养阴生津。

方药：一贯煎和左归饮加减。

枸杞子15g，菊花10g，生地黄10g，熟地黄10g，沙参15g，麦冬15g，首乌10g，白芍10g，旱莲草10g，木瓜10g，山茱萸15g，桑椹10g。

加减：眼干涩，视物模糊者，加石斛。

（4）脾胃阴虚证

证候：舌干口燥，干呕呃逆，饥不欲食，胃脘隐痛，大便干结，舌红少津，脉细稍数。

治则：健脾益胃，养阴生津。

方药：益胃汤合玉女煎加减。

玄参 15g，麦冬 15g，石斛 10g，生地黄 10g，玉竹 15g，白芍 10g，知母 10g，甘草 10g，玄参 10g。

加减：若脾阴不足而"脾约"，证见大便难，宜用麻子仁丸。

（5）气血瘀阻证

证候：口干咽燥，眼干目涩，头晕目眩，皮肤粗糙，色暗发斑，四肢关节疼痛或屈伸不利，舌质暗少津，或青紫有瘀点，脉细涩。

治则：益气活血化瘀。

方药：桃红四物汤加减。

当归 10g，生地黄 15g，赤芍 10g，鸡血藤 30g，桃仁 10g，红花 10g，牛膝 15g，鹿衔草 10g，穿山甲 10g，甘草 10g。

加减：关节畸形，皮肤瘀斑且粗糙者，可加水蛭、土鳖虫等。

【其他疗法】

（1）针灸疗法：口咽干燥属肝肾阴虚者，针刺肾俞、肝俞、太溪、阴陵泉、水分、百会；腮腺肿大者针刺太冲、中渚、阳陵泉；关节肿痛属风寒者，艾灸神阙、关元及病变局部，属风湿者针刺曲池、委中、鹤顶、血海、劳宫等穴。

（2）单方验方

雪梨膏：由雪梨汁、生地汁、茅根汁、藕汁、萝卜汁、麦冬汁、蜂蜜、饴糖、姜汁等煎炼成膏，可养阴清热，润燥生津。

润燥六黄汤：生地黄、熟地黄、黄连、黄芩、黄柏、天冬、麦冬、当归、黄精、玄参。

健脾益气增液汤：太子参、生芪、云苓、党参、麦冬、天花粉、甘草等。

另可配服养阴清肺膏、石斛夜光丸。

【预后调摄】

本病预后较好，合并内脏损害的患者在经及时有效治疗后往往可控制病情，甚至缓解，但是注意治疗疗程。

当出现中枢性神经病变、进行性肺纤维化、恶性淋巴瘤、肾小球受损伴肾功能不全者提示预后不佳。此类患者应注意以下方面调摄护理。

（1）饮食宜清淡、稀软、易消化，保证营养均衡充足，忌食辛辣香燥之品。

（2）室内环境空气清新，保持适宜的温度及湿度，避免燥热及风寒湿之邪侵袭。

（3）保证良好的生活习惯，严禁烟酒，维持充足睡眠及休息，切勿过劳。

（4）注意口眼卫生，勤漱口，减少龋齿及口腔继发感染的可能。此病病程较长，注意患者心理调护，保持心情舒畅，有助于病情的康复，同时需密切关注病情变化及用药后的不良反应。

2. 西医治疗

目前认为对于本病没有根治的方法，治疗主要围绕改善症状，控制并延缓器官损害及继发感染。

（1）改善症状

1）口渴症状较难缓解，除生活方式、饮食调整之外，可用多漱口以减少口腔继发感染的可能。同时可使用匹罗卡品片及其同类产品，刺激唾液腺体分泌，改善症状，但是不良反应多，使用需注意监察。

2）人工泪液滴眼可以减轻眼干症状，缓解干燥性角结膜炎，预防角膜损伤。可的松眼药水也可较快缓解眼部不适症状。

3）皮肤干燥者可配合使用滋润油剂，丙酸凝胶对于阴道干燥症状有一定疗效。

4）当低血钾造成麻痹时需及时静脉补钾，待病情平稳可选择口服钾水或钾片，当肾小管性酸中毒时往往伴有低钾血症，需密切关注血钾，往往需要长期补钾。

（2）系统损害的患者应当根据受损器官及严重程度进行相应的治疗。合并有系统损害，如肺间质病变、神经系统病变、肝脏损害、肾小球肾炎、血小板减低及肌炎的患者需应用肾上腺皮质激素进行治疗。当病情迅速进展，出现内脏损害、高球蛋白血症、严重血管炎的患者需要配合使用免疫抑制剂，如环磷酰胺、硫唑嘌呤。

四、多发性肌炎与皮肌炎

（一）概述

多发性肌炎（polymyositis, PM）与皮肌炎（dermatomyositis, DM）均属于炎性肌病的范畴，是由于肢带肌、颈肌、咽喉肌、呼吸肌等组织出现免疫性炎症，导致对称性肌无力、肌痛和压痛，最终可导致肌肉萎缩，并累及多个系统和器官，也可伴发肿瘤的自身免疫性炎性肌病。临床表现为横纹肌弥漫性非化脓性改变。其中伴特发性皮疹者称皮肌炎。该病属中医"肌痹""痿病"范畴，又称"肉痹"。

（二）中医病因病机

本病多为情志内伤，气血逆乱，以致卫外不固，感受六淫邪气，痹阻肌肉腠理，或因正气不足，气血亏虚，不能濡润荣养，最终导致病邪侵袭脉络，肌肉腠理不通不荣，发为肌痹。其主要病机如下：

1. 外邪闭阻肌腠

正气不足，卫外不固，六淫之邪侵袭人体，尤其是风寒湿三气杂至，闭阻气血侵犯肌腠，脉络不通，风盛则善行，湿盛则漫肿，寒盛则痛著，一身皮肤尽痛，血虚生风则可见皮疹。

2. 热毒内侵

感受热邪之毒，或外邪从阳化热，或治疗之初误投辛热峻烈之品，导致热邪壅盛于内，更有热盛化毒，热毒相搏，病在气营则身热口渴，热盛动血则皮疹紫癜泛滥肌表，耗伤阴血，肌腠失于荣养则肢体麻木不仁。

3. 脾胃虚弱

脾主肌肉，脾胃为气血化生之源，脾胃虚弱是肌痹发病的主要内在原因。饮食不节，忧思过度，劳倦内伤，导致脾胃虚弱，不能正常化生水谷精微，充养四肢百骸，出现腠理疏松，复感外邪侵袭则发生肌肉疼痛，麻木不仁，脉络痹阻，发为肌痹。病久脾胃愈虚，运化失司，痰浊、水饮、瘀血互结，停于体内，则四肢肿胀无力，甚至肌肉萎缩。

（三）诊断标准

1. 对称性近端肌无力，伴或不伴吞咽困难和呼吸肌无力。

2. 血清肌酶升高，特别是 CK 升高。

3. 肌电图异常：肌原性损害，有插入电位延长、纤颤及正相电位、短时限的多相电位和重收缩时的病理干扰相。

4. 肌活检异常：可见肌纤维变性、坏死、被吞噬和再生，间质有炎症细胞浸润和纤维化。

5. 特征性的皮肤损害。

具备前 4 项者，可确诊 PM；具备上述 1～4 项中的 3 项可能为 PM，只具备 2 项为疑诊 PM。具备第 5 条，再加 3 项或 4 项可确诊为 DM；第 5 条，加上 2 项可能为 DM；第 5 条，加上 1 项为可疑 DM。

（四）治疗

肌痹的治疗需标本兼顾，祛邪与扶正二者不可分，发病初期应以祛邪为主，顾护正气，疾病后期虚实错杂，更应注意祛邪不伤正，扶正不恋邪。皮肤与肌肉气血相通，皮痹与肌痹在疾病后期可能出现肺肾两虚，脾肺两虚，因此肌痹的治疗中也应兼顾滋养肺气。

1. 中医治疗（参照多发性肌炎诊疗指南）

【辨证论治】

（1）急性期

1）毒热炽盛证

证候： 发热，肌肉关节疼痛无力，皮肤痈疡疔毒，便干尿赤，舌红绛，苔黄厚，脉数。

治则： 凉血解毒，活血止痛。

方药： 黄连解毒汤加减。

黄芩 10g，黄连 12g，黄柏 12g，栀子 12g，赤芍 15g，牡丹皮 15g。

加减： 便秘，加大黄 10g，以导滞通便；血热发斑，加玄参 15g，生地黄 15g，以凉血止血；壮热，口渴，汗多，则重用石膏 30g（先煎），加金银花 15g，连翘 15g，以清热解毒祛邪；恶心、呕吐黄水，加竹茹 10g，紫苏叶 9g，以清心和胃。

2）湿热蕴结证

证候： 发热，肌肉疼痛，重着无力，腹胀纳差，大便黏软不爽，小便赤，舌质红，苔黄腻，脉滑数。

治则： 清热除湿，和营通络。

方药： 宣痹汤加减。

防己 10g，杏仁 10g，滑石 15g，连翘 15g，栀子 12g，薏苡仁 30g，半夏 9g，蚕砂 10g（包煎），赤小豆 20g。

加减：痛甚，加姜黄 15g，海桐皮 15g，以通络止痛；湿盛伴胸脘痞闷，肢重且肿，加厚朴 10g，茯苓 15g，泽泻 15g，以健脾益气，理气化湿；长夏雨季，加广藿香 15g，佩兰 15g，以芳香化浊，健脾除湿。

（2）缓解期

1）阴虚内热证

证候：消瘦，肌肉关节疼痛痿软无力，局部皮肤暗红或不明显，心烦梦多，低热盗汗，小便黄少，大便干，舌质红苔黄，脉细数。

治则：清热养阴通络。

方药：知柏地黄汤加减。

知母 12g，黄柏 12g，熟地黄 18g，山萸肉 18g，山药 30g，泽泻 15g，牡丹皮 10g，茯苓 15g。

加减：腰背酸软，肌肉瘦削较明显，加狗脊 15g，续断 15g，肉苁蓉 10g，以补肝肾，壮腰膝；病久阴损及阳，畏寒，阳痿，小便清长，舌淡，脉沉细无力，加紫河车粉 5g（冲服），以温补肾阳。

2）气血亏虚证

证候：病程较久，进展缓慢，神疲，肌肉酸痛无力，不能久立，甚则肌肉渐脱，皮肤干燥，心悸气短，食少懒言，头晕自汗，失眠健忘，舌淡胖，苔白，脉细弱。

治则：气血双补。

方药：十全大补汤或补中益气汤加减。

十全大补汤：白芍 12g，当归 12g，熟地黄 18g，川芎 15g，党参 30g，白术 30g，茯苓 15g，炙甘草 10g。补中益气汤：黄芪

60g，党参 30g，白术 30g，当归 12g，炙甘草 10g，升麻 9g，柴胡 9g，陈皮 9g。

加减：面色少华，心悸气短，重用黄芪，加枸杞子 15g，龙眼肉 15g，以补气血，宁心神；少气懒言，动则气喘，重用黄芪 30g，加五味子 10g，麦冬 15g，或加西洋参 15g（单煎），以益气养阴；肌肉萎缩日久，加制马钱子 0.3g（冲服），以温阳通经。

3）阴阳两虚证

证候：病程较久，肌肉酸痛无力，肢体麻木不仁，皮肤干燥，视物昏花，食少懒言，畏寒或气短，腰酸腿软，舌质淡苔白，脉沉细。

治则：滋阴壮阳。

方药：以阳虚为主可用阳和汤或附子汤加减；以阴虚为主可用六味地黄汤或大补阴丸加减。

阳虚为主：麻黄 5g，白芥子 12g，炮姜炭 3g，甘草 6g，熟地黄 30g，鹿角胶 9g（烊化），肉桂 3g，党参 30g，白术 15g。

阴虚为主：山萸肉 18g，山药 30g，熟地黄 18g，泽泻 15g，牡丹皮 10g，茯苓 15g，龟甲胶 30g（烊化），黄柏 12g，知母 12g。

加减：阴阳两虚明显，加淫羊藿 15g，补骨脂 15g，巴戟天 12g，以温肾壮阳；肌枯肢痿，加川芎 10g，鳖甲 15g（先煎），以滋阴活血通络；兼气虚血少，加黄芪 20g，桂枝 9g，大枣 5g，以补虚通脉；兼有瘀血之象，加桃仁 10g，红花 10g，川芎 10g，以通络行血。

【其他治疗】

（1）熏洗

1）海风藤 30g，豨莶草 30g，虎杖 30g，络石藤 30g，煎水外洗，1 日 1 次，适于湿热证。透骨草 30g，桂枝 20g，红花 15g，细辛 3g，防风 15g。煎水浸洗，1 日 1 次，适用于病情较久者。

2）薄盖灵芝注射液：系薄盖灵芝菌丝体制剂。适用于皮肌炎恢复期，每日肌注 1～2 支，连用 1～4 个月。灵芝功擅滋补强壮，扶正培本，具有增进肌力、改善肌萎缩的作用。

（2）针刺

1）体针：取穴足三里、上巨虚、下巨虚、三阴交、曲池、肾俞、阳陵泉、委中、承山穴。针用平补平泻法，主要用于病情较久者及气血不足肌肉萎缩者。

2）耳针：取穴肺、脾、肾、交感、肾上腺、内分泌、皮质下、肩关节、膝、臀。每次选取 5～6 穴，王不留行贴压，左、右耳交替。

【预后调摄】

（1）预后：本病在肾上腺皮质激素问世之前病死率为 50%～60%，现在经激素治疗，病死率已有所减低，5 年生存率约 80%，死因主要为合并恶性肿瘤、心律失常、心功能不全、呼吸衰竭及感染等。

（2）调摄：早期饮食应清淡，中晚期要注意增加营养，肢体要适当活动，局部要自我按摩或请他人按摩，精神宜舒畅，出院后要注意检查身体，以便早期发现肿瘤及其他合并症。

2. 西医治疗

（1）一般治疗：急性期建议尽量减少活动量，如有条件者可卧床休息，适当进行肢体被动运动，症状控制后可适当进行肌肉锻炼，治疗过程中由于卧床及应用糖皮质激素及免疫抑制剂应注意避免感染，包括真菌感染和结核感染。早期饮食应清淡，易消化，并含有足够的蛋白质和维生素。

（2）药物治疗

1）对症治疗：出现发热、关节肌肉疼痛者，可应用非甾体抗炎药；出现雷诺现象及皮肤温度低者可应用扩张血管药物，如钙拮抗剂、活血化瘀的中药制剂等；肺间质改变者，应预防感染的发生，如必须应用抗生素治疗，建议根据细菌学的证据选择药物，可应用止咳化痰药如沐舒坦、富露施泡腾片等；呼吸肌和吞咽肌受累的患者，必要时可应用机械通气及营养支持治疗。所有患者在整个疾病过程中，均需关注水电解质及酸碱平衡问题。

2）糖皮质激素：糖皮质激素是本病的首选药物，一般多选择泼尼松或甲泼尼龙。初始剂量为泼尼松 1.5 ～ 2mg/（kg·d），或等剂量的甲泼尼龙，晨起一次口服；重症者或夜间发热明显者可分两次口服。大多数患者于治疗后 6 ～ 12 周内肌酶下降，肌力逐渐恢复，并接近正常。待临床症状和化验指标下降，则开始撤减激素用量。激素减量过程应缓慢，一般至少需 1 年，减至 5 ～ 10 mg/d 后继续服药维持 2 年以上。在减量过程中，如果病情反复，应及早应用免疫抑制剂。对病情发展迅速，皮损严重，肌酶持续升高者，或有呼吸肌和吞咽肌受累表现，出现呼吸、吞咽困难者，可用甲泼尼龙 0.5 ～ 1g/d 静脉冲击治疗，连用 3 天，之后改为 60mg/d 口服，然后再根据症状及肌酶水平逐渐减量。需要注意的是应用激素治疗过程中应避免常见不良反应，如低钾、骨质疏松、继发感染（包括真菌感染和结核感染）、消化道溃疡及出血、高凝状态及血栓形成、血糖升高等，针对上述情况，有的考虑提前预防用药，有的需密切观察临床表现并定期监测化验指标。

3）免疫抑制剂：激素与免疫抑制剂联合应用可提高疗效、减少激素用量、及时避免不良反应。临床操作中，往往于激素应用后 1 ～ 2 周即开始免疫抑制的治疗。

① 甲氨蝶呤（MTX）：常用剂量为 1 ～ 20mg/ 周，口服或加生理盐水 20mL，静脉缓慢推注，也可以选择肌内注射或静脉滴注，若无不良反应，可根据病情酌情加量，但一般剂量不超过 30mg/ 周，待病情稳定后逐渐减量，维持治疗数月至 1 年以上。多数临床医生倾向于 MTX 的使用应超过一年，也有医生认为如无明显不良反应，可长期应用。MTX 的不良反应主要有肌酶增高、骨髓抑制、红细胞减少、口腔炎等，可在应用 MTX 的隔日给予叶酸治疗以减轻 MTX 的不良反应。用药期间应定期检查血常规和肝肾功能。

MTX 是否引起肺损害，其程度究竟如何，仍需进一步研究。但对于已发生肺间质改变的患者，不建议应用 MTX。对于肺功能正常的患者，在应用过程中也必须监测肺功能情况。

② 硫唑嘌呤（AZA）：口服，初始剂量可从 50mg/d 开始，逐渐增加 150mg/d，待病情稳定后逐渐减量，维持量为 50mg/d，一般临床应用选择 100mg/d。不良反应主要有骨髓抑制、红细胞减少、肌酶增高等，但程度均较 MTX 轻。用药开始时需每 1 ～ 2 周检查血常规一次，如无不良反应，以后每 1 ～ 3 个月查血常规和肝功能一次。

③ 环磷酰胺（CTX）：主要应用于不能耐受 MTX 的患者，如合并肺间质病变者，以及部分 MTX 治疗不满意者。可应用 CTX 50 ～ 100mg/d 口服，或 CTX 400mg 加生理盐水 100mL，静脉点滴，每周一次。对重症者，可 0.8 ～ 1g 加生理盐水 50mL，静脉冲击治疗。不良反应主要有骨髓抑制、红细胞减少、出血性膀胱炎、卵巢毒性 / 诱发恶性肿瘤等。用药期间，需监测血常规、肝功能。

④ 羟氯喹（HCQ）：200 ～ 400mg/d，口服。主要应用于皮

疹明显的患者，部分对 MTX 不耐受者也可尝试应用。有些患者经过 1 年或者更长时间的 MTX 治疗后症状相对平稳，也可选择该药巩固治疗，而停服 MTX。该药的主要不良反应是导致眼底黄斑变性，这也是医生和患者都关注的问题，因此治疗过程中，建议定期复查眼底。

⑤ 雷公藤多苷：每次 20mg，每日 3 次。主要不良反应为生殖抑制，或有胃肠道反应，个别患者肌酶升高、红细胞减少，应注意监测血尿常规、肝肾功能。

（3）其他：对于已合并确诊肿瘤的患者，无论 PM/DM 的发生是否与肿瘤有关，均建议先进行抗肿瘤治疗，部分患者在手术切除肿瘤后，肌炎情况也有一定程度的缓解。

五、硬皮病

（一）概述

硬皮病是一种以皮肤增厚和纤维化以及内脏器官受累（包括消化道、肺脏、心脏和肾脏等）为特征的结缔组织病。它包括系统性硬化（SSc）、局灶性硬皮病、嗜酸性筋膜炎、硬皮病样疾患等一组临床疾病。本节主要介绍系统性硬化。系统性硬化又可根据其临床特征（主要是以皮肤受累的范围）分为不同亚型：弥漫性系统性硬化（DSSc）、局限性系统性硬化（LSSc）、无皮肤病变的系统性硬化（sine scleroderma）、重叠综合征以及未分化结缔组织病（UCTD）。其中局限性系统性硬化即 CREST 综合征（C：皮下钙化；R：雷诺现象；E：食管功能异常；S：指或趾硬化；T：毛细血管扩张）。系统性硬化的发病率比较稳定，每 100 万人每年 18～20 人发病。本病在世界各地各种族均有发现，黑色人种发病风险稍高，绝大多数病例呈散发性，与季节、地域和社会经济状况无关。任何年龄均可发病，好发年龄多在 30 ～ 50 岁，男女比例为 1：
（7 ～ 12），育龄妇女为发病高峰人群。

硬皮病属中医"皮痹""皮痹疽"。皮痹属中医五体痹之一，其特点是除皮肤肿硬、萎缩之外，常伴有脏腑功能失调的证候，使本病成为疑难病证之一。

（二）中医病因病机

先天禀赋不足，复感外邪，或饮食劳倦，伤及脾胃，痰湿内生，痹阻经络，气血运行不畅，久则脏腑功能失调，形成本虚标实之证。

1. 气滞血瘀，血行滞涩

大病久病入络；或情志不畅，肝气郁结，血行滞涩；或感受外邪，邪入经络，阻滞气血运行发为本病。正如《素问·痹论》曰："其不痛不仁者，病久入深，荣卫之行涩，经络时疏，故不通；皮肤不营，故为不仁。"《素问·五脏生成》曰："卧出而风吹之，血凝于肤者为痹。"

2. 正虚邪侵，皮络绌急

正气不足，卫外不固，风寒湿邪乘虚而入，阻于皮肤脉络，营卫不和，脉络不通，皮络绌急，发为本病。正如《素问·调经论》曰："寒湿之中人也，皮肤不收，肌肉坚紧。"《诸病源候论·诸痹门》曰："风湿痹之状，或皮肤顽厚，或肌肉酸痛。"风寒湿郁久化热，可致湿热蕴结，瘀阻脉络，熏蒸肌肤，发为本病。

3. 阳虚寒凝，脉络失养

先天禀赋不足，素体脾肾阳虚，或寒湿之邪留连日久，伤及脾胃之阳，阳气推动气血运行无力，气血运行不畅，不得温养四末，濡养肌肤，发为本病。正如《素问·生气通天论》曰："阳气者，精则养神，柔则养筋。开阖不得，寒气从之，乃生大偻。陷脉为瘘，留连肉腠。俞气化薄，传为善畏，及为惊骇。营气不从，逆于肉理，乃生痈肿。"指出阳气不足，导致痹证出现大偻、瘘、情志失调、痈肿等一系列并发症，恰与皮痹重症表现一致。

4. 痰瘀阻肺，胸阳痹阻

饮食不节，脾胃受伤或劳倦过度，脾气亏虚，导致脾失健运，水湿不化，反酿痰浊，痰浊壅肺，肺失宣降，津液失于输布，聚而成痰，痰浊痹阻经络，气血运行不畅，肌肤脉络失养，发为本病。正如《素问·痹论》曰："以秋遇此者为皮痹……皮痹不已，复感于邪，内舍于肺。"然肺主一身之气，朝百脉，肺为痰浊所壅塞，则百脉运行不畅，胸阳为之不展，胸阳痹阻兼发胸痹之证。《素问·皮部论》曰："邪客于皮则腠理开，开则邪入客于络脉；络脉满则注于经脉；经脉满则入舍于府藏也。"

总之，本病初起病位在皮肤，以寒凝、血瘀、皮络绌急为标，以肺、脾、心阳虚、气虚为本，病情发展可累及全身脏腑，以肺、心、脾受累多见。大多病情进展缓慢，但迁延难治。

（三）诊断标准

2011年中华医学会风湿病学分会在《系统性硬化病诊疗指南》中指出本病诊断可参照以下内容：

目前临床上常用的标准是1980年美国风湿病学会（ACR）提出的SSc诊断标准，具备主要条件或2条以上次要条件者，可诊为SSc。

表2-11　SSc诊断标准［1980年美国风湿病学会（ACR）］

条　目
1.主要条件
近端皮肤硬化：　手指及掌指（跖趾）关节近端皮肤增厚、紧绷、肿胀。这种改变可累及整个肢体、面部、颈部和躯干（胸、腹部）

条　目
2. 次要条件
1）指硬化： 上述皮肤改变仅限手指
2）指尖凹陷性瘢痕或指垫消失： 由于缺血导致指尖凹陷性瘢痕或指垫消失
3）双肺基底部纤维化： 在立位胸部 X 线片上，可见条状或结节状致密影，以双肺底为著，也可呈弥漫斑点或蜂窝状肺，但应除外原发性肺病所引起的这种改变

注意：雷诺现象、多发性关节炎或关节痛、食管蠕动异常、皮肤活检示胶原纤维肿胀和纤维化、血清有抗核抗体、抗 Scl-70 抗体和抗着丝点抗体阳性均有助于诊断。

但是该标准的敏感性较低，无法对早期的硬皮病做出诊断，为此欧洲硬皮病临床试验和研究协作组（EULAR scleroderma trial and research group，EUSTAR）提出了"早期硬皮病"的概念和诊断标准，即如果存在：①雷诺现象；②手指肿胀；③抗核抗体阳性，应高度怀疑早期硬皮病的可能，应进行进一步的检查，如果存在下列 2 项中的任何一项就可以确诊为早期硬皮病：①甲床毛细血管镜检查异常；②硬皮病特异性抗体，如抗着丝点抗体阳性或抗 Scl-70 抗体阳性，但早期硬皮病可能与未分化结缔组织病、混合性结缔组织病不易鉴别。

（四）治疗

1. 中医治疗

皮痹的主要病机为阳气亏虚，邪毒阻络，证属本虚标实，其证候虚实寒热错综复杂，且常可累及心、肺、肾、胃、肠等脏腑。治疗宜扶正祛邪，标本兼治。扶正治本以益气养血活血为先；祛邪治标宜活血化瘀，温经通络，软坚散结，散寒除湿等法。尚应根据整个病程不同证候表现，灵活变通为用。温阳益气、活血散瘀、软坚散结法，适用于硬皮病的整个病程。晚期出现脏腑损害时，则难以治疗。

【辨证论治】

（1）气血痹阻证

证候： 皮肤硬化，光滑发紧，不易捏起，日久皮肤变薄，关节僵硬刺痛，或胁肋胀痛，纳呆。舌淡或有瘀斑，苔白腻，脉弦或涩。

治则： 活血化瘀，理气通痹。

方药： 血风汤（《丹溪方》）加减。

当归 20g，川芎 10g，白芍 15g，熟地黄 10g，白术 15g，茯苓 10g，秦艽 15g，丹参 20g，羌活 10g，白芷 10g，防风 10g，柴胡 10g，寸金草 6g。

加减： 若纳差，加焦三仙 30g，以消食和胃；烦躁易怒，加牡丹皮 10g，栀子 10g，以清热除烦；胁痛，加川楝子 10g，以疏肝解郁，理气止痛。

（2）湿热瘀阻证

证候： 皮肤肥厚肿胀，紧绷变硬，皮纹消失，全身或局部皮肤呈深褐色，指端可有坏疽，或伴有发热，咽痛，口渴、口黏，肢体困重，关节红肿疼痛，小便黄浊，大便黏滞等。舌红，苔黄腻，脉滑数。

治则： 清热祛湿，化瘀通络。

方药： 四妙勇安汤（《验方新编》）加减。

金银花 30g，玄参 15g，当归 20g，川芎 10g，赤芍 15g，薏苡仁 30g，土茯苓 10g，鸡血藤 30g，牡丹皮 15g，甘草 6g。

加减： 湿邪较盛，肿胀明显者，可酌加防己 10g，泽泻 10g，车前子 15g，以祛湿消肿；发热者，可加生石膏 20g，黄芩 10g，栀子 10g，以清热泻火解毒；指端溃疡疼痛者，加乳香

10g，没药 10g，以消肿生肌；皮肤肿胀者，加紫草 15g，蒲公英
10g，以清热解毒。

（3）脾肾阳虚证

证候：畏寒肢冷，手足遇冷变白变紫，面部及四肢皮肤变硬，甚至萎缩变薄，或有面浮肢肿，神疲乏力，腰膝酸软，大便溏泄，头晕目眩，齿摇发落，女子月经量少，经期推迟，甚至闭经。舌淡胖，或边有齿痕，苔白或白滑，脉沉细或沉迟。

治则：温肾健脾，助阳通脉。

方药：阳和汤（《外科全生集》）加减。

熟地黄 25g，鹿角胶 15g，肉桂 10g，炮姜炭 10g，白芥子
10g，炙麻黄 10g，当归 25g，鸡血藤 30g，炒白术 20g，黄芪
20g，甘草 6g。

加减：皮肤变硬或雷诺现象严重者，可酌加穿山甲 8g，皂角刺 10g，王不留行 10g，僵蚕 10g，以搜剔经络；神疲乏力者，加党参 15g，黄精 15g，以补气健脾；腰膝酸软者，加肉苁蓉 15g，杜仲 20g，桑寄生 15g，以补肾强腰；畏寒肢冷，加附子 10g，桂枝 10g，以温经散寒；腰酸冷痛，加淫羊藿 10g，以温肾壮阳。

（4）痰瘀阻肺证

证候：咳嗽，胸闷憋气，动则喘息，痰黏难咳，皮肤弥漫变硬、萎缩、麻木不仁，表情僵硬，吞咽不利，关节刺痛，指端破溃坏疽，女子月经不调，量少色暗，行经腹痛。舌质暗，瘀点、瘀斑，苔白或白腻，脉弦滑或弦涩。

治则：涤痰祛瘀，活血通络。

方药：桃丹活血汤（《痹证防治》）合五味子汤（《圣济总录》）加减。

桃仁 10g，丹参 20g，鸡血藤 20g，穿山甲 10g，炒白芍

10g，甘草 6g，郁金 10g，川芎 10g，当归 10g，生地黄 10g，延胡索 15g，五味子 10g，苏子 10g，麻黄 6g，紫菀 10g。

加减：若有咳嗽、黄痰，加黄芩 15g，赤芍 15g，杏仁 10g，以清热宣肺，化痰止咳；若伴高热，加生石膏 30g，知母 10g，以清热泻火；若大便秘结，加生大黄 10g，瓜蒌仁 15g，以通便泻下；若胸痹心痛，加薤白 10g，枳壳 10g，桔梗 6g，以通阳散结，理气止痛。

【其他疗法】

（1）中药熏洗法

中药熏洗治疗局限性硬皮病：威灵仙 60g，蜀羊泉 40g，石菖蒲 30g，艾叶、独活、羌活、千年健各 20g，红花 15g，食醋 500g，加水 2500～3000mL，煮沸，将药汁倾于盆或桶内，将患部置于上，外盖毛巾熏洗，待药液不烫手时，用毛巾蘸之擦洗患部，每天 1～2 次，每剂 6～8 次。

（2）针灸疗法

针灸疗法选穴：以双侧脾俞、双侧肾俞、双侧膈俞、患侧足三里、命门为主穴，配合患侧环跳、风市、委中、阳陵泉、条口。每次各选 2～3 穴，平补平泻，硬皮局部先施以艾灸再叩刺，隔日治疗 1 次。

【预后调摄】

（1）避免触冒风寒湿热等外邪，预防感冒。

（2）有发热者，应休息，并按发热常规护理。

（3）有手足畏寒者，应注意冬季保暖，避免指端破溃。

（4）适当活动，增强御寒能力。并注意皮肤关节伸屈活动，避免皮肤萎缩和肌肉萎缩。

（5）本病大多进展缓慢，若累及内脏，发生心、肺、肾损害，则预后不良。特别是出现肺动脉高压、肾危象者，预后极差。

2. 西医治疗

虽然近年来 SSc 的治疗有了较大进展，但有循证医学证据的研究仍然不多。皮肤受累范围及程度、内脏器官受累的情况决定其预后。早期治疗的目的在于阻止新的皮肤和脏器受累。而晚期的目的在于改善已有的症状。治疗措施包括抗炎及免疫调节治疗、针对血管病变的治疗及抗纤维化治疗 3 个方面。

（1）抗炎及免疫调节治疗

1）糖皮质激素：糖皮质激素对本症效果不显著。通常对于皮肤病变的早期（水肿期）、关节痛、肌肉病变、浆膜炎及间质性肺病的炎症期有一定疗效。剂量为泼尼松 30 ～ 40mg/d，连用数周，渐减至维持量 5 ～ 10 mg/d。

2）免疫抑制剂：常用的有环磷酰胺、环孢素 A、硫唑嘌呤、甲氨蝶呤等。有报道对皮肤、关节或肾脏病变可能有效，与糖皮质激素合用，常可提高疗效和减少糖皮质激素用量。甲氨蝶呤可能对改善早期皮肤的硬化有效，而对其他脏器受累无效。

（2）血管病变的治疗

1）SSc 相关的指端血管病变（雷诺现象和指端溃疡）：应戒烟，手足避冷保暖。常用的药物为二氢吡啶类钙离子拮抗剂，如硝苯地平（10 ～ 20mg/ 次，每日 3 次），可以减少 SSc 相关的雷诺现象的发生和降低其严重程度，常作为 SSc 相关的雷诺现象的一线治疗药物。静脉注射伊洛前列素 0.5 ～ 3 ng /（kg·min），连续使用 3 ～ 5d，或口服 50 ～ 150μg，每日 2 次，可用于治疗 SSc 相关的严重的雷诺现象和局部缺血。

2）SSc 相关的肺动脉高压：主要措施包括：①氧疗：对低氧血症患者应给予吸氧。②利尿剂和强心剂：地高辛用于治疗收缩功能不全的充血性心力衰竭；此外，右心室明显扩张，基础心率＞100次/分，合并快速心房颤动等也是应用地高辛的指征。对于合并右心功能不全的肺动脉高压患者，初始治疗应给予利尿剂。但应注意肺动脉高压患者有低钾倾向，补钾应积极且需密切监测血钾。③肺动脉血管扩张剂：目前临床上应用的血管扩张剂有钙离子拮抗剂、前列环素及其类似物、内皮素–1受体拮抗剂及5型磷酸二酯酶抑制剂等。

3）SSc相关肾危象：肾危象是SSc的重症。应使用血管紧张素转换酶抑制剂（ACEI）控制高血压。即使肾功能不全透析的患者，仍应继续使用ACEI。激素与SSc肾危象风险增加相关，使用激素的患者应密切监测血压和肾功能。

（3）抗纤维化治疗：虽然纤维化是SSc病理生理的特征性表现。但迄今为止尚无一种药物（包括D青霉胺）被证实对纤维化有肯定的疗效。转化生长因子（TGF）–β在SSc的纤维化发病机制中起重要作用，但TGF–β拮抗剂对SSc纤维化是否有效尚有待进一步研究。

1）SSc相关的皮肤受累：有研究显示甲氨蝶呤可改善早期弥漫性SSc的皮肤硬化，而对其他脏器受累无效。因此，甲氨蝶呤被推荐用于治疗弥漫性SSc的早期皮肤症状。其他药物如环孢素A、他克莫司、松弛素、低剂量青霉胺和静脉丙种球蛋白（IVIG）对皮肤硬化可能也有一定改善作用。

2）SSc的间质性肺病和肺纤维化：环磷酰胺被推荐用于治疗SSc的间质性肺病，环磷酰胺冲击治疗对控制活动性肺泡炎有效。近期的非对照性实验显示抗胸腺细胞抗体和霉酚酸酯对早期弥漫性病变包括间质性肺病可能有一定疗效。另外，乙酰半胱氨酸对肺间质病变可能有一定的辅助治疗作用。

（4）其他脏器受累的治疗：SSc的消化道受累很常见。质子泵抑制剂对胃食管反流性疾病、食管溃疡和食管狭窄有效。胃平滑肌萎缩可导致胃轻瘫和小肠运动减弱，促动力药物如甲氧氯普胺和多潘立酮可用于治疗 SSc 相关的功能性消化道动力失调，如吞咽困难、胃食管反流性疾病、饱腹感等。胃胀气和腹泻提示小肠细菌过度生长，治疗可使用抗生素，但需经常变换抗生素种类，以避免耐药。

六、成人斯蒂尔病

（一）概述

成人斯蒂尔病（adult onset Still's disease，AOSD）是一组以高热、关节痛和（或）关节炎、皮疹、肌痛、淋巴结肿大、白细胞增多为主要临床表现的综合征。原指系统型起病的幼年慢性关节炎，但相似疾病也可发生于成年人，称成人斯蒂尔病。其发病年龄从 14～83 岁不等，好发于青壮年（16～35 岁），女性患病率稍高于男性，男女比例为 1:（1.1～2）。发病率各国报道不一，我国尚无确切的统计数值。病程多样，少数呈自限性，发作一次缓解后不再发作。但多数一次发作缓解后，经不同时间（多不超过一年）后又反复间歇发作，再次发作时间颇难预料。病情慢性持续活动者最终可出现慢性关节炎，甚至有骨破坏。该病属中医"热痹"范畴。

（二）中医病因病机

本病起病多急，多为内外合邪致病。临床表现复杂多样，易反复发作。可循卫气营血传变，也可累及心、肺、肝、脾等多个脏腑。

1. 外感邪气，从阳化热

卫表不固，感受风寒湿邪，痹阻经络，郁而化热，形成热痹。六淫之中，风为百病之长，善行数变，加之其人素体阳盛或内有郁热，易从阳化热，又为寒湿入侵之先导，寒湿侵袭肌表，留滞经脉，郁久化热，攻注全身。正如《类证治裁》曰："初因风寒湿，郁痹阴分，久则化热致痛。""风寒湿合而成痹，蕴邪化热，蒸于经络，四肢痹痛。"又有风湿留滞经脉，引动内在湿邪，郁久化热，湿热相搏，导致病情缠绵难愈者。正如张景岳在《景岳全书》中指出："未有表湿而不连脏者，里湿不连经者。"内外相引，同气相求，形成缠绵难愈的局面。

外感风热病邪，起病更为迅速严重，正如宋代许叔微在《普济本事方》中指出："治风热成历节，攻手指，作赤肿麻木，甚则攻肩背两膝，遇暑热或大便秘即作，牛蒡子散主之。"

暑热之邪，滞着经脉，可形成"湿聚热蒸，蕴于经络，寒战热炽，骨骱灼痛"的湿热痹。正如叶天士在《临证指南医案》中指出："从来痹症，每以风寒湿三气杂感主治，召恙之不同，内乎暑燔外加之湿热，水谷内蕴之湿热，外来之邪，著于经络；内受之邪，著于腑络……病中复发者，口鼻复吸暑热也。"

2. 湿热蕴毒，流注脏腑

素体阳虚，脏腑积热蕴毒，加之过食膏粱厚味，辛辣肥甘之品，湿热内生，痹阻经络，留滞皮肤关节，攻于脏腑，发为湿热毒痹。刘河间言："湿病本不自生，因于大热怫郁，水液不能宣通，即停滞而生水湿也。凡病湿者，多自热生。"此类因湿热毒邪胶结，难解难分，且毒邪深入脏腑，更为难治。

3. 热毒炽盛，气营两燔

营阴素虚，血分蕴热，复感热邪者，发病之初即可见营分热炽，血分热毒的表现。正如《格致余论》所说："彼痛风者，大率因血受热已自沸腾，其后或涉冷水，或立湿地，或扇取凉，或卧当风，寒凉外搏，热血得寒，污浊凝涩，所以作痛，夜行则甚，行于阴也。"也有气分热邪未解，营血热毒又盛的气营两燔证。

4.热灼真阴，瘀血阻滞

热毒之邪久羁，损伤肝肾真阴，以致精血亏虚，虚热不退，然精血同源，真阴不足，血无化源，因虚致瘀，瘀血阻滞经络、肌肤。正如柳宝诒《温热逢源》曰："其或邪已化热，则邪热燎原，最易灼伤阴液，阴液一伤变证蜂起，故治伏温病，当步步顾其阴液。"

（三）诊断标准

本病无特异性诊断标准，国内外曾制定了许多诊断或分类标准，但至今仍未有公认的统一标准。常用的诊断标准如下：

1.Cush标准

必备条件：①发热≥39℃；②关节痛或关节炎，类风湿因子＜1：80，抗核抗体＜1：100。另需具备下列任何两项：①血白细胞≥ 15×10^9/L；②皮疹；③胸膜炎或心包炎；④肝大或脾大或淋巴结肿大。

2.日本初步诊断标准

主要条件：①发热≥39℃并持续1周以上；②关节痛持续2周以上；③典型皮疹；④血白细胞≥ 10×10^9/L。次要条件：①咽痛；②淋巴结和（或）脾肿大；③肝功能异常；④类风湿因子和抗核抗体阴性。此标准需排除：感染性疾病、恶性肿瘤和其他风湿病。符合5项或更多条件（至少含2项主要条件），可做出诊断。

3.美国风湿病协会的诊断标准（1987年）

主要条件：①持续性或间断性发热；②易消失的橙红色皮疹或斑丘疹；③关节炎；④白细胞或中性粒细胞增加。次要条件：①咽痛；②肝功能异常；③淋巴结肿大；④脾大及其他器官受累。具有上述4项主要依据者可确诊。具有发热和皮疹中

1项主要条件，再加1项以上次要条件可怀疑本病。

需强调指出的是成人斯蒂尔病的确诊是建立在排除性诊断基础上的，至今仍无特定的统一诊断标准，即使在确诊后，仍要在治疗、随访过程中随时调整药物，以改善预后并注意排除感染、肿瘤和其他疾病，从而修订诊断，改变治疗方案。

（四）治疗

本病初期邪犯卫表，应疏风清热，宣卫透邪；进展期应清热利湿解毒，祛风通络；后期当清营凉血，透热转气；恢复期当滋阴清热，通络化瘀。因本病演变过程符合温病卫气营血传变规律，故治疗中清解热邪贯穿全程，且应始终顾护阴液以防伤津。

1. 中医治疗

【辨证论治】

（1）邪犯卫表证

证候：发热恶风或伴恶寒，汗出，头痛，肌肉关节酸痛，咽痛，口干微渴，瘰疬肿痛。舌边尖红，苔薄白或薄黄，脉浮数。

治则：疏风清热，宣卫透邪。

方药：银翘散加减。

金银花30g，连翘15g，板蓝根15g，牛蒡子10g，竹叶10g，淡豆豉10g，薄荷6g（后下），芦根30g，桔梗6g，秦艽15g，生甘草6g。

加减：发热不退者，加寒水石30g（先煎）；关节肌肉疼痛较重者，加忍冬藤30g，威灵仙15g，姜黄15g；咽痛甚者，加山慈菇3g，马勃12g；口干咽燥者，加沙参15g，天花粉15g；瘰疬肿痛者，加夏枯草15g，玄参20g。感受暑热之邪，以新加香蠲饮化裁。

（2）湿热蕴毒证

证候：高热起伏，四肢沉重酸胀，关节肿胀，灼热疼痛，以下肢为重，全身困乏无力，咽干口苦，瘰疬肿痛，纳呆恶心，泛泛欲吐，尿黄赤，大便黏滞不爽。舌红体胖大，苔黄腻，脉滑数。

治则：清热利湿解毒，祛风通络。

方药：四妙散加味。

苍术 12g，黄柏 12g，黄芩 10g，薏苡仁 30g，川牛膝 15g，茯苓 15g，泽泻 20g，羌活 9g，独活 15g，虎杖 10g，海桐皮 10g，木瓜 20g，土茯苓 30g，白花蛇舌草 30g。

加减：关节明显灼痛肿甚者，加滑石 10g，川芎 10g，牡丹皮 10g；全身壮热者，加生石膏 30g，知母 15g；瘰疬不消者，加赤芍 15g，夏枯草 15g，生牡蛎 30g（先煎）。

（3）气营两燔证

证候：高热持续不退，汗出，不恶寒，渴甚喜冷饮，颜面红赤，烦躁不安，或神昏谵语，身体多发红斑红疹，咽部红肿疼痛甚则吞咽困难，瘰疬灼热肿痛，关节疼痛难忍，溲黄，便干。舌红苔黄燥或舌红绛少苔，脉滑数或洪数。

治则：泻火解毒，清营凉血。

方药：白虎汤合清营汤加减。

生石膏 40g（先煎），知母 15g，生地黄 15g，牡丹皮 9g，赤芍 9g，丹参 9g，玄参 15g，竹叶 9g，金银花 30g，连翘 20g，威灵仙 15g，豨莶草 15g，甘草 6g。

加减：口干咽燥者，加麦冬 20g，石斛 15g，天花粉 9g；咽痛甚者，加黄芩 15g，蝉衣 9g，马勃 9g；烦躁不安者，加莲子 9g，栀子 12g；高热、神昏谵语者，加犀角粉（用代用品）3g，羚羊角粉 6g（冲服）；斑疹较重者，加三七粉 3g（冲服），白茅根 15g，茜草 15g；大便硬结难下者，加大黄 12g，芒硝 6g；关节痛甚者，加桂枝 9g，秦艽 15g，忍冬藤 30g。

（4）阴虚血瘀证

证候：低热昼轻夜甚，盗汗，口干咽燥，五心烦热，身倦乏力，皮疹隐隐难退，面色潮红，腰痛酸软，关节隐痛，腿足消瘦，筋骨痿弱，心悸失眠，小便赤涩，大便秘结。舌质嫩红或兼瘀斑，苔薄白或薄黄而干，脉细微数。

治则：养阴退热，化瘀通络。

方药：增液汤合青蒿鳖甲汤加减。

玄参 15g，麦冬 15g，生地黄 15g，青蒿 10g，炙鳖甲 15g（先煎），知母 9g，牡丹皮 10g，地骨皮 10g，黄芩 15g，秦艽 15g，鸡血藤 15g，赤芍 10g，地龙 10g。

加减：骨蒸劳热者，加银柴胡 12g；神疲乏力明显者，加黄芪 15g；口干渴者，加天花粉 15g，沙参 15g，芦根 15g；关节疼痛症状仍较明显者，加威灵仙 15g，海桐皮 15g，姜黄 10g；瘰疬肿痛者，加川贝母 10g。

【其他疗法】

（1）中药制剂

1）雷公藤多苷片：每片 10mg，每次 20mg，口服，每日 3 次。不良反应是女性月经紊乱，男性精子活力下降及数目减少；少数患者食欲下降；个别患者可出现可逆性肝功能异常。

2）正清风痛宁：正清风痛宁缓释片，口服，每次 60～120mg，每日 2 次。正清风痛宁注射剂，每次 5mg（1 支），肌内注射，每日 2 次，也可关节腔注射或药物离子导入。

3）白芍总苷胶囊（帕夫林）：每次 0.6g，每日 3 次口服。

4）八宝丹胶囊：每粒 3g，每次 2 粒，每日 2 次口服。

5）双黄连粉针：每支 0.6g，每次 3～3.6g，每日 1 次，加入生理盐水或 5% 葡萄糖注射液中静脉滴注。

（2）外治法：外扑清凉粉或止痒粉，每日 1～2 次。

（3）食疗：本病热毒之邪日久必耗伤阴液，故饮食应避免使用辛燥之品，应多食水果、蔬菜。可选用赤小豆粥（《饮食辨录》）、防风苡米粥、木瓜汤、银耳羹等服用。

【预后调摄】

（1）预后：不同患者病情、病程呈多样性，反映本病的异质性。少数患者每次发作缓解后不再发，40%～50% 的患者有自限倾向。而多数患者发作后易反复发作。还有慢性持续活动的类型，最终出现慢性关节炎，有软骨和骨质的破坏，酷似类风湿关节炎。少数患者累及脏腑，变生坏症，预后较差。

（2）调摄

1）保持精神愉悦，避免情志内伤。

2）慎起居，急性期应卧床休息。

3）劳逸结合，避免疲劳过度。

4）饮食应清淡易消化，勿食生冷、辛辣、肥甘、燥热之品，以防助热生湿。忌烟酒。

5）房事有节，以免损伤肾之精气。

6）经常开窗通风。

2. 西医治疗

（1）非甾体抗炎药（NSAIDs）：急性发热期可首先使用NSAIDs，一般开始需要较大剂量，病情缓解后继续服用 1～3 个月，用药期间需要复查肝肾功能、血尿常规，再逐渐减量，监测不良反应，必要时需要更换药物种类，以减少不良反应。

（2）糖皮质激素：对单用非甾体抗炎药无效，或有系统损害，或减量复发患者，可使用糖皮质激素，常用泼尼松 0.5～1.0mg/（kg·d）；待症状控制，病情稳定 1 个月后，可逐渐减量至 10 ～ 15mg/d。若有肝脏损害者，使用泼尼松龙，对于极重症患者可用甲基强的松龙冲击治疗。用药期间应注意监测相关副作用，如合并感染、骨质疏松等并发症，并采取相应的措施。

（3）免疫抑制药：如环磷酰胺、甲氨蝶呤、硫唑嘌呤、来氟米特、羟基氯喹等。其中甲氨蝶呤是首选药物，疗效较确切，若病情较重，合并内脏损害，甲氨蝶呤无效或有禁忌证时，可考虑加用或改用其他免疫抑制剂。对于某些难治型患者，还可考虑使用针对某些细胞因子的生物制剂。

七、抗磷脂综合征

（一）概述

抗磷脂综合征（antiphospholipid syndrome，APS）是一种以反复动、静脉血栓形成，习惯性流产，血小板减少以及抗磷脂抗体持续中高滴度阳性为主要特征的非炎症性自身免疫性疾病，多见于年轻人，男女发病比率为 1 ∶ 9，女性中位年龄为 30 岁。

中医学无此疾病确切病名，根据其临床症状，应归属于"瘀血证"范畴。根据本病损害系统不同，临床可出现涉及中医学"脉痹""滑胎""小产""中风""头痛"等多种疾病的征象。

（二）中医病因病机

本病的发生和发展主要与先天禀赋不足、外感六淫之邪、营卫气血失调、痰浊瘀血内生等因素相关，本病的发生是内因与外因相互作用的结果，外感六淫之邪是疾病的外在原因，先天禀赋不足、营卫气血失调、脏腑功能紊乱等则是内在原因。

六淫杂至，或与风寒相合，或风湿、湿热相兼，或毒火、燥火外侵，复因人体先天禀赋不足，日久则内舍脏腑，留着不去，以致病程缠绵难愈。

本病尽管各系统损害临床表现不同，但均以瘀血阻滞为主要病机。

（三）诊断标准

抗磷脂综合征的诊断需要同时依靠临床表现和实验室检查。既往曾使用1998年日本Sapporo初步分类标准，2006年悉尼APS分类标准对血栓和病态妊娠的临床表现进行定义，提高了该标准的诊断特异性。根据2006年悉尼APS分类标准，至少满足以下一条临床标准和一条实验室标准方可诊断。

1. 临床标准

（1）血栓形成：任何器官或组织发生的1次或1次以上动、静脉或者小血管血栓形成（浅表静脉血栓不做诊断指标）；必须有血栓形成的客观证据（如影像学、组织病理学等）；组织病理学如有血栓形成，血栓部位的血管壁必须没有血管炎表现。

（2）病态妊娠：①1次或多次无法解释的胎龄＞10周形态学正常的胎儿死亡，必须经超声检查或对胎儿直接体检表明胎儿形态学正常；②在妊娠34周以前，因重度子痫或者重度子痫前期或者严重的胎盘功能不全所致的一次或多次形态正常的新生儿早产；③连续3次或3次以上无法解释的胎龄＜10周的自然流产，需除外母亲生殖系统解剖异常或激素水平异常，或因母亲或父亲染色体异常等因素所致。

2. 实验室标准

（1）血浆中LA阳性：需按照国际LAS/磷脂依赖性抗体研究组制定的血栓和止血指南进行检测。

（2）采用标准化的以心磷脂为抗原的ELISA法检测血清或

者血浆中抗心磷脂抗体（aCL）：IgG /IgM 型中高效价抗体阳性（> 40 IgG 磷脂单位或 IgM 磷脂单位，或效价大于正常人效价分布 99 百分点）。

（3）采用标准化的以纯化的 β₂GPI 为抗原的 ELISA 法检测血清或者血浆抗 β₂GPI 抗体：IgG /IgM 型阳性（效价大于正常人效价分布的 99 百分点）。

注：上述检测均要求间隔 12 周以上，至少 2 次或者 2 次以上阳性，如果 aCL 结果阳性与临床表现之间间隔 < 12 周，或者间隔超过 5 年，则不能诊断。

（四）治疗

1. 中医治疗

本病虽然各系统损害临床表现不同，但根据中医学异病同治理论，针对瘀血阻滞这一基本病机，可以活血化瘀为大法，辅以益气行血、助阳散寒、滋阴养血等法。

【辨证论治】

（1）血热瘀阻证

证候：症见手足掌面、背面瘀点累累，或见四肢片状紫斑、网状青斑，时有面部升火，关节疼痛，舌红，苔薄，脉细数或弦数。

治则：养阴清热，活血化瘀。

方药：清热地黄汤（《医略六书》）加减。

水牛角 15g（先煎），生地黄 30g，牡丹皮 30g，赤、白芍各 15g，生石膏 30g（先煎），黄芩 30g，忍冬藤 30g，鬼箭羽 15g，槐花米 12g，川牛膝 12g，生甘草 6g。

（2）胞宫瘀血，胎元不固证

证候：屡孕屡堕，甚或应期而堕，体质纤弱，精神抑郁，面部暗斑，胸胁胀痛，腰膝酸软，女子月经不调，量少色暗，夹血块，或伴小腹疼痛拒按，舌质紫暗或有瘀点、瘀斑，脉沉细或细涩。

治则：活血化瘀，佐以补肾。

方药：寿胎丸（《医学衷中参西录》）加减。

菟丝子10g，续断10g，桑寄生25g，阿胶10g，党参10g，丹参6g，当归6g，白术10g。

（3）瘀血阻络，血不循经证

证候：皮肤斑点青紫，时起时消，吐血、咯血、便血，月经夹血块，腹部有痞块，腹胀痛或刺痛，痛有定处，面色黧黑，舌质紫暗或有瘀点、瘀斑，脉弦或弦细。

治则：活血通络，祛瘀生新。

方药：桃红四物汤（《医宗金鉴》）加减。

白芍、桃仁、川芎、赤芍、黄芪、丹参各10g，熟地黄、茜草、牛膝各15g，甘草、木香、陈皮各6g。

加减：病久气虚者加党参、白术各15g；阴虚者合二至丸。

（4）瘀血痹阻，血脉不通证

证候：①肢体疼痛，皮色红，或呈暗红色，活动时加重，沿静脉走行可触及条状物；②或心前区剧痛，痛引肩背，胸闷，憋气，两胁胸闷，嗳气频频；③或头昏、头痛，卒然昏迷，半身不遂，口眼㖞斜，语言不利，神疲乏力，头晕心悸；④或暴盲，眼底动脉血管阻塞，视网膜水肿，常见头晕胸闷、胸胁胀痛等。舌质暗，或夹瘀点、瘀斑，脉弦涩或细涩。

治则：化瘀开窍，通络止痛。

方药：

① 静脉血栓形成：用复元活血汤加减（《医学发明》）。

柴胡、丹参、赤芍、当归各15g，红花、桃仁、穿山甲、干地龙、乳香、没药、生甘草、炒枳壳各10g。

② 心肌梗死：用血府逐瘀汤加减（《医林改错》）。

丹参 15g，桃仁 12g，当归、赤芍、川芎、牛膝、红花、薤白、香附、郁金各 10g，柴胡、枳壳各 6g。

③ 脑血栓形成：用补阳还五汤加减（《医林改错》）。

生黄芪、丹参、鸡血藤各 30g，当归、赤芍、川芎、地龙各 15g，桃仁、红花各 10g，川牛膝 12g。

④ 视网膜动脉栓塞：用通窍活血汤加减（《医林改错》）。

桃仁 10g，红花 6g，赤芍 15g，川芎 10g，麝香 0.2g，生姜 3 片，大枣 7 枚，老葱 3 条，泽兰 10g，益母草 10g，黄酒与水各半。

（5）瘀热痹阻，肾阴不足证

证候：尿检中有蛋白和红细胞，伴有腰酸，头晕，乏力，手足心热，舌红，苔薄，脉弦数或弦细或细数。

治则：补肾养阴，活血利水。

方药：自拟清肾汤合红斑汤加减。

生地黄 30g，炙龟甲 12g，知母 15g，生石膏 30g（先煎），黄芩 30g，积雪草 30g，接骨木 30g，六月雪 30g，猪、茯苓各 12g，泽泻 12g，杜仲 12g，川断 12g，苦参 30g，赤小豆 15g，甘草 3g，大枣 5 枚。

（6）瘀热入脑证

证候：病程已久，头晕头痛，耳鸣，听音不清，视物模糊，甚或见精神错乱，谵语，意识不清，舌红，苔薄，脉弦细或沉细。

治则：补肾养阴，平肝活血。

方药：自拟清脑汤合红斑汤加减。

生地黄 30g，菊花 12g，枸杞子 12g，天麻 9g，白蒺藜 15g，川芎 9g，蔓荆子 15g，炙鳖甲 12g，生石膏 30g（先煎），黄芩

30g，全蝎 3g，僵蚕 15g，制半夏 12g，陈皮 6g，茯苓 12g，甘草 3g。

【预后调摄】

（1）早监测：抗磷脂综合征患者一经确诊，应该自孕前或早孕就开始进行长期密切监护，注意胎儿的生长发育及妊娠并发症的出现。

（2）畅情志：流产患者病情反复，尽可能地解除患者的精神压力，以赢得其积极的配合。

（3）谨防药物副作用：因本病需要服用抗凝剂治疗，而抗凝剂最常见的副作用就是引起出血，故在用药期间应严密观察患者有无齿龈、鼻及皮下出血，每周复查血小板功能、出凝血时间、部分凝血活酶时间等指标。

（4）预后：原发性 APS 患者长期预后较差。合并肺动脉高压、神经病变、心肌缺血、肾病、肢体坏疽的 APS 患者和恶性抗磷脂综合征患者预后较差。

2. 西医治疗

APS 的治疗目的主要包括预防血栓形成和避免妊娠失败。治疗应做到个体化，即根据病人的不同临床表现、病情严重程度和对治疗药物的反应等制定恰当的治疗方案。治疗方法包括：抗凝、糖皮质激素、免疫抑制剂及对症支持治疗。充分抗凝是治疗 APS 的关键。一般情况下激素和免疫抑制剂在 APS 病人无须使用，但当合并严重血小板减少、溶血性贫血或发生灾难性抗磷脂综合征或有严重神经系统损害，尤其是继发 SLE 等其他弥漫性结缔组织病时可以使用。

（1）预防血栓形成：主要应用抗凝和抗血小板药物预防 APS 病人的血栓形成。肝素通过增强抗凝血酶Ⅲ与凝血酶的亲和力，加速凝血酶失活，增强蛋白 C 的活性，刺激血管内皮细胞释放抗凝物质和纤溶物质，抑制血小板黏附聚集等途径发挥抗凝作用。华法林是长期抗凝治疗时最广泛应用的药物，是治 APL 导致血栓形成的基础用药。阿司匹林通过抑制血小板聚集阻止血栓形成，但小剂量阿司匹林不能有效预防血栓再发。对于血清 APL 持续阳性但未发生血栓事件的 APS 病人，应避免导致高凝的因素，如口服避孕药等。可考虑口服小剂量阿司匹林。对于无症状的 APL 阳性 SLE 病人，除小剂量阿司匹林外，可加用羟氯喹预防血栓形成。对于已经发生血栓的病人应给予正规抗凝治疗，并预防再次血栓形成。由于 APS 血栓复发率高，因此需要终身抗凝。

（2）妊娠处理：据临床情况的轻重以及既往有无血栓和病态妊娠史，选用小剂量阿司匹林、普通肝素或者低分子量肝素，或者阿司匹林联合肝素治疗，上述方案治疗失败者，再次妊娠时可加用静脉输注丙种免疫球蛋白。所有病人在产后 6 周内均需继续使用阿司匹林和低分子量肝素，有血栓病史者产后需重新恢复华法林抗凝治疗。通过合理的治疗，超过 70% 的 APS 妊娠妇女可以顺利分娩。

（3）恶性 APS：本病常骤然起病，病情凶险。治疗主张抗凝并同时使用大剂量糖皮质激素，必要时联合血浆置换、免疫吸附和静脉注射免疫球蛋白等治疗。

八、痛风

（一）概述

痛风是由于嘌呤类物质代谢紊乱，产生尿酸过多和（或）尿酸排泄减少，血尿酸浓度持续增高所致的一组疾病。临床特点为高尿酸血症、反复发作的急性关节炎、尿酸钠盐形成痛风石沉积、痛风石性慢性关节炎，其严重者可导致关节活动障碍和畸形、肾尿酸结石、痛风性肾病和肾功能不全。原发性痛风多见于 40 岁以上男性及绝经后女性。

《黄帝内经》《金匮要略》中形象描述了痛风的特点，如"走痛于四肢关节如虎啮之状""夜则痛甚……多为赤肿灼热……""足跗肿甚""稍有触动其痛非常"。金元时期《丹溪心法》提出了痛风的病名，但不同于现代所指的痛风病，直到清代才明确痛风病的病名与具体症状，汪昂曰："症见四肢上或身上一处肿痛，或移动他处，色红不圆块，参差肿起，按之滚热，便是痛风。"谢映庐在《得心集医案》中所述的"稍一触动，其痛非常，适俯转侧不敢稍移，日夜翌坐者……痛楚彻骨，手不可摸"，进一步说明了痛风的特点。痛风属痹证范畴，但以痛痹、热痹居多。

（二）中医病因病机

痛风发生的主要原因在于先天肝肾功能失调，脾之健运功能缺陷，导致痰浊内生，日久从热而化，形成湿热痰浊，肾司二便功能失调，则痰浊湿热排泄缓慢、量少，以致湿热痰浊内聚，若逢此人嗜食肥美醇厚之品，则内外合邪，湿热痰浊流注关节、肌肉、骨骼，气血运行受阻形成痹痛历节。

1. 嗜食醇美，痰浊内生

饮食不节，嗜食膏粱醇美之品，伤及脾胃，脾失健运，胃失和降，饮食不化，精微反酿痰浊，痰浊阻滞经络，气血凝滞不运，发为痛风。正如《张氏医通》所云："肥人肢节痛，多是风湿痰饮流注……壮年人性躁，兼嗜厚味，患痛风挛缩，此挟痰与气证。"指出壮年、肥胖之人，贪嗜厚味易引发气滞痰阻的痛风病。

2. 脏腑积热，湿毒流注

素体阳盛，脏腑积热，湿热内伏，热郁成毒，湿聚成肿，湿热之毒壅于血脉，循于经络，攻于骨节，发为痛风。《外台秘要》中的"热毒气从脏腑中出,攻于手足,则赤热肿痛也,人五脏六腑井荥输,皆出于手足指,故此毒从内而出,攻于手足也",说明了湿热熏蒸脏腑,发为痛风的病因病机。

3. 邪郁病久,痰瘀痹阻

患病日久,脾虚湿聚为痰或热灼津液为痰,痰浊阻滞,瘀血内生。痰瘀相搏,凝聚骨节,致痛风渐重。正如清代林珮琴在《类证治裁·痹证》中说:"久而不痊,必有湿痰败血,瘀滞经络。"此类型多为慢性病日久,其代谢物排泄障碍引起的继发性痛风。

4. 脏腑受损,阴阳失调

痛风反复发作,必致脏腑受损,阴阳失调,表现为两种类型。

(1)湿热久羁,肝肾阴虚:痛风日久,湿热伤阴,或房劳过度,肝肾精亏,阴虚火旺,熏灼津液,脉络瘀滞,湿热伤筋灼骨,形成该证。正如《金匮要略·中风历节病脉证并治》所说的"味酸则伤筋,筋伤则缓,名曰泄;咸则伤骨,骨伤则痿,名曰枯。枯泄相搏,名曰断泄。荣气不通,卫不独行,荣卫俱微,三焦无所御,四属断绝,身体羸瘦,独足肿大,黄汗出,胫冷。假令发热,便为历节也",不但指出痛风与饮食有关,还指出本病迁延日久,伤及肝肾,导致痛风性肾病等表现。

(2)浊毒留恋,脾肾阳虚:痛风反复发作,浊毒流注脏腑,浊毒困脾,脾阳更伤,脾虚及肾,肾阳亦虚,湿浊瘀毒攻及脾肾,则脾肾衰败,发为关格、水肿、黄汗等证。正如《金匮要略·水气病》所云:"黄汗之病,两胫自冷;假令发热,此属历节……若身重,汗出已辄轻者,久久必身瞤,瞤则胸中痛,又从腰以上必汗出,下无汗,腰髋弛痛,如有物在皮中状,剧者不能食,身疼痛,烦躁,小便不利,此为黄汗。"指出痛风晚期,脏腑功能衰竭的表现。

（三）诊断标准

目前采用 2015 年美国风湿病学会（ACR）和欧洲抗风湿病联盟（EULAR）共同制定的痛风分类标准。

表 2-12　痛风分类标准（2015 年 ACR 和 EULAR）

	类　别	评分
第一步：适用标准（符合准入标准方可应用本标准）	存在至少一个外周关节或滑囊肿胀、疼痛或压痛	
第二步：确定标准（金标准，直接确诊，不必进入分类诊断）	偏振光显微镜镜检证实在（曾）有症状关节或滑囊或痛风石中存在尿酸钠结晶	
第三步：分类标准（符合准入标准但不符合确定标准时）	≥8 分即可诊断为痛风	
临床表现		
受累的有症状关节、滑囊分布 累及踝关节或足中段（非第一跖趾关节）单或寡关节炎 累及第一跖趾关节的单或寡关节炎		1 2
发作时关节症状特点 （1）受累关节皮肤发红（主诉或查体） （2）受累关节触痛或压痛 （3）活动障碍 　　符合 1 个特点 　　符合 2 个特点 　　符合 3 个特点		1 2 3
发作时间特点（符合以下 3 条中的 2 条，无论是否进行抗炎治疗） （1）疼痛达峰＜24 小时 （2）症状缓解 14 天 （3）2 次发作期间疼痛完全缓解 　　有 1 次典型发作 　　反复典型发作		1 2

续　表

	类　别	评分
	有痛风石临床证据： 皮下灰白色结节，表面皮肤薄，血供丰富，皮肤破溃后可向外排出粉笔屑样尿酸盐结晶； 典型部位： 关节、耳郭、鹰嘴滑囊、手指、肌腱（如跟腱）	4
实验室检查		
	血尿酸水平（尿酸氧化酶法）： 应在距离发作 4 周后、还未行降尿酸治疗的情况下进行检测，有条件者可重复检测； 取检测的最高值进行评分 ＜ 4mg/dL （＜ 240μmol/L） 6 ～ 8mg/dL （360 ～ 480μmol/L） 8 ～ 10mg/dL （480 ～ 600μmol/L） ≥ 10mg/dL （≥ 600μmol/L）	-4 2 3 4
	对发作关节或者滑囊的滑液进行分析（应由受过培训者进行评估） 未做 尿酸盐阴性	0 -2
影像学特征		
	存在（曾经）有症状关节滑囊尿酸盐沉积的影像学表现（任一方式） 关节超声有"双轨征"； 双能 CT 有尿酸盐沉积	4
	存在痛风关节损害的影像学证据： X 线显示手和（或）足至少 1 处骨侵蚀	4

（四）治疗

1. 中医治疗

　　解毒、化毒是关键，解毒即苦寒直折，清热解毒，运用于痛风性关节炎发作期，关节红肿热痛，兼全身热毒之象明显者。排毒是当务之急，是指通利前后二阴，使毒从二便尽快排出，以达到洁净脏腑之效。调整脏腑功能应贯穿始终：调整脏腑功能包括患者与医生两方面的责任。在风湿病治疗中，痛风是将患者自我治疗列入基本治疗的唯一疾病，可见其重要性。饮食控制是治疗效果的基本保证，特别是在痛风性关节炎急性发作期，患者应严格遵守饮食禁忌，使病情尽早控制。痛风的脏腑功能失调在早期表现为脾胃功能失调，脾失健运，湿浊内生，故应以健脾和胃、化湿泄浊、解毒通络为主要治疗原则。晚期则脾病及肾，湿浊下注伤肾，形成脾肾俱损，则应据阴虚湿热及阳虚湿浊的不同采用滋阴通络、消热化湿及滋补脾肾、利湿化浊之法治疗。

【辨证论治】

（1）急性发作期

1）湿热毒蕴证

证候：足趾关节皮肤色红、肿胀，局部灼热，行走艰难，疼痛剧烈如虎之啮，昼轻夜重，伴全身发热，烧灼汗出，溲赤便秘。舌质红，苔黄腻，脉滑数。

治则：清热解毒，利湿通络止痛。

方药：山慈菇汤（自拟方）。

山慈菇30g，金银花30g，蒲公英15g，紫花地丁15g，赤芍15g，牡丹皮10g，虎杖10g，土茯苓15g，萆薢15g，秦皮15g，甘草6g。

加减：发热甚者，加生石膏30g，知母10g，以清热；关节疼痛难忍者，加乳香10g，炙没药10g，延胡索15g，以活血止痛；关节肿胀严重者，加防己10g，络石藤20g，海桐皮10g，以通络消肿；若身热不扬或汗出热不解，口渴不欲饮，大便黏滞不爽，舌苔黄腻脉滑数者，为湿热较重，以四妙丸（《成方便读》）加味尤佳。

2）浊毒痹阻证

证候：足趾或关节肿胀为主，疼痛难耐，皮肤暗红，触之灼热不明显，关节重着，脘闷纳呆，大便黏滞不爽，口不渴。舌质暗红，苔白腻，脉滑。

治则：利湿化浊，解毒通络。

方药：萆薢丸加减（《太平圣惠方》）。

萆薢 30g，牛膝 20g，丹参 30g，白术 15g，枳壳 10g，土茯苓 20g，泽泻 10g，薏苡仁 30g，秦艽 15g。

加减：若关节冷痛者，加附子 10g，以温阳散寒；若风寒偏盛，关节走窜疼痛者，加防风 10g，羌活 10g，独活 10g，以祛风通络；关节疼痛严重者，加蚕沙 10g，川芎 10g，以祛风湿，通络止痛；瘀血严重者，加桃仁 10g，红花 10g，王不留行 10g，皂角刺 10g，以活血化瘀。

（2）慢性关节炎期

1）湿热留恋证

证候：关节疼痛重着，筋脉拘急，四肢关节漫肿，足不能履地，行走困难，溲黄口苦，纳呆烦闷。舌质红，苔黄厚腻，脉滑数。

治则：清热利湿，化浊通络。

方药：萆薢分清饮（《医学心悟》）。

萆薢 30g，黄柏 10g，石菖蒲 15g，土茯苓 15g，白术 10g，莲子心 10g，丹参 30g，车前子 10g。

加减：痛剧者，加炙没药 3～5g，以活血止痛；肿甚，加大腹皮 10g，槟榔 10g，泽泻 10g，穿山龙 15g，以利水消肿；痰多，加制南星 10g，法半夏 15g，炒白芥子 10g，竹沥 10g，以化痰；热象明显，加苦参 10g，滑石 10g，以清热；脾胃失和者，可予参苓白术散加减。

2）痰瘀痹阻证

证候：关节疼痛反复发作，日久不愈，时轻时重，关节肿痛固定不移，强直畸形，屈伸不利，皮下结节，或皮色紫暗。舌淡胖，苔白腻，脉弦或沉涩。

治则：活血化瘀，化痰通络。

方药：上中下痛风方（《医学入门》）。

天南星10g，桃仁10g，红花10g，川芎10g，威灵仙10g，土茯苓20g，萆薢10g，苍术12g，防己10g，神曲10g。

加减：皮下结节，可选加白芥子10g，以消痰散结；关节疼痛较甚，可选加三棱10g，莪术10g，土鳖虫10g，以活血止痛；关节久痛不已，可加僵蚕10g，乌梢蛇10g，炮山甲10g，以通络止痛；久病体虚，可加党参10g，黄芪10g，补益元气。

（3）晚期：晚期指痛风反复发作，迁延不愈，致脏腑受损，阴阳失调，此期已为难治之证。

1）肝肾阴虚证

证候：关节肿大变形，关节周围硬石累累，关节疼痛，活动受限，屈伸不利。腰膝酸软，潮热盗汗，心烦失眠，小便频数，时有尿急、尿痛。舌红少苔，脉细数。

治则：滋补肝肾，清利湿热。

方药：知柏地黄丸加减（《景岳全书》）。

知母10g，黄柏10g，生地黄15g，山萸肉10g，山药10g，泽泻10g，萆薢15g，牡丹皮10g，土茯苓15g。

加减：尿血者，加小蓟15g，白茅根10g，以清热利尿，凉血止血；尿中夹有砂石者，加石韦10g，海金沙10g，金钱草30g，以利尿通淋；尿频、尿急者，加滑石10g，车前子10g，以利水通淋；腰腹绞痛者，加延胡索15g，白芍15g，以缓急止痛。

2）脾肾阳虚证

证候：关节冷痛，畏寒肢冷，面色㿠白，气短乏力，纳呆呕恶，腹胀便溏，面浮肢肿，尿少或尿浊。舌淡胖，苔薄白，脉沉细无力。

治则：健脾温肾，利湿化浊。

方药：萆薢分清饮（《丹溪心法》）。

萆薢 15g，益智仁 15g，石菖蒲 10g，乌药 10g，土茯苓 10g，甘草 6g，附子 10g，白术 15g。

加减：畏寒肢冷甚者，加肉桂 5g，巴戟天 15g，以温经散寒；气短乏力明显者，加黄芪 10g，党参 15g，以补气；水肿明显者，加泽泻 10g，茯苓皮 15g，以利水消肿；尿少者，加肾气丸以温阳利水；心悸者，加桂枝 10g，茯神 10g，以温通心阳，止悸动；关节疼痛者，加秦艽 15g，细辛 3g，以祛风湿，止痹痛；腰酸体倦者，加杜仲 10g，川断 10g，以补肝肾，强筋骨。

【其他疗法】

（1）针灸疗法：针灸疗法作为中医学的重要组成部分，具有行气活血、化痰除湿、泄热解毒、疏通经络等功效，针灸疗法有操作方便、疗效显著、无毒副作用等特点，在治疗痛风性关节炎方面有较好的疗效。针灸疗法包括针刺疗法、温灸疗法、电针疗法、刺络放血疗法、穴位注射等。

（2）中药外敷法及中药熏洗法：中药局部外敷法及中药熏洗法是中医的特色疗法之一。古代医家认为："若其病既有定所，在皮肤筋骨之间，可按得之，用药包敷之，闭塞其气，使药性从毛孔而入其腠理通经贯络，或提而出之，或攻而散之，服药尤为得力。"临床实践证实，采用中药对痛风患者进行局部外敷治疗能明显改善其临床症状，若与其联用非甾体抗炎药进行治疗可取得更显著的效果。

（3）针刀治疗：依据"痛则不通，通则不痛"的原理，应用小针刀局部逐瘀，使病理代谢产物迅速排出，降低关节内及其周围压力，达到通经活络，消肿止痛的目的。针刀治疗可有效减轻关节腔内的压力，清除关节腔沉积物，减少渗出，并有消炎、改善局部循环、促进组织修复等作用，能迅速消除关节红肿症状，缓解疼痛，并改善关节活动度，恢复功能。

【预后调摄】

痛风如经及时治疗，并注意调养，可使发作减少，以至完全治愈。反复频繁的发作，不仅重伤气血，而且可导致关节肿胀、畸形，活动受限，影响正常的工作生活。

（1）节饮食：避免大量进食虾、蟹、动物内脏等高嘌呤食物，宜食清淡、易消化之品。蔬菜、水果可适当多吃，严格戒酒，多喝碱性饮料并多饮水，促进尿酸排泄，保持大小便通畅。

（2）防外邪：避免居处潮湿，劳作汗出以后，要及时更换内衣，夏季切忌贪凉，冬季注意保暖。

（3）勤锻炼：患者可选择适合于自己年龄和爱好的体育项目进行体育锻炼，以增强气血流通，使筋骨坚强有力，但不可过度，以防加重病情。

（4）避免诱因：避免过度劳累、精神紧张、关节损伤等诱因。

（5）其他：发病期间应卧床休息，但卧床时间不宜过长，待疼痛缓解后，可下地活动。

2. 西医治疗

痛风防治目的：①控制高尿酸血症，预防尿酸盐沉积。②迅速控制急性关节炎发作。③防止尿酸结石形成和肾功能损害。

（1）非药物治疗

痛风病人应遵循下述原则：①限酒。②减少高嘌呤食物摄入。③防止剧烈运动或突然受凉。④减少富含果糖饮料摄入。⑤大量饮水（每日 2000 mL 以上）。⑥控制体重。⑦增加新鲜蔬菜摄入。⑧规律饮食和作息。⑨规律运动。⑩禁烟。

（2）药物治疗

1）急性痛风关节炎的治疗：秋水仙碱、非甾体抗炎药（NSAIDs）和糖皮质激素是急性痛风性关节炎治疗的一线药物，应尽早使用。急性发作期不进行降尿酸治疗，但已服用降尿酸药物者不需停用，以免引起血尿酸波动，导致发作时间延长或再次发作。

2）发作间歇期和慢性期的处理：对急性痛风关节炎频繁发作（＞2 次 / 年），有慢性痛风关节炎或痛风石的病人，应行降尿酸治疗。治疗目标是血尿酸＜6mg/dL 并终身保持。对于有痛风石、慢性关节炎、痛风频繁发作者，治疗目标是血尿酸＜5mg/dL，但不应低于 3mg/dL。目前降尿酸药物主要有抑制尿酸生成（别嘌醇、非布司他）、促进尿酸排泄（苯溴马隆、丙磺舒）药物两类。单一药物疗效不好、血尿酸明显升高、痛风石大量形成时可合用两类降尿酸药物。其他药物有碱性药物和尿酸氧化酶等。

3）伴发疾病的治疗：痛风常伴发代谢综合征中的一种或数种，如高血压、高脂血症、肥胖症、2 型糖尿病等，应积极治疗。合并慢性肾病者使用对肾功能影响小的降尿酸药物，并在治疗过程中密切监测不良反应。

（3）手术治疗：必要时可选择剔除痛风石，对残毁关节进行矫形等手术治疗。

九、白塞病

（一）概述

白塞病（Behcet's disease）又名白塞综合征，是一种以复发性口腔溃疡、外阴溃疡、眼炎及皮肤损害为临床特征，累及多个系统器官的慢性全身性疾病。本病临床表现以三联症状为主，即口腔溃疡、外阴溃疡及眼炎，缺乏实验室特异性诊断指标，可以侵犯多系统、多器官，如口、眼、生殖器、关节、皮肤、血管、神经、肺、肾、胃肠道等。大部分患者预后良好，但眼部病变常导致失明，而动脉瘤破裂、中枢神经及大血管受累者可导致死亡。

白塞病在中医学中称之为"狐惑"。《金匮要略·百合狐惑阴阳毒病脉证治》中曰："狐惑之为病，状如伤寒，默默欲眠，目不得闭，卧起不安，蚀于喉为惑，蚀于阴为狐。"对狐与惑的概念、临床表现及治疗方药做出了论述。

（二）中医病因病机

本病多由感受湿热毒气，或脾虚湿浊内生，或阴虚内热，虚火内扰导致湿热毒邪内蕴，弥漫三焦，阻于经络，使气滞血瘀痰凝，流注体窍，形成本病。初起多以邪实为主，晚期形成本虚标实之证。

1. 湿毒搏结

时令太过，湿毒由口、鼻、咽喉而入或久卧潮湿之地，湿毒之邪侵袭肌肤，内侵脏腑。或忧思郁怒，致脾虚生湿，肝郁乘脾，或肝郁化火，酿生湿热，蕴久成毒，湿毒搏结，弥漫三焦，内扰心神，下注外阴，发为本病。正如隋代巢元方《诸病源候论·伤寒狐惑候》所说："夫狐惑二病者，是喉阴之为病也……或因伤寒而变为斯病……虫食于喉咽为惑，食于阴肛为狐……食于上部其声嗄，食于下部其咽干。此皆由湿毒气所为也。"提出了本病可由伤寒、虫蚀或湿毒气所生。

2. 湿热蕴结

夏季嗜食生冷,寒湿直中脾胃,损伤脾阳,致脾失健运,湿从中生,积久酿成湿热;或恣食肥甘厚味,嗜酒贪杯,损伤脾胃,聚湿生热,湿热熏蒸,流注于五脏七窍引生本病。正如《诸病源候论·唇口病诸候》谓:"心气通于舌……脾气通于口。脏腑热盛,热乘心脾,气冲于口与舌,方令口舌生疮也。"肝经系目而环阴器,脾脉挟口环唇,肾开窍于二阴,湿热循经上蒸下注发为本病。

3. 阴虚内热

素体阴虚,或大病失血伤津,或房劳过度,命门火动,真阴不足致虚火妄动,夹湿熏蒸于内外而成本病。正如清代魏荔彤在《金匮要略方论本义》中指出:"狐惑者,阴虚血热之病也……治虫者,治其标也;治虚热者,治其本也。"

总之,本病病位在口、眼、外阴等体窍,病理基础为湿、热、火、毒,涉及心、肺、肝、脾、肾、胃、胆等脏腑,病机不外热毒内扰,湿热熏蒸,上攻口眼,下注外阴,外犯肌肤,搏于气血,形成多脏腑病变。

(三)诊断标准

本病的诊断标准如下:凡有反复口腔溃疡并伴发其余4项中2项以上者,可诊断为该病。

(1)反复口腔溃疡:指每年至少有3次以上的口腔溃疡出现。

(2)反复外阴溃疡:经医师确诊或本人确有把握的外阴溃疡或瘢痕。

(3)眼炎:包括前葡萄膜炎、后葡萄膜炎、视网膜血管炎、裂隙灯显微镜下的玻璃体内有细胞出现。

（4）皮肤病变：包括结节红斑、假性毛囊炎、丘疹性脓疱疹，未用过糖皮质激素、非青春期者出现的痤疮样结节。

（5）针刺试验呈阳性结果：针刺 24～48 小时后，针眼处有毛囊炎样小红点或脓疱，由医生判定结果。

其他与本病密切相关并有利于本病诊断的症状有关节炎／关节痛、皮下栓塞性静脉炎、深静脉血栓、动脉血栓或动脉瘤、中枢神经病变、消化道溃疡、附睾炎、阳性家族史。

因本病的口腔溃疡、关节炎、血管炎可在多种结缔组织病中出现，有时会造成鉴别诊断上的困难，如反应性关节炎、Steven-Johnson 综合征和系统性红斑狼疮等都可以出现本病 5 个基本症状中的几个。即使是单纯的口腔溃疡有时亦与本病早期很难鉴别，因此详细病史和分析至关重要。

（四）治疗

1. 中医治疗

治疗时应针对不同的病机进行治疗，临床上清热、解毒、利湿、养阴为本病的常用治法。在疾病的早期要以清热解毒化湿为主；中晚期则要根据不同证候，或用滋阴清热解毒法，或用温阳祛湿活血法，并采用内、外合治的方法，以提高疗效。

【辨证论治】

（1）湿毒搏结证

证候：口、舌、咽喉多处溃疡，外阴溃疡，疡面红肿疼痛，口唇红肿，目赤肿痛，皮肤红斑热痛。高热，心烦易怒，卧起不安，关节肿痛，口苦泛恶，溲赤便干。舌质红，苔黄腻，脉弦滑数。

治则：清热解毒，化湿通络。

方药：五味消毒饮加减（《医宗金鉴》）。

金银花 30g，野菊花 15g，紫花地丁 15g，蒲公英 15g，紫背天葵子 15g，黄连 10g，赤芍 15g，牡丹皮 12g，薏苡仁 30g，土茯苓 15g，马鞭草 15g。

加减：关节肿痛重者，加牛膝 15g，防己 10g，以消肿止痛；咽喉肿痛者，加牛蒡子 10g，玄参 15g，以解毒利咽；大便干结者，加大黄 10g，厚朴 10g，以泻下通便，以泻代清。

（2）湿热蕴结证

证候：口舌、外阴溃疡，覆有脓苔，下肢红斑，眼红，目眵增多，低热心烦，或卧起不安，脘闷纳呆，恶闻食臭，胸胁胀满，女子带下黄臭，小便黄赤，大便不爽。舌质红，苔黄腻，脉滑数。

治则：清热化湿，泻火解毒。

方药：甘草泻心汤加减（《金匮要略》）。

甘草 15g，黄芩 15g，黄连 10g，半夏 15g，苦参 20g，赤小豆 30g，白花蛇舌草 30g，陈皮 10g，生姜 3 片，大枣 12 枚。

加减：关节肿痛者，加鸡血藤 20g，秦艽 20g，以活血通络，消肿止痛；纳呆，加焦三仙 30g，以健脾和胃；腹胀，加大腹皮 15g，莱菔子 10g，以理气消胀；伴结节红斑者，加穿山甲 10g，王不留行 15g，赤芍 10g，以散结消斑；双目红赤，视物模糊，加菊花 10g，栀子 10g，青葙子 15g，以疏风清热，泻火明目。

（3）阴虚内热证

证候：口咽、外阴、眼溃烂灼痛，色暗红，目赤肿痛，畏光羞明，午后低热，五心烦热，失眠多梦，口干口苦，小便短赤，大便秘结。舌红，苔黄，少津或无苔，脉弦数或细数。

治则：滋补肝肾，养阴清热。

方药：百合地黄汤合知柏地黄丸加减（《金匮要略》）。

百合 15g，生地黄 30g，甘草 6g，石斛 15g，苦参 15g，知母 10g，黄柏 10g，牡丹皮 10g，土茯苓 15g。

加减：目赤肿痛加青葙子 10g，密蒙花 10g，以清热明目；失眠加夜交藤 30g，炒枣仁 30g，以养心安神；关节肿痛加忍冬藤 30g，牛膝 15g，络石藤 15g，以凉血消肿，活血通络；乏力加甘草泻心汤化裁。

【其他疗法】

（1）口腔溃疡

中药外敷：冰硼散、锡类散、珠黄散、六神丸（研磨）、外用溃疡散等外敷溃疡。

中药含漱：中药方（金银花，野菊花，薄荷，木蝴蝶，生甘草）煎汤含漱。

（2）外阴溃疡

中药外敷：冰硼散、锡类散、珠黄散、青黛散等外敷外阴溃疡。

中药熏洗：黄柏、苦参、儿茶煎汤洗外阴。

（3）眼炎

中药熏蒸：木贼草、薄荷、野菊花煎汤蒸熏眼部。

（4）皮肤损害

结节红斑：金黄膏外敷。

痤疮样皮疹、丘疹样毛囊炎：玉容膏（芙蓉叶，玉竹，白芷，大贝母）水煎外洗、敷搽皮疹。

皮肤溃疡：根据创面情况辨证选用九一丹、二八丹、七三丹、生肌散、红油膏、白玉膏等外用。

（5）针灸疗法：根据病情，辨证取穴，并合理采用补泻手法。针刺反应严重者慎用。

【预后调摄】

大部分病人预后良好。然而有眼病者会出现视力严重下降，甚至失明。胃肠道溃疡出血、穿孔、肠瘘、吸收不良、感染等严重并发症是导致死亡率高的重要原因。有中枢神经系统病变者死亡率亦高，存活者往往有严重的后遗症。大、中动脉受累后因动脉瘤破裂、心肌梗死等而出现突然死亡者亦非罕见。近年来经早期积极对眼炎进行治疗，并预防健侧眼的受累，失明有所减少，但仍有部分病人遗有严重的视力障碍。

（1）生活起居：生活规律，注意休息，勿劳累，尽量避免感染与皮肤外伤。

（2）饮食调理：饮食注意清淡，多食新鲜蔬菜与水果，忌食烟酒、肥甘味厚、辛辣刺激食品。

（3）精神调摄：树立战胜疾病信心，并保持心情愉悦。

（4）口腔、外阴溃疡者：注意养成良好个人生活习惯，勤漱口刷牙，保持口腔清洁；勤洗内衣及二阴，避免不洁或频繁性生活；坚持中药含漱或熏洗，以促进溃疡愈合。

（5）皮肤损害者：注意保持皮肤清洁，勿要挤压皮疹，皮肤局部感染溃破者，应规范换药。

（6）合并眼部病患者：应注意多休息，减少用眼，户外活动戴有色眼镜，避免强光刺激，并及时眼科就诊。

2. 西医治疗

治疗可分为对症治疗、内脏血管炎和眼炎治疗。

（1）对症治疗：根据病人的不同临床症状而应用不同的药物。包括非甾体抗炎药对关节炎的炎症有效；秋水仙碱对关节病变及结节性红斑可能有效，有时对口腔溃疡也有一定疗效；糖皮质激素局部应用于口腔溃疡以及轻型葡萄膜炎有一定疗效；沙利度胺对黏膜溃疡，特别是口腔黏膜溃疡有较好的疗效，但应注意有引起海豹胎畸形的不良反应。

（2）内脏血管炎和眼炎的治疗：内脏系统的血管炎治疗主要为糖皮质激素和免疫抑制剂，可根据病变部位和进展来选择药物的种类、剂量和途径。服药期间必须根据临床表现不断调整剂量，同时严密监测可能的不良反应。出现异常者应及时减量、停药或改用其他药物。具体用量见表2-13：

表 2-13　白塞病常用药物剂量及指征

药　物	剂　量	指　征
糖皮质激素		
泼尼松（或泼尼松龙）	30～40mg/d 口服	眼炎、血管炎，大量口腔溃疡、外阴溃疡伴发热、消化道溃疡
甲泼尼龙	1000mg/d，静滴，连续3天	严重眼炎、中枢神经系统病变、严重血管炎
免疫抑制剂		
硫唑嘌呤	2～2.5mg/（kg·d）口服	眼炎、血管炎
甲氨蝶呤	每周 7.5～15mg 口服	眼炎、血管炎
免疫抑制剂		
环磷酰胺	1～2mg/（kg·d）或每个月 1g 静滴	严重眼炎、中枢神经系统病变、严重血管炎
环孢素	3～5mg/（kg·d）口服	顽固性眼炎
雷公藤多苷	20mg，每日3次	眼炎、黏膜溃疡

（3）生物制剂：对于新发的后葡萄膜炎（单侧受累，视力＜0.2；或双侧受累）或顽固的后葡萄膜炎、神经白塞、血管白塞、肠白塞、皮肤黏膜受累、关节炎，经常规治疗无效，可考虑使用肿瘤坏死因子拮抗剂。近年来有 IL-6 单抗治疗眼部病变、肠白塞、血管白塞有效的报道。

（4）手术治疗：有动脉瘤者应结合临床予以介入治疗或手术切除。

十、结节性红斑

（一）概述

结节性红斑是以皮肤血管炎和脂膜炎为病理基础的一种结节性皮肤病，可见于任何年龄，但好发于中青年女性，发病年龄多在 20 ～ 40 岁，春秋季多见。多发于小腿伸侧，也可侵及膝以上及大腿，甚至上肢，头面部少见。特点是皮下结节成批出现，散在，圆形或椭圆形，对称分布，可有自觉痛与压痛，一般不破溃。急性起病，经数周消退后不留痕迹，但也有少数为慢性过程，反复多年不愈。该病可以是一种单独的疾病，也可以是某些全身疾病的一种皮肤表现。

按照本病西医学一般特点及中医文献记载，结节性红斑当属中医"瓜藤缠""湿毒流注""梅核丹""梅核火丹""室火丹"等范畴。"瓜藤缠"是以小腿起红斑结节，犹如藤系瓜果绕胫而生为特征的皮肤病。"瓜藤缠"之名出自《证治准绳·疡医·瓜藤缠》中的"或问足股生核数枚，肿痛久之，溃烂不已，何如？曰：此名瓜藤缠，属足太阳经，由脏腑之湿热流注下部所致"。

（二）中医病因病机

本病病因可分内、外两种。外可有风寒湿热之邪，或久居潮湿之地。内可因正气不足，脾虚中焦失运，致营卫气血失调，或嗜食肥甘厚味、辛辣之品，酿生痰浊湿热。致使气血津液运行不畅，气滞湿阻，瘀血阻络。

1. 外感风热，毒蕴经络

素体本虚，腠理空虚，且内有蕴热，风热毒邪乘虚而入，或风寒内侵，从热而化，内外合邪，蕴蒸于经脉，气血运行受阻，日久热毒扰动血脉，迫血妄行，溢于脉外，结于肌肤，发为红斑、结节。正如《解围元薮》中云："此症乃由体虚而风邪深入阴分，气血为风邪所击，肌肤弛缓，皮腠疏开，风邪暴侵……故生毒虫，蠹蚀肌肉也。"又如《症因脉治》中云："外感风邪，袭人肌表，束其内郁之火，不得发泄，外邪传内，内外熏蒸，则风痰之症作矣。"

2. 湿毒下注，流注经络

忧愁思虑伤脾，或嗜食辛辣肥甘厚味，脾胃受伤，运化失职，水湿不化精微，反而聚湿成痰，日久痰湿从热而化，痰热内生，加之湿蕴成浊，浊蕴成毒，湿热毒流注，湿毒下注，浊气下流，凝于经络，经络阻塞，血脉不通，凝而成结，正如《医宗金鉴·外科心法》中所述："若湿热下注，绕胫而发结核数枚，日久肿痛，腐烂不已，名曰瓜藤缠。"

3. 气滞血瘀，痹阻经络

情志抑郁，肝气郁结，肝失疏泄，气失条达，致气滞血凝，脉络瘀阻，发为结节。正如《古今医统大全·郁证》中云："郁为七情不舒，遂成郁结，既郁之久，变病多端。"《奇效良方》又言："气塞不通，血壅不流，如大怒则可使气乱而逆，血失常度。"《沈氏尊生书》则认为："气运乎血，血本随气以周流，气凝则血亦凝。"

4. 正虚邪盛，毒滞经络

此病失治误治，或久治不愈，致正气不足，营卫气血失调，卫阳虚弱，卫表不固，易感寒湿之邪，客于肌肤，阻塞腠理，致气血运行不畅，郁积而成本病。

《医宗金鉴·外科心法要诀》云："此证生于腿胫，流行不定，或发一二处，疮顶形似牛眼，根脚漫肿，轻则色紫，重者色黑，破溃脓水浸渍，好肉破烂，日久不敛。"或阴血不足，血行滞涩，凝而成瘀，此型为难治。

总之，本病病机主要为气滞血瘀，病位在肌肤脉络。此属实证为多，可有外因湿热之邪，内有痰浊积聚，或情志所伤等致气血阻滞；也可因虚致实，阳气不足，腠理不固，感邪郁于肌表，或血行无力而停滞，病性乃属虚实夹杂。

（三）诊断标准

1. 皮损好发于小腿伸侧，结节略高出皮面，色淡红或鲜红，继而变为暗红或紫红，不溃破，常对称发生，自觉烧灼样疼痛。

2. 发病前常有发热、全身不适、关节痛等症状。

3. 好发于青年女性，春秋多见，常反复发作。

4. 血沉加快，抗"O"滴度及血清丙种球蛋白增高，OT皮试呈强阳性。

5. 有自限性，持续3～6周后消退，不留任何痕迹。

（四）治疗

1. 中医治疗

本病病因虽异，但最终殊途同归，导致气血运行不畅，治疗主要在于活血通络散结，根据引起血瘀的病因不同，辨证治疗。其病因病机为机体正气不足，湿热、瘀血、痰湿及风邪等阻于经络。本病多实证，治以祛邪为主，或虚中夹实，治以攻补兼施。风邪夹热，宜疏风清热；湿热毒蕴，则除湿通络解毒；气滞血瘀，应行气活血通络；正气不足，阴血亏虚，治以益气养血。但活血化瘀通络法应贯穿治疗的始终。

【辨证论治】

（1）风热毒蕴证

证候：结节鲜红，灼热疼痛，伴发热，咽痛，心烦气躁，口疮舌糜，大便干，小便黄赤。舌质红，苔薄黄，脉弦。

治则：疏风清热解毒，活血通络。

方药：仙方活命饮（《校注妇人良方》）加减。

金银花 30g，防风 10g，白芷 10g，赤芍 15g，牡丹皮 15g，生地黄 15g，陈皮 6g，皂角刺 15g，生甘草 6g，当归 15g。

加减：若发热汗出，加柴胡 10g，知母 15g，石膏 20g；湿盛，加薏苡仁 20g；血热者，加紫草 15g，玄参 15g；若结节红肿较大，为瘀滞甚者，加三棱 10g，莪术 10g，地龙 15g；痛甚者，加乳香 10g，没药 10g。

（2）湿毒下注证

证候：结节色红疼痛，绕胫而发，体困嗜卧，关节肿胀疼痛，重着不利，下肢浮肿，纳呆，大便黏滞不爽。舌质红，苔黄腻，脉滑或滑数。

治则：除湿利水，清热解毒。

方药：除湿解毒汤（《赵炳南临床经验集》）加减。

白鲜皮 15g，大豆黄卷 10g，生薏苡仁 30g，土茯苓 15g，栀子 10g，牡丹皮 15g，金银花 30g，连翘 15g，地丁 15g，木通 10g，滑石 10g，甘草 6g。

加减：结节肿大，加夏枯草 15g，生牡蛎 15g；下肢肿甚者，加冬瓜皮 15g。

（3）寒湿阻络证

证候：结节色淡或紫暗，遇寒加重，常反复发作，伴有面色苍白、关节疼痛、手足逆冷，舌淡，苔白腻，脉沉细无力。

治则：温经散寒，除湿通络。

方药：当归四逆汤（《伤寒论》）加减。

当归 10g，桂枝 15g，细辛 3g，芍药 15g，甘草 3g，鸡血藤 30g，牛膝 15g，大枣 15g。

加减：寒甚者，加吴茱萸、干姜各 15g；湿甚者，加茯苓 20g，白术 15g；瘀滞甚者，加丹参 20g，川芎 10g。

（4）气滞血瘀证

证候：双下肢结节皮色正常或微暗红，大小不一，伴胁肋疼痛，烦躁易怒，月经不调。舌淡红，苔薄白，脉细涩。

治则：活血通络，祛瘀软坚。

方药：活血散瘀汤（《外科正宗》）加减。

当归尾 15g，赤芍 15g，桃仁 10g，大黄 6g，川芎 10g，苏木 10g，牡丹皮 10g，枳壳 6g，红花 10g，鸡血藤 30g，积雪草 20g。

加减：下肢沉重明显者，加薏苡仁 15g，益母草 10g，泽泻 10g；腰膝酸软者加牛膝 15g；肝区胀痛者加柴胡 10g，白芍 10g。

（5）气阴亏虚证

证候：结节色暗红或黑紫色，有压痛，周围皮肤色暗，皮温低，严重者，结节破溃糜烂，脓水溢出，久不收敛，体倦怠动，心悸气短，关节隐隐作痛。舌暗淡，苔白，脉细弱。

治则：补益气血。

方药：托里消毒散（《医宗金鉴》）加减。

黄芪 30g，当归 15g，赤芍 15g，牛膝 15g，茯苓 10g，炙鳖甲 15g（先煎），金银花 15g，生甘草 6g，赤小豆 15g，益母草 10g，败酱草 10g，川芎 10g，鸡血藤 30g。

加减：若见面色苍白，手足厥冷，寒邪甚者，加吴茱萸 10g，干姜 15g。

【其他疗法】

（1）外敷法

1）外用如意金黄膏或玉露膏外敷，每日 1 次。

2）赤小豆适量，杵烂研细，水调外敷，每日 1 次。

（2）针灸疗法：针灸疗法选穴合谷、内关、足三里、三阴交，病变在小腿加阳陵泉，延及膝上加伏兔、血海，足背加解溪、太溪、昆仑。手法平补平泻。

【预后调摄】

（1）患病后注意下肢保暖，避免风寒湿热之邪入侵。

（2）饮食切忌肥甘厚味和辛辣发散之物，勿饮酒。

（3）减少运动，特别不要久行久立，休息时将患肢抬高。

（4）若病情迁延反复，宜补以养阴利湿之品，如用薏苡仁、赤小豆、绿豆等煮粥常服。

2. 西医治疗

治疗结节性红斑主要包括以下几个方面：

（1）积极寻找并祛除可疑的病因。

（2）发作期应卧床休息，抬高患肢或尽量减少活动，尤其是较剧烈的运动。

（3）酌情选用抗生素（有上呼吸道感染或发热者）或碘化钾合剂等。

（4）外用鱼石脂软膏，对症处理可起到消炎作用。

如有明显感染者，可用抗生素治疗，疼痛剧烈时可内服非甾体抗炎药，如双氯芬酸、尼美舒利、布洛芬等，有助于减轻疼痛及病情恢复。必要时可加服皮质类固醇激素。皮损局部可外涂皮质类固醇激素外用制剂。

十一、原发性血管炎

血管炎是一种异质性疾病，以血管的炎症与破坏为主要病理改变，因血管内膜炎性肿胀，血流瘀阻不畅，使组织器官供血不足，其临床表现与受累血管大小、部位、程度及病理特征有关。血管炎分为原发性血管炎和继发性血管炎，前者指病因不明的血管炎性疾病；后者指系统性红斑狼疮、类风湿关节炎及药物、肿瘤、感染等引起的血管炎。

原发性血管炎是一类以血管炎症和坏死为主要特征的异质性疾病，根据受累血管的类型、大小、部位及病理特点的不同，临床表现、诊断及治疗也不尽相同。原发性血管炎的病因大多不明，目前关于原发性血管炎的讨论如下：一方面感染对血管产生损害造成内皮细胞受损，也可能因病原、环境、遗传等因素造成免疫复合物沉积于血管壁，或细胞介导的免疫异常，引起炎症反应而造成以血管炎症和坏死为表现的原发性血管炎。由于病因和发病机理不明，目前分类方法众多，但最为主要并常用的方法为按照受累血管大小进行分类。大血管性血管炎包括大动脉炎、巨细胞动脉炎；中等血管性血管炎包括结节性多动脉炎，川崎病；小血管性血管炎包括变应性肉芽肿病、韦格内肉芽肿、显微镜下多血管炎、过敏性紫癜等。

本部分主要论述大血管性血管炎：大动脉炎及巨细胞动脉炎，其都影响颈动脉等大动脉，但是因为临床表现及病理学特征不同而被区分。

十二、大动脉炎

（一）概述

大动脉炎为主动脉及其二级主要分支（肺动脉、冠状动脉等）的全层动脉炎，一般不累及颞动脉。受累血管呈全层动脉肉芽肿炎症，随着病程的进展受累动脉发生纤维化性阻塞性改变，进一步可能导致动脉狭窄或闭塞。当发生透壁性炎症时甚至可导致动脉瘤扩张和夹层主动脉瘤的产生。

大动脉炎多发生于年轻女性，且多集中在 30 岁之前，约90% 的大动脉炎患者在 30 岁以前发病，40 岁以后发病的患者则较少，有统计资料显示大动脉炎的发病率为 2.6/ 百万人。

本病中医属"脉痹"范畴，根据症状亦与"眩晕""虚损""胸痹""痹证"等病相似。该病在中医古籍中最早见于《黄帝内经》，《素问·痹证》云："风寒湿三气杂至，合而为痹也……以夏遇此者为脉痹。"认为"脉痹"由风寒湿痹发展而来。

（二）中医病因病机

中医认为本病主要由于先天不足、后天失养，外感风寒湿热邪气，导致气血受损，脏腑失调，脉络受阻而发为本病。具体可分为：风寒湿邪，痹阻经络；湿热之邪，蕴结经络；气血两虚，脉道失充；思虑过度，气滞血瘀；湿寒久蕴，痰浊阻络；脾肾阳虚，脉道失养；肝肾阴虚，经脉失濡。

（三）诊断标准

大动脉炎临床表现变异较大，血管损害的范围和程度变异很大，诊断和治疗存在许多未知和争议。美国、日本等国先后发布了关于大动脉炎诊断的指南及建议。目前应用最为广泛的是 1990 年美国风湿病学会（ACR）发布的大动脉炎诊断标准，见表 2-14。

表 2-14　大动脉炎诊断标准（1990 年 ACR）

发病年龄 ≤ 40 岁	40 岁前出现症状或体征
患肢间歇性运动乏力	活动时 1 个或多个肢体出现逐渐加重的乏力和肌肉不适，尤以上肢明显
肱动脉搏动减弱	一侧或双侧肱动脉搏动减弱
血压差 > 10mmHg	双上肢收缩压差 > 10mmHg
锁骨下动脉或主动脉杂音	一侧或双侧锁骨下动脉或腹主动脉闻及杂音
血管造影异常	主动脉及一级分支或上下肢近端的大动脉狭窄或闭塞，病变常为局灶或节段性，且不是由动脉粥样硬化、纤维肌性发育不良或其他原因引起

注意：符合上述 6 项中的 3 项者可诊断本病，此标准简洁实用，易于推广，在部分国家一直沿用至今。2011 年我国中华医学会风湿病学分会关于大动脉炎诊断及治疗指南中也是据此标准进行诊断。此标准诊断的敏感性和特异性分别为 90.5% 和 97.8%。

同时，大动脉炎在儿童及青少年中较多见，2010 年欧洲抗风湿联盟（EULAR）、欧洲儿童风湿学会（PRES）及儿童风湿病国际试验组织（PRINTO）联合颁布适用于 18 岁以下儿童大动脉炎的诊断标准，又称 EULAR/PRES/PRINTO 标准，见表 2-15。

表 2-15　18 岁以下儿童大动脉炎的诊断标准
（EULAR/PRES/PRINTO 标准）

必要条件	血管影像学检查异常，常规造影或者动脉 CTA、MRA 提示主动脉及其主要分支或者肺动脉扩张 / 动脉瘤、狭窄、闭塞或者动脉壁增厚，而非由纤维肌性结构发育不良导致，可呈局限性或者阶段性
次要条件	脉搏消失或跛行，肢体动脉脉搏消失、减弱或者不对称，跛行表现为肢体活动后肌肉疼痛不适
	血压不一致，四肢血压任何一肢的收缩压差别＞ 10mmHg
	血管杂音，大动脉处闻及杂音或者触及震颤
	高血压
	急性期反应物异常，血沉＞ 20mm/h 或者 C 反应蛋白升高

注意：满足必要条件和 1 项次要条件即可诊断。该诊断标准敏感性和特异性分别为 100% 和 99.9%。

（四）治疗

1. 中医治疗

【辨证论治】参照《实用中医风湿病学》（路志正，焦树德），本病辨证论治如下：

（1）风寒湿痹阻证

证候：发热，恶寒，周身倦怠乏力，下肢沉重，关节酸楚、胃脘痞满。患肢动脉减弱或无脉等，舌质淡，苔白，脉细弱或沉细而缓。此证多见于本病初期。

治则：益气温阳，散寒祛湿，活血通痹。

方药：黄芪桂枝五物汤加减。

生黄芪 15g，桂枝 6g，炒苍术 12g，赤白芍各 10g，生薏苡仁 15g，茯苓 15g，羌活 10g，防风 10g，当归 10g，川芎 6g，鸡血藤 15g，生姜 2 片，大枣 5 枚。

（2）热结痹阻证

证候：肢体酸楚无力，肌肉或关节红肿热痛，头痛，心烦失眠，急躁，口干喜冷饮，大便燥结，小便黄赤，甚则神昏谵语，舌质红绛，苔薄黄，脉微细而数或无脉。此症为本病活动期的常见证候。

治则：清热解毒，活血通络。

方药：解毒蠲痹汤（路志正经验方）。

金银花 20g，连翘 10g，赤小豆 15g（打），赤芍 10g，白芍 10g，牛蒡子 10g，丹参 15g，白茅根 20g，芦根 30g，重楼 15g。

加减：若邪热久恋，心慌气短者，去芦根，加西洋参、麦冬。若心慌气短汗出，去芦根、牛蒡子，加西洋参、浮小麦、生牡蛎。热邪内陷营分而出现斑疹者，去芦根，加玄参、麦冬。热极动风而见抽搐者，去芦根、牛蒡子，加钩藤、僵蚕、生地黄。热陷心包而神昏谵语者，去牛蒡子、芦根，加水牛角粉、天竺黄、生地黄，另加服牛黄清心丸或安宫牛黄丸等。

（3）湿热郁阻证

证候：周身倦怠，困重神疲，肢体麻木，关节酸痛，胃脘痞满，不思饮食，便溏溲黄，妇女带下赤白，舌尖边红，苔白厚腻，脉濡细而数，或无脉。此证见于本病的活动期。

治则：清热利湿，活血通脉。

方药：甘露消毒丹加减。

茵陈15g，黄芩10g，连翘10g，滑石15g，生薏苡仁15g，藿香、紫苏梗（后下）各10g，石菖蒲10g，郁金10g，丹参15g，路路通10g，木通4g。

加减：如头重身痛者，去木通，加蔓荆子。胃脘胀满者，去滑石、木通、连翘，加炒苍术、炒枳实、佛手。腹胀甚者，去滑石、连翘、木通，加大腹皮、炒枳实、炒苍术。中州痞胀、恶心者，去连翘、滑石，加姜半夏、竹茹。

（4）气血两虚证

证候：肢体麻木，四肢酸楚疼痛、倦怠无力，心悸短气，头晕目眩，失眠多梦，舌质淡苔白，脉微细或沉伏、无脉。

治则：益气补血，荣筋通络。

方药：八珍汤加减。

生黄芪15g，炒白术10g，茯苓12g，当归10g，赤芍10g，白芍10g，熟地黄10g，川芎6g，炒枳壳12g，生谷麦芽各15g，生姜2片，大枣5枚为引。

加减：若失眠心烦者，去熟地黄，加远志、柏子仁。腹胀便溏者，去熟地黄、白芍，加大腹皮、肉豆蔻。周身酸胀疼痛者，去熟地黄，加地龙、络石藤。颈项强硬者，加葛根。易汗出者，加生龙骨、生牡蛎。两胁疼痛者，去熟地黄、谷麦芽，加醋香附、醋延胡索。

（5）气滞血瘀证

证候：精神抑郁，肢体倦怠，酸胀麻木，胸胁串痛，胸闷，善太息，头痛目眩，女子经行不畅或闭经，舌质淡苔薄白，脉细如丝或无脉。

治则：疏肝解郁，健脾和营。

方药：逍遥散加减。

柴胡 10g，当归 10g，赤芍 10g，白芍 10g，茯苓 12g，炒白术 12g，郁金 10g，薄荷 3g（后下），醋香附 10g，煨姜 2 片。

加减：若口干咽燥者，去煨姜，加黄芩。心烦失眠者，去煨姜，加炒栀子、首乌藤。胁痛甚者，加青陈皮。眩晕甚者，去煨姜，加珍珠母。头晕，急躁易怒，便干者，去煨姜，加菊花、草决明。胃脘痞满，恶心呕吐者，加竹茹、清半夏、旋覆花。

（6）痰浊瘀阻型

证候：肢体倦怠，酸胀麻木，疼痛无力，关节疼痛，屈伸不利，肌肤色暗、肿胀或有瘀斑，面色黧黑，脸肿，下肢易肿，胸闷多痰，舌质或暗或紫暗或有瘀斑，苔白厚腻，脉弦细而涩，或细涩如丝，或无脉。

治则：涤痰蠲痹，祛瘀化湿。

方药：涤痰蠲痹汤（路志正经验方）。

半夏 10g，胆南星 6g，炒枳实 12g，炒白芥子 10g，茯苓 15g，当归 12g，川芎 9g，穿山甲 9g，地龙 12g，鸡血藤 15g，炙酥皂角子 6g。

加减：若气短无力者，去穿山甲、鸡血藤、皂角子，加麦冬、党参。胃脘胀满，不思饮食者，加桂枝、炒白术。胸闷，左心前区疼痛者，加瓜蒌、葱白。畏寒肢冷者，酌加川附片、细辛、桂枝。腹胀尿少者，去地龙、鸡血藤、穿山甲，加覆盆子、车前子。关节疼痛者，去皂角子、胆南星，加松节、络石藤。上肢痛重者，去川芎，加威灵仙、片姜黄。四肢无力易颤动者，去皂角子、鸡血藤，加僵蚕、蜈蚣等。

（7）脾肾阳虚型

证候：畏寒喜暖，四肢逆冷，腰膝酸软，肢体麻木，周身乏力，倦怠嗜卧，神疲健忘，脘痞纳少，头晕气短，腹胀便溏，尿少浮肿，下肢沉重，举步不健或跛行，女子经期延后，经行腹痛或闭经，面色㿠白，舌质淡，体胖苔白，脉微细欲绝或无脉，趺阳脉（足背动脉）消失。

治则：健脾补肾，温经散寒，活血通脉。

方药：培土温阳蠲痹汤（路志正经验方）。

生黄芪15g，炒白术12g，桂枝6g，白芍12g，茯苓15g，炒枳实12g，淫羊藿15g，补骨脂12g，枸杞子10，鹿角胶10g，地龙10g，鸡血藤15g。

加减：如形寒肢冷甚者，加川附片、肉桂、细辛。肢体疼痛甚者，加穿山甲、土鳖虫、蜂房。尿少浮肿者，去鹿角胶、鸡血藤，加覆盆子、车前子、益智仁。便溏者，去鸡血藤、鹿角胶，加肉豆蔻、干姜等。

（8）肝肾阴虚型

证候：腰膝酸软，肢体麻木，口干咽燥，五心烦热，失眠健忘，耳鸣耳聋，视物不清，头晕目眩，肢体倦怠无力，下肢尤甚或跛行，四末不温，女子月经前期量少色暗、质黏稠或闭经。舌质红少苔，脉细数或细涩而弱或无脉。

治则：补益肝肾，活血通络。

方药：麦味地黄丸加减。

山萸肉12g，枸杞子10g，制首乌10g，麦冬10g，五味子3g，怀山药15g，玄参10g，泽泻12g，丹参15g，赤芍、白芍各 10g，荷叶 10g。

加减：若头目眩晕者，为肝阳上亢，去荷叶，加生石决明、生龙骨、生牡蛎。急躁易怒者，去荷叶、五味子，加夏枯草、白芍。视物不清者，去荷叶、丹参、赤芍、白芍，加菊花。抽搐者，去荷叶、玄参、泽泻，加天麻、僵蚕、全蝎。心烦失眠者，去荷叶、赤芍、白芍，加夜交藤、炒柏子仁。烦躁多痰者，去玄参、枸杞子、丹参，加竹沥、胆南星。尿频尿急，去玄参、丹参，加生地黄、莲子心。

【其他疗法】

（1）针灸疗法

1）取双侧内关、太渊、曲池、合谷、尺泽、通里、肩井，强刺激，留针 30 分钟，用于上肢动脉炎者。

2）取双侧足三里、三阴交、阳陵泉、太冲、太溪等穴位，强刺激，留针 30 分钟，用于下肢动脉炎者。

3）耳针：交感、皮质下、内分泌、心、肾等部位强刺激，留针 1 天。

（2）中药熏洗法：通过促进肢体血液循环，改善局部组织缺血情况，利于缓解肢体疼痛、麻木、发凉等症状。但是需要注意在多发性大动脉炎急性活动期应慎用。

（3）推拿按摩法：手法轻柔，切勿过重，选择循经按摩或点按摩结合的方法作用于患者。

【预后调摄】

（1）饮食清淡，选择易于消化的食物，勿食肥甘厚味之品，有热象者忌酒及辛辣炙煿之品。

（2）防寒保暖，以免遭受外感风寒湿邪侵袭，居住环境温度及湿度适宜，不宜过冷过潮。

（3）劳逸结合，起居有常，避免劳累，适当运动，增强体质，提高抗病能力，加快康复。

（4）预防外伤后继发感染的发生，溃疡或坏疽将使病情加重。同时需高度重视预防和治疗结核杆菌和链球菌感染。

2. 西医治疗

（1）糖皮质激素：本病活动期的主要治疗药物，可有效改善症状，缓解病情。常用泼尼松 1mg/（kg·d），晨起顿服或分次服用，3～4 周后逐渐减量。对于急危重症患者可选用大剂量甲泼尼龙静脉冲击治疗，但是需要注意监测副作用。

（2）免疫抑制药：与激素合用可以增强疗效，尤其是对激素治疗无效或减量时病情反复的患者可加免疫抑制剂，如环磷酰胺，硫唑嘌呤等。

（3）改善循环治疗：部分扩血管、抗凝药可改善血管狭窄症状，如地巴唑、阿司匹林、妥拉唑林等。

（4）经皮腔内血管成形术。

（5）外科手术治疗。

十三、巨细胞动脉炎

（一）概述

巨细胞动脉炎又称为颞动脉炎，是以头痛、下颌运动障碍（间歇性）、眼部受累为主要特征的系统性肉芽肿性血管炎，为老年人最常见的一种全身动脉炎，最易侵犯颞动脉，易累及颈总动脉，颅外动脉分支，常伴风湿性多肌痛。巨细胞动脉炎在欧美国家 50 岁以上患者的发病率为 20/10 万，女性多于男性，我国无流行病学资料。

在中医古籍中并无巨细胞动脉炎这一病名，但根据其临床表现可归属于"头痛""偏头痛""脉痹"范畴。

（二）中医病因病机

1. 风热上扰

风热上扰，干犯清窍，头颈受损，伤及血脉，热迫血沸，风盛则动，热盛则痛，以致发为本病。

2. 风寒外束

风寒外束，搏结于头颈部血脉，扰乱血液运行，阴寒冷凝，气血为之瘀闭，引起疼痛，发为本病。

3. 阴虚火旺

禀赋不足，或久病大病之后，或年老肾亏，以致肾阳不足，水不涵木，肝肾阴亏，血脉空虚，阴虚火旺，上犯清空，消烁津血，损伤血脉，发为本病。

4. 肝阳上亢

情志所伤，或烟酒刺激等，致使肝之用阳太过，亢扰于上，疏泄太过，血不归藏而随气上升，气血并走于上，气血逆乱，损伤脉络，致血流缓涩，甚或壅塞不通而成。

5. 气滞血瘀

情志不遂，或闪挫外伤，或痰湿、寒邪等阻滞，使气机郁滞，血行障碍，气血涩滞不通，脉络损伤而致本病。

（三）诊断标准

巨细胞动脉炎极易误诊或漏诊。对原因不明的老年人发热和 ESR 明显增快的，尤其有头皮触痛、颞动脉触痛或搏动减弱的，应考虑本病的可能。巨细胞动脉炎的确诊有赖于颞动脉活检。尽管指按触诊时颞动脉无压痛或肿胀看似正常，但活检可异常。即使一侧活检正常，另一侧活检可为异常。由于该血管炎常呈节段性病变，因此，活检的血管长度宜在 2cm 以上，有助于提高诊断的准确性。

诊断标准目前采用 1990 年美国风湿病学会（ACR）巨细胞

动脉炎分类标准作为诊断标准。

表 2--16　巨细胞动脉炎诊断标准（1990 年 ACR）

发病年龄≥50 岁	
新近出现的头痛	新近出现的或出现新类型的局限性头痛
颞动脉病变	颞动脉压痛或触痛、搏动减弱、应除外颈动脉硬化所致
ESR 增快	魏氏法测定 ESR ≥ 50mm/h
动脉活检异常	活检标本示血管炎，其特点为单核细胞为主的炎性浸润或肉芽肿性炎症，常有多核巨细胞

符合上述标准中的至少 3 条可诊断为巨细胞动脉炎。

（四）治疗

1. 中医治疗

【辨证论治】

依据《中西医结合风湿病手册》（旷惠桃、高洁生），本病辨证论治如下：

（1）风热上扰证

证候： 头痛发热，身痛肢冷，食少纳差，口苦，便结。舌红，苔薄黄，脉弦或浮数。

治则： 疏风清热止痛。

方药： 芎芷石膏汤。

川芎 10g，白芷 10g，石膏 30g，羌活 10g，蔓荆子 6g，桑叶 10g，菊花 10g，芦根 30g，蒲公英 30g 等。

（2）风凝经络证

证候： 头痛夜甚，恶风、畏寒发热，恶呕纳差。舌淡红，苔薄白，脉弦紧。

治则： 温经散寒，通络止痛。

方药：川芎茶调散合吴茱萸汤。

川芎 10g，荆芥 10g，羌活 10g，薄荷 10g，细辛 6g，白芷 10g，防风 15g，吴茱萸 15g，人参 10g，麻黄 10g，制附子 15g 等。

（3）肝肾阴亏证

证候：头痛晕眩，耳鸣，腰膝酸软，疲乏无力。舌淡红，苔黄，脉弱。

治则：养精益髓，补虚止痛。

方药：天麻钩藤饮加减。

天麻 15g，钩藤 20g，石决明 30g，川牛膝 30g，桑寄生 20g，牡丹皮 10g，红花 10g，益母草 30g，黄芩 10g，杜仲 10g，夜交藤 30g，茯苓 10g，女贞子 10g 等。

（4）气滞血瘀证

证候：头痛或偏头痛，剧烈难忍，肢软乏力，胁肋胀痛，双目胀痛。舌暗苔黄或白腻，脉弦数。

治则：行气活血，通络止痛。

方药：通窍活络汤加减。

桃仁 10g，红花 10g，赤芍 20g，川芎 10g，柴胡 10g，延胡索 30g，麝香 0.03g，当归 10g，香附 10g，五灵脂 10g，水蛭 6g，生姜 10 片，黄酒 10g 等。

【其他疗法】

针灸疗法

按照远近配穴，腧穴交替等配伍原则取太阳、百会、风池、悬颅、内关、外关、合谷、太冲、足临泣、肝俞、肾俞、脾俞等，实证用泻法，虚证用补法，风凝经络型用平补平泻法。

【预后调摄】

（1）加强营养，注意饮食营养均衡，急性发作者饮食需清淡，慎辛辣炙煿及肥甘厚味。

（2）反复迁延者宜进补养阴利湿之品，如薏苡仁、绿豆、赤小豆等。

2. 西医治疗

（1）糖皮质激素：糖皮质激素是治疗巨细胞动脉炎的主要药物。首选泼尼松 40 ～ 60 mg/d，顿服或分次口服，2 ～ 4 周后头痛等症状可见明显好转。眼部病变疗效较慢，往往需要同时局部治疗。必要时可使用冲击治疗。

（2）免疫抑制剂：一般首选环磷酰胺，疗程和剂量依据病情反应而定。糖皮质激素与免疫抑制剂配合使用可以减轻血管炎症状并能减少并发症的发生。

（3）钙剂、活性维生素 D 有助于减少相关不良反应，当出现骨密度减少时可配合使用二磷酸盐。

十四、风湿性多肌痛

（一）概述

风湿性多肌痛（Polymyalgia rheumatica，PMR）是一种以近端肌肉的疼痛和僵硬为主要特征，伴血沉显著增快和非特异性全身症状的临床综合征。本病多发生于老年女性，有家族聚集性并呈明显区域性分布。病因与发病机制尚不清楚，多数学者认为可能与遗传因素、环境因素、免疫因素、年龄及内分泌因素有关。

风湿性多肌痛因其以肌肉疼痛、僵硬为主要表现，与中医"痛痹""肌痹""历节"等症状极为相似。

（二）中医病因病机

风湿性多肌痛的病因多为素体虚弱复感外邪所致。正如《金匮要略》所云："寸口脉沉而弱，沉即主骨，弱即主筋，沉即为肾，弱即为肝。汗出入水中……故曰历节。"指出肌肤关节疼痛是肝肾虚弱，卫阳不固，腠理不密，风邪水湿乘虚而入，侵犯脏腑，郁于筋脉，留着于关节而成。

1. 素体正虚

久病损及肝肾，正气不足，腠理不密，卫外不固。或过度劳累、妇女产后，瘀血阻滞，新血不生，以致精血暗耗，阴血亏虚，"女子以血为本""肝肾同源"，肾精不充，冲任督带气血不足，外邪乘虚侵袭而发为历节。肝肾阴虚，肝阳偏亢，循经上扰清窍，消烁津血，血行障碍，气滞血瘀，涩滞不通导致头痛。

2. 感受外邪

感受外邪是导致本病发生的重要原因，气候怪异，寒暑不均，冷热无常，或久居湿地，冒雨涉水，邪气乘虚侵袭人体，留滞皮肤、经络、关节，气血被阻，运行不畅。风寒湿邪虽各有偏盛，但常合而为病，若以风邪为首，则疼痛多走窜经络，流注关节；若以湿邪为主，则肌肉酸痛，重着乏力；若以寒邪为主，则疼痛固定，甚则痛如针刺。风邪阻滞经络或风寒外束，头颈受损，痹阻清窍，伤及血脉，发为头痛。

3. 痰凝血瘀

正气虚弱，风寒湿邪气闭阻，则五脏气机紊乱，升降无序，导致脏腑经络功能失调，均可造成痰浊、瘀血闭阻留滞筋骨关节，引起或加重本病。

（三）诊断标准

风湿性多肌痛可根据下述 6 条临床特征做出诊断。

表 2-17　风湿性多肌痛诊断标准

1. 发病年龄 ≥ 50 岁

2. 颈部、肩胛部及骨盆部肌肉僵硬，至少2处，并伴晨僵，持续4周或4周以上
3. ESR ≥ 50mm/h（魏氏法）
4. 抗核抗体及风湿因子（RF）阴性
5. 小剂量糖皮质激素（泼尼松 10 ~ 15mg/d）治疗反应甚佳
6. 需除外继发性多肌痛症

（四）治疗

1. 中医治疗

【辨证论治】

（1）风寒湿痹证

证候：周身肌肉或关节疼痛，痛处冷或如湿状，屈伸不利，肌肤麻木不仁，遇寒加重，得热痛减，或痛无定处，晨僵，常因天气变化而加重，或畏寒发热，傍晚额头剧痛，头皮触痛，视物模糊，舌淡苔薄白，脉沉弦。

治则：祛风散寒，温经通络。

方药：蠲痹汤合乌头汤加减。

羌、独活各10g，桂枝10g，秦艽10g，当归10g，川芎10g，炙甘草6g，海风藤15g，桑枝30g，乳香10g，木香10g，川乌6g，麻黄6g，白芍10g，黄芪30g。

加减：偏于风者加防风10g；偏于湿者加防己、苍术各10g，生薏苡仁30g；上肢痛者加威灵仙、姜黄各10g；下肢痛者加牛膝、木瓜、续断各10g；麻木者加鸡血藤30g。

（2）湿热痹阻证

证候：周身上下肌肉酸痛，沉重，胸闷不适，甚则发热，口干口苦，局部关节或有红肿热痛，烦闷不安，小便黄，纳差，便结，或发热头痛，性质为搏动样痛、烧灼样痛或刺痛，视力下降，舌淡红，苔黄腻，脉滑或细数。

治则：清热通络，宣痹除湿。

方药：白虎桂枝汤合宣痹汤加减。

生石膏 30g（先煎），桂枝 10g，知母 10g，甘草 6g，粳米 10g，防己 10g，杏仁 10g，连翘 10g，滑石 10g，薏苡仁 30g，半夏 10g，蚕沙 10g，赤小豆 30g，栀子 10g。

加减：高热汗出、烦闷者加寒水石 30g；壮热不退，便秘腑实者加大黄 10g，芒硝 5g；关节肌肉拘挛疼痛者加忍冬藤、豨莶草、络石藤各 15g，威灵仙 10g。

（3）痰瘀互阻证

证候：关节肌肉肿胀疼痛，皮色暗，肌肤甲错，麻木不仁，拘急痉挛，或见痰核硬结，头昏头重，胸闷脘痞，泛吐痰涎，或见头目眩晕，视物昏花，头痛剧烈，偏头痛，纳差失眠，吞咽咀嚼受限，舌体胖大色暗，有瘀点或瘀斑，苔白腻，脉沉弦滑。

治则：豁痰散结，活血祛瘀。

方药：导痰汤合身痛逐瘀汤加减。

半夏 10g，陈皮 10g，枳实 10g，茯苓 10g，甘草 10g，制南星 10g，秦艽 10g，桃仁 10g，川芎 10g，红花 10g，羌活 10g，没药 10g，香附 10g，五灵脂 10g，牛膝 10g，地龙 10g，当归 10g。

加减：血瘀不散，疼痛不已者加白花蛇、水蛭各 10g，蜈蚣 2 条；关节屈伸不利者加鸡血藤 30g，透骨草 20g；痰核凝聚者加炮山甲、白僵蚕各 10g，白芥子 6g。

（4）肝肾阴虚证

证候：颈、肩、肩胛带或骨盆带近端肌肉酸痛，僵硬不适，以晨间或休息之后再活动时明显，痛势绵绵，腰膝酸软，神疲乏力，小便短赤，头昏头痛，耳聋耳鸣，眼目昏花，颌部间歇性运动障碍，甚或失明，舌红，苔薄白，脉沉细。

治则：滋补肝肾，通络止痛。

方药：左归丸合独活寄生汤加减。

熟地黄20g，山萸肉10g，枸杞子10g，山药10g，菟丝子10g，川牛膝10g，鹿角胶10g（烊化），龟甲胶10g（烊化），独活10g，桑寄生30g，秦艽10g，防风10g，细辛3g，当归10g，白芍10g，川芎10g，茯苓30g，甘草6g，杜仲10g。

加减：阴虚火旺者加知母、黄柏各10g；关节肿胀者加苍术10g，薏苡仁30g；关节强直者加全蝎4g，蜈蚣2条。

【其他疗法】

（1）单方验方

1）生理盐水500mL加复方丹参注射液16mL静脉滴注：每日1次，连用15天为1个疗程，1个疗程后休息3～5天，共4个疗程。

2）柴胡细辛汤：柴胡、川芎、当归尾、丹参、制半夏、泽兰、土鳖虫、黄连各9g，细辛3g，薄荷5g。水煎服，每日1剂，日服2次，治疗巨细胞动脉炎。伴局部颞动脉僵硬，触痛明显者加夏枯草15g；伴局部皮肤红肿明显者，加野菊花10g。

3）乌头汤加味：制川乌10g（先煎），麻黄10g，黄芪18g，白芍15g，甘草10g，蜂蜜30g。风胜者加羌活15g；痛以上肢为主加威灵仙18g，川芎10g；痛以腰背为主加杜仲10g，桑寄生15g，续断10g；痛以膝、踝关节为主加独活15g，牛膝18g。

（2）针灸治疗

1）体针：取穴：第一组：患者仰卧，取合谷、太冲、曲池、太阳、上星、百会；第二组：患者俯卧，取后溪、申脉、风池、天柱、臑腧、天宗、秉风、曲垣、肩中俞、肩外俞。操作：合谷、太冲、风池、天柱、后溪、申脉进针后施以捻转泻法，曲池、臑腧、天宗、秉风、曲垣、肩中俞、肩外俞进针后施以提插泻法，太阳、上星、百会平刺 0.5 寸，不施手法以免出血，疼痛剧烈者施以温针灸，并配合刺络拔罐。

2）温针灸治疗：取穴：以膀胱经及督脉穴取穴为主，配以局部取穴。大椎、肾俞、风门、曲池（双）、天宗（双）、命门（双）、承扶（双）、委中（双）、承山（双）、环跳（双）、秩边（双）。操作方法：患者俯卧位，常规消毒，用 2.0 寸毫针刺入上述穴位，得气后，用预先备置好的长度为 1cm、直径为 0.5cm 的艾炷捏于针柄上，点燃，直至燃尽为止，使热力透入患处，选上述 2～3 个穴位，每穴 2～3 壮，留针。

（3）食疗

1）蚕沙川芎茶（中医良药良方）可用于治疗巨细胞动脉炎引起的头痛。

2）三藤酒（民间验方）用于风湿性多肌痛引起的肩颈及髋部肌肉僵硬。

【预后调摄】

（1）调摄

1）使患者保持良好的心理状态，正确对待疾病，消除对疾病的恐惧和不必要的精神负担，养成良好的睡眠习惯。

2）调节患者生活环境，防止潮湿、寒冷，保持身体温暖，根据季节、气候变化，适当保暖，可减少病证发作。

3）对腰背痛发作严重的患者应适当休息，如卧位时可使身体消除压力，松弛肌肉，使疼痛缓解。另外可对患者应用温水浴、热敷治疗以缓解疼痛，促进恢复。

4）积极参加体育锻炼，积极做力所能及的各项健身活动，如坚持每日散步、游泳、骑车等提高身体素质，有助病情恢复。

5）对于老年人长期使用糖皮质激素应注意防止其毒副作用及并发症（如高血压、糖尿病、白内障、骨质疏松）。及时给予必要的辅助治疗甚为重要。

（2）预后：风湿性多肌痛经过适当的治疗，病情可迅速控制、缓解或痊愈；亦可迁延不愈或反复发作，疾病后期也可出现肌肉废用性萎缩或肩关节囊挛缩等严重情况。头痛或视觉异常等，均需进一步做颈动脉超声、血管造影或颞动脉活检等。

2. 西医治疗

（1）一般治疗：做好解释工作，解除顾虑，遵循医嘱，合理用药，防止病情复发。进行适当的肢体运动，防止肌肉萎缩。

（2）药物治疗

1）非甾体抗炎药：对初发或较轻病例可试用非甾体抗炎药，如消炎痛、双氯酚酸等。10%～20% 的风湿性多肌痛患者单用非甾体抗炎药可以控制症状，但难以防止并发症的发生。

2）糖皮质激素：一般病例首选泼尼松 10～15mg/d 口服。若诊断无误，1 周内症状应明显改善，ESR 开始下降。对病情较重、发热、肌痛、活动明显受限者，可用泼尼松 15～30mg/d，随着症状的好转，ESR 接近正常，然后逐渐减量，维持在 5～10mg/d，时间为 6～12 个月。

3）免疫抑制剂：对使用糖皮质激素有禁忌证，或效果不佳、减量困难、不良反应严重者，可联合使用免疫抑制剂甲氨蝶呤 7.5～15mg/w，或其他免疫抑制剂如硫唑嘌呤、环磷酰胺等。

十三、强直性脊柱炎

（一）概述

强直性脊柱炎（ankylosing spondylitis，AS）是以四肢大关节，以及椎间盘纤维环及其附近结缔组织纤维化和骨化，以及关节强直为病变特点的慢性炎性疾病，临床以骶髂关节和脊柱附着点炎症为主要症状，与 HLA-B27 呈强关联。强直性脊柱炎属风湿病范畴，是血清阴性脊柱关节病的一种。

关于强直性脊柱炎的历史记载可追溯到几千年前，古埃及人在骨骼中发现了强直性脊柱炎的骨骼证据。关于其较详细的描述出现在 1691 年爱尔兰医生的个案报道中，最早描述了尸体骨标本"髂骨与骶骨"，下位 15 个脊柱骨与肋骨融合成一块。随着 X 线技术的发展，1936 年报道了强直性脊柱炎骶髂关节病变的影像学表现。1982 年《希氏内科学》中说明了强直性脊柱炎与类风湿关节炎不是同一种疾病，同年我国采用了"强直性脊柱炎"这一国际通用病名。

我国中医学对于强直性脊柱炎的认识同样久远，最早的相关病案可追溯到春秋战国时期，根据本病的症状、病机及病理演变过程将其归入痹症的"骨痹""肾痹""腰痹"范畴当中，古人称其为"竹节风""龟背风"。《黄帝内经》有云："骨痹不已，复感于邪，内舍于肾"，又有云："肾痹者，尻以代踵，脊以代头"。近现代大家焦树德提出"大偻"之称，"偻"是脊柱弯曲的意思，"大偻"是指病情沉重，脊柱弯曲，背俯的疾病。

（二）中医病因病机

强直性脊柱炎可归于痹症中"脊痹"的范畴。病因可分为内因和外因两个方面，内因是强直性脊柱炎发病的基础，而外因是强直性脊柱炎诱发或者加重的主要原因。正如《黄帝内经》云："正气存内，邪不可干，邪之所凑，其气必虚。"本病内因为先天素体不足或后天摄养不足，导致五脏六腑失调，脏腑之精不能下输于肾而致肾精不足，因虚致脏腑功能失调，邪自内生，加之复感风寒暑湿燥火等外邪，深入脊髓而致筋骨失养，出现筋骨松弛，脊柱弯曲，屈伸不利，导致脊痹。本病性质为本虚标实，肾虚不足为根本，复感外邪为标。

1. 发作期

先天不足或后天失养的情况下，以致肾精不足、督脉失养，因虚而致脏腑功能失调，痰瘀内生，在此基础上复感外邪（以风热和暑热为主），可突然出现腰部疼痛，活动不利，以致生活不能自理，伴面赤心烦、口干舌燥、大便不畅、小便短赤。

2. 缓慢进展期

（1）督脉亏损，气滞血瘀（早期）：早期患者以本虚为主，先天不足或后天失养，导致邪气内生，气无源而致气滞不能行血，血行不畅而致血瘀，血瘀结于脊柱，而致僵直、隐痛，疼痛部位不确定。

（2）肝脾虚衰，肾督亏损，痰瘀交阻（中晚期）：积病日久，累及肝脾肾三脏，导致经络闭塞不通以致脊柱疼痛，僵硬，最后关节变形固定。由于肝脾肾受损，脉伤血虚，常见形体消瘦、头昏心悸、四肢肌肉萎缩。强直性脊柱炎以肾阳（气）虚衰为主。

（三）诊断标准

目前对 AS 的诊断普遍采用 1984 年修订的纽约标准。

表 2-18 AS 诊断标准（1984 年纽约修订标准）

临床标准
1.腰背痛持续 3 个月以上，疼痛随活动改善，休息后不缓解

续 表

临床标准
2.腰椎前后和侧屈方向活动受限
3.胸廓扩张度低，小于同年龄同性别的正常值

放射学标准
单侧骶髂关节炎 3～4 级，或双侧骶髂关节炎 2～4 级

骶髂关节是强直性脊柱炎最常累及的关节，根据 1996 年纽约制定的诊断分级，将强直性脊柱炎骶髂关节病变分为 5 级。

表 2-19 AS 骶髂关节病变分级（1996 年纽约制定）

分 级	表 现
0 级	正常
I 级	怀疑有异常的存在
II 级	轻度异常改变，可见局部出现侵蚀、硬化，关节间隙无明显改变
III	明显异常改变，为中度或者重度骶髂关节改变，主要表现为骨关节的侵蚀、硬化，关节间隙狭窄、增宽或者强直
IV 级	严重异常改变，骨关节完全强直改变

注：0 级～I 级不足以诊断强直性脊柱炎。

凡具有临床标准中任一项加放射学标准即可确诊。如果有下列病史：①年龄小于 40 岁；②腰背部不适隐匿性出现；③腰背部晨僵，活动后症状有所改善；④病程持续 3 个月以上；⑤CT 检查有骶髂关节炎征象，能排除 PA、Reiter 综合征、炎性肠病，则也可考虑为 AS。

但随着对 AS 研究的不断深入，特别是一些更为有效的治疗药物如肿瘤坏死因子抑制剂出现后，修订的纽约标准日益显现出其局限性。2009 年国际脊柱关节炎评估协会（The

Assessment of Spondylo Arthritis international Society，ASAS）制订的脊柱关节病诊断标准中的中轴型脊柱关节病诊断标准有助于早期 AS 的确诊和后期治疗方案的确定。

图 2-1　中轴型脊柱关节病诊断标准（2009 年 ASAS）

> 腰背痛≥ 3 个月且发病年龄小于 45 岁的患者（无论是否有外周临床表现）

⬇

> 影像学显示骶髂关节炎且具有≥ 1 个脊柱关节病特征　或　HLA-B27 阳性且具有≥ 2 个脊柱关节病特征

> 脊柱关节病特征
> - 炎性腰背痛
> - 关节炎
> - 肌腱附着点炎（足跟）
> - 葡萄膜炎
> - 指（趾）炎
> - 银屑病
> - 克罗恩病 / 溃疡性结肠炎
> - NSAIDs 治疗有效
> - 具有脊柱关节病家族史
> - HLA-B27 阳性
> - C 反应蛋白升高

（四）治疗

1. 中医治疗

强直性脊柱炎中医治疗主要从肾论治，参照《实用中医风湿病学》（路志正、焦树德主编），本病分为以下证候，治疗如下：

【辨证论治】

（1）肾虚督寒证

证候：腰骶、脊背疼痛，痛连颈项，背冷恶寒，肢节游走性疼痛，酸楚重着，或晨起腰骶、项背僵痛，或僵硬弯曲，活动不利，得温痛减，舌苔薄或白，脉沉弦或细迟。

治则：补肾强督，温经散寒，活血化瘀。

方药：补肾强督治尪汤加减。

川续断 15g，金狗脊 40g，淫羊藿 10g，炒杜仲 15g，鹿角霜（或胶）10g，制附片 12g，桂枝 10g，骨碎补 10～20g，生、熟地黄各 12g，赤、白芍各 10g，生薏苡仁 30g，伸筋草 30g，白僵蚕 12g，土鳖虫 10g，知母 15g，麻黄 3g，干姜 6～9g，羌、独活各 10g，草乌 9g，防风 10g，牛膝 18g。

加减：指关节痛者加桑枝；脊背疼痛甚者加重羌活；腰痛明显者，加桑寄生 30g；肩背发僵者加片姜黄 10g；有化热者减草乌为 3g；病程久者，加活血药，如泽兰 15g 或七厘散 0.6g 内服，一日 2 次。

（2）肝肾两虚，筋骨失荣证

证候：腰背疼痛，腰骶及项背强直畸形，活动功能障碍，胸廓不张，低热形羸，腰膝酸软，头晕目眩，耳鸣耳聋，畏寒肢冷，阴萎，面色苍白，舌质略红，少苔或薄白，脉沉细数尺脉弱。

治则：滋补肝肾，壮骨荣筋。

方药：健步虎潜丸合补肾强督治尪汤加减。

骨碎补 20g，补骨脂 10g，羌、独活各 10g，生、熟地黄各 12g，赤、白芍各 10g，白蒺藜 10g，山萸肉 10g，乌梢蛇 10g，蜈蚣 3 条，炙穿山甲 9g，威灵仙 12g，桂枝 12g，络石藤 30g，鸡血藤 30g，寻骨风 10g，松节 15g，川续断 18g，制附片 10g，伸筋草 30g，土鳖虫 9g，炒黄柏 10g，红花 10g。

加减：化热重者加大生地黄用量，另加牡丹皮、忍冬藤、秦艽；湿重者加防己、生薏米、茯苓；痰瘀互结者加半夏、天南星、丹参。

（3）督脉邪壅，久郁化热证

证候：背脊钝痛，腰、尻、髋部酸着重滞，甚或掣痛欲裂，脊柱强直、畸形、活动严重障碍，形体消瘦，五心烦热，或有低热，口干，肌肉触之热感，肢体喜放被外，不久又怕冷，大便干，小便黄，舌质红，舌苔黄厚而腻，脉象滑数或弦滑数。

治则：益肾壮督，清热活络。

方药：补肾清热治尪汤加减。

生地黄18g，川续断15g，地骨皮12g，骨碎补18g，秦艽20g，赤芍12g，知母12g，炒黄柏12g，忍冬藤30g，威灵仙15g，羌、独活各9g，土鳖虫9g，蚕沙10g，络石藤30g，透骨草20g，红花10g，制乳香、没药各6g。

加减：腰痛明显者加杜仲、桑寄生；脊柱僵直、弯曲变形者加白僵蚕、金狗脊、鹿角霜；湿热重者加生薏苡仁，另加大炒黄柏用量。

【其他疗法】

（1）针灸治疗

1）取肾俞、腰俞、太溪以补肾，通膀胱经脉，针刺以补法；取大椎、风池、环跳、阴陵泉、昆仑、委中以祛风散寒，疏通经脉，行气活血，用平补平泻法。

2）取风池、大椎、大柱、风门、膈俞、命门、腰阳关、八髎、腰俞、秩边、环跳等穴，针刺用补法，可配合华佗夹脊穴，注意进针角度及深度，以防伤及重要脏器。

3）取命门、关元、腰阳关、肾俞、神阙、阿是穴，用悬灸/雀啄灸/直接灸法，1次/天，15天为一个疗程。

（2）药浴疗法

1）强脊炎浸浴方：川椒目、鸡血藤、海藻各30g，羌活、独活、木瓜、桂枝、昆布各15g，制草乌、制川乌各5g。将上述药物用纱布包好，水煎后倒入温水浴缸中以浸浴30分钟左右，每周2次，可温经通络，活血止痛。适用于中早期强直性脊柱炎患者。

2）热痹外洗方：桑枝500g，络石藤、海风藤各200g，豨莶草100g，忍冬藤、鸡血藤、海桐皮各60g。将上述药物研磨成粉，装于纱布中，水煎后淋洗患处。此方具有清热利湿、通络止痛的功效，对于强直性脊柱炎湿热阻络、热重于湿的患者具有不错的效果。

（3）药敷疗法：可以针对不同证型分别选用除痹散、温经通络方、消肿祛痛灵、消尔痛酊等方药敷于患处。

此外还可选择醋离子导入、短波、微波等疗法改善症状。

【预后调摄】

（1）加强营养，注意营养均衡，饮食清淡，禁食辛辣炙煿之品，多食高蛋白、高热量及富含维生素的食物。

（2）形成良好生活习惯，起居有常，进行适当体育锻炼以增强体质，避免肌肉萎缩。避风寒湿，保持居住环境通风、干燥。

2.西医治疗

强直性脊柱炎为慢性疾病，目前无具体根治之法。一些药物治疗只能改善疼痛或者脊柱僵直症状，不能根治此病。患者如能尽早及时治疗，可减轻脊柱僵化变形及运动功能丧失。根据中华医学会风湿病分会2010年发布的《强直性脊柱炎诊断及治疗指南》，药物治疗如下：

（1）非甾体抗炎药：可迅速改善患者腰背部疼痛和晨僵，减轻关节肿胀和疼痛及增加活动范围，对早期或晚期AS患者的症状治疗都是首选的。其种类繁多。对AS的疗效大致相当。

（2）生物制剂：抗肿瘤坏死因子（TNF）-α 拮抗剂包括：依那西普（etanercept）、英夫利西单抗（infliximab）和阿达木单抗（adalimumab）。其治疗 As 已经过多项随机双盲安慰剂对照试验评估，总有效率达 50%～75%。

（3）柳氮磺吡啶：可改善 AS 的关节疼痛、肿胀和发僵，并可降低血清 IgA 水平及其他实验室活动性指标，特别适用于改善 As 患者的外周关节炎。至今，本品对 AS 的中轴关节病变的治疗作用及改善疾病预后的作用均缺乏证据。为了弥补柳氮磺吡啶起效较慢及抗炎作用欠强的缺点，通常选用 1 种起效快的 NSAIDs 与其并用。

（4）糖皮质激素：一般不主张口服或静脉全身应用皮质激素治疗 AS。因其不良反应大，且不能阻止 AS 的病程。顽固性肌腱端病和持续性滑膜炎可能对局部皮质激素治疗反应好。眼前色素膜炎可以通过扩瞳和激素点眼得到较好控制。对难治性虹膜炎可能需要全身用激素或免疫抑制剂治疗。

此外，髋关节受累引起的关节间隙狭窄、强直和畸形甚至因此致残的患者，人工全髋关节置换术是最佳选择，置换术后绝大多数患者的关节痛得到控制。

十四、银屑病关节炎

（一）概述

银屑病关节炎（psoriatic arthritis，PsA）又名牛皮癣关节炎或关节病型银屑病，是一种与银屑病相关的炎性关节病，1818 年法国医生 Alibert 首次描述本病，Bazin 于 1860 年提出"银屑病关节炎"病名，直到 1965 年才将本病完全从类风湿关节炎中区分出来，并作为一个独立的临床疾病。由于本病与强直性脊柱炎、炎性肠病性关节炎、赖特综合征均有骶髂关节炎和（或）脊柱炎，且与 HLA-B27 有关，故又统称为血清阴性脊柱关节病。

银屑病在欧美国家的患病率为 1% ～ 3%。我国银屑病患病率为 1.23%。关节炎在银屑病患者中的患病率高达 7% ～ 42%。男女比例大致相等，平均发病年龄 32 ～ 45 岁。

银屑病关节炎属皮肤与关节同病，皮肤损害多先于关节炎。其银屑病表现属中医"白疕""白屑风""疕风""松皮癣"等范畴。如《外科证治全书·卷四·发无定处论》中说："白疕（一名疕风），皮肤燥痒起如疹疥而色白，搔之屑起，渐至肢体枯燥拆裂，血出痛楚。"《证治准绳·疡医》中说："遍身起风疹疥丹之状，其色白，不痛但痒，搔抓之起白疕。"银屑病关节炎的关节表现与中医"骨痹""肾痹"描述相似，属"痹证"范畴。《素问·痹论》说："五脏皆有合，病久而不去者，内舍于其合也。故骨痹不已，复感于邪，内舍于肾……"因此，本病属"白疕"与"痹证"共患性疾病。

（二）中医病因病机

银屑病关节炎的致病原因多由机体血虚燥热，复感外邪，皮肤关节失气血之润所致。内因方面应注重血分的变化，其中血热、血燥、血虚为常见的内在发病基础；外因方面以感受风寒湿热燥邪相兼致病，内外相合，痹阻经络，气血津液不能达于肌表，由此造成皮肤关节的损害。

1. 风热入血，灼伤皮络关节

素体阴虚阳盛，复感风寒之邪，郁久化热，或风热侵袭，上痹咽喉，入于血分，蒸灼津液，阴虚血燥，皮表失润。加之邪热灼伤皮络，发为白疕。风寒湿热侵袭筋骨关节，痹阻经脉，发为痹证。正如《外科大成》曰："由风邪客于皮肤，血燥不能荣养所致。"《医宗金鉴·外科心法要诀·白疕》有"白疕之形如疹疥，色白而痒多不快，固由风邪客皮肤，亦由血燥难荣外"

之述。《外科正宗》认为本病与血燥风毒客于肺脾二经有关。

2. 湿热浸淫，熏伤皮络关节

嗜食辛辣炙盛之物，鱼腥酒酪，酿湿积热，湿热熏蒸皮络，皮络受伤，脉络瘀阻，发为白疕。湿热流注关节发为痹证。正如《医宗金鉴·外科心法要诀》云："此症总因风湿热邪，侵袭皮肤……风湿热邪，郁久风盛，则化为虫，是以瘙痒之无休也。"

3. 肝郁气滞，瘀阻皮络关节

情志不遂，郁怒伤肝，肝气郁结，气滞血瘀，瘀伤皮络。正如《圣济总录》曰："其病得之风湿客于腠理，搏于气血，气血痞涩。"此外，肝气郁结，郁久化火，火热伤阴，阴虚血燥，既不能充润肌表，又不能通利关节筋骨，发为本病。

4. 肝肾亏虚，皮络骨节失养

素体肝肾阴虚，复感风热、湿热毒邪，留恋日久，肝肾之阴受劫，阴虚津亏，则外不能滋养皮络，内不能滋润骨节，发为本病。正如《素问·痹论》说："五脏皆有合，病久而不去者，内舍于其合也。故骨痹不已，复感于邪，内舍于肾……"

总之，本病病位在皮肤与关节，涉及血分，证型有血热、血燥、血瘀、血虚之分，与肺、脾、肝关系密切。

（三）诊断标准

有银屑病又有关节炎即可诊断本病。Moll 和 Wright 的银屑病分类标准：①至少有一处关节炎并持续 3 个月以上；②至少有银屑病皮损和（或）一个指（趾）甲上有 20 个以上顶针样凹陷的小坑或指甲剥离；③血清 IgM 型 RF 阴性（滴度＜1∶80）。

此外，以下特征常提示银屑病关节炎：①银屑病家族史；②银屑病病史；③远端指关节侵蚀性关节炎；④屈肌腱鞘炎和腊肠指（趾）；⑤单侧骶髂关节炎；⑥非对称跳跃性的韧带骨赘和椎旁骨赘。

（四）治疗

1. 中医治疗

活血化瘀大法贯穿于治疗全程。初期当以清热凉血、疏风润燥为主，佐以清喉利咽；中期当以清热解毒，疏风化湿为主，佐以活血通络；晚期当以滋养肝肾为主，佐以祛风活血。对于久病入络，若合并胁痛、黄疸、水肿等证则较单一病证难治。

【辨证论治】

（1）血燥风热证

证候： 皮损遍及躯干四肢伸侧，基底部颜色鲜红，鳞屑较厚，瘙痒脱屑，遇热加重。关节红肿，触热，疼痛固定，常伴咽喉疼痛，低热，大便干结，小便黄赤。舌质红，苔黄，脉弦细数。

治则： 清热凉血，疏风润燥。

方药： 凉血消疕汤（自拟方）。

生地黄 30g，牡丹皮 20g，赤芍 20g，紫草 15g，防风 12g，白鲜皮 15g，蝉衣 10g，威灵仙 15g，甘草 6g，鸡血藤 30g，秦艽 15g。

加减： 咽喉红肿疼痛，加山豆根 10g，马勃 10g，桔梗 6g，以利咽消肿；发热者，加生石膏 30g，知母 10g，以清热泻火；口渴加麦冬 20g，石斛 15g，以生津止渴；若皮损增厚，瘙痒较重，可加莪术 10g，蛇床子 15g，以祛风止痒；若关节疼痛较重，加豨莶草 30g，苏木 10g，以通利关节。

（2）湿热化毒证

证候： 皮损多发于躯干四肢伸侧或皮肤皱褶处，色红，表皮湿烂或有脓疱，痛痒相兼，关节红肿灼热疼痛、重着，伴发热，纳呆，咽喉疼痛，口渴尿赤，大便秘结或黏滞不爽。舌红绛，苔黄腻，脉滑数。

治则：清热解毒，疏风化湿。

方药：解毒消疕汤（自拟方）。

白花蛇舌草 30g，萆薢 5g，土茯苓 20g，苍术 10g，黄柏 10g，蒲公英 20g，生薏苡仁 30g，忍冬藤 30g，草河车 15g，防风 10g，甘草 6g。

加减：大便秘结，加生大黄 10g，以泻热通便；咽喉肿痛者，加板蓝根 30g，以利咽消肿；心烦易怒，加龙胆草 20g，以清肝泻火；关节肿痛者，加虎杖 10g，防己 15g，泽泻 10g，以消肿止痛；发热者，加栀子 10g，牡丹皮 15g，以清热泻火。

（3）气滞血瘀证

证候：皮损肥厚，呈地图状斑块，色泽紫暗，肌肤甲错，关节肿胀刺痛，屈伸不利，伴胁肋胀痛，心情郁闷或烦躁易怒，女子闭经或痛经。舌有瘀斑，苔白或黄，脉弦涩。

治则：理气活血，疏风散结。

方药：化瘀消疕汤（自拟方）。

丹参 30g，川芎 10g，三棱 10g，莪术 10g，鸡血藤 30g，柴胡 10g，白芍 10g，牡蛎 30g，益母草 30g，桑寄生 15g，防风 10g，甘草 6g。

加减：心烦易怒，加合欢花 10g，佛手 10g 以疏肝解郁；胁肋胀痛者，加川楝子 10g，以理气消胀止痛；痛经，加延胡索 10g，香附 10g，当归 15g，以活血通经；关节屈伸不利，加伸筋草 30g，姜黄 10g，以舒筋活络。

（4）肝肾亏虚证

证候：病程迁延不愈，皮癣红斑色淡，鳞屑不厚，关节疼痛，强直变形。伴腰膝酸软，头晕耳鸣，失眠多梦，男子遗精阳痿，女子月经不调。舌质暗红，苔白，脉沉尺弱。

治则：滋补肝肾，祛风活血。

方药：滋阴消疟汤（自拟方）。

生地黄 20g，熟地黄 15g，当归 15g，山萸肉 12g，白芍 15g，川芎 10g，鸡血藤 30g，鬼箭羽 10g，益母草 30g，杜仲 10g，蝉衣 10g，甘草 6g。

加减：皮癣厚，皮屑多者，加牡丹皮 15g，赤芍 15g，以清热凉血；关节疼痛严重者，加忍冬藤 30g，牛膝 10g，络石藤 15g，以疏风通络；咽痛者，加草河车 15g，板蓝根 30g，山豆根 10g，以清热解毒利咽；胁痛者，加川楝子 15g，郁金 10g。

【其他疗法】

（1）针灸疗法

主穴：足三里、合谷、尺泽。

配穴：内关、三阴交、外关。

局部取穴：

肩关节：肩髃、肩髎、肩贞、臂臑。

肘关节：曲池、小海。

腕关节：阳溪、支沟。

指关节：后溪、八邪。

膝关节：阳陵泉、阴陵泉、犊鼻、委中。

踝关节：昆仑、申脉、照海、太溪。

足关节：太冲、八风、解溪。

施针方法：直刺或斜刺 1～1.5 寸，平补平泻手法，留针 20 分钟。用艾条（约 2cm）插在针柄上（取穴：足三里、三阴交）点燃施灸，约 10 分钟燃毕，除去灰烬。

（2）拔罐疗法

取穴：以大椎、肩髃为主穴，局部关节及阿是穴为配穴。

施罐方法：选主穴刺络后拔罐，配穴闪火拔罐，留罐

5～10分钟，每日1次，15天为一疗程。

（3）中药熏洗

药物：伸筋草30g，透骨草30g，海桐皮15g，苏木30g，苦参15g，黄柏15g，蛇床子10g，红花15g。

施药方法：上药加水煎成500mL，熏洗四肢关节。适用于关节肿痛者。

【预后调摄】

50%左右的银屑病关节炎患者出现关节畸形，约20%有明显残疾。有以下情况者预后不良：发病年龄小于20岁、多关节起病、广泛皮损、阳性家族史、HLA-DR3或DR4阳性、存在肝功能异常或用药后出现肝功能异常者。

（1）心理调护：银屑病关节炎临床上易反复发作，且影响容貌，病人极易产生悲观、消极及自卑情绪，故应提高对银屑病关节炎的认识。银屑病关节炎的加重往往与精神有关。有资料显示，银屑病关节炎病人75%以上伴有急躁、易怒等不良情绪，很多病人因精神刺激而发病或加重，也有的病人因心情开朗，皮损减轻甚至消退。因此，树立战胜疾病的信心，保持健康、乐观的心理是预防银屑病关节炎复发和加重的重要因素。鼓励患者正确对待，积极治疗，消除恐惧，加强自身保健，从而提高药物治疗的效果。

（2）饮食调护：影响银屑病关节炎的饮食因素：动物类有鱼虾、羊肉、鸡肉、牛肉及牛奶、鸭肉、兔肉、猪肉等；辛辣刺激性食物有酒、生葱、生蒜、辣椒等；其他如香菜、香椿、韭菜等。一般银屑病关节炎患者应忌食鱼虾海味、辛辣食物和羊肉。但是，对于发热、剥脱性皮损的患者，需进食高蛋白、高热量、高维生素饮食，过分忌口不但给患者造成心理压力，而且由于机体缺乏某些必需的营养元素，导致机体免疫功能进一步下降以及代谢障碍等，反而不利于病情的恢复。

（3）生活调护：银屑病关节炎的整个病程中要十分重视控制感染因素，避免感冒发烧，防止咽炎、扁桃体炎发生。秋冬季节，气候渐至寒凉，若将息失宜，调摄不当，容易发生感冒等病，所以在秋冬季节要特别注意调护，适应气候变化，加强防护，如生活规律，及时治疗感冒发烧或咽痛，对于经常患扁桃体炎的银屑病关节炎患者，应将扁桃体摘除，减少发病的机会。

（4）其他：对于急性期的病人应尽量避免洗浴或热敷，以防皮损加重，可给予局部使用中药，如皮癣灵、黄连膏。而对于静止期及消退期的病人可进行关节活动锻炼并每日沐浴，促进血液循环，以帮助鳞屑脱落，增强抵抗力。此外，要注意保暖，防止受凉，应经常进行日光浴。

2. 西医治疗

（1）基本治疗：包括休息、锻炼和心理调适。

（2）药物治疗：缓解关节炎症状采用非甾体抗炎药，如尼美舒利（普威）、双氯芬酸、布洛芬（芬必得）、醋氯芬酸（喜力特）、洛索洛芬钠（乐松）、萘丁美酮等。若有溃疡病病史者，应选用选择性 COX-2 抑制剂塞莱昔布（西乐葆）。若使用非甾体抗炎药效果不理想者，联合甲氨蝶呤，每周 10～20mg，病情控制后逐渐减量，维持量 5～10mg，使用期间应注意观察毒副作用。也可选用来氟米特（爱若华），每日 20mg，口服。对中轴关节炎明显者，可选用柳氮磺胺吡啶，每天 2～3g，分3 次服用。若中年以上患者，不考虑生育者，可使用雷公藤多苷，每次 10～20mg，每日 3 次。对病情顽固，使用常规治疗效果不理想者，可使用生物制剂如 Etanercept（益赛普）和Infliximab（类克）。

对银屑病关节炎患者不主张使用糖皮质激素，因为在撤减激素过程中会出现皮肤病变反弹加重。

十五、肠病性关节炎

（一）概述

肠病性关节炎（enteropathic arthritis）是伴随肠道疾病而发生的关节炎，属于血清阴性脊柱关节病的一种。关节炎常发生于肠道疾病之后或与之伴随而发。常引起肠病性关节炎的肠道疾病有：溃疡性结肠炎、沙门菌感染、痢疾杆菌感染、克罗恩病、Whipple 病等。

肠病性关节炎多为发生于肠病之后的关节炎，或与肠病伴发，或交替发作，为邪蕴脏腑，外窜筋骨之病，属中医"痢风""痢后风""痢后鹤膝风""肠痹"等范畴。

（二）中医病因病机

肠病性关节炎是由于先天禀赋不足，脾肾素虚，后天饮食不节，劳倦内伤，情志失调，伤及脾胃，脾之运化失司，湿浊内生，郁久化热，复感寒湿、湿热、疫毒之邪，内外相合，蕴结肠腑，而成泻痢。泻痢之后，余邪未尽，正气虚弱，余邪稽留，气机紊乱，血行不畅，闭阻经络、筋骨、关节，发为本病。

1. 热毒内攻，闭阻经络

患者素为阳盛之体，感受暑湿、疫毒之邪，侵及肠胃，热毒搏结熏灼于肠道，气血阻滞化为痢下赤白脓血，发为热毒痢，痢之后，余邪久留未尽，热毒内攻，闭阻经络，气血壅滞，阻于关节，发为本病，出现关节红肿热痛，屈伸不利。

2. 湿热蕴蒸，流注关节

饮食过量，停滞不化；或素喜食肥甘厚味，酿生湿热，湿热内蕴，影响脾胃升清降浊之功能，腑气壅阻，气血凝滞于肠道，化为脓血，而发为湿热痢，痢后余邪未尽，湿热稽留，蕴结经脉，流注四肢关节，气血阻滞不通，发为本病。

3. 寒湿凝聚，阻滞关节

素体阳虚，感受寒湿之邪或过食生冷，损伤脾胃，运化失职，水谷精华不能吸收，反停为湿滞，发为寒湿泻痢，痢后寒湿留连体内，阻滞经络、关节，发为本病。如《医宗金鉴·外科心法要诀》云："鹤膝风肿生于膝，上下枯细三阴虚，风寒湿邪乘虚而入，痛寒挛风筋缓湿。此证一名游膝风，一名鼓槌风，痢后得者为痢风。"

4. 脾肾阳虚，关节失濡

素体脾肾虚弱，先天不足，后天失养，纳运不及，形体筋骨关节失于濡养，不荣则痛，或久病大病不愈，正气渐亏，卫阳不固，脾肾受损，脾虚不化精微，肾虚精血衰少，外邪易乘虚而入，发为本病。本病正虚邪留，虚实交替，缠绵难愈，易受外来因素所诱发。

正如《证治要诀·痢》中论："痢后风，因痢后下虚，不善调摄，或多行，或房劳，或感外邪，致两腰酸软，若痛若痹，遂成风痢。"

总之，本病病机是泻痢后正气不足，风寒湿热、毒邪乘虚侵袭或留连不去，闭阻经络关节而发病，病位在关节经络及大小肠，病本在脾、胃、肾。

（三）诊断标准

1. 溃疡性结肠炎关节炎

（1）临床表现：关节炎发生在结肠炎后的几年内，以侵犯膝、踝关节最常见，关节肿痛，活动障碍，持续数月至数年不等。结肠炎症状为间歇性或发作性腹泻、黏液便或脓血便、腹痛。

（2）辅助检查

1）血沉（ESR）增快，C反应蛋白（CRP）升高；小细胞低色素性贫血。

2）便常规：有脓血和黏液。

3）可能有HLA-B27阳性。

4）肠壁检查：急性期黏膜呈弥漫性充血、水肿、出血、糜烂、溃疡，晚期肠壁增厚，肠腔狭窄。

5）X线：关节滑膜炎，骨侵蚀和软骨破坏，轻中度骨质疏松。

（3）诊断方法：确诊慢性溃疡性结肠炎，且有关节肿胀疼痛及相应的X线表现即可确诊本病。

2. 肠道感染后关节炎

（1）临床表现

1）关节炎在肠道感染后1～3周内发作。

2）多关节受累，以下肢关节为主，非对称性，关节红、肿、热、痛。

3）可伴全身发热、结膜炎、虹膜炎等。

（2）辅助检查

1）血沉增快，C反应蛋白升高，白细胞（WBC）升高。

2）血液中病原菌抗体阳性。

3）X线：多数无关节畸形，部分病人晚期可有骶髂关节炎表现。

（3）诊断方法：有肠道感染病史，且有关节疼痛、肿胀的表现，排除其他疾病后，即可诊断本病。

3. 克罗恩病关节炎

（1）临床表现：关节炎在下肢膝、踝关节开始，以大关节为主，非对称性，部分发展为强直性脊柱炎。关节症状与肠道症状不平行。

（2）辅助检查

1）贫血、白细胞升高、血沉增快。

2）血清 α2 球蛋白升高，HLA-B27 阳性。

3）大便有脓血、黏液等。

4）肠壁可见溃疡、铺路石样改变、充血、水肿，结肠袋变浅或消失，肠腔狭窄等。

4.Whipple 病

（1）临床表现

1）关节炎可出现在肠道症状之前。多见于膝、踝、肩、腕关节，关节肿痛呈发作性，数日或数周减轻，无关节畸形。

2）腹痛、腹泻、水样便或有泡沫的脂肪泻。

3）淋巴结肿大，皮下结节，体重减轻，色素沉着，肝肿大，杵状指，多器官炎症，如肺炎、胸膜炎、心包炎等。

（2）辅助检查

1）血沉增快，便中含大量脂肪球。

2）滑液检查：白细胞升高，滑膜及淋巴结活检可见含有PAS 染色阳性颗粒的巨噬细胞，电镜下可在 PAS 阳性巨噬细胞中找到"杆样菌"细菌。

（四）治疗

1.中医治疗

本病患者多在关节肿痛发作时才就诊风湿科，故询问有无肠病病史，对本病辨证至关重要。本病特征为脏腑与经络肢体同病，故治疗应兼顾表里。对起病急骤，来势凶猛的热毒内攻关节型，应清热解毒，通络止痛；对湿热蕴毒关节型，应清热利湿，宣痹止痛；寒湿凝聚关节型，应散寒利湿，通络止痛；晚期脾肾阳虚，关节失濡型应温肾健脾，益气通络。

值得重视的是，本病患者多有脾虚体质，或因肠病伤及脾肾，治疗全程中应不忘顾护脾胃之气，特别是对热毒内攻及湿热蕴蒸两型，使用苦寒药物不可太过，并佐以健脾的茯苓、白术、甘草等，以防苦寒药伤脾伐胃。

【辨证论治】

（1）热毒内攻，闭阻经络证

证候： 腹胀痛，腹泻，里急后重，起病急，四肢关节红肿热痛，病势剧烈，活动受限，多从膝、踝起始发作，关节游走疼痛，伴身热，心烦，口渴，尿赤，皮肤红斑结节，舌质红，苔黄而干，脉弦数或滑数。本证型多见于肠道感染后关节炎或 whipple 病。

治则： 清热解毒，通络止痛。

方药： 黄连解毒汤加减（《外台秘要》）。

黄连 10g，黄芩 10g，黄柏 10g，忍冬藤 30g，豨莶草 15g，鸡血藤 30g，虎杖 10g，茯苓 15g，甘草 6g。

加减： 若下利秽恶，便脓血者，以白头翁汤加减，以清热燥湿，凉血解毒。热毒深入筋骨，化火伤津者，加生地黄 15g，玄参 10g，麦冬 10g，以滋阴润燥荣筋；关节痛甚者，加穿山甲 10g，丝瓜络 10g，桃仁 10g，红花 10g，以活血通络止痛；皮肤红斑结节者，加牡丹皮 15g，赤芍 10g，以凉血解毒。

（2）湿热蕴蒸，流注关节证

证候： 四肢关节肿胀疼痛，扪之热感，不能屈伸，伴低热或身热不扬，口渴不欲饮，小便黄赤，大便黏滞不爽，臭秽，纳呆腹胀，舌质红，苔黄腻，脉濡数或滑数。

治则： 清热利湿，宣痹止痛。

方药： 加味四妙散加减（《成方便读》）。

黄柏 12g，苍术 15g，当归 10g，牛膝 15g，防己 10g，车

前子 15g，萆薢 15g，海桐皮 15g，白术 15g，木瓜 15g，忍冬藤 20g，甘草 6g。

加减：急性期，下痢里急后重，可用葛根芩连汤加减，以清热利湿。关节重着者，加威灵仙 15g，土茯苓 25g，以除湿利关节；气滞腹胀者，加厚朴 10g，木香 12g，槟榔 10g，以行气除胀；热甚者，加连翘 15g，栀子 10g，以助清热；关节积液或浮肿明显者，加泽泻 10g，薏苡仁 15g，以利水渗湿。

（3）寒湿凝聚，阻滞关节证

证候：关节肿胀疼痛，僵酸感，得热则舒，遇寒加重，纳呆，腹胀，舌质暗淡，苔白腻，脉弦紧或弦滑。此证型多见于溃疡性结肠炎反复发作者。

治则：散寒利湿，通络止痛。

方药：薏苡仁汤（《类证治裁》）。

薏苡仁 30g，川芎 10g，麻黄 6g，桂枝 10g，羌活 10g，独活 10g，川乌 10g，当归 15g，防风 10g，苍术 10g，甘草 6g。

加减：疼痛甚者，加制草乌 6g，地龙 10g，红花 10g，丝瓜络 15g，以祛风活血止痛；关节肿胀明显者，加姜黄 10g，土茯苓 30g，以利湿通络；腰膝酸痛者，加熟地黄 15g，桑寄生 15g，补骨脂 15g，以强腰壮骨；腹胀明显者，加枳壳 10g，沉香 6g，以理气和中；纳食少者，加茯苓 15g，砂仁 15g，豆蔻 10g，以健脾祛湿。

（4）脾肾阳虚，关节失濡证

证候：四肢关节肿痛时轻时重，畏寒肢冷，神疲乏力，面色无华，大便稀薄或夹白冻，食后腹胀，或小腹坠痛，腹泻时发时止，舌质淡胖，苔白，脉沉细。此证型多见于本病慢性期。

治则：温肾健脾，益气通络。

方药：温阳健脾汤加减（《实用中医风湿病学》）。

熟附子15g，干姜10g，黄芪20g，白术15g，山药15g，当归10g，鸡血藤30g，牛膝15g，陈皮10g，茯苓15g，炙甘草6g。

加减：腹胀纳少，加白扁豆15g，焦三仙30g，以健脾开胃；口淡苔腻者，加苍术15g，藿香15g，厚朴10g，以芳香燥湿醒脾；胃寒便溏，加桂枝10g，炮姜10g，以温经散寒；恶寒肢冷，加千年健、追地风各10g，以祛风通络；寒中督脉，腰背变形强直者，加制川乌6g，独活15g，威灵仙20g，以通利关节，强筋骨；关节屈伸不利，加伸筋草15g，透骨草15g，络石藤15g，以祛湿活络。

【其他疗法】

可选用针灸治疗，膝踝关节为本病好发部位。膝关节可取犊鼻、梁丘、膝眼、膝阳关、鹤顶；踝关节可取申脉、照海、昆仑、丘墟、解溪、悬钟、太溪等。每次选3～5个穴位，留针30分钟，每日1次，10天为一个疗程，辨证配伍如下。

（1）热毒炽盛，闭阻经络型：取合谷、大椎、阳陵泉、阴陵泉、足三里、三阴交，针用泻法。

（2）湿热蕴蒸，流注关节型：取大椎、曲池、阴陵泉、悬钟、足三里，针用泻法。

（3）寒湿凝聚，阻滞关节型：取膈俞、血海、阴陵泉、肾俞、关元、外关，针用平补平泻法。

（4）脾肾阳虚，关节失濡型：取肾俞、中脘、肺俞、关元，针用补法。

【预后调摄】

多数肠病性关节炎预后较好，但若肠病或关节炎发作严重，全身症状明显，体质严重消耗者预后差。

（1）生活调摄：本病发病前后多有肠病史，应先积极治疗肠病，去除病源；注意起居规律，冷暖适当，四肢避免风寒及潮湿；适当锻炼，避免过度劳累及活动。

（2）饮食调摄：风寒偏盛，关节游走疼痛者，忌食辛辣之品，宜食血肉有情之品以补气养血祛风；寒湿偏重，关节冷痛重者者，宜食狗肉等温补之品，忌食生冷油腻；热邪偏盛，关节红肿热痛者，饮食宜清淡，多食水果蔬菜，忌食鱼肉及酒类；长期腹泻，身体虚弱，营养不良者，应予营养丰富、易消化的高热量、优质蛋白、高维生素、低脂肪流质或半流质饮食。

（3）心理调摄：患者由于病程长，反复发作，精神、经济上负担较重，容易出现抑郁、焦虑情绪。详细了解患者的思想、生活、工作情况，耐心介绍疾病的治疗过程、注意事项，以及所用药物的性能、用法及作用，并介绍成功病例，消除其焦虑心理，保持平静愉快的心境，增强治愈疾病的信心。

2.西医治疗

（1）肠道病变的治疗

1）抗胆碱能药物：苯乙哌啶（易蒙停）缓解腹痛、腹泻症状。

2）抗生素：根据药敏试验选用敏感抗生素或针对不同肠道感染选用黄连素、复方新诺明、甲硝唑等抗生素。

3）柳氮磺胺吡啶：柳氮磺胺吡啶具有治疗肠道病变和关节病变的双重作用。用于治疗肠道炎症时，剂量大，3～6g/d，分3次服用；而用于关节炎时，2～3g/d，分3次服用。

4）糖皮质激素：糖皮质激素用于重度炎性肠病患者，常用剂量为1～2mg/（kg·d），病情控制后逐渐减量。

5）免疫抑制剂：常用硫唑嘌呤和甲氨蝶呤，常用剂量为硫唑嘌呤50mg，每日1次；甲氨蝶呤5～15mg，每周1次。

（2）关节病变的治疗

1）柳氮磺胺吡啶：柳氮磺胺吡啶为本组疾病的首选药物。

2）羟氯喹：羟氯喹每次 0.2g，每日 2 次。

3）小剂量糖皮质激素：小剂量糖皮质激素抑制外周关节滑膜炎有效，对中轴关节受累无效。

4）非甾体抗炎药：非甾体抗炎药用于控制关节疼痛。但因理论上非甾体抗炎药能够抑制结肠的前列腺素合成，可能造成溃疡性结肠炎的症状。对本类疾病非甾体抗炎药一直存在争议。好在多数患者具备良好的耐受能力，因此，非甾体抗炎药仍广泛地用于临床。

十八、反应性关节炎

（一）概述

反应性关节炎（reactive arthritis，ReA）是指继发于身体其他部位感染的一种急性非化脓性关节炎。最早认识的一种反应性关节炎表现的是由 A 组溶血性链球菌感染后所致的风湿热。1916 年德国医生 Hans Reiter 描述了一个患者出现了关节炎、尿道炎和结膜炎三联征。1942 年 Bauer 和 Engleman 将此三联征命名为赖特综合征（Reiter's syndrome，RS），该综合征常继发于志贺痢疾杆菌感染后，是一种反应性关节炎。后来相继发现志贺菌、沙门菌、耶尔森菌、弯曲菌、链球菌、衣原体或病毒引起的流行性或散发的腹泻或泌尿生殖系感染均可诱发赖特综合征。目前，赖特综合征正在逐渐被反应性关节炎所替代。

反应性关节炎的报道早期多来自欧洲，我国近年来也不断发现这种病例，不同的病原微生物导致的反应性关节炎各地报道不一，如耶尔森菌诱发的关节炎主要见于斯堪的纳维亚半岛、北欧及加拿大。获得性反应性关节炎几乎仅见于男性，而肠道来源的反应性关节炎男女受累的机会相同。

中医无反应性关节炎病名，据其临床表现，属中医痹证范畴，在"热痹""肠痹""痢后风"中有描述。《素问·痹论》有"肠痹者，数饮而出不得，中气喘争，时发飧泄"，《类证治裁·痹证》有"诸痹……良由营气先虚，腠理不密，风寒湿乘虚内袭，正气为邪所阻，不能宣行，因而留滞，气血凝涩，久而成痹"的论述，明确提出了外感风寒湿邪是导致痹证发生的重要原因，这与反应性关节炎由感染而引发是相符合的。

（二）中医病因病机

1. 邪客上焦，流注关节

青年男性为阳盛之体，感受湿热、疫毒之邪，上犯咽喉，日久化热入里，血热相搏，流注关节，闭阻经络，气血壅滞，发为关节红肿热痛。正如《焦氏喉科枕秘》所述："此症冬日感阴湿火邪而起，肿如紫李，微见黑色，外症恶寒身热，振动腰疼，头痛"，描述了邪客咽喉引起腰身疼痛的痹证。

2. 六淫侵袭，痹阻关节

暴寒暴热，时令异常，体虚之人易感六淫，邪气乘虚而入，痹阻经络关节，发为痹证。正如《素问·至真要大论》所述"太阳在泉，寒复内余，则腰尻痛，屈伸不利，股胫足膝中痛。厥阴在泉，客胜则大关节不利，内为痉强拘瘛，外为不便；主胜则筋骨繇并，腰腹时痛"，指出时令异常，感受外邪，可见腰痛与腹痛同时出现的痹证类型。

3. 食伤脾胃，痰阻关节

暴饮暴食，嗜食生冷、饮酒过度，伤阳助湿，脾胃损伤，水湿停聚，化为痰浊，痰浊阻滞经脉关节，发为痹证。如宋代杨士瀛《仁斋直指附遗方·身痛方论》曰："酒家之病多为项肿臂痛，盖热，在上焦不能清利，故酝酿日久，生痰涩聚饮气，流入项臂之间，不肿则痛耳。"

4. 房劳过度，邪侵下焦

房劳不节，肾精匮乏致肾气疲惫，生活淫乱致浊邪内侵，痹阻经络关节，发为本病。正如《中藏经·五痹》曰："骨痹者，乃嗜欲不节，伤于肾也。肾气内消，则不能关禁，不能关禁则中上俱乱，中上俱乱则三焦之气痞而不通，三焦痞而饮食不糟粕，饮食不糟粕，则精气日衰，精气日衰，则邪气妄人。"清代陈士铎《辨证录·痹证门》曰："人有下元虚寒，复感寒湿，腰背重痛，两足无力，人以为此肾痹也。而肾痹之成，非尽由于风寒湿也。夫肾虽寒脏，而其中原自有火，有火则水不寒，而风寒湿无从而入。无奈人过于作强，将先天之水，日日奔泄，水去而火亦随流而去，使生气之原竟成藏冰之窟，火不能敌寒，而寒邪侵之矣。寒气直入于肾宫，以邪招邪，而风湿又相因而至，则痹证生矣。"可见，房劳过度，肾虚复感寒湿秽浊之邪也是痹证的一个类型。

总之，素体阳盛，湿热之毒从上而受，腠理空疏，六淫之邪，从外而感；食伤脾胃，痰湿之患由内而生；淫欲过度，秽浊之气由下而侵，均可导致邪阻经络关节，痹阻气血运行，三焦气机不利，气、血、水运行障碍，发为痹证。又因各证型发病机制的不同，而兼见湿热痹阻上焦，痰湿浸渍中焦，秽浊浸淫下焦而见不同证候。本病多发于青壮年，以实证、热证居多，但若迁延不愈，亦可演变为虚证。

（三）诊断标准

反应性关节炎的诊断主要依靠病史、临床表现和实验室检查。当患者以急性或亚急性起病，表现为下肢不对称，小关节受累的关节炎，尤其发生在年轻男性，应想到本病的可能性。前驱感染病史很重要，但因许多患者常遗漏前驱感染，故无感染病史提供者也不能排除。在临床上，除关节炎的特点外，需注意患者有无黏膜及皮肤损害、指甲病变、眼炎和内脏受累等。

1999 年 Sieper 和 Braun 发表了第三届国际反应性关节炎专题学术会议提出的反应性关节炎的诊断标准，见表 2-20。

表 2-20　反应性关节炎诊断标准（Sieper&Braun 推荐，1999）

条　目	
1. 非对称性下肢为主的关节炎	
2. 前驱感染的证据	
感染证据包括：	①发病前 4 周内有腹泻或尿道炎史
	②便培养阳性
	③晨尿和泌尿生殖道拭子查沙眼衣原体阳性
	④抗耶尔森和抗志贺菌抗体阳性
	⑤ PCR 检查关节液衣原体 DNA 阳性
3. 除外其他风湿病	

反应性关节炎的诊断不需要 HLA-B27 阳性，或赖特综合征所具有的关节外特征（结膜炎、虹膜炎、皮疹、非感染性尿道炎、心脏及神经系统病变等），或典型的脊柱关节病特征（炎性脊痛、交替性臀痛、肌腱端炎及虹膜炎），但是如果发现这些应做记录。

（四）治疗

1. 中医治疗

中医治疗本病活动期以热痹较为多见，但由于本病为慢性进行过程，疾病经久不愈，易耗伤正气，故在中医治疗中应抓住内因和外因两个因素，以扶正祛邪为基本大法。根据病位不同，采用不同的治疗方法。上焦者疏风清热，通络止痛；中焦者清热化湿，疏风通络，佐以健脾和胃；下焦者清热利湿，化浊通络，佐以益肾。治疗中是祛邪重于扶正，还是扶正重于祛邪，还是扶正祛邪并重，应根据邪正盛衰的实际情况灵活运用。同时，扶正不可峻补，以防邪气壅滞不出，祛邪不可过缓，以防邪气留恋，伤及正气。

【辨证论治】

（1）上焦热毒，痹阻经络证

证候： 关节肿痛或泛红，扪之灼热，伴发热，恶风，咽干，咽喉红肿疼痛，或咽哑，或咳嗽黄痰，口渴欲饮。舌红苔黄，脉数。

治则： 疏风清热，解毒利咽，通络止痛。

方药： 上焦痹方（自拟方）。

金银花 30g，连翘 15g，黄芩 15g，浙贝母 10g，麦冬 15g，金雀根 10g，威灵仙 10 g，豨莶草 15g，防风 10g，秦艽 20g，鸡血藤 30g，甘草 6g。

加减： 若咽痛明显，加玄参 10g，马勃 10g；关节肿痛，加忍冬藤 30g；若卫分证已去，气分证明显者，去连翘，加生石膏 30g，牛膝 15g。

（2）中焦湿热，流注关节证

证候： 关节疼痛、肿胀、重着，屈伸不利，肢体酸楚麻木，低热或身热不扬，口不渴或渴不欲饮，脘闷纳呆，大便溏泻。舌质暗红，苔白腻或黄腻，脉滑数。

治则： 清热化湿，疏风通络，佐以健脾和胃。

方药： 中焦痹方（自拟方）。

苍术 15g，炒白术 20g，虎杖 15g，薏苡仁 20g，海桐皮 10g，木瓜 15g，威灵仙 15g，姜黄 15g，牛膝 15g，半夏 15g，天麻 10g，川芎 10g，甘草 6g。

加减：腹胀加厚朴 10g；身热加青蒿 15g；关节肿胀加蚕沙 10g，青风藤 15g，防己 10g。

（3）下焦湿浊，浸淫关节

证候：关节肿胀，下肢为甚，伴腰膝酸痛，小便不利或尿频尿浊，小腹坠胀疼痛，或目赤耳鸣，梦遗盗汗。舌质暗红，苔黄腻，脉滑数。

治则：清热利湿，化浊通络，佐以益肾。

方药：下焦痹方（自拟方）。

黄柏 15g，知母 10g，牛膝 15g，防己 10g，土茯苓 15g，鸡血藤 30g，杜仲 10g，赤小豆 20g，地肤子 10g，木瓜 20g，独活 10g，桑寄生 10g，甘草 6g。

加减：尿频灼热，加萹蓄 10g，瞿麦 10g，六一散 10g；淋浊，加败酱草 15g，蛇床子 15g；目赤，加菊花 10g，夏枯草 15g，青葙子 15g，川芎 10g；关节肿痛，加千年健 15g，徐长卿 15g。

【其他疗法】

（1）外治法

1）熏洗法方：川乌、草乌、红花、当归各 30g，川芎、白芍、木瓜、牛膝各 50g，骨碎补、桂枝、麻黄各 35g。

上药放入搪瓷盆内，将食醋与水按 1：5 比例置于盆中，以没过药物 3 寸为度，煎煮 30 分钟，将患处置于盆上熏蒸，手蘸药液搓洗。药液凉后，再加热熏洗。每次熏洗 1 小时，每日 2 次。洗后药渣仍置盆中，下次洗前再加热 5 ~ 10 分钟（因煎煮水分蒸发，每日按上述醋水比例适量加入）。1 剂药熏洗 2 天，10 剂为一个疗程。

2）风寒消痛砂热敷：生川乌、生草乌、透骨草、威灵仙、独活、牛膝各20g，生铁末100g，樟脑10g。

将上药研粗末。加铁砂拌匀，用时再加食醋适量搅拌，装入布袋，放患处熨贴，每次15～30分钟，每天2次，每袋药物可用3～5天，20天为一个疗程。

3）热敷剂：蜈蚣、全蝎各5g，蕲蛇、僵蚕、地龙、蜂房各10g，干姜、羌活、独活、细辛、当归、生川乌、红花各30g，透骨草20g。

将上药共碾碎，加醋炒热后，装进用黑色或蓝色棉布做成的袋子里，热敷于关节患处，一般15～20分钟，日热敷3次，晚上需在临睡前进行，每剂可连用15次，但每次都需加醋炒热后外敷。

4）野葛膏：野葛、蛇含石、桔梗、防风、川芎、川楝子、羌活、川大黄、细辛、当归各60g，乌头、升麻、附子各30g，巴豆30枚。

将上药共研细末，过100目筛。另取生姜汁、大蒜汁、食醋各500mL，混匀后浓煎600～700mL，加上药末，调成糊状，用药时置膏药于夹棉消毒纱巾上，厚约0.5cm，敷于患处，胶布固定，换药每天1次，30日为一个疗程。

（2）针灸疗法：双膝眼、鹤顶，此两穴为主穴，梁丘、血海、足三里、昆仑、太溪、三阴交，交替取穴；平补平泻，针上套艾炷灸3壮，髌骨上方用鲜老姜去皮切成0.2mm薄片上放艾炷灸3壮，以皮肤见红，热而不烫为度，若患者觉烫，可在姜片下再垫加一块姜片，直至火灭，再灸第2次，共灸3次。

（3）按摩疗法：采用理气活血、消肿止痛的手法进行按摩。

常用的手法有推、拿、揉、弹拨、摇、拍、叩等。施法时手法
由轻渐重，由点到面，由慢而快，由短而长；病程短的病人宜
作关节运动，防止关节粘连及畸形。病程长的病人注意手法的
选择，勿强扳硬摇，以免损伤关节、滑膜等组织。

以上治疗每日 1 次，10 次为一个疗程。

【预后调摄】

部分反应性关节炎预后较好，经数月治疗可达临床治愈。
但容易复发。反复发作或长期体内感染灶存在者，难以治
愈。部分反应性关节炎数年后发展为类风湿关节炎或强直性
脊柱炎。

（1）由于本病发病前多有诱因，如感冒、腹泻、淋证等，
在治疗过程中，应避风寒、节饮食、慎起居，避免相应诱因。

（2）关节肿胀疼痛发作期间，应卧床休息，避免肿胀关节
负重及压迫，肿痛减轻后及时进行功能锻炼，防止关节周围软
组织粘连引起关节活动障碍。

2. 西医治疗

非甾体抗炎药为反应性关节炎的首选药物，可使用扶他
林缓释片，75mg，每日 1 次；或醋氯芬酸，每次 0.1g，每日
2 次；或西乐葆，每次 0.2g，每日 1 次；或尼美舒利 0.1g，每
天 2 次。其他如洛索洛芬钠片（乐松）等也可选用，可根据
患者的具体病情选用其中一种。在用药过程中应监视药物的
不良反应。

对于有明确前驱感染病史而未使用抗生素治疗者，外周血
检查见白细胞和中性粒细胞增高者应采用抗生素治疗。具体选
择的抗生素种类应根据药物试验的结果。一般不主张长期服用
抗生素，因为进行抗生素治疗的目的在于控制感染而不是治疗
关节炎本身。

对于病程较长或病情反复发作者，应考虑选用慢作用抗风湿药，如羟氯喹、甲氨蝶呤或柳氮磺胺吡啶等。一般不主张应用糖皮质激素治疗反应性关节炎，因为关节炎本身不是应用激素的指征，如患者合并虹膜炎或虹膜睫状体炎时应考虑口服或局部使用小剂量激素并进行眼科专科的检查和治疗。

十七、骨质疏松症

（一）概述

骨质疏松症是最常见的骨骼疾病，是一种以骨量减少，骨质量受损及骨强度降低，导致骨脆性增加、易发生骨折为特征，以腰背疼痛、驼背、局限性疼痛畸形和骨折为主要临床表现的全身性骨病。骨质疏松症与增龄相关，但是在任何年龄段均可发生，绝经后女性及老年男性中尤为多发。本病按照其发生的病理生理学改变大致分为两型。一类是原发性骨质疏松症，另一类是继发性骨质疏松症。原发性骨质疏松症目前病因并不是十分明确，包括绝经后骨质疏松症、老年骨质疏松症和特发性骨质疏松症（包括青少年型）。继发性骨质疏松症指由任何影响骨代谢的疾病（如内分泌、消化道、结缔组织病）和（或）药物及其他明确病因导致的骨质疏松，亦有部分被证明与遗传因素相关。

传统中医学对骨质疏松症没有十分明确的论述，但是按照其临床表现，与中医古籍中的"骨痿""骨枯""骨极""骨蚀"相似。如《素问·痿论》云："肾气热则腰脊不举，骨枯而髓减，发为骨痿。"

（二）中医病因病机

中医认为本病为内伤虚劳性疾病，病变部位在骨，与肾、肝、脾等脏腑相关，肾主骨生髓，肾虚髓空，髓少则骨痿。其为本虚标实之证，以本虚为主，肝肾亏虚，精血不足为本，寒湿、痰瘀为标。

1. 素体虚弱，先天不足

由于素体虚弱，先天禀赋不足，而精血亏虚，而为骨痿。

2. 饮食不节，过食肥甘

由于长期饮食不节、过食肥甘厚味之品，造成脾胃功能受损，脏腑阴阳及功能偏颇，伤精及肾，精血亏少，骨髓空虚而成骨痿。

3. 情志失调，郁而化火

情志失调，气机郁滞，郁而化火，火盛伤阴，阴虚火旺，伤及肾精，肾虚髓少而为骨痿。

（三）诊断标准

骨质疏松症的诊断可以结合临床表现、骨密度检测、生化检测等，主要基于骨密度测定结果和/或脆性骨折。

1. 基于骨密度测定的诊断

其中骨密度测量是目前骨质疏松症诊断的通用标准。骨密度是指单位体积（体积密度）或单位面积（面积密度）的骨量，骨密度测量技术是检测人体骨矿含量、骨密度无创性测量的主要方法，是利用 X 线通过不同介质衰减的原理。临床上应用的有双能 X 线吸收测定法（DXA），外周双能 X 线吸收测定法（pDXA）以及定量计算机断层照相术（QCT）。

（1）双能 X 线吸收测定法（DXA）

DXA 应用较为广泛，其具有准确度、精确度高，辐射量低，检查时间短等优点。DXA 测量值是目前国际学术界推荐诊断骨质疏松症的金标准。世界卫生组织（WHO）在 1998 年和 2004 年发布了骨质疏松症的诊断标准，见表 2-21。世界卫生组织（WHO）发布的骨质疏松症的诊断标准为：绝经后女性和 50 岁以上男性使用 DXA 测得的股骨颈骨密度，对比白种人年轻女性峰值骨量减少 2.5 标准差（–2.5SD）及以上。但是黄种人峰值骨量低于白种人，国内推荐使用骨量下降 25% 或低于峰值骨量 2 标准差（–2.0SD），作为诊断标准。中国老年学学会骨质疏松委员会（OCCGS）2014 年制定的诊断骨质疏松标准及分级如下：T 值≤ –2SD 并发生一处或多处骨折为重度骨质疏松；T 值≤ –2SD 为骨质疏松；T 值位于 –1 ～ –2SD 之间为骨量减少；T 值≥ –1SD 为骨量正常。

表 2–21　国内、外用骨密度诊断骨质疏松的标准及分级

诊断标准分级	WHO 标准差诊断法	OCCGS 标准差诊断法	OCCGS 诊断法[百分率（%）]
正常	≥ –1.0SD	±1SD 之内	±12% 之内（含 12%）
骨量减少	–1.0SD ～ –2.5SD	–1 ～ –2SD	–13% ～ –24%（含 24%）
骨质疏松	≤ –2.5SD	≤ –2SD	骨量丢失≥ 25%
严重骨质疏松	≤ –2.5SD 并发生一处或多处骨折	≤ –2SD 并发生一处或多处骨折	≥ 25% 并发生一处或多处骨折
			或没有骨折但丢失大于 37%

注：WHO：GUIDELINE FOR PRECLINICAL EVALU-ATION AND CLINICAL TRIALS INOSTEOPOROSIS, 1998, GENEVA；OCCGS：中国老年学学会骨质疏松委员会。

在 DXA 检查中需要我们注意 T 值和 Z 值的区别，其测量的 T 值是将受试者检测出的骨密度值与正常参考人群的平均峰值骨密度和标准差来比较而得出的，用于绝经后妇女和 50 岁以上的男性的骨密度水平，T 值 =（测定值 – 骨峰值）/ 正常成人骨密度标准差。Z 值是骨密度检测值距离同年龄组均值的标准差，用于儿童、绝经前妇女和 50 岁以下的男性，Z 值 =（测定

值 – 同龄人骨密度均值）/ 同龄人骨密度标准差。

（2）定量 CT 骨密度测量（QCT）

定量 CT（Quantatitive computed tomography，QCT）骨密度测量的骨密度是真正的体积骨密度（vBMD，单位 mg/cm^3），不受测量感兴趣区周围组织影响。QCT 测量部位以腰椎为主，也可以测量髋关节或其他部位。国际临床骨密度学会（ISCD）2007 年及美国放射学院（ACR）2013 年，建议腰椎 QCT 骨质疏松诊断标准见表 2-22。

表 2-22　腰椎 QCT 骨质疏松诊断标准
（ISCD 2007 年及 ACR 2013 年）

	正常	骨量减少	骨质疏松
诊断标准	骨密度绝对值 ≥ 120mg/cm^3	骨密度绝对值介于 80 ～ 120mg/cm^3	骨密度绝对值 ≤ 80mg/cm^3

2. 基于脆性骨折的诊断

脆性骨折是指受到轻微创伤或日常活动中发生的骨折。如髋部或椎体发生脆性骨折，不依赖于骨密度测定，临床上即可诊断骨质疏松症。而在肱骨近端、骨盆或前臂远端发生的脆性骨折，即使骨密度测定显示低骨量（-2.5 ＜ T- 值 ＜ -1.0），也可诊断骨质疏松症。2017 年中华医学会骨质疏松和骨矿盐疾病分会发布了原发性骨质疏松症诊疗指南（2017）。

表 2-23　骨质疏松诊断标准
（中华医学会骨质疏松和骨矿盐疾病分会 2017 年）

骨质疏松症的诊断标准（符合以下三条中之一者）
·髋部或椎体脆性骨折
·DXA 测量的中轴骨骨密度或桡骨远端 1/3 骨密度的 T- 值 ≤ -2.5
·骨密度测量符合低骨量（-2.5 ＜ T- 值 ＜ -1.0）+ 肱骨近端、骨盆或前臂远端脆性骨折

（四）治疗

依据中医基础理论，以阴阳为纲，辨虚实、脏腑、气血。基于"肾主骨""脾主肌肉"及"气血不通则痛"等理论，治疗骨质疏松症以补肾益精、健脾益气、活血祛瘀为基本治法。

1. 中医治疗

【辨证论治】

根据 2012 年制定的《原发性骨质疏松症中医临床实践指南》，将原发性骨质疏松症分为以下四个证候，辨证论治如下：

（1）肾阳虚证

证候：腰背冷痛，酸软乏力，甚则驼背弯腰，活动受限，畏寒喜暖，遇冷加重，尤以下肢为甚，小便频多，舌淡，苔白，脉沉细或沉弦。

治则：补肾壮阳，强筋健骨。

方药：补肾壮骨冲剂和右归丸（《景岳全书》）加减。

熟地黄、肉桂、鹿角胶、山药、山茱萸、枸杞子、当归、杜仲、菟丝子、巴戟天、骨碎补、三棱等。

加减：虚寒证候明显者，可加用仙茅、肉苁蓉、淫羊藿、干姜等以温阳散寒。

（2）肝肾阴虚证

证候：腰膝酸痛，膝软无力，下肢抽筋，驼背弯腰，患部痿软微热，形体消瘦，眩晕耳鸣，或五心烦热，失眠多梦，男子遗精，女子经少或经绝，舌红少津，少苔，脉沉细数。

治则：滋补肝肾，填精壮骨。

方药：六味地黄汤（《小儿药证直诀》）加减。

熟地黄，山药，山茱萸，茯苓，牡丹皮，泽泻，骨碎补，续断，淫羊藿等。

加减：阴虚火旺证明显者，可加知母、黄柏；疼痛明显者，可加桑寄生补肾壮骨。

（3）脾肾阳虚证

证候：腰髋冷痛，腰膝酸软，甚则弯腰驼背，双膝行走无力，畏寒喜暖，纳少腹胀，面色萎黄，舌淡胖，苔白滑，脉沉弱。

治则：补益脾肾，强筋壮骨。

方药：金匮肾气丸（《金匮要略》）加减。

山药，茯苓，白术，附子，熟地黄，山茱萸，牛膝，淫羊藿，骨碎补，杜仲，菟丝子，甘草等。

（4）血瘀气滞证

证候：骨节疼痛，痛有定处，痛处拒按，筋肉挛缩，骨折，多有外伤或久病史，舌质紫暗，有瘀点或瘀斑，脉涩或弦。

治则：理气活血，化瘀止痛。

方药：身痛逐瘀汤（《医林改错》）加减。

秦艽，羌活，香附，川芎，桃仁，红花，当归，没药，牛膝，地龙，甘草，五灵脂等。

加减：骨痛以上肢为主者，加桑枝、姜黄；下肢为甚者，加独活、防己以通络止痛；久病关节变形、痛剧者，加全蝎、蜈蚣以通络活血。

2. 其他疗法

（1）针灸疗法

1）针刺法：主穴为气海、中极、关元。配穴为足三里、四神聪、太冲、血海等。手法为补法。

2）灸法：取穴为肾俞、脾俞、肝俞、足三里、三阴交、上巨虚、下巨虚、血海、华佗夹脊穴等。10～15天为1疗程。

（2）按摩疗法：推拿手法是通过刺激患者穴位及一定部位，被动运动患者肢体的一种方法，从而调节人体阴阳气血。

老年患者骨质疏松按摩方法可按如下操作：扣"攒竹"，点"晴明"，按"太阳"，叩牙齿，揉眼皮，摩鼻背，干洗脸，假梳头，鸣天鼓，揉胸脯，抓肩肌，点膻中，揉"环跳"，搓腰眼，甩双手，捶两臂，顶十指，捏虎口，旋膝盖，擦大腿，掐跟腱，搓足心，捶关节，点"百会"。手法遵照"轻、巧、慢、短、稳"的原则。

（3）药（热）熨疗法：将药物研磨成细末后加热置于患处进行热熨，通过药物渗透及热效促使经脉调和，气血流畅。常用药物如牛膝，红花，威灵仙，杜仲，乳香，伸筋草，鸡血藤等。

（4）熏（蒸）洗疗法：将药物加入水中煮沸，利用蒸气熏蒸患处，并可将温热药液淋洗疼痛局部。常用药物如刘寄奴，透骨草，川乌，伸筋草，威灵仙，木瓜，乳香，独活，苏木，花椒等。

【预后调摄】

（1）加强营养，均衡膳食：保证钙、磷、维生素 D、蛋白质等各种营养元素的摄入，注意饮食均衡，有助于减缓骨量的丢失。应当多摄入钙磷比例适宜的食物，如奶、豆制品、鱼虾等。

（2）保持良好的生活习惯：改变不良生活方式，禁烟限酒，减少摄入咖啡及碳酸型饮料。

（3）充足日照：建议 11：00～15：00，尽可能多暴露皮肤于阳光下照射 15～30min(视日照时间、纬度、季节等因素而定)。

（4）规律运动：进行有助于骨健康的体育锻炼及康复训练。运动可改善机体力量、敏捷性、姿势及平衡等，减少跌倒风险。现代研究证明，运动可通过肌肉活动产生对骨的应力，刺激骨形成，增强机体骨矿含量，可一定程度上减少成年人生理性骨丢失。因此，应在适度范围内积极鼓励骨质疏松患者进行力所能及的体力活动，一方面帮助骨质疏松的恢复，另一方面对于健康人可起到预防调护的作用。

（5）防滑防跌倒：对于老年患者防止进行大量激烈运动，另需高度重视防滑防跌倒，如冬季冰雪、雨天湿滑路面，上下楼梯过程，以减少骨质疏松性骨折的发生。

（6）注意药物的副作用及不良事件的观察，长期服用钙剂可增加高钙尿症及肾结石的风险；雌激素替代疗法的患者需要定期进行妇科和乳腺检查，密切关注有无致癌、阴道出血、体重增加等不良反应。口服二磷酸盐可能发生胃肠道不良反应，甚至导致腐蚀性食管炎，速度快、剂量大的静脉给药有导致肾功能损害的可能；氟化物副作用有胃刺激及下肢痛，长期大剂量使用可致使骨硬化，骨强度下降。

（7）定期复查血、尿、便常规，肝肾功能及骨密度，以及时定期评价治疗安全性、有效性。

2. 西医治疗

（1）钙剂：钙剂是治疗骨质疏松症的基础药物，对于获得理想骨峰值、减缓骨丢失、降低骨转换、改善骨矿化有益，但是不能阻止骨重建单位中成骨和破骨的不平衡。补钙最好的方式是通过食物补充，钙剂选择需综合考虑钙元素含量、安全性及有效性。碳酸钙含钙量高，吸收率高，易溶于胃酸，但也有不良反应，如上腹不适和便秘等。服用钙剂时应同时补充一定量的维生素 D，以促进增加肠钙吸收，同时可促进骨骼矿化、保持肌力、改善平衡能力及降低跌倒骨质疏松的风险。成人每日钙推荐摄入量为 800 mg（元素钙），50 岁及以上人群每日钙摄入量为 1000～1200mg，对于骨质疏松症防治，维生素 D 剂量为 800～1200U/d。

（2）骨吸收抑制剂

1）雌激素：此疗法对于防治绝经后骨质疏松症常用而有效。使用方法如下：可每月按月经周期使用妊马雌酮0.625mg/d，共25日，最后7日加用醋酚甲羟孕酮10mg/d。

2）降钙素：是一种钙调节激素，抑制破骨细胞生物活性、减少其数量，从而减少骨量丢失，增加骨量。同时，其能够明显缓解骨痛，对骨质疏松症及其骨折引起的骨痛有所缓解。常用的有鳗鱼降钙素类似物和鲑降钙素。但降钙素注射剂较昂贵，难以长期使用，少数患者出现面部潮红、呕恶等不良反应，偶有过敏现象，但总体安全性较好。降钙素鼻喷剂弥补了注射剂的缺陷，但具有潜在增加肿瘤风险的可能，建议使用不要超过3个月。

3）二磷酸盐：是人工合成物，通过抑制破骨细胞形成，促进凋亡，影响其活性等方式抑制骨吸收。目前常用的为二磷酸盐的第3代产品阿伦磷酸盐。服用此类药物可能发生胃肠道不良反应，少数发生腐蚀性食管炎，综合来看对其耐受性较好。

（3）骨形成促进剂

1）氟化物：是目前临床上作用最强的骨同化药物，且应用广泛，能增加小梁骨骨密度，因为对骨皮质无明显改善甚至可能减少，仅运用于绝经后骨质疏松患者。

2）雄激素和蛋白同化激素：能刺激成骨细胞产生，增加骨量，尤适于年老、运动减少或因服用皮质激素导致的骨质疏松患者。常用药如睾酮、诺龙、司坦唑醇等。

十八、骨关节炎

（一）概述

骨关节炎（osteoarthritis，OA）是一种由多种因素引起的关节软骨的变性、破坏及骨质增生为特征的慢性关节疾病，又称骨关节病、退行性关节病、增生性关节炎、肥大性关节炎、老年性关节炎。本病以中老年患者多见，其发病率随年龄增长而增加，特别是当今世界人口老龄化，发病率呈逐年上升趋势。本病 40 岁以下少见发病，据 X 线普查发现，15～24 岁发病率为 10%，55 岁以上发病率高达 88%，女性多于男性。该病的最终致残率为 53%。

骨关节炎属中医"骨痹"范畴，属五体痹之一，凡有六淫之邪侵扰人体筋骨关节，闭阻经脉气血，出现肢体沉重、关节剧痛，甚至发生肢体拘挛屈曲，或强直畸形者谓之骨痹。本病为中老年常见病，女性多见。《黄帝内经》对"骨痹"的阐述是中医文献史上对本病的最早的较系统的完整的认识，对骨痹的病因、病位、病证特点都有所论述，为后世研究奠定了基础。"骨痹"病名可见于《素问·逆调论》中的"是人者，素肾气胜，以水为事，太阳气衰，肾脂枯不长……肾者水也，而生于骨，肾不生，则髓不能满，故寒甚至骨也。所以不能冻栗者……病名曰骨痹，是人当挛节也"。《素问·痹论》曰："风寒湿三气杂至，合而为痹也。其风气胜者为行痹，寒气胜者为痛痹，湿气胜者为着痹也""以冬遇此者为骨痹。"认为骨痹是冬天肾虚感寒而发的痹证，骨痹的转归是发为肾痹。《素问·气穴论》曰："积寒留舍，荣卫不居，卷肉缩筋，肋肘不得伸，内为骨痹……"《素问·长刺节论》曰："病在骨，骨重不可举，骨髓酸痛，寒气至，名曰骨痹。"膝关节肿胀变形，类似"鹤膝风"；仲景的论述为"病历节，不可屈伸，疼痛"；《圣济总录》《张氏医通》《类证治裁》等医籍对本病的病因病机、治疗也均有阐述。

（二）中医病因病机

本病起病缓慢，多在正虚基础上感受外邪，主要涉及肝、脾、肾三脏，以肾虚为主。《素问·宣明五气》中叙及"肝主筋，脾主肉，肾主骨"及"肾主骨生髓"，可见肌肉筋骨的强弱盛衰与脏腑有密切的关系。

1. 卫表不固，寒湿内侵

人到中老年，气血渐衰，卫外不固，腠理不密，寒湿之邪乘虚而入，由肌表经过肌腠深入筋骨，导致气不能通，血不畅行，发为骨痹。正如《杂病源流犀烛·诸痹源流》曰："诸痹，风寒湿三气，犯其经络之阴而成痹也……入于骨，则重而不举，为骨痹。"在疾病过程中，病邪可因体质、环境等变化而相互转化，如风寒湿日久可化为湿热，湿热之邪留恋又可伤阴，形成寒热并见，虚实夹杂的证候。

2. 中气不足，痰瘀互结

思虑劳倦过度，伤及脾胃，脾主运化，脾气虚弱，健运失职，输精、散精无力，水湿不运，聚而成痰；气为血帅，气血生化乏源，气虚无力推动血行，则血行无力，凝而成瘀；痰瘀互结，留滞筋骨，发为骨痹。正如《简明医彀》所述："如痹不已，在骨则重而不举，在筋则屈而不伸，在肉则不仁，在脉则血凝。"骨痹，发展到湿聚血凝，痰瘀互结的阶段，病邪深入腐蚀关节，骨节蹉跌，出现僵直畸形的表现，则难以逆转。正如《素问·痹论》所述："五脏皆有合，病久而不去者，内舍于其合也。故骨痹不已，复感于邪，内舍于肾。"

3. 湿热蕴结，壅滞骨节

嗜食肥甘，饮酒过度，助湿生热，湿热内蕴，壅滞骨节，发为骨痹。正如《医学传心录·病因赋·受湿有内外之分》所述："六气之中，湿热为病，十居八九……或恣饮酒浆，过食生冷，则湿以内伤之者。"湿热相搏，如油入面，胶结难解，缠绵难愈。

4. 肝肾亏虚，筋骨失荣

先天禀赋不足，肝肾亏虚，或年迈体衰，女子任脉虚，太冲脉衰少，天癸竭，地道不通，男子精少，肾脏衰，身体重。肾虚则骨弱髓空，不能束骨而利关节。肝肾同源，肾精不足，肝血无以滋养，肝主筋，肝体不足，则不能滋养筋腱，导致筋挛骨痛。正如《医方考·腰痛门》所述："肾，水脏也，虚则肝脾之气凑之，故令腰膝实而作痛，屈伸不便者，筋骨俱病也。"

总之，本病病位在骨和筋，病变累及全身大小关节，最终导致关节增大，筋腱挛缩。内因肝肾虚损，外因感邪或饮食劳倦内伤，中年多以邪实为主，老年多以肾虚为主。临证之际，需当辨析。

（三）诊断标准

美国风湿病协会修订的有关膝、手和髋关节的骨关节炎分类标准如下。

表2-24　膝骨关节炎分类标准（1986）

临床症状标准：
1. 前一个月大多数时间有膝痛
2. 有骨摩擦音
3. 晨僵时间小于30min
4. 年龄＞38岁
5. 有骨性膨大
满足1+2+3+4条或1+2+5条或1+4+5条者可做出膝骨关节炎诊断
临床症状＋实验室检验＋放射学标准：
1. 前一个月大多数时间有疼痛
2. 骨赘形成

续　表

临床症状＋实验室检验＋放射学标准：
3. 关节液检查符合骨关节炎
4. 年龄＞40 岁
5. 晨僵时间≤30min
6. 有骨摩擦音
满足 1+2 条或 1+3+5+6 条或 1+4+5+6 条者可做出膝骨关节炎诊断

表 2-25　手骨关节炎分类标准（1990）

临床标准：
1. 前一个月大多数时间有手痛、发酸、发僵
2.10 个指定关节中有骨性膨大的大于 2 个
3. 掌指关节肿胀小于 2 个
4. 远端指间关节硬性组织肥大大于 2 个
5.10 个指定的关节中有畸形的大于或等于 1 个
满足 1+2+3+4 条或 1+2+3+5 条可诊断手骨关节炎

表 2-26　髋关节炎分类标准（1991）

临床症状＋实验室检验＋放射学诊断：
1. 前一个月大多数时间有髋痛
2. 血沉＜20mm/h
3.X 线片有骨赘形成
4.X 线片髋关节间隙狭窄
满足 1+2+3 条或 1+3+4 条或 1+2+4 条可诊断髋骨关节炎

　　虽然不能使用这些分类标准来诊断骨关节炎患者，但它们突出强调了骨关节炎与同样有这些关节受累的其他疾病间的不同。

（四）治疗

1.中医治疗

本病辨证要点在于分清虚实、寒热。骨痹起病缓慢，病程较长。早期，病多实证，但有寒热之分。寒证疼痛彻骨，肢冷恶寒，得热痛减，舌淡苔白，脉弦紧；热证可见关节红肿灼热，时有体温增高，汗出，心烦，舌红苔黄，脉滑数或细数；久病肝肾亏虚，气血不足，僵硬拘紧，转侧不利，甚则"尻以代踵，脊以代头"，或有骨蒸潮热，自汗盗汗，舌淡苔白少津，脉沉细；气虚血瘀，湿聚成痰，脉络瘀阻，痰瘀搏结，正虚邪恋，关节疼痛肿胀明显，甚则僵直屈曲变形，动则痛剧，难以屈伸，活动不利，舌质紫暗，或有瘀斑，苔多白腻，脉沉细或涩。

多数人认为本病的特点是"本虚标实"，正如《证治准绳》指出的"有风，有热，有寒，有湿，有闪挫，有瘀血，有气滞，有痰积，皆标也，肾虚其本也"，治疗上以补肝肾，强筋骨，补气血以治其本，祛风散寒胜湿，通络活血止痛以治其标。

【辨证论治】

（1）寒湿痹阻型

证候：关节疼痛剧烈，其痛彻骨，昼轻夜重，阴雨天加重，关节不可屈伸，肢体寒冷，恶风怕冷，得温则舒；或肢体关节沉重酸胀，痛有定处，重着不移，手足活动不便，肌肤麻木不仁。舌质淡红，苔薄白或白腻，脉滑或弦紧。

治则：散寒除湿，活血通络。

方药：桑寄生散加减（《太平圣惠方》）。

附子 10g，桂心 6g，杜仲 15g，桑寄生 10g，独活 10g，半夏 15g，川芎 10g，羌活 10g，狗脊 15g，赤芍 10g，当归 15g，海桐皮 10g，石斛 10g。

加减：兼有风邪，疼痛游走不定者，加防风 10g，络石藤

20g，海风藤 20g；冷痛剧烈，加川乌 6g，草乌 6g，干姜 6g；湿邪偏重，麻木困痛，下肢尤甚，或见肿胀，加薏苡仁 15g，苍术 10g，茯苓 10g，泽泻 6g。

（2）痰瘀互结型

证候：关节肿大、变形、疼痛，常为刺痛，痛处固定，日轻夜重，屈伸不利或僵硬，或有结节，按之较硬，久站久行及上下楼痛甚，或见肌肤甲错。舌质紫暗，或见瘀斑、瘀点，脉细涩。

治则：活血化瘀，燥湿化痰。

方药：指迷茯苓丸加身痛逐瘀汤（《证治准绳》《医林改错》）。

秦艽 10g，川芎 10g，桃仁 10g，红花 10g，没药 10g，甘草 6g，羌活 10g，半夏 10g，茯苓 10g，枳壳 10g，芒硝 10g，地龙 10g，当归 10g，香附 10g，五灵脂 10g，牛膝 10g。

加减：外伤瘀滞者，加鸡血藤 20g；病位在上者，牛膝易为桑枝 10g；颈椎病，加葛根 15g；腰部痛者，加淫羊藿 6g；跟骨痛者，加木瓜 6g；疼痛甚者，加全蝎 10g。

（3）湿热壅滞证

证候：关节红肿热痛，可见关节内有积液，肢体沉重酸胀，活动不利，活动范围受限，口渴不欲饮，心烦汗出，身热不扬，口苦黏腻，食欲不振，小便黄赤，大便不爽。舌红，苔黄腻，脉滑数。

治则：清热利湿，通络止痛。

方药：七味苍柏散加味（《医学入门》）。

苍术 10g，黄柏 10g，杜仲 10g，补骨脂 10g，川芎 10g，当归 10g，白术 10g，土茯苓 15g，忍冬藤 30g，海桐皮 10g，薏苡仁 30g，牛膝 15g。

加减：关节发热红肿明显，加泽泻 6g，虎杖 6g，萆薢

6g；关节疼痛剧烈，加全蝎 10g，白花蛇舌草 15g；食欲不振，纳差，加厚朴 6g，陈皮 10g；湿热蕴胆，口苦，胁痛，加龙胆草 10g，栀子 15g，黄芩 6g。

（4）肝肾亏虚证

证候：疼痛隐隐，绵绵不绝，腰膝酸软，肢节屈伸不利，甚则关节变形，下肢无力，足跟疼痛；偏阳虚者，则有畏寒肢冷，遇寒痛剧，得温痛减，舌淡苔薄，脉沉细；偏阴虚者，则有五心烦热，失眠多梦，咽干口燥。舌红少苔，脉细数。

治则：补益肝肾，通络止痛。

方药：补肾壮筋汤加减（《伤科补要》）。

熟地黄 10g，当归 10g，牛膝 15g，山萸肉 10g，茯苓 10g，续断 10g，杜仲 10g，白芍 10g，骨碎补 10g，木瓜 15g，鸡血藤 15g，桑寄生 15g。

加减：偏阴虚，加知母 6g，秦艽 10g，女贞子 10g，龟甲 15g，枸杞子 10g，熟地黄改用生地黄 10g；偏阳虚，加附子 6g，桂枝 10g，淫羊藿 6g；若见肢体乏力明显，则为气阴两虚，常加用黄芪 20g，白术 10g，山药 15g，枸杞子 10g，秦艽 10g，威灵仙 10g 等。

【其他疗法】

（1）针灸

骨痹肝肾亏虚证，取穴为肾俞、次髎、大杼、绝骨、委中、太溪；或用病变部位的夹脊穴加绝骨、大杼，以平补平泻手法取之。若四肢大小关节疼痛较重，以局部取穴为主：上肢取肩髃、曲池、外关、阳池、八邪；下肢取阴陵泉、阳陵泉、膝眼、足三里、解溪、丘墟，风寒湿痹证取补法，痰瘀互结证取平补平泻法，湿热蕴积证取泻法；若出现四肢不举，取臂臑、巨骨、青灵、养老、合阳、承筋、然谷、光明。

梅花针：选取疼痛周围穴位及阿是穴，在消毒无菌条件下操作梅花针，叩完后再拔火罐，每2天1次，10日为一疗程。

（2）推拿：现代按摩多采用滚、按、揉、点等法。上肢取穴为肩髃、肩贞、肩髎、曲池、尺泽、手三里、合谷、阳池、大陵诸穴；下肢取穴为足三里、阳陵泉、环跳、居髎、委中、承山等，肝肾亏虚者取命门、腰阳关、气海俞、大肠俞、夹脊、阳陵泉、承山。

（3）药浴：炒艾、川乌、木瓜、防风、五加皮、地龙、羌活、伸筋草各30g。布包煎，趁热洗患处，并轻轻按1小时，每日1～2次。

（4）单方验方

1）猪蹄子方：猪蹄子2只，松罗茶（或红茶）24g，川椒24g，生姜10g，陈皮10g，加水煮至猪蹄子烂熟为止。吃猪蹄，并服汤药，隔日1剂。适用于骨痹之肝肾亏虚证。

2）四神煎加味方：黄芪30g，金银花30g，猫眼草10g，威灵仙20g，远志15g，羌活15g，川牛膝20g，水煎服，每日1剂。适用于骨痹之湿热蕴结证之轻证。

3）四虫丸：蜈蚣、全蝎、地龙、土鳖虫各等份，共研细末，水泛为小丸，每服5g，日服2次。适用于骨痹之痰瘀互结证。

4）颈椎增生方：桂枝、白芍、木瓜、鸡血藤、威灵仙、狗脊、骨碎补、肉苁蓉、蜈蚣等以补肝肾，活络止痛。

5）膏药：川乌、草乌、独活、威灵仙、花椒等用铅丹和植物油按传统方法熬成膏药，根据患者疼痛部位和范围外敷，每次1～4贴，最少使用3周，最多15周。

6）王氏黄芪桂枝五物汤加味：炙黄芪30g，山茱萸15g，白芍15g，桂枝10g，当归10g，生姜10g，大枣10g。治疗骨关节炎气血亏虚营卫不和者，症见关节疼痛，伴麻木，神疲乏力，面白少华。舌质淡，苔薄，脉细弱。

【预后调摄】

本病尚不能根治，若积极配合治疗，骨的退行性变可延缓，疼痛症状大多能控制或缓解；若延误治疗，复又外伤、扭伤、挫伤等，则预后不良。

（1）保持情志乐观，勿悲观失望。

（2）多食血肉有情之品，以滋补肝肾，食用骨头汤，以骨养骨。

（3）适当进行功能锻炼，不能绝对卧床休息。

（4）对正虚之人，注意保暖，避风寒。

2. 西医治疗

骨关节炎的总体治疗原则是非药物与药物治疗相结合，必要时采用手术治疗。治疗应个体化，结合病人的情况选择最适合的治疗方案。

（1）非药物治疗：对于初次就诊的症状不严重的患者，非药物治疗是首选，通过对患者教育并进行相应的物理疗法、关节运动等方式，可减轻疼痛，改善功能。

1）心理疗法：需让患者知道除少数病例外，本病的预后一般良好；告诉患者要保持乐观的情绪，消除抑郁状态，以积极的态度和疾病做斗争；通过医患交流，使患者了解本病除与年龄增长有关外，外伤、肥胖、炎症、代谢、遗传、内分泌异常及不良的生物力学等因素都与本病的发生和发展有关，让患者施行自我行为疗法，如调整劳动强度，消除和避免不利因素。保持一定体重，进行适当的运动和肌肉锻炼；并遵医嘱用药，不滥用镇痛剂、肾上腺皮质激素等药物，以免发生不良反应。

2）物理治疗：对药物不能缓解或不能耐受者，理疗则是首选。理疗包括热疗、水疗、超声波、针灸、按摩、牵引、经皮神经电刺激等，可改善局部血液循环。急性期理疗以止痛消肿为主；慢性期以增强局部血液循环、改善关节功能为主。

3）行为支持：行为支持主要是为了减少受累关节负重，可采用手杖、助行器等。

4）平衡关节负荷：根据骨关节炎所伴发的膝内翻或外翻的畸形情况，采用相应的矫形具或矫形鞋，以平衡各关节面的负荷。

（2）药物治疗：药物治疗的目的在于缓解疼痛，延缓病情的进展和保护关节功能。

1）用药原则

用药前进行风险评估，关注潜在内科疾病风险。

根据患者个体情况，剂量个体化。

尽量使用最低有效剂量，避免过量用药、同类药物重复或叠加使用。

根据病情应定期选择检查血、便常规及潜血、肝肾功能。

2）缓解疼痛

选择非甾体抗炎药，如醋氯芬酸、双氯芬酸钠、尼美舒利、美洛昔康等，对关节软骨的不良影响较少，适于口服。如果患者胃肠道不良反应的危险性较高，可选用选择性 NSAID 加用 H_2 受体拮抗剂、质子泵抑制剂或米索前列醇等胃黏膜保护剂，或选择性 COX-2 抑制剂，如西乐葆。

中、重度及 NSAID 治疗无效或不耐受的骨关节炎患者，可使用曲马多、阿片类镇痛剂或对乙酰氨基酚与盐酸羟考酮的复方制剂，如泰勒宁等。

此外，还可使用辣椒碱软膏、扶他林乳胶剂等外用药局部使用，以辅助治疗。

3）关节内注射

①透明质酸钠：如口服药物治疗效果不明显，可联合关节

腔注射透明质酸钠类黏弹性补充剂。

②糖皮质激素：对 NSAID 药物治疗 4～6 周无效的严重骨关节炎或不能承受 NSAID 药物治疗、持续疼痛、炎症明显者，可行关节腔内注射糖皮质激素，但若长期使用，可加剧关节软骨损伤，加重症状。因此，不主张随意选用关节腔内注射糖皮质激素，更反对多次使用，一般每年不超过 4 次。

4）改善病情类药物及软骨保护剂

此类药包括双醋瑞因、氨基葡萄糖、多西环素、骨重吸收抑制剂、人工合成的基质金属蛋白酶抑制剂等，此类药物在一定程度上可延缓病程，改善患者症状。

（3）外科治疗

骨关节炎的外科治疗目的在于：①进一步协助诊断；②减轻或消除疼痛；③防止或矫正畸形；④防止关节破坏进一步加重；⑤改善关节功能；⑥综合治疗的一部分。

治疗的方法主要有：①游离体摘除术；②关节清理术；③截骨术；④关节融合术、关节成形术、人工关节置换术等。

新的外科治疗还包括：①骨膜、软骨膜移植；②软骨移植；③自体软骨细胞移植。

治疗的途径主要是通过关节镜（窥镜）和开放手术。

附： 风湿免疫系统疾病常用评分标准

一、类风湿关节炎

常用参数及英文缩写中文注释：

关节压痛计数（TJC）：28 个关节中的压痛数。

关节肿胀计数（SJC）：28 个关节中的肿胀数。

患者总体评估（PtGA）：0～10。

医生总体评估（PhGA）：0～10。

ESR（mmH$_2$O/小时）或 CRP（mg/dL）。

物理功能评估（HAQ）。

疼痛视觉模拟标尺（VAS）：0～10分。

ACR：美国风湿病学会。

EULAR：欧洲抗风湿病联盟。

（一）功能状态评分

1.疼痛视觉模拟标尺评分 VAS（visual analogue scale）

将关节疼痛的程度用 0～10 共 11 个数字表示，0 表示无痛，10 表示最痛，嘱患者根据自身情况选择数字代表自己关节疼痛程度。

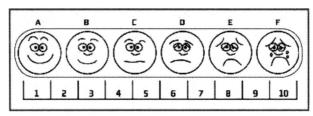

0～3分：轻度疼痛，可忍受。

4～6分：疼痛并影响睡眠，尚能忍受，但需口服止痛药物。

7～10分：较剧烈的疼痛，疼痛剧烈或难忍。

2.HAQ 评分（Stanford Health Assessment Questionnaire）

评价患者在 8 个不同的功能领域完成任务的困难程度，反映患者机体功能情况（源自 1978 年斯坦福大学的医学博士 Fries 等提出的类风湿关节炎患者普适性量表 HAQ）。

现在，您是否能做到以下几点？	无困难	有些困难	很困难	不能做
1. 自己穿衣服，包括系鞋带和纽扣	0	1	2	3
2. 自己洗头	0	1	2	3

现在，您是否能做到以下几点？	无困难	有些困难	很困难	不能做
3. 从椅子上不用手支撑站起	0	1	2	3
4. 上下床	0	1	2	3
5. 用杯子喝水	0	1	2	3
6. 切菜	0	1	2	3
7. 拧开瓶盖	0	1	2	3
8. 在户外走平路	0	1	2	3
9. 上 5 级台阶	0	1	2	3
10. 自己洗澡，并且擦干身体	0	1	2	3
11. 自己从马桶上起来或坐下	0	1	2	3
12. 蹲下，拾起地上的衣服	0	1	2	3
13. 伸手摘下衣架上衣帽	0	1	2	3
14. 开关水龙头	0	1	2	3
15. 上下汽车	0	1	2	3
16. 逛商店	0	1	2	3
17. 做家务（吸尘或扫地）	0	1	2	3
18. 步行一公里	0	1	2	3
19. 参加所喜欢的活动	0	1	2	3
20. 晚上睡好觉	0	1	2	3

　　注释：上表共 8 个大项 20 个问题，每题 0～3 分。0 分：毫无困难；1 分：有些困难；2 分：很困难或需要协助；3 分：无法完成；需要借助工具才能完成的也评为 2 分。HAQ 总分为 8 个大项各取最低问题得分的平均值，总分介于 0 至 3 分，0 表示完全正常，3 代表生活质量严重受损。治疗前后评分改变若

为正值表示身体残疾有所改善。

（二）疾病活动性评分

1. DAS 28 评分（Disease Activity Score, DAS）

目前应用最为广泛的评分标准，它可以反映类风湿关节炎疾病活动度，以及根据治疗前后得分情况评价治疗效果（源自2004年ACR首次提出的类风湿关节炎疾病活动度评定标准）。

28个（组）关节包括：颈颌（2）、胸锁（2）、肩锁（2）、肩（2）、肘（2）、腕（2）、掌指（2）、近端指间（2）、拇指指间（2）、髋（2）、膝（2）、踝（2）、跖趾（2）和第一趾间（2）关节。一侧的所有掌指，近端指间和跖趾关节为一组算作一个关节，而其他的关节均单独计算。

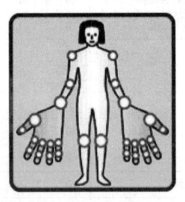

28个关节示意图

① 压痛关节数（TJC）：＿＿＿＿＿＿＿个

② 肿胀关节数（SJC）：＿＿＿＿＿＿＿个

③ 红细胞沉降率（ESR）：＿＿＿＿＿＿＿mm（第1小时）

④ 健康状况或患者对自己疾病的总体评价（最近7天您的类风湿关节炎病情活动情况如何？）：＿＿＿＿＿＿＿mm（0～100）

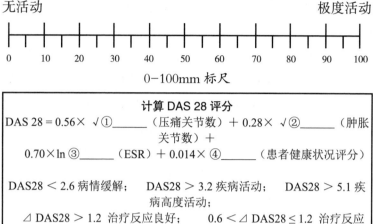

无活动　　　　　　　　　　　　　　　　　极度活动

0-100mm 标尺

计算 DAS 28 评分

DAS 28 = 0.56× √① _____（压痛关节数）+ 0.28× √② _____（肿胀关节数）+

0.70×ln ③ _____（ESR）+ 0.014× ④ _____（患者健康状况评分）

DAS28 < 2.6 病情缓解；　DAS28 > 3.2 疾病活动；　DAS28 > 5.1 疾病高度活动；

⊿ DAS28 > 1.2 治疗反应良好；　0.6 < ⊿ DAS28 ≤ 1.2 治疗反应一般；

⊿ DAS28 ≤ 0.6 治疗无反应

2.临床疾病活动性评分（Clinical disease activity index，CDAI）和简化的疾病活动性评分（Simplified disease activity index，SDAI）

$$CDAI = SJC + TJC + PtGA + PhGA$$

$$SDAI = SJC + TJC + PtGA + PhGA + CRP$$

SCDI 及 CDAI 病情活动性判断

评估指标	分数范围	疾病活动度阈值		
		低度	中度	高度
SDAI	0.1~86.0	≤ 11	> 11 且≤ 26	> 26
CDAI	0~76.0	≤ 10	> 10 且≤ 22	> 22

（源自 2010 年 ACR/EULAR 提出的类风湿关节炎缓解判断标准）

3.RAPID-3（routine assessment of patient index data-3，RAPID-3）评分工具

RAPID-3 工具包括修订版生活质量评估 - 健康评估问

卷、患者自我疼痛评估、患者整体健康状况评估[Pincus T, Swearingen CJ, Bergman MJ, et al. RAPID3（Routine Assessment of Patient Index Data）on an MDHAQ（MultidimensionalHealth Assessment Questionnaire）: agreement with DAS28（Disease Activity Score）and CDAI（Clinical Disease ActivityIndex）activity categories, scored in five versus more than ninety seconds[J]. Arthritis Care Res（Hoboken）. 2010, 62（2）: 181-189.DOI: 10.1002/acr.20066]，它是针对患者提供资料而获得的数据，能够反映患者疾病活动度情况，可重复性强，且该评分标准方便、易行，临床实用性强。

类风湿关节炎患者自我评估表（RAPID-3）

患者姓名：_____ 性别：____ 年龄：____岁 病程：____年

请认真完成下面的每一道题，答案没有对错，只要按照您真实的感觉填写即可。

（1）功能评估（FN）：在以下合适的位置里打（√）。

回答下列问题时请注意：您是否真的做过这些事情并不重要，关键是您是否能够自己独立完成这些项目。在过去一周里，您做以下事情的情况是：

	毫无困难	稍有困难	很困难	无法完成
a. 您能自己穿衣服吗？包括鞋带和纽扣	0	1	2	3
b. 您能不需要别人的帮助，自己起床、上下床吗？	0	1	2	3
c. 您能将装满水的玻璃杯端到嘴边吗？	0	1	2	3

	毫无困难	稍有困难	很困难	无法完成
d. 您能自如地在室外的平地上行走吗？	___0	___1	___2	___3
e. 您能自己洗澡并擦干全身吗？	___0	___1	___2	___3
f. 您能蹲下从地上拾起衣服吗？	___0	___1	___2	___3
g. 您能打开并关上水龙头吗？	___0	___1	___2	___3
h. 您能自己上下小汽车（出租车）、公交车、火车或飞机吗？	___0	___1	___2	___3
i. 在您愿意散步的时候，您能独自走2～3公里吗？	___0	___1	___2	___3
j. 如果您愿意，您能参加一些休闲活动或是体育运动吗？	___0	___1	___2	___3

（2）疼痛评估（PN）：过去一周您感觉疼痛的程度如何？请在标尺上用（×）标出能够代表您总体疼痛的位置。

完全不痛 ☺	○ ☹	极度疼痛
	0 0.5 1.0 1.5 2.0 2.5 3.0 3.5 4.0 4.5 5.0 5.5 6.0 6.5 7.0 7.5 8.0 8.5 9.0 9.5 10	

（3）患者全面评估（PTGL）：请全面评估您身体的疾病和健康状况，并在标尺上用（×）标出能够代表您近来总体感觉的位置。

非常良好 ☺	○ ☹	非常不好
	0 0.5 1.0 1.5 2.0 2.5 3.0 3.5 4.0 4.5 5.0 5.5 6.0 6.5 7.0 7.5 8.0 8.5 9.0 9.5 10	

以下由医学人员填写：

	2.PN (0~10):
1.a~j FN（0~10）：_____	

a~j FN（0~10）换算参考值：	3.PTGL (0~10):

1=0.3	2=0.7	3=1.0	4=1.3	5=1.7	6=2.0	7=2.3	8=2.7	9=3.0	10=3.3	
11=3.7	12=4.0	13=4.3	14=4.7	15=5.0	16=5.3	17=5.7	18=6.0	19=6.3	20=6.7	RAPID-3 (0~30):
21=7.0	22=7.3	23=7.7	24=8.0	25=8.3	26=8.7	27=9.0	28=9.3	29=9.7	30=10	

□缓解　　□低度活动　　□中度活动　　□高度活动

0~3.0	3.1~6.0	6.1~12.0	＞12.0

填写说明：

1. 功能评估（FN）

由 10 种日常生活中的动作组成的，对应 a~j 评估项。患者回顾过去一周内做这 10 项事情的情况，并在相应的分数中打√。由专人将 10 项（a~j）计算总分，然后将总分除以 3，得出的数值对应表格下方换算参考值所得的分数就是功能评估项目的分数。将这个分数填入下方"医学人员填写"栏的"FN"空格中。

2. 疼痛评估（PN）

让患者采用视觉模拟尺进行疼痛评分。0 代表完全不痛，10 代表极度疼痛。患者根据自己疼痛的程度在这个视觉模拟尺的○中用"×"标出，由专人在"医学人员填写"栏的"PN"空格中填入相应分数。

3. 患者全面评估（PTGL）

患者全面评估与疼痛评估的视觉模拟尺类似，0 代表非常良好，10 代表非常不好。患者根据自己的总体情况在这个视觉模拟尺的○中用"×"标出，由专人在"医学人员填写"栏的

"PTGL"空格中填入相应分数。

RAPID-3分数即以上3项分数的总和，分值范围为0～30分。0～3分为缓解，3.1～6分为低度活动，6.1～12分为中度活动，12分以上为高度活动。由专人计算后将分值填入"医学人员填写"栏的"RAPID-3"空格中，并在相应的疾病活动度标尺上勾选分值所对应的疾病活动度。

（三）影像学评分

目前比较公认和常用的评分方法是Sharp评分（由van der Heijde1996年修订并广泛推荐使用，van der Heijde DMFM. *Bailliere's Clin Rheum*. 1996;10:435-53），即以手部和腕部的27个部位作为评分位点，分别给骨侵蚀程度和关节腔狭窄程度打分，用记分的方法衡量影像学表现，从而判断患者类风湿关节炎疾病程度。

骨侵蚀：没有骨侵蚀为0分，广泛的骨质侵蚀和丢失为5分，界于两者之间的情况为2～4分。

关节腔狭窄：没有间隙狭窄为0分，局部狭窄为1分，弥漫狭窄但面积＜50%为2分，弥漫狭窄、面积＞50%为3分，关节间隙完全消失（融合）、强直为4分。

（四）ACR 20/50/70 疗效评分

患者28个关节中压痛个数（TJC）和肿胀个数（SJC）各自改善≥20%，而且，以下5项参数中至少三项有20%的改善（源自1996年ACR首次提出的类风湿关节炎疗效判断标准）：

1. 疼痛VAS。

2. 患者总体评估（PtGA）。

3. 医生总体评估（PhGA）。

4. 健康评估问卷（HAQ）。

5. 急性期反应物（ESR 或 CRP）。

ACR 50 和 ACR 70 疗效标准以 ACR 20 标准类推。

二、强直性脊柱炎常用疗效评分标准

1.BASDAI（Bath Ankylosing Spondylitis Disease Activity Index）

共包括 6 个问题，前 5 个问题采用 10cm 目视模拟标尺法，用 mm 记录。

要求患者根据过去 1 周的状态回答以下问题，并在每条 10cm 目视模拟标尺上的相应位置标注 "X"，0 表示没有影响，10 表示程度极重。

1）过去一周你感受到的疲劳 / 困倦的总体程度？

2）过去一周你感受到的颈痛、背痛和髋痛的总体程度？

3）过去一周你感受到的其他关节疼痛 / 肿胀（不包括颈痛、背痛和髋痛）的总体程度？

4）过去一周你感受到的由于触痛或压痛导致不适的总体程度？

5）过去一周在清醒后你感受到的晨僵的总体程度？

6）当你清醒后晨僵持续多长时间？请在下面标尺上的对应位置用 "X" 标出。

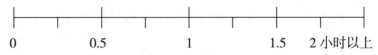

| 0 | 0.5 | 1 | 1.5 | 2 小时以上 |

2.BASFI（Bath Ankylosing Spondylitis Functional Index）

采用 10cm 目视模拟标尺法，结果用 mm 记录。

根据以下 10 个问题的提示，要求患者将目前完成下列活动时的难易程度在标尺上对应位置用 "X" 标出。

1）无需别人帮助或辅助器材，穿袜子或贴身衣服。

　2）无需辅助器材，向前弯腰从地上拾取钢笔。

　3）无需别人帮助或辅助器材，从较高的储物架上取物。

　4）无需用手或别人帮助，从坐着的没有扶手的餐桌椅上站立起来。

　5）无需别人帮助，从地板上仰躺着到站立起来。

　6）不改变姿态，无任何辅助支撑地站立 10 分钟。

　7）不用扶手或其他辅助器材，走 12 ～ 15 级台阶，每步一个台阶。

　8）不转身，从肩膀处向后看。

　9）完成体力活动。

　10）完成一整天的家务和工作。

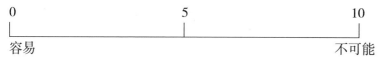

3. ASAS 评分

　采用 ASAS 评分（ASAS 20、ASAS 40、ASAS 70）来评价疗效。

　ASAS 20 的定义是：患者在以下方面中至少有 3 项有 20% 的改善，或者改善幅度至少有 10 个单位（VAS 评分），下述 4 个指标中没有能达到 20% 改善的一项与基线相比无恶化：

　1）病人的总体 VAS 评分。

　2）病人评估的夜间背痛和总体背痛 VAS 评分。

　3）BASFI（Bath Ankylosing Spondylitis Functional Index）。

　4）炎症反应：BASDAI 中最后 2 项和晨僵有关的 VAS 平均得分。

　ASAS 40、ASAS 70 采用相同的标准分别定义为 40% 及 70% 的提高。

三、系统性红斑狼疮疾病活动度评分

1.SLEDAI 评分标准

临床表现（积分）

癫痫发作：最近开始发作的，除外代谢、感染、药物所致。（8）

精神症状：严重紊乱干扰正常活动。除外尿毒症、药物影响。（8）

器质性脑病：智力的改变伴定向力、记忆力或其他智力功能的损害并出现反复不定的临床症状，至少同时有以下两项：感觉紊乱、不连贯的松散语言、失眠或白天瞌睡、精神活动增多或减少。除外代谢、感染、药物所致。（8）

视觉受损：SLE 视网膜病变，除外高血压、感染、药物所致。（8）

颅神经异常：累及颅神经的新出现的感觉、运动神经病变。（8）

狼疮性头痛：严重持续性头痛，麻醉性止痛药无效。（8）

脑血管意外：新出现的脑血管意外。应除外动脉硬化。（8）

脉管炎：溃疡、坏疽、有触痛的手指小结节、甲周碎片状梗塞、出血或经活检、血管造影证实。（8）

关节炎：2 个以上关节痛和炎性体征（压痛、肿胀、渗出）。（4）

肌炎：近端肌痛或无力伴血液中 CPK/ 醛缩酶升高，或肌电图改变或活检证实。（4）

管型尿：颗粒管型或红细胞管型。（4）

血尿：＞5 个红细胞 / 高倍视野，除外结石、感染和其他原因。（4）

蛋白尿：＞ 0.5g/24h，新出现或近期增加。（4）

脓尿：＞ 5 个白细胞 / 高倍视野，除外感染。（4）

脱发：新出现或复发的异常斑片状或弥散性脱发。（2）

新出现皮疹：新出现或复发的炎症性皮疹。（2）

黏膜溃疡：新出现或复发的口腔或鼻黏膜溃疡。（2）

胸膜炎：胸膜炎性胸痛伴胸膜摩擦音、渗出或胸膜肥厚。（2）

发热：T ＞ 38℃，需除外感染因素。（1）

血小板降低＜ 100×10^9 / L。（1）

白细胞减少＜ 3×10^9 / L，需除外药物因素。（1）

2.SLEDAI 积分对 SLE 病情的判断

0 ～ 4 分基本无活动；5 ～ 9 分轻度活动；10 ～ 14 分中度活动；≥ 15 分重度活动。

不同的评分，决定着不同剂量激素的使用和不同免疫抑制剂的选择。

注：上述计分为前 10 天之内的症状和检查。

四、干燥综合征病情活动度评分

ESSDAI 量表是 EULAR 于 2009 年制定的 SS 病情评估指数。其主要包括 12 个方面，分别为全身症状、淋巴结、腺体、关节、皮肤、肺、肾脏、骨骼肌、周围神经系统、中枢神经系统、血液系统、血清学变化。疾病活动性分为 4 个级别（0= 无活动，1= 轻度活动，2= 中度活动，3= 高度活动），其中全身情况、腺体受累及生物学指标异常这 3 个系统不存在重度活动，评分只有 0 ～ 2 分，而中枢神经受累则无中度活动。按受累系统重要性不同分配以相应的加权指标，活动性肌肉病变权重最高达 6 分，呼吸系统、泌尿系统、外周及中枢神经系统受累，均为 5 分，理论上整体总评分最高为 123 分。

受累部位	疾病活动水平	病变具体情况
全身症状 除外感染引起的发热和故意减重	0 表示无活动	无以下症状
	1 表示轻度活动	低热、间歇热(37.5～38.5℃)或盗汗和(或)非故意的体重减轻 5%～10%
	2 表示中度活动	高热(＞38.5℃)或盗汗和(或)非故意的体重减轻＞10%
淋巴结 除外感染	0 表示无活动	无以下症状
	1 表示轻度活动	在任何部位淋巴结≥1cm 或在腹股沟淋巴结≥2cm
	2 表示中度活动	在任何部位淋巴结≥2cm 或在腹股沟淋巴结≥3cm,和(或)脾大(临床上可触及或影像评估)
	3 表示高度活动	当前恶性 B 细胞增生疾病
腺体 除外结石或感染	0 表示无活动	无以下症状
	1 表示轻度活动	小腺体肿大伴腮腺肿大(≤3cm)或有限的颌下腺或泪腺肿大
	2 表示中度活动	大腺体肿大伴腮腺肿大(＞3cm)或广泛的颌下腺或泪腺肿大
关节 除外骨关节炎	0 表示无活动	当前无活动性关节累及
	1 表示轻度活动	手、腕、踝和足关节疼痛伴晨僵(＞30min)
	2 表示中度活动	1～5 个关节(28 个关节)的滑膜炎
	3 表示高度活动	≥6 个(28 个关节)关节的滑膜炎
皮肤	0 表示无活动	当前无活动性皮损

续　表

受累部位	疾病活动水平	病变具体情况
皮肤	1　表示轻度活动	多形性红斑
	2　表示中度活动	有限的皮肤血管炎，包括荨麻疹性血管炎，或限于双足或双踝的紫癜或亚急性皮肤狼疮
	3　表示高度活动	弥漫皮肤血管炎，包括荨麻疹性血管炎，或弥漫紫癜或血管炎性溃疡
肺 除外损害导致持续稳定的表现或非本病导致的呼吸累及（如吸烟）	0　表示无活动	当前无活动性肺损害
	1　表示轻度活动	持续性咳嗽或支气管受累，无影像学异常；或胸部 X 线片或 HECT 证明有间质性肺病；无气促和肺功能正常
	2　表示中度活动	中度活动性肺损害如 HRCT 证明有间质性肺病伴活动后（NHYA Ⅱ）气促或肺功能异常：40% ≤ DLCO < 70% 或 60% ≤ FVC < 80%
	3　表示高度活动	高度活动性肺损害如 HRCT 证明有间质性肺病，休息时气促（NHYA Ⅲ，Ⅳ）或肺功能异常 DLCO < 40% 或 FVC < 60%
肾 除外损害导致持续稳定的表现或非本病导致的肾损害	0　表示无活动	当前无活动性肾损害累及：蛋白尿 < 0.5g/d，无血尿，无白细胞尿，无酸中毒，可有损害导致持续稳定的蛋白尿

受累部位	疾病活动水平	病变具体情况
肾 除外损害导致持续稳定的表现或非本病导致的肾损害	1　表示轻度活动	轻度活动性肾损害：肾小管酸中毒不伴肾衰竭；肾小球损害表现为蛋白尿（0.5～1.0g/d），但无血尿；肾功能衰竭（GFR ≥ 60mL/min）
	2　表示中度活动	中度活动性肾损害：肾小管酸中毒伴肾功能衰竭（GFR<60mL/min）；肾小球损害（蛋白尿1~1.5g/dL，没有血尿）；肾功能衰竭（GFR ≥ 60mL/min）；膜外肾小球肾炎或间质严重淋巴细胞浸润的组织学证据
	3　表示高度活动	高度活动性肾损害：肾小球损害，蛋白尿＞3.5g/d；血尿；肾功能衰竭（GFR<60mL/min）；增生性肾小球肾炎的组织学证据；冷球蛋白血症相关的肾损害
肌肉 除外激素导致的肌无力	0　表示无活动	无活动性肌肉损害
	1　表示轻度活动	肌电图或肌活检提示轻度活动性肌炎，肌酸激酶升高（N<CK≤2N），不伴肌无力（N：正常值）
	2　表示中度活动	肌电图或肌活检提示中度活动性肌炎，肌酸激酶升高（2N<CK≤4N），肌无力（肌力≥4/5）（N：正常值）
	3　表示高度活动	肌电图或肌活检提示重度活动性肌炎，肌酸激酶升高（＞4N），肌无力（肌力≤3/5）（N：正常值）

受累部位	疾病活动水平	病变具体情况
外周神经（PNS）除外损害导致持续稳定的表现或非本病导致 PNS 累及	0　表示无活动	无活动性 PNS 损害
	1　表示轻度活动	轻度活动性的 PNS 的累及，如神经传导（NCS）证实的纯感觉轴突多发性神经病；三叉神经痛
	2　表示中度活动	NCS 示中度活动性 PNS 累及：轴突感觉运动神经病伴运动功能 4/5 以上；纯感觉神经病伴有冷球蛋白血症性血管炎；神经节病变导致轻度或中度的共济失调；炎症性脱髓鞘性多神经病（CIDP）伴轻度功能不全（运动功能 4/5 以上或轻度共济失调）；颅神经的外周性损害（除外三叉神经）
	3　表示高度活动	NCS 示高度活动性 PNS 累及：运动功能≤3/5 的轴突感觉运动神经病；由于血管炎所致的周围神经的累及（复合性单神经炎等）；由于神经节病变所致的严重共济失调；CIDP 伴严重的功能不全（运动功能≤3/5 或严重共济失调）
中枢神经（CNS）除外损害导致持续稳定的表现或非本病导致 PNS 累及	0　表示无活动	无活动性 CNS 损害
	1　表示中度活动	中度活动 CNS 损害：颅神经中枢性损害；视神经炎；多发性硬化样综合征，症状局限于纯感觉损害；已证实的认知障碍

受累部位	疾病活动水平	病变具体情况
中枢神经（CNS）除外损害导致持续稳定的表现或非本病导致PNS累及	3　表示高度活动	高度活动 CNS 损害：脑血管炎所致脑血管意外或短暂性脑缺血发作；癫痫发作；横惯性脊髓炎；淋巴细胞性脑膜炎；多发性硬化样综合征伴运动功能缺陷
血液系统变化只考虑自身免疫性血细胞减少，除外维生素或铁缺乏及药物导致血细胞减少	0　表示无活动	无自身免疫性血细胞减少
	1　表示轻度活动	自身免疫性血细胞减少：中性粒细胞减少（$1000/mm^3 < N < 1500/mm^3$）；贫血（$100g/L < Hb < 120g/L$）；血小板减少（$100000/mm^3 < PLT < 150000/mm^3$）；淋巴细胞减少（$500/mm^3 < L < 1000/mm^3$）
	2　表示中度活动	自身免疫性血细胞减少：中性粒细胞减少（$500/mm^3 \leqslant N \leqslant 1000/mm^3$）；贫血（$80g/L \leqslant Hb \leqslant 100g/L$）；血小板减少（$50000/mm^3 \leqslant PLT \leqslant 100000/mm^3$）；淋巴细胞减少（$L \leqslant 500/mm^3$）
	3　表示高度活动	自身免疫性血细胞减少：中性粒细胞减少（$N < 500/mm^3$）；贫血（$Hb < 80g/L$）；血小板减少（$PLT < 50000/mm^3$）
血清学变化	0　表示无活动	无任何以下血清学变化

续　表

受累部位	疾病活动水平	病变具体情况
血清学变化	1　表示轻度活动	单克隆成分；低补体血症；高球蛋白血症；高IgG（16g/L＜IgG＜20g/L）
	2　表示中度活动	冷球蛋白血症；高球蛋白血症；高IgG（IgG＞20g/L）；近期发生的低球蛋白血症；近期IgG减少（IgG＜5g/L）

五、银屑病关节炎评估项目及相关评估工具

评估项目	评估工具
关节	压痛，肿胀关节计数
皮肤	PAsI；PGA；皮损靶部位评分（target lesion scores）；患者对皮损活动性的全面评估；银屑病体表面积（BsA）
指、趾甲	NAPSI；mNAPSI；患者对指甲严重性的VAS；医师对银屑病甲病的全面评分
肌腱端炎	MEI；LEI；SPARCC；MASES；mMASES；Berlin 指数；San Francisco 指数；四点肌腱端炎评分（双侧跟腱、趾筋膜）
指趾炎	LDI；指趾炎计数；指趾炎关节评分
脊柱	BASDAI；BASFI；ASDAS
患者全面评估	VAS
患者疼痛评估	VAS
医生全面评估	VAS
生活质量、躯体功能	HAQ；SF-36；DLQI；PsAQoL；ASQoL
疲劳	FACIT；FSS
急性时相反应物	ESR；CRP
影像	Sharp／Van der Heijde 手足评分；GUESS；MASEl；PsAMRIS

中篇 方药篇

第三章 常用抗风湿药

第一节 常用西药

一、非甾体抗炎药在风湿病中的应用

疼痛和发热是许多风湿病的常见症状，解除疼痛的方法虽然很多，但选择药物镇痛被认为是最简便、迅速、经济和有效的方法。在众多镇痛类药物中，兼有解热、镇痛和抗炎三大功效于一体的非甾体抗炎药（NSAIDs）对治疗骨、关节和软组织风湿病都具有确切疗效。每天有超过 3000 万人服用，无论处方药还是非处方药，非甾体抗炎药都是使用最广的一类药物。然而，此类药物引起的严重不良反应影响着药物的使用和发展，如何选择适合每一个风湿病患者的非甾体类药物，是摆在每一名临床医生面前的问题。

1.NSAIDs 药物分类

20 世纪 70 年代，研究者发现 NSAIDs 是通过抑制环氧化酶（COX）的产生，进而减少疼痛介质前列腺素 E2 与 I2 的生成来实现抗炎止痛作用。进入 90 年代，研究者发现 COX 存在着两种同工酶，即 COX-1 和 COX-2，一般认为 COX-1 是结构酶，用以维持人体生理平衡，COX-2 是诱导酶，参与炎症性前列腺

素合成。传统的 NSAIDs 同时抑制这两种酶，其治疗效果来自抑制 COX-2，而胃肠不良反应与抑制 COX-1 有关。COX-1 在多种正常组织中广泛分布，而 COX-2 主要在炎症反应时才表现出高活性。选择性 COX-2 抑制剂主要阻断炎症部位 COX-2 活性，与非选择性 COX 抑制剂相比，较少产生上消化道黏膜刺激以及对血小板活性的影响。

（1）非选择性 COX 抑制剂：1899 年，德国拜耳公司的化学家霍夫曼成功合成了具有抗炎和解热镇痛作用的第一个水杨酸类 NSAIDs，即乙酰水杨酸——阿司匹林，结束了古人用含有水杨酸成分的柳树皮解热镇痛的原始方法。然而，长期大剂量使用阿司匹林会出现胃肠道溃疡、出血、听力损伤、肝损伤等不良反应。1948 年，第一个吡唑痛类 NSAIDs 保太松问世后，抗炎镇痛药的种类迅速增多。至 20 世纪 60 年代，有了乙酸类药品吲哚美辛（消炎痛），其疗效显著，但胃肠道反应、头晕等不良反应也很突出。在此之后，布洛芬、萘普生、吡罗昔康、双氯芬酸等药物相继问世。上述羧酸类 NSAIDs 多以羧酸基为活性基团，尽管根据它们的化学结构可分为苯丙酸类、苯乙酸类、吲哚类、灭酸类等，但是由于羧酸基团主要与 COX（包括 COX-1 和 COX-2）的 120 位精氨酸结合，所以其疗效和副作用相差不大，多属于非选择性 COX 抑制剂。

（2）选择性 COX-2 抑制剂：美洛昔康、尼美舒利、塞来昔布和罗非昔布是 20 世纪 90 年代上市的，虽然美洛昔康和尼美舒利是在 COX 异构体理论提出之前合成的，但其后的研究认为它们在治疗剂量时对 COX-2 的抑制作用明显强于 COX-1，因此也被称为选择性的 COX-2 抑制剂。与传统的 NSAIDs 相比，昔布类因其只抑制 COX-2，而不抑制 COX-1，因而胃肠道不良反应发生率显著降低。然而，2004 年一项随机对照双盲临床试验中服用罗非昔布 18 个月后的患者因发生确定性心血管事件的相对危险增加,该药临床试验提前结束、全球召回。塞来昔布的心血管安全性研究有一项提示风险增高,被美国 FDA 加上了黑框警告,且警告患者慎用传统的 NSAIDs 萘普生等,原因也和增加心血管疾病风险有关。

2.NSAIDs 药物的选择

2008 年美国风湿病学会发表了关于 NSAIDs 使用的白皮书,该文总结了过去十几年中关于选择性与非选择性 NSAIDs 的临床经验和教训,以期为临床实践提供指导性的建议。具体建议如下:

(1)关于药物疗效:①如果医患双方同意使用 NSAIDs 缓解关节炎疼痛,而且患者对某种药物无效时,可以尝试其他药物,因为有些患者对不同的 NSAIDs 治疗反应不同。②如果医患双方同意使用 NSAIDs 缓解关节炎的疼痛症状,而且患者对药物的毒性风险较低,则应首选最便宜药物并给予最低有效剂量。低剂量的 NSAIDs 比高剂量安全性好。如果不考虑药物明显的毒性作用,目前尚无令人信服的数据支持首选药物的倾向性。

(2)关于药物毒性:①如果医患双方同意使用 NSAIDs(非选择性或选择性)缓解关节炎的疼痛症状,应告知患者药物的潜在毒性,并进行相关监测(全血细胞计数、肾功能、肝功能和血压等)。②如果患者为获取心血管保护作用而服用阿司匹林,应避免再使用选择性和非选择性 NSAIDs,因为这种联合用药会增加胃肠道出血的风险。如果患者知晓风险后仍打算使用 NSAIDs,则应加用质子泵抑制剂或米索前列醇。③如果患者有中高度发生心血管事件的风险而正在服用小剂量阿司匹林,医患双方同意继续缓解关节疼痛的治疗,则应给予患者对乙酰氨基酚或萘普生，因为选择性 NSAIDs 和其他非选择性 NSAIDs 会增加心血管风险。需要注意的是，间断或小剂量萘普生不能抑制血小板聚集时，同样具有心血管风险。④如果医患双方同意使用 NSAIDs 缓解关节炎疼痛，而患者正在服用小剂量阿司匹林以保护心脏，则应避免继续使用布洛芬，因为阿司匹林与布洛芬的潜在相互作用会降低其心脏保护作用。可能对其他非选择性 NSAIDs 也是如此，但缺乏足够的数据来评估相互作用。选择性 NSAIDs 与阿司匹林的抗凝作用之间未出现药物相互作用。⑤如果医患双方同意使用 NSAIDs 缓解关节炎疼痛，而患者有胃肠道出血的风险，则应加用米索前列醇或质子泵抑制剂治疗，以降低消化道出血的风险。⑥如果患者有肾功能不全，则应避免使用任何选择性和非选择性 NSAIDs。⑦如果患者肝功能受损，则应仔细考虑使用选择性和非选择性 NSAIDs 的风险。尽管 NSAIDs 导致的严重肝毒性罕见，但 NSAIDs 与肝功能异常有关。有肝脏疾病的患者应避免使用双氯芬酸。⑧如果患者使用华法林、肝素或其他抗凝剂进行完全抗凝治疗，或患有血小板减少症，由于非选择性 NSAIDs 会增加出血的风险，因此应避免使用，因为他们可能增加出血风险。

二、糖皮质激素在风湿病中的应用

糖皮质激素应用于临床至今已有 60 余年的历史。糖皮质激素作为临床治疗风湿免疫性疾病的重要药物，由于其具有强大的抗炎作用和免疫抑制作用，在风湿免疫性疾病的治疗中具有不可撼动的地位。然而，由于长期、滥用导致的不良反应也不可忽视。风湿科医生对糖皮质激素的不良反应有清醒的认识，合理选择适用证，充分告知患者，严格控制使用剂量和疗程，同时严密监测不良反应，加强预防干预措施，才能获得糖皮质激素治疗风湿免疫疾病的最大效益 / 风险比。

1. 作用机制

（1）抗炎作用：糖皮质激素有强大的抗炎作用，能对抗各种原因如物理、化学、生物、免疫等所引起的炎症。在炎症早期可减轻渗出、水肿、毛细血管扩张、白细胞浸润及吞噬反应，从而改善红、肿、热、痛等症状；在后期可抑制毛细血管和成纤维细胞的增生，延缓肉芽组织生成，防止粘连及瘢痕形成，减轻后遗症。但必须注意，炎症反应是机体的一种防御功能，炎症后期的反应更是组织修复的重要过程。因此，糖皮质激素在抑制炎症、减轻症状的同时，也降低机体的防御功能，可致感染扩散，阻碍创口愈合。糖皮质激素抗炎作用的基本机制在于糖皮质激素与靶细胞胞浆内的糖皮质激素受体相结合后影响了参与炎症的一些基因转录而产生抗炎效应。糖皮质激素的靶细胞广泛分布于肝、肺、脑、骨、胃肠平滑肌、骨骼肌、淋巴组织、成纤维细胞、胸腺等处，各类细胞中的受体的密度也各不相同。糖皮质激素可通过增加或减少基因转录而抑制炎症过程的某些环节，如对细胞因子、炎症介质及一氧化氮合成酶等的影响。

（2）免疫抑制作用：糖皮质激素免疫反应有强力抑制作用。首先，糖皮质激素对细胞免疫的多个环节包括抗原识别、免疫活化、细胞增殖、免疫效应等均有直接的影响：①药理剂量糖皮质激素可引起周围血单核细胞及淋巴细胞暂时性显著减少，可能是由于从骨髓释放减少或转向进入骨髓。②糖皮质激素抑制细胞介导的免疫反应、诱导无反应性，每日给泼尼松 40mg，可导致结核菌素试验（PPD）反应抑制，每日给泼尼松 15mg，即可诱导对死结核杆菌的无反应性。③糖皮质激素抑制单核吞噬细胞对初次抗原攻击的趋化性，减弱抗原引起的淋巴转化活性。④药理剂量地塞米松可抑制 T 细胞生长因子，白介素 –1、白介素 –2 的产生。⑤糖皮质激素可减弱淋巴细胞的抗体依赖性细胞毒作用。在体外，甲泼尼松可抑制淋巴毒素的产生。其次，糖皮质激素对体液免疫也有抑制作用，但详细机制尚未明确。用大剂量泼尼松 5 天内即可见到血浆免疫球蛋白减少；长期大剂量糖皮质激素治疗原发性血小板减少性紫癜，病人骨髓细胞合成 IgG 减少，这可能是由于糖皮质激素使血循环中 B 淋巴细胞减少或使 B 淋巴细胞对 T 细胞反应减弱的结果。不论其机制如何，糖皮质激素已被广泛用于治疗抗原介导的某些疾病，并收到一定效果。

2. 临床应用

临床运用激素治疗风湿免疫性疾病时应该明确的是，激素主要是起抗炎作用，不能从根本上缓解疾病。因此，抗风湿治疗、诱导疾病缓解主要是依靠免疫抑制剂，而不要过分依赖激素。在多数情况下，使用激素治疗风湿病需要一个漫长的疗程，因此临床医生要注意保护病人的下丘脑 – 垂体 – 肾上腺轴。否则，不但造成日后激素减药和停药困难，而且出现医源性肾上腺皮质功能不全后，病人的应激能力下降，在遇到感染、创伤、手术等应激状态时，会出现危险。临床应用激素时，需要注意以下几个问题：

（1）药物选择：糖皮质激素类药物按其作用时间的长短分为短效激素（可的松、氢化可的松）、中效激素（泼尼松、泼尼松龙）和长效激素（地塞米松、倍他米松），详见表 3-1。长效激素的抗炎效力强，作用时间长，但对下丘脑 – 垂体 – 肾上腺轴的危害较严重，只可作为临时性用药，如抗过敏等。虽然短效激素对下丘脑 – 垂体 – 肾上腺轴的危害较轻，但其抗炎效力弱，作用时间短，临床上主要用其作为肾上腺皮质功能不全的替代治疗。抗风湿治疗主要是选用中效激素。泼尼松是前体药，进入体内后需在肝脏代谢为泼尼松龙才能发挥其生物活性。因此，对于肝功能正常者，可选用泼尼松，而肝功能受损害者，则需选用泼尼松龙。有些医生主张隔日一次口服泼尼松或每日一次，有些则每日三次。由于 RA 病人常在夜间疼痛，有一些医生则让病人长期在睡前口服一次泼尼松。科学地运用泼尼松，了解人体激素分泌的生理曲线特征，才能既达到较好的抗炎疗效，又减少不良反应。

表 3-1　常用糖皮质激素类药物的药代动力学与药效学比较

作用时间	药物	抗炎作用	等效剂量（毫克）	半衰期（分钟）	半效期（小时）
短效	氢化可的松	1.0	20	90	8～12
	可的松	0.8	25	90	8～12
中效	泼尼松	3.5	5	>200	12～36
	泼尼松龙	4.0	5	>200	12～36
	甲泼尼龙	5.0	4	>200	12～36
	曲安西龙	5.0	4	>200	12～36
长效	地塞米松	30.0	0.75	>300	36～54
	倍他米松	30.0	0.60	>300	36～54

（2）适应证：类风湿关节炎、系统性红斑狼疮、风湿性心肌炎、多发性肌炎及皮肌炎、血管炎等都是糖皮质激素的适应证，具体使用方法及剂量等可参考各疾病指南。

（3）不良反应：临床上造成糖皮质激素不良反应的原因有两个，一是长期大量用药，一是不适当的停药。长期使用糖皮质激素治疗，如果停药过快，就会造成一系列急性肾上腺皮质功能不全的表现。长期使用糖皮质激素形成的主要不良反应如下：①药源性肾上腺皮质功能亢进：表现为向心性肥胖，满月脸、痤疮、多毛、乏力、低血钾、水肿、高血压、高血糖等。一般停药后可以自行消失。②医源性肾上腺皮质功能不全：大剂量长期使用外源性糖皮质激素，抑制了促肾上腺皮质激素（ACTH）的分泌，从而使内源性糖皮质激素分泌减少。现已证明，连续使用泼尼松（20～30mg/d）5～13天，即可致下丘脑-垂体-肾上腺轴反应迟钝，如突然停药，可出现恶心、呕吐、低血糖、低血钠、低血氯、高血钾、心律不齐、低血压等撤药反应。预防的方法是合理地逐渐撤药或给予一定量的ACTH。③诱发和加重感染：长期应用糖皮质激素使机体防御功能降低，易诱发感染和使潜在的病灶扩散。常见有金黄色葡萄球菌、真菌和病毒感染，以及结核病灶的扩散。④诱发和加重溃疡：消化性溃疡是常见的不良反应之一。由于糖皮质激素可增加胃酸和胃蛋白酶的分泌，抑制胃黏液分泌，因而减弱了胃黏膜的抵抗力。⑤骨质疏松与自发性骨折：骨质疏松与糖皮质激素积蓄用量及使用时间有关。接受泼尼松总量超过1000mg的病人，约80%出现骨质疏松；使用期限超过4年的病人约30%出现自发性骨折。特别是儿童和绝经期妇女，即使用小剂量也易引起骨质疏松。因此，只要长期使用糖皮质激素，不论剂量大小，均应常规补充钙盐及维生素D制剂。⑥无菌性骨坏死：接受大剂量糖皮质激素治疗的病人，约5%可在1个月至数年内发生无菌性骨坏死，最多见于双股骨头部，其次是髋、肩、膝、腕骨等处。骨坏死可能由软骨下毛细血管脂肪栓塞或不可逆性骨质疏松或微骨折造成。骨坏死早期症状易被忽略，因此对使用大剂量长疗程的病人应定期做骨核素扫描或X线摄片检查，以便早期发现、早期治疗。⑦对生殖功能的影响：糖皮质激素易引起月经周期紊乱，但对妊娠病人使用糖皮质激素不一定增加糖皮质激素的毒副作用，亦非禁忌，仍可视病情酌情使用。糖皮质激素对胎儿的影响问题仍有争论，泼尼松不易通过胎盘屏障，相对较为安全，而地塞米松可通过胎盘，对胎儿发育有较大影响。⑧行为与精神异常：过去的文献认为，有精神异常病史的病人使用糖皮质激素易导致其复发，无病史的患者也因用药而诱发精神异常，表现为神经质、失明、情绪异常乃至抑郁、狂躁或精神分裂，甚至可能有自杀倾向。

我国使用糖皮质激素治疗存在两大误区。一是过分使用糖皮质激素。由于糖皮质激素抗炎效力强、效果好，患者较大剂量使用后效果明显。如 RA 患者疼痛难忍时，非专科医生首先想到的是使用大量糖皮质激素来缓解疼痛，导致患者服用了大量的糖皮质激素，不但会引发严重的不良反应，还会使患者产生对药物的依赖。另外一个误区是患者拒绝使用糖皮质激素。有相当一部分患者对糖皮质激素有强烈的抗拒心理，甚至是恐惧，完全拒绝糖皮质激素的治疗。长期使用糖皮质激素引起的不良反应问题，也必须得到临床医生的重视。2007 年欧洲风湿病学会关于风湿性疾病激素疗法的建议中第一条即指出，应在开始用糖皮质激素治疗前告知患者风湿性疾病的治疗原则和糖皮质激素应用的不良反应。由于患者对不良反应的理解与观点可能与医生不同，故在对患者进行教育时应与患者充分沟通。良好的沟通可以消除患者的焦虑和恐惧心理，提高依从性，为治疗的顺利开展打下良好的基础。

三、慢作用药物在风湿病中的应用

传统慢作用抗风湿药（slow-acting anti-rheumatic drugs，SAARD）仍是风湿病治疗最基本、最主要的方法。SAARD 起效较慢，但因其具有缓解和阻止关节炎和结缔组织病进展的作用，故又被称为缓解病情抗风湿药（disease-modifying anti-rheumatic drugs，DMARD），在治疗关节炎时必须尽早应用。风湿病病种不同，选用的SAARD也不同。例如，治疗RA时宜选用甲氨蝶呤（methotrexate，MTX）和（或）来氟米特，治疗强直性脊柱炎则首选柳氮磺吡啶等。SAARD也具有对不同免疫成分的抑制作用。SAARD的不良反应除一般共有的胃肠道反应外，还各有使用特点。下面将简要介绍临床常用的SAARD。

1. 甲氨蝶呤

MTX抑制细胞内二氢叶酸还原酶，使嘌呤合成受抑制，同时具有抑制白细胞趋化的作用而具抗炎作用，是目前治疗RA的首选SAARD，可减慢骨破坏的进展。其不良反应有肝功能损害、胃肠道反应、骨髓抑制和肺间质纤维化等，停药后多能恢复。补充小剂量的叶酸或亚叶酸可缓解或预防MTX的黏膜损伤、胃肠道反应和全血细胞减少等毒副作用，但应服药24h后服用，否则会降低疗效。

2. 柳氮磺吡啶

柳氮磺吡啶抑制血栓素合成酶、脂肪氧化酶和蛋白水解酶的活性，抑制白细胞的运动，抑制IL-1、IL-6和TNF等促炎因子的产生。其不良反应少，但对磺胺过敏者禁用。柳氮磺吡啶是外周型血清阴性脊柱关节病患者的首选用药，也作为RA的联合用药。

3. 来氟米特

来氟米特为新型抗代谢免疫抑制剂，主要抑制合成嘧啶的二氢乳清酸脱氢酶活性，由此抑制嘧啶通路、干扰DNA合成，使活化淋巴细胞的生长受抑。来氟米特是RA治疗的一线用药之一，单药治疗的效果等同于MTX。有临床试验证实，来氟米特对狼疮性肾炎有较好的疗效。其主要不良反应有腹泻、过敏反应、肝功能损害和骨髓抑制等。

4. 羟氯喹和氯喹

两药都可抑制淋巴细胞转化、中性粒细胞趋化以及吞噬细胞和浆细胞的活化，减少 PG 合成而发挥免疫抑制、抗炎等作用。两药对血管炎性皮疹，尤其对系统性红斑狼疮的面部皮疹均有较好的疗效，也可用作 RA 的联合用药。两药的不良反应较少，但长期用药可出现视物盲点、视野缺损、视网膜病变、眼底"牛眼"样改变等，故用药前和开始用药后每 6 ~ 12 个月应行眼底和视野检查。少数患者服用氯喹后出现心肌损害。

5. 硫唑嘌呤

硫唑嘌呤通过干扰嘌呤核苷酸相互转化、减少嘌呤的生物合成而抑制细胞的合成和功能，主要用于多肌炎、皮肌炎的治疗，亦用于狼疮性肾炎在环磷酰胺（CTX）诱导缓解后的维持治疗。服药期间需监测血常规及肝、肾功能，主要不良反应包括骨髓抑制、肝功能损害等。

6. 环孢素

环孢素是新型 T 淋巴细胞调节剂，能抑制宿主细胞免疫和体液免疫而无明显的骨髓抑制作用，多用于治疗重症及难治性的自身免疫性疾病，尤其适用于合并血小板减少的患者治疗。不良反应包括胃肠道反应和牙龈增生等，最突出的不良反应是血肌酐水平和血压上升，用药期间应严密监测。

7. 沙利度胺

沙利度胺可稳定肝脏溶酶体膜，拮抗 PGF2α、乙酰胆碱和组胺等炎症介质，抑制致炎细胞因子产生，刺激抗炎细胞因子生成，降低白细胞的吞噬功能、抑制白细胞对炎症部位的趋化作用，最终产生抗炎作用。沙利度胺可用于系统性红斑狼疮（尤其是盘状或亚急性红斑狼疮）、RA、强直性脊柱炎、结节红斑和脂膜炎等风湿性疾病的二线治疗。周围性神经炎是沙利度胺最主要的剂量限制性毒性，其发生与总剂量有关（一般于用药总剂量达到 40～50 g 时出现），出现后即应停药，有 50% 在停药 4～5 年后仍不会恢复。

8. 青霉胺

青霉胺通过巯基作用于 T 细胞、NK 细胞和单核细胞的受体，从而改变细胞的反应性、阻止胶原合成。青霉胺可抑制皮肤纤维化形成，主要用于早期硬皮病治疗，但也用于 RA 的联合治疗。青霉胺禁用于青霉素过敏者。

9. 环磷酰胺

CTX 属烷化剂，为细胞周期非特异性药物，可干扰 DNA 及 RNA 功能，是 III 和 V 型狼疮性肾炎的一线用药，也用于血管炎治疗。由于 CTX 属于细胞毒免疫抑制剂，不良反应包括脱发、肝损害、白细胞减少、出血性膀胱炎、性腺抑制和继发性肿瘤等，临床应用存在争议。如白细胞计数 $< 3 \times 10^9$/L，须暂停治疗。

10. 吗替麦考酚酯

吗替麦考酚酯的活性代谢物为霉酚酸，后者能选择性地抑制淋巴细胞鸟嘌呤的经典合成途径，对非淋巴细胞和（或）器官则无毒性作用。吗替麦考酚酯可与激素或其他免疫抑制剂联合应用，但不可与硫唑嘌呤合用，目前主要用于狼疮性肾炎的二线治疗。

11. 艾拉莫德

艾拉莫德是治疗 RA 的新型 SAARD，与其他 SAARD 不同的是，其抑制 IL-1、IL-6、TNF 等细胞因子和免疫球蛋白的产生而不抑制淋巴细胞的增殖，故具有独特的免疫调节作用。可用于 RA 的长期治疗，并可用于经其他 SAARD 治疗效果不佳的

RA 患者，副作用小，主要不良反应是转氨酶水平升高、白细胞减少、胃肠道症状、皮肤瘙痒和皮疹等，多可在停药后自行缓解或消失。

12. 雷公藤总苷

雷公藤总苷有抑制淋巴细胞和单核细胞、抑制免疫球蛋白合成及抗炎作用，不良反应主要为性腺毒性，可出现月经减少、停经、精子活力和数目降低以及外周血白细胞减少、皮肤色素沉着、指甲变薄和变软、肝功能损害、胃肠道反应等。

13. 白芍总苷

白芍总苷为抗炎免疫调节药，在多种炎症性病理模型中显示具有明显的抗炎和免疫调节作用，临床上能改善 RA 患者的病情、减轻患者的症状和体征并能调节患者的免疫功能。白芍总苷的副作用小，常见不良反应是大便性状改变以及轻度腹痛、纳差等。

14. 青藤碱

青藤碱是从传统风湿性疾病中药青风藤中提取的一种有效成分，可选择性地抑制环氧化酶 -2，这可能是其治疗 RA 具有较好疗效的机制之一。青藤碱可与一线 RA 治疗药物联合应用，有报道称与 MTX 联合应用能减少 MTX 的用量、减少 MTX 的不良反应和提高患者的依从性。青藤碱的不良反应为少数患者出现皮疹或白细胞减少，停药后消失。

四、生物制剂在风湿病中的应用

自 20 世纪末生物制剂开始应用于风湿免疫性疾病以来，至今已经历了 20 多年的发展。生物制剂的诞生，可以说是风湿免疫性疾病治疗领域的"里程碑"，促使风湿免疫性疾病进入了靶向治疗时代。生物制剂通过基因重组工程产生，针对特定的致病性分子、细胞单克隆抗体或可溶性受体抗体产生作用。目前在风湿免疫性疾病领域应用的生物制剂主要针对：①参与免疫炎症反应的重要致炎因子，如肿瘤坏死因子 α（tumor necrosis factor-α，TNF-α）、白介素-1（interleukin-1，IL-1）和 IL-6等，如依那西普、英夫利昔单抗、阿达木、托珠单抗、阿那白滞素；②参与免疫应答的信号分子，如调控淋巴细胞活化的共刺激分子细胞毒性 T 淋巴细胞抗原 4（cytotoxic T lymphocyte associated antigen 4，CTLA-4）和 B 淋巴细胞刺激因子（B lymphocyte stimulating factor，BLyS /BAFF）；③参与自身免疫的重要免疫效应细胞，如可消除前 B 细胞及成熟 B 细胞的 CD_{20} 细胞的单克隆抗体，如利妥昔单抗；④抑制细胞内信号转导通路，如新型口服药物托法替尼（tofacitinib）能够选择性抑制细胞内 JAK3 信号传导通路，抑制 CD_4^+T 细胞增殖，进一步阻断 IL-17、干扰素 γ 等细胞因子合成和分泌，从而抑制 RA 患者滑膜成纤维细胞增殖及已损伤的软骨组织进一步被破坏。下面将简要介绍几种临床常用的生物制剂：

1. 依那西普

依那西普用于治疗 RA 已有几十年，它是一种人源可溶重组融合蛋白，能够识别 TNF-α 受体，抑制 TNF-α 与其特定受体的结合，从而减轻炎症反应。该药物是第一个被美国食品和药品管理局（FDA）批准用于治疗 RA 的生物制剂，多项研究表明，依那西普联合甲氨蝶呤治疗中重度 RA 疗效肯定，明显降低 RA 患者血沉、C- 反应蛋白等炎症指标水平，且在撤药后疗效持续，同时可延缓影像学进展。依那西普的不良反应主要有感染和肿瘤的发生，曾有研究报道，依那西普会增加乙肝患者病毒的复制，因此在应用依那西普治疗时应严密监测其不良反应的发生。依那西普是一种人鼠嵌合的抗体，部分患者可能会产生免疫原性反应，此外，依那西普的结核感染率低，对于可能患有结核感染的患者来说是一个不错的选择；同时依那西普很少产生抗药性抗体，治疗的有效期长。依那西普除了皮下注射全身应用之外，相关研究表明，关节腔局部注射依那西普与关节腔注射 MTX 相比疗效更佳。

2. 英夫利昔单抗

第二个被 FDA 批准用于临床的生物制剂就是英夫利昔单抗，它是一种人鼠嵌合的针对肿瘤坏死因子 IgG1 的单克隆抗体，其作用机制是与可溶性的及细胞膜上的 TNF-α 结合，阻断其作用。这种嵌合分子结构可能会导致人抗嵌合抗体的产生，其免疫原性可能会降低功能性药物的水平，并且因此影响临床疗效。因此，强烈推荐英夫利昔单抗联合甲氨蝶呤治疗，甲氨蝶呤可能会延长英夫利昔单抗的存在时间。研究表明早期 RA 的患者予以 MTX 治疗 3～4 个月后疗效不佳，再分别予以抗风湿药物（DMARDs）药物及英夫利昔单抗治疗，1 年后发现，英夫利昔单抗组较 DMARDs 组 EULAR 缓解率明显改善，两组之间的不良反应发生率类似。对于早期 RA 患者 MTX 治疗未达标时，与英夫利昔单抗联合治疗可明显增加 EULAR 缓解率，改善临床症状，且可以通过增加剂量来提高疗效。英夫利昔单抗在临床应用中，可能会引起过敏反应，严重者可引起过敏性休克。

3. 阿达木单抗

阿达木单抗（adalimumab）是第一个完全人源化的抗肿瘤坏死因子（TNF-α）的单克隆抗体，由人单克隆 D2E7 重链和轻链经二硫键结合而构成的二聚物，药物能够与 P55 和 P75 受体相互结合，并且能诱导和调节生物免疫应答。因为是全人源抗体，阿达木很少产生过敏反应。2017 年 SFDA 批准阿达木单抗在中国可用于治疗中重度斑块状银屑病。阿达木可作为 RA 的一线治疗，单药使用或与 MTX 联合应用。应用 MTX+ 阿达木联合治疗早期 RA 比 MTX 单药治疗更显著改善影像学上病情进展、改善关节功能和临床表现。该药治疗类风湿关节炎的原理是通过特异性结合人体内 TNF-α，阻止 TNF-α 与其细胞表面受体结合，从而阻断 TNF-α 的生物学活性，最终减轻炎症反应并减少破骨细胞激活，达到控制并缓解症状体征的目的。

4. 阿巴西普

阿巴西普是一种包括人 CTLA-4 胞外结构域和人 IgG1 的 Fc 结构域重组人可溶性融合蛋白。阿巴西普选择性调节 T 淋巴细胞的共刺激信号，从而抑制 T 细胞的活化，抑制 RA 的炎症反应。可作为 MTX 的一线治疗，可与甲氨蝶呤联合用药或者单药治疗。对 MTX 初治的患者来说，联合阿巴西普治疗比单药治疗更有效，且不会增加药物的不良反应。

5. 阿那白滞素

阿那白滞素是一种重组的非糖基化的人白细胞介素（IL)-1 受体拮抗剂，它能竞争性地与 IL-1 型受体结合，是唯一的针对 IL-1 治疗 RA 的药物，用于治疗中度至重度 RA 患者。FDA 将其列为 B 类药物。研究证明阿那白滞素有效率低于肿瘤坏死因子抑制剂。

6. 托珠单抗

托珠单抗（tocilizumab，TCZ）作为一种完全人源化的抗 IL-6 受体单克隆抗体，通过竞争性与可溶性膜结合型 IL-6R 结合，进而抑制 IL-6 水平，从而减轻炎症反应，降低炎症指标，进而抑制 RA 患者病变的进展。

7. 利妥昔单抗

利妥昔单抗是一种针对表达在成熟 B 细胞及前 B 细胞的

CD_{20}^+分子的人鼠嵌合的单克隆抗体，主要消耗CD_{20}^+的B细胞，可显著降低类风湿因子浓度。在RA-SCORE研究中发现活动性RA患者予以不同剂量的利妥昔单抗治疗后改善了RA影像学表现，显著减低平均MRI侵蚀评分，软骨的丢失更少。对于MTX疗效不佳的活动性RA患者，利妥昔单抗明显减轻了软骨破坏，延缓影像病情进展。

第二节　常用中药

1.桂枝

桂枝之名始见于《名医别录》。其药性温，味辛、甘。归心、肺、膀胱经。具有发汗解肌、温通经脉、助阳化气、平冲降气作用。《本草纲目》记载："治一切风冷风湿，骨节挛痛，解肌开腠理，抑肝气，扶脾土，熨阴痹。"临床用于治疗风寒感冒、寒凝血滞诸痛症、痰饮、蓄水证、心悸等，如外感风寒表实证，常与麻黄相须为用，以增强发散风寒之力，如麻黄汤（《伤寒论》）；脾阳不运之痰饮证，其常与茯苓、白术、甘草同用，即苓桂术甘汤（《金匮要略》）；风寒湿痹之肩臂关节疼痛，常与附子、生姜等配伍，如桂枝附子汤（《伤寒论》）等。本品辛温助热，易伤阴动血，凡外感热病、阴虚火旺、血热妄行等证，均当忌用。孕妇及月经量过多者慎用。

【现代药理研究】

现代药理研究表明，本品主要含挥发油，如桂皮醛，莰烯，苯甲醛，β-榄香烯，β-荜澄茄烯等，还含酚类、有机酸、多糖、苷类、香豆精及鞣质等。

本品所含桂皮油能扩张血管，改善血液循环，促使血液流向体表，从而有利于发汗和散热。桂枝煎剂、桂皮醛有解热、降温作用。桂枝醇提取物对金黄色葡萄球菌、大肠杆菌、肺炎球菌、炭疽杆菌、霍乱弧菌、流感病毒等均有抑制作用。桂皮油、桂皮醛对结核杆菌、变形杆菌有抑制作用。桂皮醛能促进胃肠平滑肌蠕动、增强消化机能，并有利胆作用。此外，桂枝有镇痛、抗炎、抗过敏、增加冠状动脉血流量、改善心功能、镇静、抗惊厥、抗肿瘤等作用。

2. 羌活

羌活之名始见于《神农本草经》。其药性温，味辛、苦。归膀胱、肾经。具有解表散寒、祛风胜湿、止痛作用。《药性论》记载："治贼风，失音不语，多痒血癞，手足不遂，口面㖞斜，遍身顽痹。"临床用于治疗风寒感冒、头痛项强，风寒湿痹、肩背酸痛等，如外感风寒夹湿，肢节酸痛，常与防风、细辛等祛风解表药同用，如九味羌活汤（《此事难知》）；本品善入足太阳膀胱经，以除头项肩背之痛见长，故上半身风寒湿痹、肩背酸痛者尤为多用，常与姜黄、当归等药同用，如蠲痹汤（《百一选方》）等。本品辛香温燥之性较烈，故阴血亏虚者慎用。用量过多，易致呕吐，脾胃虚弱者不宜服用。

【现代药理研究】

现代药理研究表明，本品主要含挥发油，如 α - 侧柏烯，α - 蒎烯，β - 蒎烯等；含香豆素类，如紫花前胡苷，羌活醇，异欧前胡素，8 - 甲基异欧前胡素；还有酚性成分，如花椒毒酚；另外还含脂肪酸、氨基酸、糖类等。

本品具有抗炎、镇痛、解热作用，并对皮肤真菌、布氏杆菌有抑制作用。本品所含的挥发油能对抗垂体后叶素引起的心肌缺血和增加心肌营养性血流量。其水溶部分有抗心律失常作用。能够抑制小鼠迟发性过敏反应。

3. 独活

独活之名始见于《神农本草经》。其药性微温，味辛、苦。归肾、膀胱经。具有祛风湿、散寒止痛、解表作用。《神农本草经》记载："味苦，平。主治风寒所击，金创，止痛，贲豚，痫痓，女子疝瘕。"临床用于治疗风寒湿痹、腰膝疼痛，风寒夹湿表证及少阴头痛等，因其主入肾经，性善下行，"宣肾经之寒湿"，故尤以下半身风寒湿痹为宜，与桑寄生、杜仲、人参配伍，可治疗痹证日久正虚，腰膝酸软，关节屈伸不利者，如独活寄生汤（《千金要方》）；风寒夹湿所致的头痛头重，一身尽痛，多配羌活、防风等，如羌活胜湿汤（《内外伤辨惑论》）；与细辛、川芎等相配，可治风扰肾经，伏而不出的少阴头痛。本品辛温苦燥，易伤气耗血，故素体阴虚血燥或气血亏虚，以及无风寒湿邪者慎用，内风证忌用。

【现代药理研究】

现代药理研究表明，本品主要含蛇床子素，香柑内酯，花椒毒素，二氢山芹醇，当归酸酯等。

本品具有抗炎、镇痛及催眠、抗惊厥作用；可抑制血小板聚集；可降压，但作用不持久；具有免疫调节、抑制人型结核杆菌及抗肿瘤等作用。

4. 葛根

葛根之名始见于《神农本草经》。其药性凉，味辛、甘。归脾、胃、肺经。具有发表解肌、解热透疹、生津止渴、升阳止泻、通经活络、解酒毒作用。《神农本草经》记载："主消渴，身大热，呕吐，诸痹，起阴气，解诸毒。"临床用于外感发热、项背强痛，麻疹疹发不畅，消渴症，脾虚泄泻或热泻热痢，中风偏瘫、胸痹心痛等。外感表证的发热，无论风寒与风热，均可选用本品，如风寒感冒，表实无汗，项背强痛者，常与麻黄、桂枝等同用，如葛根汤（《伤寒论》）；内热消渴，气阴不足，与天花粉配伍，如玉泉丸（《沈氏尊生书》）；表证不解，邪热入里的协热利，常与黄芩、黄连同用，如葛根芩连汤（《伤寒论》）；脾虚泄泻，配伍人参、白术、木香等药，如七味白术散（《小儿药证直诀》）等，近年来临床上用葛根治高血压病患者头痛项背不舒及冠心病心绞痛者，也常取得较好的效果。葛花为葛的花蕾，功能解酒醒脾经，主治饮酒过度，酒毒伤中。

【现代药理研究】

现代药理研究表明，本品主要含黄酮类成分，如葛根素，黄豆苷元，黄豆苷，黄豆苷元 8-0- 芹菜糖（1-6）葡萄糖苷等，还含有香豆素类，如 6,7- 二甲基香豆素，6- 牻牛儿基 -7，4'- 二羟基香豆素等。本品能直接扩张血管，使外周阻力下降，而有明显降压作用，能较好缓解高血压病人的"项紧"症状。葛根素能改善微循环，提高局部微血流量，抑制血小板凝集。葛根所含不同成分分别具有收缩与舒张内脏平滑肌的作用，能够调节心脏功能、抗心肌缺血、抗心律失常，并有解热透疹、降血糖、降血脂、抗氧化、抗痢疾杆菌、解药毒、解酒毒及抗癌等作用。

5. 秦艽

秦艽之名始见于《神农本草经》。其药性平，味辛、苦。归胃、肝、胆经。具有祛风湿、清湿热、舒筋络、止痹痛、退虚热作用。《神农本草经》曰："主寒热邪气，寒湿风痹，肢节痛，下水，利小便。" 临床用于风湿痹证，中风半身不遂，湿热黄疸，骨蒸潮热，小儿疳积发热等。本品辛散苦泄，质偏润而不燥，为"风药中之润剂"，能"通关节，流行脉络"，凡风湿痹痛，筋脉拘挛，骨节酸痛，无问寒热新久，均可配伍应用。本品既能祛风邪，又善舒筋络，可用于中风半身不遂，口眼㖞斜，四肢拘急，舌强不语等，单用或配伍均可。本品苦以降泄，能清肝胆湿热而退黄。本品能退虚热，除骨蒸，为治虚热要药。治骨蒸日晡潮热常与青蒿、地骨皮、知母等同用，如秦艽鳖甲散（《卫生宝鉴》）；与人参、鳖甲、柴胡等配伍，可治肺痿骨蒸劳嗽；治小儿疳积发热，多与银柴胡、地骨皮等相伍。本品剂量过大可能引起恶心、呕吐、腹泻反应。

【现代药理研究】

现代药理研究表明，本品主要含秦艽碱甲、乙、丙，龙胆苦苷，当药苦苷，马钱苷酸等。

本品具有镇静、镇痛、解热、抗炎作用；能抑制反射性肠液的分泌；能明显降低胸腺指数，有抗组胺作用；对病毒、细菌、真菌皆有一定的抑制作用。

6. 威灵仙

威灵仙之名始见于《新修本草》。其药性微温，味辛、苦。归肾、膀胱经。具有祛风湿、通络止痛、消骨鲠作用。《开宝本草》记载："主诸风，宣通五脏，去腹内冷气，心膈痰水久积，癥瘕痃癖气块，膀胱蓄脓恶水，腰膝冷痛及疗折伤。"临床用于治疗风湿痹痛，骨鲠咽痛等，本品辛散温通，性猛善走，通行十二经，既能祛风湿，又能通经络而止痛，为治风湿痹痛要药。凡风湿痹痛，无论上下皆可应用，痹痛偏于上半身配羌活；偏于下半身配川牛膝；风胜配防风；湿胜配苍术；寒胜配制川乌；热痹配银花藤；因味咸，能软坚而消骨鲠。本品辛散走窜，气血虚弱者慎用。

【现代药理研究】

现代药理研究表明，本品主要含原齐墩果酸、常春藤皂苷元、原白头翁素、棕榈酸等。

本品有镇痛抗炎、抗利尿、抗疟、降血糖、降血压、利胆等作用；原白头翁素对革兰阳性及阴性菌和真菌都有较强的抑制作用；煎剂可使食管蠕动节律增强，频率加快，幅度增大，能松弛肠平滑肌；醋浸液对鱼骨刺有一定软化作用，并使咽及食道平滑肌松弛，增强蠕动，促使骨刺松脱；其醇提取物有引产作用。

7. 路路通

路路通之名始见于《本草纲目拾遗》。其药性平，味苦。归肝、肾经。具有祛风止痛、利水通经作用。《本草纲目拾遗》记载："辟瘴却瘟，明目除湿，舒筋络拘挛，周身痹痛，手脚及腰痛，焚之嗅其烟气皆愈。"临床用于治疗风湿痹痛，中风半身不遂，跌打损伤，水肿及经行不畅等，本品"大能通行十二经穴"，善治风湿痹痛，常与伸筋草、络石藤等配伍；中风半身不遂，脉络痹阻，与黄芪、川芎等同用；跌打损伤，血瘀肿痛，配伍桃仁、红花；水肿小便不利，配茯苓、猪苓等；产后乳汁不下、乳房胀痛，配穿山甲（代）、王不留行等。月经过多及孕妇忌服。

【现代药理研究】

现代药理研究表明，本品主要含2,8-去甲齐墩果酮酸，苏合香素，环氧苏合香素，异环氧苏合香素，氧化丁香烯，白桦脂酮酸，2,4-乙基胆甾-5-烯醇等。

本品对蛋清性关节肿胀有抑制作用；其甲醇提取物白桦脂酮酸有明显的抗肝细胞毒活性。

8. 青风藤

青风藤之名始见于《本草纲目》。其药性平，味辛、苦。归肝、脾经。具有祛风湿、通经络、利小便作用。《本草纲目》记载："治风湿流注，历节鹤膝，麻痹瘙痒，损伤疮肿。"临床用于治疗风湿痹证，水肿，脚气等。肩臂痛可配伍姜黄、桂枝等；腰膝痛可配伍独活、牛膝等；治疗水肿，与白术相配；治脚气湿肿，可随证配伍吴茱萸、木瓜等。据报道，应用煎剂、片剂、注射剂时，部分病例出现皮肤瘙痒、皮疹、头昏、头痛、腹痛、畏寒发热、食欲减退、白细胞减少、血小板减少等，其中以皮肤瘙痒、皮疹发生率最高，极少数出现恶心、口干、心悸、休克。

【现代药理研究】

现代药理研究表明，本品藤茎及根含青风藤碱，青藤碱，尖防己碱，N-去甲尖防己碱，白兰花碱，光千金藤碱，木兰花碱，四氢表小檗碱，异青藤碱，土藤碱，豆甾醇，β-谷甾醇，消旋丁香树脂酚及棕榈酸甲酯等。

本品所含的青藤碱有抗炎、镇痛、镇静、镇咳作用，对非特异性免疫、细胞免疫和体液免疫均有抑制作用，可使心肌收缩力、心率、舒张压、左心室收缩压、心脏指数、外周血管阻力及心输出量显著下降，有抗心肌缺血、保护再灌注损伤的作用，对心律失常有明显拮抗作用。青风藤能抑制肠平滑肌的收缩，甲醇提取液能使子宫平滑肌收缩力增强、肌张力增高。

9. 海风藤

海风藤之名始见于《本草再新》。其药性微温，味辛、苦。归肝经。具有祛风湿、通经络、活血作用。《本草再新》记载："行经络，和血脉，宽中理气，下湿除风，理腰脚气，治疝，安胎。"临床用于治疗风寒湿痹、跌打损伤等。如治风寒湿痹，肢节疼痛，与羌活、独活、当归配伍，如蠲痹汤（《医学心悟》）；治疗跌打损伤，瘀肿疼痛，可与三七、红花配伍等。

【现代药理研究】

现代药理研究表明，本品主要含细叶青蒌藤素，细叶青蒌藤烯酮，细叶青蒌藤醌醇，细叶青蒌藤酰胺，β-谷甾醇，豆甾醇及挥发油等。

本品具有增加冠状动脉流量、降低冠状血管阻力、保护脑缺血、抗血小板聚集、抑制血栓形成、抗氧化、抗肿瘤、抗内毒素性低血压和肺损伤等作用。

10. 防风

防风之名始见于《神农本草经》。其药性微温，味辛、甘。归膀胱、肝、脾经。具有祛风解表、胜湿止痛、止痉作用。《神农本草经》记载："主大风头眩痛，恶风，风邪，目盲无所见，风行周身，骨节疼痹，烦满。"临床用于治疗风寒表证，风疹瘙痒，风湿痹痛，破伤风证等。风寒表证，头痛身痛者，常与荆芥、羌活等药同用，如荆防败毒散（《摄生众妙方》）；血虚风燥者，常与当归、地黄等同用，如消风散（《外科正宗》）；风寒湿痹之肢节疼痛，常与羌活、独活、姜黄等同用，如蠲痹汤（《医学心悟》）；风毒内侵而致肌肉痉挛，常与天麻、天南星等同用，如玉真散（《外科正宗》）等。本品性偏温，阴血亏虚、热病动风者不宜使用。

【现代药理研究】

现代药理研究表明，本品含挥发油，甘露醇，β-谷甾醇，苦味苷，酚类，多糖类及有机酸等。

本品具有解热、降温、镇痛、镇静、抗惊厥、抗炎、抗凝血、抗缺氧、抑制平滑肌收缩、抗菌、抗皮肤真菌、抗流感病毒，以及影响免疫功能等作用。

11. 附子

附子之名始见于《神农本草经》。其药性大热，味辛、甘。有毒。归心、脾、肾经。具有回阳救逆、补火助阳、散寒止痛作用。《神农本草经》记载："治风寒咳逆邪气，温中，金疮，破癥坚积聚，血瘕，寒湿，踒躄，拘挛，膝痛不能行步。"临床用于治疗亡阳证，阳虚证，寒痛证，本品能上助心阳，中温脾阳，下补肾阳，为"回阳救逆第一品药"。用于大汗、大吐、大下所致亡阳证，常与干姜、甘草同用，如四逆汤（《伤寒论》）；心阳衰弱，与人参、桂枝等同用；肾阳不足，与肉桂、熟地黄、山茱萸等同用，如右归丸（《景岳全书》）；脾肾阳虚，与人参、白术、干姜等同用，如附子理中汤（《太平惠民和剂局方》）；寒湿痹痛，与白术、桂枝等同用，如甘草附子汤（《伤寒论》）；阳虚兼外感风寒者，常与麻黄、细辛等同用，如麻黄附子细辛汤（《伤寒论》）等。本品孕妇及阴虚阳亢者忌用。不宜与半夏、瓜蒌、天花粉、川贝母、白薇、白及同用。生品外用，内服需炮制。若内服过量，或炮制、煎煮方法不当，可引起中毒。

【现代药理研究】

现代药理研究表明，本品含乌头碱，中乌头碱，次乌头碱，异飞燕草碱，新乌宁碱，乌胺及尿嘧啶等。

本品能强心、增强股动脉和冠状动脉血流量、增强免疫力、抗炎、镇痛及抗寒冷等。

附子中含多种乌头碱类化合物，具有较强的毒性，尤其表现为心脏的毒性。但经水解后形成的乌头碱，毒性则大大降低。乌头碱类结构属二萜类生物碱，具有箭毒样作用，即阻断神经肌肉接头传导，还具有乌头碱样作用，表现为心律不齐、血压下降、体温降低、呼吸抑制，肌肉麻痹和中枢神经功能紊乱等。附子大剂量粗制生物碱可导致多种动物全身性及呼吸麻痹症状，症状表现为呼吸停止先于循环紊乱。附子中毒原因主要是误食或用药不慎（如剂量过大，煎煮不当，配伍失宜等）或个体差异等，严重者可致死亡。因此必须严格炮制，按照规定的用法用量使用，才能保证用药安全。

12. 细辛

细辛之名始见于《神农本草经》。其药性温，味辛。有小毒。归肺、肾、心经。具有解表散寒、祛风止痛、通窍、温肺化饮作用。《神农本草经》记载："主咳逆，头痛脑动，百节拘挛，风湿痹痛，死肌。久服明目，利九窍，轻身长年。"临床用于治疗风寒感冒，头痛，牙痛，风湿痹痛，鼻渊，寒饮咳喘等。阳虚外感，常与麻黄、附子同用，如麻黄附子细辛汤（《伤寒论》）；少阴头痛，与独活、川芎配伍，如独活细辛汤（《症因脉治》）；风寒湿痹，常与独活、寄生同用，如独活寄生汤（《备急千金要方》）；因本品辛散温通，芳香透达，为治鼻渊的要药，常与白芷、苍耳子、辛夷同用；肺寒咳喘，常与麻黄、桂枝同用，如小青龙汤（《伤寒论》）等。阴虚阳亢头痛，肺燥伤阴干咳者忌用。不宜与藜芦同用。

【现代药理研究】

现代药理研究表明，本品含甲基丁香油酚、细辛醚、黄樟醚等多种成分。另含N–异丁基十二碳四烯胺、消旋去甲乌药碱、谷甾醇、豆甾醇等。

本品的挥发油、水及醇提取物具有解热、抗炎、镇静、抗惊厥及局麻作用；大剂量挥发油可使中枢神经系统先兴奋后抑制，显示一定毒副作用。体外试验对溶血性链球菌、痢疾杆菌及黄曲霉素的产生均有抑制作用。华细辛醇浸剂可对抗吗啡所致的呼吸抑制。所含消旋去甲乌药碱有强心、扩张血管、松弛平滑肌、增强脂代谢及升高血糖等作用。

大剂量应用时，其挥发油可使中枢神经系统先兴奋后抑制，使随意运动和呼吸减慢，反射消失，严重者可因呼吸麻痹而死亡。细辛过量应用对心肌有直接抑制作用，可引起心律失常。中毒时主要表现为头痛、呕吐、烦躁、出汗、颈项强直、口渴、体温及血压升高、瞳孔轻度散大、面色潮红等，如不及时治疗，可迅速转入痉挛状态，最后死于呼吸麻痹。细辛中毒的主要原因：一是直接吞服单方的散剂用量过大，二是较大剂量入汤剂煎煮时间过短。所以必须严格按照规定的用法用量使用，方能保证用药安全。

13. 土茯苓

土茯苓之名始见于《本草纲目》。其药性平，味甘、淡。归肝、胃经。具有解毒、除湿、通利关节作用。《本草纲目》记载："健脾胃，强筋骨，去风湿，利关节，止泄泻，治拘挛骨痛，恶疮痈肿，解汞粉、银朱毒。"临床用于治风湿痹痛，湿疹瘙痒，兼解汞毒，如风湿痹痛，配萆薢、薏苡仁等；湿疹瘙痒，配地肤子、苍耳子等；痈疮红肿溃烂，常与苍术、黄柏、苦参同用，《积德堂经验方》将本品切片或为末，水煎服或入粥内食之。本品肝肾阴虚者慎服。服药时忌茶。近代临床常用于高尿酸血症及痛风病，具有降低血尿酸作用。

【现代药理研究】

现代药理研究表明，本品含落新妇苷、异黄杞苷、胡萝卜苷、3，5，4'-三羟基芪、表儿茶精L、琥珀酸、β-谷甾醇等皂苷、鞣质、黄酮、树脂类等，还含有挥发油、多糖、淀粉等。

本品具有抗棉酚毒、缓解汞中毒、抗肿瘤、抗菌、利尿、镇痛、护肝、抗心律失常、抗动脉粥样硬化、保护缺血心肌及抑制细胞免疫反应等作用。

14. 萆薢

萆薢之名始见于《神农本草经》。其药性平，味苦。归肾、胃经。具有利湿去浊、祛风除痹作用。《神农本草经》记载："主腰背痛，强骨节，风寒湿周痹，恶疮不瘳，热气。"临床用于风湿痹痛，关节不利，腰膝疼痛，膏淋，白浊等，如偏于寒湿痹痛，可与附子、威灵仙、独活同用；湿热痹痛，则与黄柏、忍冬藤同用；利湿而分清去浊，主治阳虚湿浊之病，为治膏淋的常用药，与益智仁、石菖蒲同用，如萆薢分清饮（《杨氏家藏方》）；妇女白带属湿盛，可与猪苓、白术等同用等。肾阴亏虚遗精滑泄者慎用。

【现代药理研究】

现代药理研究表明，本品含薯蓣皂苷，总皂苷水解后生成薯蓣皂苷元等。还有鞣质、淀粉、蛋白质等。

粉萆薢水提取物有抗痛风作用，绵萆薢提取物有抗骨质疏松作用，绵萆薢还具有抗心肌缺血和抗肿瘤作用，薯蓣皂苷有抗真菌作用。

15. 木瓜

木瓜之名始见于《名医别录》。其药性温，味酸。归肝、脾经。具有舒筋活络、和胃化湿作用。《名医别录》记载："主湿痹邪气，霍乱大吐下，转筋不止。"临床用于治疗风湿痹证，脚气水肿，吐泻转筋等。风湿痹证，常与乳香、没药同用，治筋急项强，不可转侧，如木瓜煎（《普济本事方》）；脚气水肿，常与吴茱萸、槟榔等同用，如鸡鸣散（《朱氏集验方》）；治湿阻中焦之腹痛吐泻转筋，偏寒配吴茱萸、生姜，如木瓜汤（《三因方》）；偏热配黄连、栀子，如蚕矢汤（《霍乱论》）等。本品胃酸过多者不宜服用；内有郁热，小便短赤者忌用。

【现代药理研究】

现代药理研究表明，本品主要含齐墩果酸，熊果酸，苹果酸，枸橼酸，酒石酸，多糖以及皂苷等。

本品有抗炎、镇痛作用。木瓜对实验性急性痛风性关节炎有明显消肿作用，似能缓和胃肠肌痉挛和四肢肌肉痉挛。木瓜混悬液有保肝作用。新鲜木瓜汁和木瓜煎剂对肠道菌和葡萄球

菌有明显的抑菌作用。其提取物对小鼠艾氏腹水癌及腹腔巨噬
细胞吞噬功能有抑制作用。

16. 防己

防己之名始见于《神农本草经》。其药性寒，味苦、辛。归
膀胱、肺经。具有祛风湿、止痛、利水消肿作用。《本草求真》
记载："防己，辛苦大寒，性险而健，善走下行，长于除湿、通
窍、利道，能泻下焦血分湿热，及疗风水要药。"临床用于治疗
风湿痹证，水肿，小便不利，脚气，湿疹疮毒等。风湿痹证，
湿热偏盛，常与滑石、薏苡仁、蚕沙等配伍，如宣痹汤（《温病
条辨》）；风湿痹证，风寒湿偏盛，与麻黄、肉桂、威灵仙等同
用，如防己饮（《圣济总录》）；风水脉浮身重汗出，常与黄芪、
白术、甘草等配伍，如防己黄芪汤（《金匮要略》）；脚气足胫脚
痛，可与吴茱萸、槟榔、木瓜等同用。本品大苦大寒易伤胃气，
胃纳不佳及阴虚体弱者慎服。

【现代药理研究】

现代药理研究表明，本品含粉防己碱，防己诺灵碱，轮环
藤酚碱，氧防己碱，防己斯任碱，小檗胺等。

本品能明显增加排尿量。粉防己碱有镇痛、抗炎作用。保
护心肌，扩张冠状血管，增加冠脉流量，显著降压且能对抗心
律失常，抑制血小板聚集，促进纤维蛋白溶解，抑制凝血酶引
起的血液凝固过程。抗菌和抗阿米巴原虫，可使正常大鼠血糖
明显降低、血清胰岛素明显升高，有一定抗肿瘤、免疫抑制及
抗过敏作用。

17. 昆明山海棠

昆明山海棠之名始见于《滇南本草》。其药性微温，味辛、
苦。有大毒。归肝、脾、肾经。具有祛风除湿、活血止痛、续
筋接骨作用。《滇南本草》记载："治筋骨疼痛，风湿痹痛，麻

木不仁，瘫痪痿软，湿气流痰。"临床用于治疗风湿痹证，跌打损伤，骨折等。如治风寒湿痹日久，关节肿痛麻木，单用酒浸、煎服或与鸡血藤等配伍；跌打损伤及骨折，可与天南星、半夏、川芎等配伍，如紫金皮散（《证治准绳》）等。本品体弱者不宜使用，孕妇禁用，小儿及育龄期妇女慎服，不宜过量或久服。

【现代药理研究】

现代药理研究表明，本品含雷公藤碱、次碱、晋碱、春碱，雷公藤甲素、丙素，山海棠素，山海棠内酯，黑蔓酮酯甲，雷公藤三萜酸C、A，山海棠萜酸，齐墩果酸，齐墩果酸乙酸酯，雷公藤内酯A、B，山海棠酸，雷酚萜醇，雷酚萜甲醚，β-谷甾醇，棕榈酸等。

本品有免疫调节作用，有明显的抗炎效果。乙醇提取物有非常显著的抗生育作用，停药后可恢复其生育能力，并有抗癌作用。

不良反应：部分病人服用后可出现胃部不适或胃痛，闭经，精子计数、活动度与活动率明显下降，有的可出现药疹。若误服或过量可致急性中毒，主要症状有口唇，食道和肠胃等黏膜广泛散在性出血糜烂和坏死，恶心，呕吐，胃部有烧灼感，强烈腹痛，腹泻，大便中有血和黏膜的坏死组织；后期还可有肝脏肿大，头痛，头晕，四肢发麻，乏力，进而烦躁不安，亢进，幻觉，重者可有阵发性强直性惊厥，脉弱而慢，心律不齐，期前收缩；中毒初期血压下降，后期有暂时性升高；呼吸急促，发绀，肺下部有湿啰音，急性期可见肺水肿；严重者往往因混合型循环衰竭，呼吸突然停止而死亡。

18. 苍术

苍术之名始见于《神农本草经》。其药性温，味辛，苦。归脾、胃、肝经。具有燥湿健脾、祛风散寒作用。《神农本草经》

载："主风寒湿痹，死肌痉疸。作煎饵久服，轻身延年不饥。"临床用于治疗风湿痹证，风寒夹湿表证，湿阻中焦证等。风湿痹证，可与薏苡仁、独活等同用，如薏苡仁汤（《类证治裁》）；风寒夹湿表证，常与羌活、白芷、防风等同用，如神术散（《太平惠民和剂局方》）；湿阻中焦，常与厚朴、陈皮等配伍，如平胃散（《太平惠民和剂局方》）等。阴虚内热，气虚多汗者忌用本品。

【现代药理研究】

现代药理研究表明，本品主要含挥发油，油中主含苍术醇（系β-桉油醇和茅术醇的混合结晶物）。

本品所含挥发油有明显抗副交感神经介质乙酰胆碱引起的肠痉挛作用；对交感神经介质肾上腺素引起的肠肌松弛，苍术制剂能促进肾上腺抑制作用的振幅恢复，苍术醇有促进胃肠运动作用，对胃平滑肌也有微弱收缩作用。苍术挥发油对中枢神经系统，小剂量是镇静作用，同时使脊髓反射亢进；大剂量则呈抑制作用。

19. 桑寄生

桑寄生之名始见于《神农本草经》。其药性平，味甘、苦。归肝、肾经。具有祛风湿、补肝肾、强筋骨、安胎作用。《神农本草经》载："主腰痛，小儿背强，痈肿，安胎，充肌肤，坚发齿，长须眉。"临床用于风湿痹证，崩漏经多，胎动不安。风湿痹证，与独活、杜仲、牛膝等同用，如独活寄生汤（《千金要方》）；崩漏经多，配阿胶、菟丝子等，如寿胎丸（《医学衷中参西录》）等。

【现代药理研究】

现代药理研究表明，本品含黄酮类化合物，槲皮素、槲皮苷、萹蓄苷及少量的右旋儿茶酚。

本品具有降脂、降压、镇静、利尿、扩张冠状血管、增加冠状动脉流量、抑制脊髓灰质炎病毒和其他肠道病毒、抑制伤寒杆菌及葡萄球菌等作用，其提取物对乙型肝炎病毒表面抗原有活性抑制作用。

20. 牛膝

牛膝之名始见于《神农本草经》。其药性平，味甘、苦、酸。归肝、肾经。具有活血通经、补肝肾、强筋骨、利尿通淋、引火（血）下行作用。《神农本草经》记载："主寒湿痿痹，四肢拘挛，膝痛不可曲伸，逐血气，伤热火烂，堕胎。"临床用于治疗腰膝酸痛，下肢痿软，瘀血阻滞经闭、痛经、经行腹痛，跌打损伤，淋证，水肿，小便不利，口舌生疮，吐血、衄血。痹证日久，腰膝酸痛，与独活、桑寄生、细辛等同用，如独活寄生汤（《千金要方》）；瘀血阻滞经闭、痛经、经行腹痛，与当归、桃仁、红花配伍，如血府逐瘀汤（《医林改错》）；跌打损伤，与续断、当归、乳香、没药配伍，如舒筋活血汤（《伤科补要》）；淋证，与冬葵、瞿麦、滑石配伍，如牛膝汤（《千金要方》）；口舌生疮，与地黄、石膏、知母等同用，如玉女煎（《景岳全书》）；吐血、衄血，配白茅根、山栀、代赭石等。本品为动血之品，性专下行，孕妇及月经过多者忌服，中气下陷，脾虚泄泻，下元不固，多梦遗精者慎用。

【现代药理研究】

现代药理研究表明，本品含三萜皂苷、蜕皮甾酮、牛膝甾酮、紫茎牛膝甾酮等甾体类成分和多糖类成分。此外，牛膝还含有精氨酸等 12 种氨基酸以及生物碱类、香豆素类等化合物和铁、铜等微量元素。

本品所含的牛膝总皂苷对子宫平滑肌有明显的兴奋作用，怀牛膝苯提取物有明显的抗生育、抗着床及抗早孕的作用，抗生育的有效成分为蜕皮甾醇。牛膝醇提取物对实验小动物心脏有抑制作用，煎剂对麻醉犬心肌亦有抑制作用。煎剂和醇提液有短暂的降压和轻度利尿作用，并伴有呼吸兴奋。怀牛膝能降低大鼠全血黏度、血细胞比容、红细胞聚集指数，并有抗凝作用。蜕皮甾酮有降脂作用，并能明显降低血糖。牛膝具有抗炎、镇痛作用，能提高机体免疫功能。煎剂对小鼠离体肠管呈抑制，对豚鼠肠管有加强收缩作用。

21. 鸡血藤

鸡血藤之名始见于《本草纲目拾遗》。其药性温，味苦、微甘。归肝、肾经。具有行血补血、调经、舒筋活络作用。《本草纲目拾遗》记载："其藤最活血，暖腰膝，已风瘫。""壮筋骨，已酸痛，和酒服……治老人气血虚弱，手足麻木，瘫痪等症；男子虚损，不能生育及遗精白浊……妇人经血不调，赤白带下；妇人干血劳及子宫虚冷不受胎。"临床用于治疗风湿痹痛，手足麻木，肢体瘫软，血虚萎黄，月经不调，闭经，痛经，如风湿痹痛，肢体麻木，可配伍独活、威灵仙、桑寄生等药；中风手足麻木，肢体瘫痪，常配伍黄芪、丹参、地龙等药；治血虚萎黄，多配黄芪、当归等药；血瘀之月经不调、痛经、闭经，可与当归、川芎、香附等同用。本品月经过多者不宜服。

【现代药理研究】

现代药理研究表明，本品含有异黄酮类化合物如刺芒柄花素、大豆黄素等，三萜类化合物如表木栓醇、木栓酮等以及甾体类化合物如β-谷甾醇、胡萝卜素苷、油菜甾醇、鸡血藤醇等。

本品水提醇沉制剂能增加实验动物股动脉血流量，降低血管阻力，对血小板聚集有明显抑制作用；水煎剂可降低动物胆固醇，明显对抗动脉粥样硬化病变；水提物及酊剂有明显的抗炎作用，并对免疫系统有双向调节作用；酊剂有一定的镇静催眠作用；注射液或灌胃对小鼠有明显的抗早孕作用；鸡血藤尚能促进小鼠肾总磷代谢，促进小鼠子宫 24 小时总磷代谢。

22. 土鳖虫

土鳖虫之名始于《神农本草经》。其药性寒，味咸。有小毒。归肝经。具有破血逐瘀、续筋接骨作用。《神农本草经》记载："行产后血积，折伤瘀血，重舌，木舌，小儿腹痛夜啼。"临床用于治疗跌打损伤，筋伤骨折，瘀肿疼痛，血瘀闭经，产后瘀滞腹痛，积聚痞块。骨折筋伤后期，筋骨软弱，常配伍续断、杜仲等药，如壮筋续骨丸（《伤科大成》）；治血瘀经闭，产后瘀滞腹痛，常与大黄、桃仁等同用，如下瘀血汤（《金匮要略》）；干血成劳，经闭腹满，肌肤甲错等，配伍大黄、水蛭等，如大黄䗪虫丸（《金匮要略》）；积聚痞块，常配伍柴胡、桃仁、鳖甲等，如鳖甲煎丸（《金匮要略》）。本品孕妇忌用。

【现代药理研究】

现代药理研究表明，本品含有谷氨酸等 17 种氨基酸和砷等 28 种微量元素以及甾醇和直链脂肪族化合物。

本品提取液及水提醇沉液分别有抗血栓形成和溶解血栓的作用；提取物可抑制血小板聚集和黏附率，减少聚集数；总生物碱可提高心肌和脑对缺血的耐受力，并降低心、脑组织的耗氧量；水煎液具有调脂作用，能延缓动脉粥样硬化的形成；提取物可抑制 D-半乳糖所致的肝损害而有保肝作用。

23. 穿山甲

穿山甲之名始见于《名医别录》。其药性微寒，味咸。归肝、胃经。具有活血消癥、通经、下乳、消肿排脓作用。《本草纲目》记载："除痰疟寒热，风痹强直疼痛，通经脉，下乳汁，消痈肿，排脓血，通窍杀虫。"临床用于治疗风湿痹痛，中风瘫痪，癥瘕，经闭，产后乳汁不下，痈肿疮毒，瘰疬。如治风湿痹痛，关节不利，麻木拘挛，常配伍川芎、羌活、白花蛇等；治中风瘫痪，手足不举，可配川乌等研末调敷，如趁风膏（《三因极一病症方论》）；治疗癥瘕可配伍鳖甲、大黄、赤芍等，如穿山甲散（《妇科大全》）；治疗血瘀经闭，可配伍当归、红花、桃仁，如化瘀汤（《经验方》）；可单用研末，以酒冲服，谓之涌泉散（《本草纲目》）；疮疡初起，常配金银花、天花粉、皂角刺等，如仙方活命饮（《校注妇人良方》）。本品孕妇慎用。痈肿已溃者忌用。

【现代药理研究】

现代药理研究表明，本品含有硬脂酸、胆甾醇、二十三酰丁胺、碳原子数26和29的两个脂肪族酰胺、L-丝-L酪环二肽和D-丝-酪环二肽以及挥发油、水溶性生物碱、18种元素、16种氨基酸和无机物。

本品水煎液能明显延长小鼠和大鼠凝血时间，降低血液黏度；水提醇沉剂有直接扩张血管壁、降低外周阻力、显著增加股动脉血流量的作用。水提液和醇提液有抗炎作用，水提液尚有抗心肌缺氧、升高白细胞的作用。

第三节　常用中成药

1.**痹祺胶囊**（天津达仁堂京万红药业有限公司，国药准字Z10910026）

【成分】

马钱子粉、地龙、党参、茯苓、白术、川芎、丹参、三七、牛膝、甘草。

【功能主治】

益气养血，祛风除湿，活血止痛。用于气血不足，风湿瘀阻，肌肉关节酸痛，关节肿大、僵硬变形或肌肉萎缩，气短乏力；风湿性、类风湿关节炎，腰肌劳损，软组织损伤属上述证候者。

【用法用量】

每粒装 0.3g。口服，一次 4 粒，一日 2～3 次。

【注意事项】

（1）本药含有马钱子粉，不良反应尚不明确。

（2）孕妇禁服；运动员慎用。

【相关研究结论】

痹祺胶囊源于千年验方——华佗"一粒仙丹"，后经其徒弟吴普的后人历代相传至今。近代由吴普后人安徽省名老中医吴香山先生贡献，天津达仁堂制药厂重新组方研制。英国民族药理学杂志发表的"痹祺胶囊分子药理学研究"证实，痹祺胶囊通过抑制RAW264.7巨噬细胞的增殖，抑制TNF-α、PGE、IL-1的增殖，抗炎止痛的同时，能够调节紊乱的免疫系统，并且延缓关节的破坏。吴启富教授领衔进行的"痹祺胶囊联合甲氨蝶呤治疗类风湿关节炎的临床研究"以及发表于希腊《Experimental and Therapeutic Medicine》（IF=1.414）的研究"Systematic review and meta-analysis of the efficacy and safety of Biqi capsule in rheumatoid arthritis patients"论述了痹祺胶囊与甲氨蝶呤具有等效性，且痹祺胶囊联合甲氨蝶呤在总体疗效上要优于单用甲氨蝶呤，效果显著。最新于广东省中医院风湿免疫研究团队进行的"痹祺胶囊治疗RA/OA骨保护疗效评价"（尚未发表）研究证实，在以甲氨蝶呤为基础用药的同时，痹祺胶囊与来氟米特具有等效性，且MOAKS评分、SHARP评分没有进展，证实痹祺胶囊具有阻抑关节破坏的作用，可降低患者致残率。

【临床应用相关指南推荐】

（1）常见风湿病中西医结合诊疗指南（草案）——骨性关节炎中西医结合诊疗指南（中国中西医结合学会风湿病专业委员会）

早期 OA（以腰 OA 为主）推荐治疗方案：舒筋健腰丸＋痹祺胶囊＋三七制剂；中、晚期 OA 应用痹祺胶囊。

（2）类风湿关节炎病证结合诊疗指南（中华中医药学会风湿病分会）

痹祺胶囊用于类风湿关节炎气血不足证（有选择推荐使用B级）。

2. **昆仙胶囊**（广州白云山陈李济药厂有限公司，国药准字Z20060267）

【成分】

昆明山海棠、淫羊藿、枸杞子、菟丝子。

【功能主治】

补肾通络，祛风除湿。主治类风湿关节炎属风湿痹阻兼肾虚证。症见关节肿胀疼痛，屈伸不利，晨僵，关节压痛，关节喜暖畏寒，腰膝酸软，舌质淡，苔白，脉沉细。

【用法用量】

每粒装 0.3g。口服，一次 2 粒，一日 3 次，饭后服用。一般 12 周为一疗程。

【不良反应】

（1）临床研究发现，少数患者服药后出现恶心、胃部不适、纳差、胀痛、胃痛、便秘、皮疹、色素沉着、口干。

（2）服用本品偶见个别患者出现肝功能轻度异常、白细胞减少。

（3）本品可能引起少数女性患者出现月经紊乱（月经延迟、

闭经），男子精子减少。

【禁忌证】

（1）孕妇、哺乳期妇女或患有肝、肾功能不全以及严重全身性疾病者禁用。

（2）处于生长发育期的婴幼儿、青少年及生育年龄有生育要求者禁用。或全面权衡利弊后遵医嘱使用。

（3）患有骨髓造血障碍疾病者禁用。

（4）胃、十二指肠溃疡活动期禁用。

（5）严重心律失常禁用。

（6）严重贫血，白细胞、血小板低下者禁用。

【注意事项】

（1）服药期间禁饮烈酒。

（2）心功能不全慎用。

（3）为观察本品可能出现的不良反应，服药过程中，定期随诊检查，复查血、尿常规，心电图和肝肾功能。

【相关研究结论】

昆仙胶囊是广药集团陈李济制药厂与四川省中药研究所在原雷公藤片、昆明山海棠片的基础上研制的复方雷公藤类制剂，是国家中药"九五"科技攻关项目的唯一保留成果，于2006年上市，拥有20年的专利保护。相较于传统雷公藤制剂，昆仙胶囊首先通过由昆明山海棠、淫羊藿、枸杞子、菟丝子组成复方，其次通过优选道地药材、先进的提取工艺以及"治疗窗"定量控制技术，使得昆仙胶囊"源于雷公藤，优于雷公藤"。临床上起效更快、安全性更好，广泛应用于多种风湿免疫疾病、蛋白尿为主的肾脏疾病以及免疫相关的皮肤病治疗。英国民族药理学杂志发表的"不同雷公藤制剂对胶原诱导的关节模型鼠的疗效与安全性研究"证实，昆仙胶囊与雷公藤多苷片相比有着更高的疗效与更好的安全性。林昌松等进行的昆仙胶囊治疗类风湿关节炎多中心临床研究证实，昆仙胶囊对类风湿关节炎患者具有缓解症状，改善关节功能活动、体征及实验室指标的作用，不良反应较少，且与 MTX 联合用药具有协同作用。高明利等在昆仙胶囊降低狼疮性肾炎尿蛋白的临床观察中发现，昆仙胶囊能显著减低 24h 尿蛋白，提高临床疗效。2018 年刚刚完成的由北京协和医院风湿免疫科牵头的，昆仙胶囊治疗活动性类风湿关节炎的多中心、随机、双盲双模拟、阳性平行对照临床研究发现，昆仙胶囊在类风湿关节炎治疗中，疗效非劣于金标准药物甲氨蝶呤（文章待发表）。

【临床应用相关指南推荐】

（1）2013 年类风湿关节炎中西医结合诊疗指南。

（2）2013 年骨关节炎中西医结合诊疗指南。

（3）风湿免疫疾病（系统性红斑狼疮）超药品说明书用药专家共识。

（4）中华中医药学会类风湿关节炎病证结合诊疗指南。

（5）昆仙胶囊用于类风湿关节炎治疗（证据级别 A，文献质量 I b）。

3. 痛风定胶囊（四川升和药业股份有限公司，国药准字 Z10970025）

【成分】

秦艽、黄柏、延胡索、赤芍、川牛膝、泽泻、车前子、土茯苓。

【功能主治】

清热祛湿，活血通络定痛。用于湿热瘀阻所致的痹病，症见关节红肿热痛，伴有发热、汗出不解、口渴心烦、小便黄、舌红苔黄腻、脉滑数；痛风见上述证候者。

【用法用量】

每粒装 0.4g。口服，一次 4 粒，一日 3 次。

【注意事项】

孕妇慎用；服药后不宜立即饮茶。

【相关研究结论】

北京大学人民医院用痛风定治疗高尿酸血症，结果显示口服痛风定胶囊能缓慢降低血尿酸水平，且在治疗过程中患者无因血尿酸快速下降造成的关节不适或诱发急性痛风关节炎发作。另外，痛风定胶囊对患者的肝肾功能及外周血象未造成不良影响，提示该药物安全可靠。刘挺等研究证实，痛风定胶囊能够显著抑制急性痛风性膝关节家兔模型滑膜组织中白细胞介素（IL-8）和肿瘤坏死因子（TNF-α）的表达，对急性痛风性关节炎具有良好的治疗作用。陆玉鹏等使用痛风定胶囊联合非布司他治疗高尿酸血症，与单用非布司他组相比，联合治疗组总有效率提高，BUN和BUA等也显著降低，原因在于痛风定胶囊可以通过激活次黄嘌呤-鸟嘌呤磷酸核糖转移酶抑制尿酸产生和促进其排泄，并通过抗氧化应激作用以避免肾脏损伤；并且联合治疗组IL-8、IL-6、TNF-α等炎性因子水平下降程度更显著，可能与痛风定胶囊中的延胡索和秦艽具有较强的抗炎作用密切相关。苏筠霞等研究发现，痛风定治疗组大鼠血尿酸水平较模型组大鼠明显下降，尿素氮和肌酐水平低于模型组大鼠，尿蛋白排泄量也相应减少，表明痛风定胶囊能降低血清尿酸水平，改善尿酸性肾病模型大鼠的肾功能，在一定程度上抑制了模型大鼠肾脏组织中TNF-α、MCP-1和ICAM-1、mRNA的表达，其减轻肾脏炎症反应的作用可能是部分参与了对尿酸性肾病大鼠肾脏的保护作用。

【临床应用相关指南推荐】

高尿酸血症和痛风治疗中国专家共识（2013）（中华医学会内分泌学分会）。

4. 尪痹片［辽宁上药好护士药业（集团）有限公司，国药准字 Z20044066］

【成分】

生地黄、熟地黄、续断、附片（黑顺片）、独活、骨碎补、桂枝、淫羊藿、防风、威灵仙、皂角刺、羊骨、白芍、狗脊（制）、知母、伸筋草、红花。

【功能主治】

补肝肾，强筋骨，祛风湿，通经络。用于肝肾不足、风湿阻络所致的尪痹，症见肌肉、关节疼痛，局部肿大，僵硬畸形，屈伸不利，腰膝酸软，畏寒乏力；类风湿关节炎，见上述证候者。

【用法用量】

口服。一次 4 片，一日 3 次，推荐疗程 3～6 个月。

【注意事项】

尚不明确。

【相关研究结论】

尪痹片治疗类风湿关节炎（RA）、强直性脊柱炎（AS）、骨关节炎（OA）疗效卓越、副作用小，是可以长期服用的首选中药。在 20 多年的临床应用中，各位专家、老师反馈尪痹片是具有类似 DMARDs 作用的现代中药，能够改善关节软骨及骨的破坏，延缓关节变形。尪痹片是国家"七五"攻关课题，是由国医大师、风湿界泰斗、尪痹研究第一人焦树德教授研发而成，经全国 30 余家临床科研单位 3000 余例临床验证证明，疗效确切、安全性好，多年的临床应用，深受广大医患好评。2007 年，通过对尪痹片作用机制基础研究，总结出尪痹片治疗风湿类疾病的作用机制是能够调节关节炎大鼠T细胞亚群及细胞因子的平衡，减少炎症浸润、调节MMPs的水平，从而改善关节软骨及骨破坏，延缓关节变形，保护关节功能。尪痹片的处方当中熟地黄、生地黄、淫羊藿、知母具有补益肝肾、益精填髓的作用，西医研究表明其能够增强人体机能，调节免疫力。续断、骨碎补、羊骨、狗脊具有强筋健骨、接骨续伤的作用，西医研究表明其能够增加骨密度，强壮骨骼，修复骨缺损。附子、独活、防风、威灵仙、皂角刺具有温经祛风，散寒除湿的作用，西医研究表明其能够降低风湿因子，减少炎症，抑制对软骨及骨的破坏。桂枝、白芍、伸筋草、红花具有活血通络、除痹止痛的作用，西医研究表明其能够改善微循环，促进骨修复。

研究尪痹片对AIA大鼠和Raw264.7细胞模型的作用和机制结果表明，尪痹片不仅可以抑制炎症，还可以预防关节损伤。尪痹片对AIA的抑制作用可能是通过抑制NF-κB和STAT3信号通路的激活来实现的（Suppressive effects of Wang–Bi Tablet on adjuvant-induced arthritis in rats via NF-κB and STAT3 signaling pathways）。

综上所述，好护士尪痹片的优势可以总结为以下几点：唯一性，尪痹片是唯一进入《国家基本药物目录》治疗风湿病的现代中药；安全，尪痹片是纯天然中药提取物，副作用小、患者可以长期放心服用；有效性，尪痹片在临床中疗效显著，是具有类似DMARDs作用的现代中药，与MTX联合应用具有协同、增效、减轻MTX毒副作用的作用；依从性，尪痹片在临床应用中，疗效显著，副作用小，可以长期放心应用，患者依从性好；经济性，根据临床治疗中反馈，患风湿病的患者，多数家庭及经济环境不好，而且患者需要长期服药，经济负担较重，尪痹片相对其他治疗风湿病的药物，价格低，疗效好，性价比高，有效减轻患者经济负担。继往开来，好护士药业将继续开展尪痹片药理药效学及临床适应证等方面的实验研究，更好地服务于广大患者。

【临床应用相关指南推荐】

（1）中华中医药学会《类风湿关节炎病证结合诊疗指南》推荐用药。

（2）中国中西医结合学会风湿病专业委员会《常见风湿病中西医结合诊疗指南（草案）骨关节炎中西医结合诊疗指南》推荐用药。

（3）《常见风湿病中西医结合诊疗指南（草案）》推荐用药。

5. 瘀血痹胶囊〔辽宁上药好护士药业（集团）有限公司，国药准字 Z20044071〕

【成分】

乳香、没药、红花、威灵仙、川牛膝、香附（制）、姜黄、当归、丹参、川芎、炙黄芪。

【功能主治】

活血化瘀，通络止痛。用于瘀血阻络所致的痹证，症见肌肉关节剧痛、痛处拒按、固定不移，可有硬节或瘀斑。

【用法用量】

口服，一次 6 粒，一日 3 次或遵医嘱。

【注意事项】

尚不明确。

【相关研究结论】

瘀血痹胶囊是国家"七五"攻关课题，是中华中医药学会协定处方。经全国 30 余家临床科研单位 3000 余例临床验证证明，疗效确切、安全性好，多年的临床应用，深受广大医患好评。具有抗炎、镇痛的良好疗效，能够起到祛风、胜湿、散寒、通络逐瘀之功，使气血通畅，祛除外邪，舒筋活络，解除痹痛。

瘀血痹胶囊可预防因弗氏完全佐剂引起的注射局部的早期炎症反应，以及再度肿胀，并能明显地抑制另侧后肢因迟发型超敏反应引起的足肿胀。

瘀血痹胶囊可明显预防早期炎症反应，降低毛细血管通透性，提高网状内皮对异物的廓清能力。

为进一步了解瘀血痹胶囊治疗风湿病的临床效果，将中医辨证属于瘀血痹阻型的383例风湿病患者随机分为试验组和对照组，用正清风痛宁片为对照药，进行临床观察。结果两组总疗效比较（$P < 0.001$），有非常显著性差异，说明试验组疗效优于对照组。症状疗效两组间比较，在改善关节疼痛、肿胀、压痛及关节功能障碍等方面有显著或非常显著性差异（$P < 0.001$ 或 $P < 0.05$）；但在改善关节晨僵方面，两组间无显著性差异（$P > 0.05$）。不同疾病的疗效两组间比较，对于类风湿关节炎、强直性脊柱炎和膝关节骨性关节炎有显著性差异（$P < 0.001$ 或 $P < 0.05$）；对于痛风则无显著性差异（$P > 0.05$）。说明瘀血痹胶囊和对照药治疗风湿病均有显著疗效，但瘀血痹胶囊在某些方面优于对照药。

【临床应用相关指南推荐】

（1）中华中医药学会《类风湿关节炎病证结合诊疗指南》推荐用药。

（2）中国中医药出版社，王承德主编《中成药临床应用指南风湿病分册》类风湿关节炎、骨关节炎推荐用药。

6. 雷公藤多苷片（辽宁鑫善源药业有限公司，国药准字Z21020993）。

【成分】

雷公藤多苷。

【功能主治】

祛风解毒，除湿消肿，舒筋通络。有抗炎及抑制细胞免疫和体液免疫等作用。用于风湿热瘀，毒邪阻滞所致的类风湿关节炎、强直性脊柱炎、银屑病性关节炎、系统性红斑狼疮、狼疮性肾炎、肾病综合征、原发性肾小球肾炎、白塞氏三联症、复发性口疮、麻风反应、自身免疫性肝炎等。

【用法用量】

口服：常规剂量 60 mg 日 2～3 次分服；可每日每千克体重 1～1.5mg，分 3 次饭后服用。宜在医师指导下服用。

【注意事项】

（1）孕妇忌服。服此药时应避孕。

（2）老年有严重心血管病者慎用。

（3）偶有胃肠道反应，可耐受。

（4）罕有血小板减少，且程度较轻，一般无需停药。

（5）可致月经紊乱及精子活力降低，数量减少，上述不良反应停药可恢复正常。

（6）用药期间应注意定期随诊并检查血、尿常规及心电图和肝肾功能，必要时停药并给予相应处理。

【相关研究结论】

雷公藤多苷是从卫矛科植物雷公藤根提取精制而成的一种脂溶性混合物，为我国首先研究利用的抗炎免疫调节中草药，有"中草药激素"之称。药理研究证明，雷公藤具有抗炎、免疫抑制或免疫调节、抗肿瘤等作用，是目前国内外热点研究的免疫调节药。其活性是由多种成分（二萜内酯、生物碱、三萜等）协同产生，在临床上被广泛应用于治疗与免疫功能异常有关的各种疾病。其活性成分有抑制体液免疫、细胞免疫和镇痛抗炎作用。实验发现雷公藤的活性成分可抑制血管内皮生长因子、基质金属蛋白酶–9 的分泌，以阻止微血管新生，延缓滑膜血管翳的增殖、形成，进一步抑制骨及关节软骨的侵蚀。可通过降低白细胞介素（IL）-1、IL-6、肿瘤坏死因子（TNF-a）和前列腺素 E2 等炎性因子水平，达到抑制 RA 骨质破坏和缓解 RA 病情的作用。还能够直接抑制单核细胞的前列腺素 E2 分泌过程，降低血浆中的前列腺素 E2 水平，减少关节滑液，以及兴奋下丘脑，间接地作用于肾上腺，诱导肾上腺释放肾上腺皮质激素，发挥抗炎作用。还有研究发现，雷公藤多苷可有效抑制 T 细胞和单核巨噬细胞等，发挥降低炎性反应程度、抑制或拮抗炎性介质释放等作用。

近年来，随着临床研究的深入，其应用范围不断扩大，如治疗干燥综合征、Graves 眼病、肾性蛋白尿、儿童过敏性紫癜性肾炎、慢性荨麻疹等，都取得了一定疗效。

【临床应用相关指南推荐】

中华中医药学会风湿病分会-类风湿关节炎病证结合诊疗指南推荐使用： A级。

第四章 痹证的古今治疗方剂

第一节 风痹

唐代

风痹·解风痹汤

（主风痹。出自《备急千金要方》）

治肉热极肌痹淫淫如鼠走，身上津液脱，腠理开，汗大泄，为脾风。风气藏于皮肤，肉色败，鼻见黄色，麻黄汤，解风痹汤。

麻黄、防己（一作防风）、枳实、细辛、白术（各三两），生姜、附子（各四两），甘草、桂心（各二两），石膏（八两）。

上十味㕮咀，以水九升煮麻黄，去沫，下诸药，煎取三升，分三服。

风痹·风痹散

（主风痹。出自《千金翼方》）

主三十年恶风湿痹，发秃落，瘾疹生疮，气脉不通，抓搔不觉痛痒方。宜服风痹散。

附子（炮、去皮）、干姜、白术（各四两），石斛（半两），蜀椒（一分，去目及闭口，炒出汗），天雄（炮、去皮）、细辛、踯躅、白蔹、乌头（炮、去皮）、石南、桂心

（各三分）。

上一十二味，捣筛为散，酒服五分匕，以少羊脯下药，日再。勿大饱食，饥即更服，常令有酒势，先服吐下药，后乃服之。以韦袋贮药勿泄，忌冷水房室百日。

宋元

风痹·细辛散方

（主风痹。出自《太平圣惠方·治风痹诸方》）

治中风痹。头目昏闷，肢节疼痛，宜服细辛散方。

细辛（一两），赤茯苓（一两），白术（一两），芎䓖（一两），柴胡（一两，去苗），当归（一两，锉，微炒），麻黄（二两，去根节），干姜（一两半，炮裂，锉），附子（一两，炮裂，去皮脐），防风（一两半，去芦头），独活（一两半），石膏（二两），甘草（一两，炙微赤，锉），桂心（一两），杏仁（一两，汤浸，去皮尖双仁，麸炒微黄）。

捣粗罗为散，每服四钱，以水一中盏，入生姜半分，煎至六分，去滓，不计时候，温服。

风痹·麻黄散方

（主风痹。出自《太平圣惠方·治风痹诸方》）

治风痹。四肢懈惰，不能自举，宜服麻黄散方。

麻黄（一两，去根节），防风（一两，去芦头），附子（一两，炮裂去皮脐），芎䓖（一两），桂心（一两），黄芩（一两），赤芍药（一两），人参（一两，去芦头），秦艽（一两，去苗），茵芋（一两），甘草（一两，炙微赤，锉）。

捣粗罗为散，每服四钱，以水一中盏，入生姜半分，煎至六分，去滓，不计时候，温服。

风痹·白花蛇散方

（主风痹。出自《太平圣惠方·治风痹诸方》）

治风痹。关节不利，手足顽麻，宜服白花蛇散方。

白花蛇〔二两，汤（酒）浸，炙微黄，去皮骨〕，白附子（一两，炮裂），磁石（一两，烧酒淬七遍，细研），天麻（半两），狗脊（半两，去毛），侧子（半两，炮裂去皮脐），萆薢（半两，锉），白僵蚕（半两，微炒），细辛（半两），防风（半两，去芦头），白术（芷）（半两），芎䓖（半两），白鲜皮（半两），羌活（半两），蔓荆子（半两）。

捣细罗为散，入磁石同研令匀，每服，不计时候，以温酒调下一钱。

风痹·羌活散方

（主风痹。出自《太平圣惠方·治风痹诸方》）

治风痹。手脚不仁，宜服羌活散方。

羌活（一两），汉防己（一两），荆芥（一握），薏苡仁（二两），防风（一两，去芦头），麻黄（一两半，去根节），酸枣仁（一两），黄松节〔一（二）两〕，附子（一两半，炮裂去皮脐），芎䓖（一两），天麻（一两半），道人头（一两）。

捣细罗为散，每服，不计时候，以温酒调下二钱。

风痹·独活散方

（主风痹。出自《太平圣惠方·治风痹诸方》）

治风痹。身体不举，常多无力，宜服独活散方。

独活（三分），萆薢（一两），防风（一两，去芦头），细辛（一两），人参（一两，去芦头），干姜（一两，炮裂，锉），天雄（一两，炮裂去皮脐），丹参〔一两（三分）〕，牛膝（一两，去苗）。

捣细罗为散，每服，不计时候，以温酒调下二钱。

风痹·天麻丸方

（主风痹。出自《太平圣惠方·治风痹诸方》）

治虚损伤风。手足无力，肢体干燥，风痹不仁，宜服天麻丸方。

天麻（一两），木香（半两），人参（半两，去芦头），赤茯苓（半两），羌活（半两），白芷（半两），天蓼木（半两），芎䓖（半两），当归（半两，锉，微炒），麻黄（一两，去根节），乌蛇（二两，酒浸，炙微黄，去皮骨），白附子（半两，炮裂），龙脑（骨）〔一两（分）〕，鹿角胶（半两，捣碎，炒令黄燥），甘菊花（半两），生干地黄（半两），细辛（半两），牛黄（一分，细研），麝香（一分，细研）。

捣罗为末，炼蜜和捣五百杵，丸如梧桐子大，每服，不计时候，以温酒下十丸。

风痹·蚵（虫祁）丸方

（主风痹。出自《太平圣惠方·治风痹诸方》）

治风寒入于肌肉。气血不宣，肢体不仁，牵引腰背，风痹疼痛，宜服（虫祁）丸方。

蚵（虫祁）（一两，炒去足），虎胫骨（三分，酒浸，炙黄），川乌头（三分，炮裂去皮脐），白蒺藜（一两，微炒去刺），安息香（三分），槟榔（三分），芎䓖（三分），狗脊（三分），赤茯苓（三分），白花蛇（二两，酒浸，炙令黄，去皮骨），肉桂（三分，去皱皮），赤箭（三分），枳实（三分，麸炒微黄），防风（三分，去芦头）。

捣罗为末，炼蜜和捣三二百杵，丸如梧桐子大，每服，不计时候，以薄荷汤（酒）下十丸。

风痹·乌蛇丸方

（主风痹。出自《太平圣惠方·治风痹诸方》）

治风痹。手足缓弱，不能伸举，宜服乌蛇丸方。

乌蛇（三两，酒浸，炙微黄，去皮骨）、天南星（一两，炮裂）、干蝎（一两，微炒）、白附子（一两，炮裂）、羌活〔一（二）两〕、白僵蚕（一两，微炒）、麻黄（二两，去根节）、防风（三分，去芦头）、桂心（一两）。

捣细罗为末，炼蜜和捣三二百杵，丸如梧桐子大，每服，不计时候，以热豆淋酒下十丸。

风痹·羌活丸方

（主风痹。出自《太平圣惠方·治风痹诸方》）

治风痹。营卫不行，四肢疼痛，宜服羌活丸方。

羌活（一两）、天麻（一两）、附子（一两半，炮裂去皮脐）、麻黄（一两，去根节）、蟺（虫祁）（三分，微炒）、桂心（一两）、乌蛇（二两，酒浸，炙令黄，去皮骨）。

捣罗为末，炼蜜和捣三二百杵，丸如梧桐子大，每服，不计时候，以温酒下十丸。

风痹·萆薢丸方

（主风痹。出自《圣济总录·诸痹门》）

治风痹行走无定处，亦治血痹。宜服萆薢丸方。

萆薢、山芋、牛膝（去苗、酒浸、焙干）、泽泻（各一两）、生干地黄（焙，二两半）、白术（半两）、茵芋、蛴螬（微炒）、干漆（碎、炒令烟）、狗脊（去毛）、车前子、天雄（炮裂、去皮脐）（各一分）。

上二十味，捣罗为末，炼蜜和捣三五百下，丸如梧桐子大。每服三十丸，空心温酒下，日再服。

风痹·山茱萸丸方

（主风痹。出自《圣济总录·诸痹门》）

治风痹游走无常处，亦治血痹。宜服山茱萸丸方。

山茱萸（炒，一两一分），生干地黄（焙，二两半），山芋、牛膝（去苗、酒浸、焙）、泽泻、萆薢（各一两），天雄（炮裂、去皮脐）、蛴螬（微炒）、车前子、干漆（碎、炒令烟）、狗脊（去毛）、白术、地肤子（各三分），茵芋（去粗茎，半两）。

上一十四味，为细末，炼蜜丸如梧桐子大。每服温酒下二十丸，加至三十丸，日三次。

风痹·干地黄丸方

（主风痹。出自《圣济总录·诸痹门》）

治诸风痹，走移无定，宜服干地黄丸方。

生干地黄（焙）、泽泻、山茱萸（炒，各一两），山芋、牛膝（去苗、酒浸、切、焙）、白术（锉，各一两），天雄（炮裂，去皮脐，一分），蛴螬（炒微）、干漆（碎、炒令烟）、狗脊（去毛）、车前子、茵芋（各三钱），萆薢（炒，半两）。

上一十三味，为细末，炼蜜丸如梧桐子大，每空腹用温酒下二十丸，日二夜一。

风痹·附子酒方

（主风痹。出自《圣济总录·诸痹门》）

治诸风痹。宜服附子酒方。

附子三枚（重二两者，炮裂，去皮脐）。

上一味，锉如麻豆大，以醇酒五升，浸三五日，每温服一合，去滓，以唇口麻痹为度，日再。

清代

风痹

（主风痹。出自《身经通考·风痹门》）

治一切风疾，牛蒡根一斤，生地、枸杞各半斤，绢袋盛，将好酒浸十日，饮。

万应紫菀丸，治身上顽麻，状如虫行，陈皮汤下。

紫菀（去苗土）、柴胡、菖蒲、吴茱萸（泡七次焙）、厚朴（姜制）各一两，桔梗、茯苓、皂角（去皮子炙）、黄连、桂枝、干姜（炮）各八分，川乌（泡去子）七钱，羌活、独活、防风、巴豆（去皮出油）、人参、蜀椒（去目微炒）各半两。

上为细末研匀，炼蜜丸如梧子大，每服三丸，渐加至五七丸，食后、临卧生姜汤下，有孕勿服。

风痹

（主风痹。出自《身经通考·风痹门》）

治半身不遂，天阴筋骨风痛。

川乌（半生半熟），草乌（半生半熟），何首乌（豆制），防风，当归（酒洗），秦艽，威灵仙。

以上各三钱为末，蜜为丸，丸重二钱七分，临卧用陈酒下，尽量饮之，盖暖。

风痹

（主风痹。出自《身经通考·风痹门》）

治鹤膝风。

羌活、独活、防风（各一钱），白茯苓、旧枳壳、槟榔、宣木瓜、赤芍、大川芎（各八分），川牛膝、新苍术（各一钱），厚黄柏八分，甘草四钱，薏苡仁一钱，汉防己八分，天花粉八分；痛加乳香、没药（各三分），生姜三片空心服；痛止加当归、萆薢、泽泻（各八分），肉桂四钱，其症半愈，再服后方。

风痹

（主风痹。出自《身经通考·风痹门》）

治鹤膝风。

苍术一两（米泔浸一日，晒），黄柏一两（酒浸一夜，

晒)，牛膝、防己、当归、萆薢（俱酒洗）、防风各一两，
土茯苓二两。

为末，酒煮，面糊为丸，空心盐酒下。

风痹

（主风痹。出自《身经通考·风痹门》）

治鹤膝风。

乳香、没药各一钱五分，地骨皮三钱，无名异五钱，麝香
一分。

各为末，用车前草捣汁，入黄酒少许，调敷。

风痹

（主风痹。出自《身经通考·风痹门》）

治紫白癜风（并斑疹疥）。

干乳萍四两，汉防风三钱。

同煎，汤热洗效。

风痹

（主风痹。出自《身经通考·风痹门》）

治痛风（并斑疹疥）。

苍术五钱，川芎三钱，硫黄二钱半，川山甲三钱（炒），蔓
荆子三钱，皂角三钱，麝香五分，雄黄二钱，艾叶不拘。

上为末，纸卷如指大，以草纸七层贴患处，将药燃起淬之
知痛则止。

风痹

（主风痹。出自《张聿青医案·卷十二》）

初诊：曾（左）由面肿而发赤瘰作痒，渐致腿股带肿，恶
心呕吐，手臂筋脉抽掣。此风湿相搏，阳明脉络失和。拟祛风
理湿。

炒白僵蚕（三钱，打），川朴（七分），酒炒木防己（一钱

五分），制半夏（一钱五分），煨天麻（一钱五分），青防风（一钱），茯苓（三钱），茅术（一钱），酒炒桑枝（五钱），橘红（一钱）。

二诊：脉象糊滑苔白心黄。恶心呕吐，频渴欲饮，随饮随吐，手臂筋脉抽掣。湿痰蕴阻胃中，致清津不升，浊液不降。拟苦辛通降法。

制半夏（二钱），川连（五分），旋覆花（二钱），茯苓（三钱），竹茹（一钱五分），橘皮（一钱），干姜（五分），代赭石（三钱），太乙丹（六分，研先服）。

三诊：呕恶大减，未能尽止。形体恶寒，头颠觉冷，自汗淋漓，筋脉抽掣。脉形沉细。湿寒郁阻阳明，阳气不能敷布，而从外卫，再温化湿寒。

桂枝（五分），公丁香（三分），茯苓（三钱），橘皮（一钱），竹茹（一钱五分），熟附片（四分），制半夏（一钱五分），蔻仁（五分），老姜（一钱）。

四诊：温化湿痰，呕吐复盛，中脘胀满，痞阻不舒。恶风，自汗，筋脉抽掣。沉细之脉，两关转大，颇带弦象。良由胃病则土难御木风阳从而扰胃，再从肝胃主治。

土炒白芍（一钱五分），制半夏（二钱），川连（五分），橘皮（一钱），桂枝（五分），干姜（四分），旋覆花（二钱，包），枳实（一钱），白蒺藜（三钱），炒竹茹（一钱五分），代赭石（四钱）。

四诊后：开方后，再问饮食所喜，因换后方，又温化湿痰，呕吐不定，频吐频渴，想吃甘甜，自汗恶风。右脉转大而觉濡软。良由频吐损伤胃阴，湿寒成燥，再甘凉以和胃阴。

黄芪（一钱五分），防风（七分，同炒），盐水炒半夏曲（二钱），甜杏仁（三钱），金石斛（四钱），甘杞子（三钱），土

炒白芍（一钱五分），白蒺藜（三钱），钩钩（三钱），淮小麦
（一钱五分），黑大枣（四枚）。

五诊： 气冲呕吐大减，口渴较定，四肢肌肤作麻大退。
的是频吐之后，胃液损伤，阳明络空，风阳从而阻络。前法
扩充之。

白蒺藜（三钱），大生地（四钱），金石斛（四钱），酒炒
杭白芍（一钱五分），大天冬（三钱），甘杞子（三钱），淮小麦
（五分），茯神（二钱），双钩钩（三钱），黑枣（四枚）。

六诊： 呕吐口渴已定，筋掣肌麻亦轻。的是阳明络空，肝
风乘袭。效方扩充。

阿胶珠（三钱），大天冬（三钱），酒炒杭白芍（一钱五分），
厚杜仲（三钱），怀牛膝（盐水炒三钱），大生地（四钱），甘杞
子（三钱），金毛脊（三钱），淮小麦（五钱），大枣（二枚）。

风痹

（主风痹。出自《张聿青医案》）

初诊： 洪（左） 湿热淋浊之后，髀关不时作痛，遍身作痒。
脉象滑数。湿热流入络隧，恐成痿痹。

酒炒桑寄生（三钱），白蒺藜（去刺炒，三钱），独活
（一钱），川萆薢（二钱），汉防己（一钱五分），仙灵脾（一
钱五分），左秦艽（一钱五分），生薏仁（四钱），建泽泻（一
钱五分）。

二诊： 髀关仍然作痛，步履不健，肌肤作痒。肝肾虚而湿
热阻络。不能欲速图功。

酒炒汉防己（一钱五分），川萆薢（二钱），酒炒怀牛膝
（三钱），川桂枝（三分），防风（一钱），当归（三钱），白蒺
藜（去刺炒，三钱），生薏仁（三钱），羌活（一钱），独活（一
钱），二妙丸（二钱，开水先下）。

三诊：脉症相安，然屈伸行动，髀关仍痛。风寒湿阻络未宣。

汉防己（一钱五分），川萆薢（二钱），酒炒怀牛膝（三钱），独活（一钱），左秦艽（一钱五分），生蒺藜（三钱），酒炒全当归（二钱），木瓜（一钱），酒炒红花（一钱），仙灵脾（一钱五分），桑寄生（三钱），生薏仁（三钱），陈松节（一两，劈）。

风痹

（主风痹。出自《张聿青医案》）

初诊：刘（右）痛痹复发。拟祛风理湿宣络。

仙灵脾（三钱），川萆薢（三钱），左秦艽（一钱五分），酒炒全当归（二钱），川桂枝（四分），白茄根（三钱），汉防己（一钱五分），炙地龙（去泥，六分），虎胫骨（二钱，酥炙研细末，先调送下）。

二诊：痹痛稍减。再宣通脉络，理湿祛风。

汉木防己（各一钱），酒炒全当归（一钱），左秦艽（一钱五分），羌独活（各一钱），酒炒桑寄生（三钱），陈松节（三枚，劈），怀牛膝（三钱），厚杜仲（三钱），白茄根（三钱），酥炙虎膝盖（一对，研细末分三帖调服）。

风痹

（主风痹。出自《张聿青医案》）

初诊：钱（左）风湿痰阻络，营卫之气，滞而不行。右半不遂，遍身作痛。宜温通经络。

川桂枝（五分），左秦艽（一钱五分），木防己（一钱五分），炙绵芪（二钱），酒炒桑寄生（三钱），制半夏（一钱五分），酒炒粉归身（一钱五分），独活（一钱），防风（一钱），络石藤（三钱），酒炒丝瓜络（二钱）。

风痹

（主风痹。出自《张聿青医案》）

初诊：席（左）每至寅卯之交，辄腹中胀满，蔓及腰膂，髀关亦觉重着作痛。脉沉而滑，苔白腻浊。此肝气夹痰内阻。用太无神术散法。

苍术，陈皮，藿香，香附，赤白苓，川朴，甘草，菖蒲，薏仁，炒枳壳。

二诊：胀满大退，然髀关仍然作痛。湿滞渐开，络痹未宣。再宣络而理湿邪。

萆薢，茯苓，独活，防己，菖蒲，薏仁，秦艽，桂枝，藿香，桑寄生，平胃丸。

三诊：胀满已舒，髀关作痛亦减，然身重乏力气短。病渐退，气渐虚，调理之品，恐助邪势，且缓补救。

桂枝，汉防己，生薏仁，郁金，橘皮络，川萆薢，秦艽，白茯苓，杜仲。

四诊：髀关尾闾作痛稍减，其痛尾闾为甚。还是湿痰所阻。

苍术，制半夏，陈皮，薏仁，泽泻，黄柏，川桂枝，茯苓，猪苓，萆薢。

五诊：尾闾作痛，而腰膂髀关经脉牵掣，步履不便。脉象沉郁，重按带滑。湿痰留络，恐成痹证。

制半夏（二钱），左秦艽（一钱五分），建泽泻（一钱五分），生薏仁（四钱），川萆薢（二钱），白茯苓（三钱），橘皮络（各一钱），丝瓜络（酒炒，一钱），指迷茯苓丸（三钱，先服）。

六诊：腰膂髀关牵掣已舒，腹中又复胀满。络气已宣，而气湿究未得出，再理湿化痰，开郁行滞。

制半夏，茯苓，生薏仁，橘皮络，制香附，川萆薢，泽泻，木猪苓，左秦艽，越鞠丸。

七诊：气滞已宣，胀满已退，而腰府仍觉不舒，还是湿阻络隧，再和中理湿。

制半夏（一钱五分），薏仁（四钱），旋覆花（二钱），风化硝（八分），建泽泻（一钱五分），川萆薢（二钱），真猩绛（五分），青葱管（二茎），左秦艽（一钱五分），乌药（二钱），白茯苓（三钱）。

八诊：尾闾作痛递减，左腰膂气觉滞坠，再流化湿滞，以宣络气。

制香附，半夏，茯苓，枳壳，焦苍术，广皮，川萆薢，薏仁，泽泻，二妙丸。

风痹

（主风痹。出自《张聿青医案》）

初诊：林（右）两臂作痛难忍。湿寒风袭入络隧，痛风之渐也。

蜜炙麻黄，白芍，生甘草，川芎，苍术，桂枝，当归，木防己，茯苓，秦艽。

风痹

（主风痹。出自《张聿青医案》）

初诊：李（左）遍身络隧不舒，动辄作痛。脉形沉滑。感寒夹湿，阻痹络隧。宜为温通。

川桂枝，木防己，茯苓，旋覆花（猩绛包扎），左秦艽，蔓荆子，独活，酒炒丝瓜络，桑寄生，橘红络，青葱管，酒炒桑枝。

风痹

（主风痹。出自《张聿青医案》）

初诊：左痰湿有余于上，肾水空虚于下，木失水涵，横暴之气，克脾则胀。营卫不克宣通，四肢脉络不和，阳气上升，神不归舍，将寐之际，心中难过，胸膺甚觉不舒，亦由卫气上逆，清肃之令不行。先降胆胃，使神能归舍再议。

制半夏（二钱），广皮（一钱），川楝子（一钱五分），海蛤粉（三钱），炒枳实（一钱），陈胆星（六分），茯苓（三钱），白蒺藜（三钱），水炒竹茹（一钱五分），川连（四分），上镉桂（一分，二味研细末饭丸先服）。

风痹

（主风痹。出自《张聿青医案》）

初诊：孙（右）腰脊髀关腿股俱觉作痛，肩臂难以举动。脉象弦滑。血虚肝风入络，络热则机关为之不利。不易图治也。

酒炒桑寄生（三钱），左秦艽（一钱五分），川桂枝（五分），木防己（二钱），光杏仁（三钱），煨石膏（四钱），生甘草（五分），生薏仁（四钱），草薢（二钱），酒炒桑枝（五钱）。

二诊：从血崩之后，由渐而来。的属血虚奇脉纲维失护，再通补奇脉，而益肝肾。

酒炒白归身（二钱），盐水炒菟丝子（三钱），干苁蓉（二钱），酒炒怀牛膝（三钱），盐水炒潼沙苑（三钱），金毛脊（四钱），甘杞子（三钱），厚杜仲（三钱），仙灵脾（二钱）。

三诊：症属相安。的是肝肾空虚，纲维失护。效方进退。

干苁蓉（二钱），杜仲（三钱），生蒺藜（三钱），甘杞子（三钱），炒萸肉（一钱五分），盐水炒菟丝子（三钱），酒炒怀牛膝（三钱），酒炒白归身（二钱），酒炒桑寄生（三钱），海风藤（三钱）。

四诊：来函云舌苔光剥已润，腰脊髀关，酸多痛少，胸背作痛。从调摄肝肾之中，参以祛风宣络。

干苁蓉（二钱），厚杜仲（三钱），酒炒桑寄生（三钱），白茯苓（三钱），酥炙虎胫骨（四钱），酒炒怀牛膝（三钱），粉草薢（一钱五分），甘杞子（三钱），木防己（二钱），左秦艽（一钱五分），川独活（一钱），海风藤（三钱）。

风痹

（主风痹。出自《张聿青医案》）

初诊：经（右）遍体经络作痛，头旋掉眩，鼻流清涕，脉细弦而数。时辄不寐。血虚肝风袭入络隧，热气上冲，逼液为涕。拟养血荣经。

全当归（二钱），柏子霜（三钱），苍耳子（三钱），阿胶珠（三钱），大天冬（三钱），粉前胡（一钱五分），生熟甘草（各二分），滁菊花（二钱），川贝母（二钱），酒炒杭白芍（一钱五分）。

二诊：骱仍然作痛，头旋掉眩，少寐多涕，频渴欲饮。脉象细弦。皆由营血不足，肝风袭入经络。拟养血化风。

酒炒全当归（二钱），苍耳子（三钱），酒炒杭白芍（一钱五分），酒炒桑寄生（三钱），木防己（一钱五分），左秦艽（一钱五分），海风藤（二钱），阿胶珠（二钱），辛夷（一钱五分），酒炒丝瓜络（二钱）。

三诊：节骱作痛，痛有休止，音声有时雌暗，口渴欲饮。血虚不能营养经络，胆火上逆，气热肺燥。宜泄胆木而清气养津，益营血而祛风宣络。

酒炒全当归（二钱），秦艽（一钱五分），麦冬（三钱），酒炒白芍（一钱五分），生扁豆衣（三钱），甘杞子（三钱），独活（一钱），丹皮（二钱），炒木瓜（一钱五分），桑寄生（三钱），桑叶（一钱）。

四诊：脉弦稍柔，经络掣痛较退，再养血宣络。

酒炒全当归（二钱），杞子（三钱），川贝（二钱），柏子霜

（三钱），酒炒桑寄生（三钱），橘络（一钱），冬瓜子（三钱），金石斛（三钱），酒炒丝瓜络（二钱），枇杷叶（四片），炒木瓜（一钱五分）。

风痹

（主风痹。出自《张聿青医案》）

初诊：王（右）营血久亏，血不养经，手足经络作痛，脉弦头晕。养血息风为治。

酒炒白归身（二钱），酒炒杭白芍（一钱五分），滁菊花（一钱五分），酒炒木防己（一钱），肥玉竹（三钱），独活（七分），干苁蓉（一钱五分），酒炒桑寄生（三钱），秦艽（一钱五分）。

风痹

（主风痹。出自《张聿青医案》）

初诊：苏（右）由腹中作痛胀，而致经络作痛，腿膝尤甚，大便不行。脉象细数。阳明脉虚，风阳乘入。宜养血息肝。

酒炒全当归（三钱），酒炒木防己（一钱五分），酒炒杭白芍（一钱五分），酒炒桑寄生（三钱），甘杞子（三钱），火麻仁（三钱），大生地（四钱），桑椹子（三钱），柏子霜（三钱）。

风痹

（主风痹。出自《张聿青医案》）

初诊：经（右）节骱作痛，两膝尤甚，背腧板胀，必得捶久方舒。人之一身，必赖气血营养，惟营血不足，斯络隧空虚，而诸病俱作。背腧为诸脉所辖。皆由木旺水亏，少阴之真阴愈少，则少阳之木火愈盛，逼液为涕，烁金则喑。其病虽殊，其源则一。

酒蒸女贞子（三两），生甘草（五钱），大麦冬（二两），生白芍（一两五钱），酥炙虎胫骨（三两），甘杞子（三两），大生地（一两），白归身（一两五钱），酒炒怀牛膝（三两），大天冬（二两），大熟地（四两），干苁蓉（一两五钱），盐水炒菟丝子（三两），白茯苓（三两），炒萸肉（一两），泽泻（一两），盐水炒潼沙苑（三两），粉丹皮（二两），川石斛（四两），厚杜仲（三两），西洋参（二两），黑豆衣（二两），奎党参（三两），黑玄参肉（一两五钱），肥知母（二两），玉竹（一两五钱），炒木瓜（一两）。

加清阿胶三两，龟甲胶二两，鹿角胶二两，溶化收膏。

风痹

（主风痹。出自《张聿青医案》）

初诊：陈（左）息风养血，臂痛稍轻，脉缓微弦，重按少力。从前法兼补阳明。

炙熟地，阿胶珠，於术，归身，云茯神，甘杞子，炙绵芪，白芍，玉竹，夜合花。

二诊：脉渐柔软，臂痛略轻。仍守调补气血，气血一充，则调理自和。

大生地（四钱），炙绵芪（三钱），奎党参（三钱），杭白芍（酒炒一钱五分），阿胶珠（三钱），甘杞子（三钱），生於术（二钱），白归身（酒炒二钱），干苁蓉（一钱五分），川断肉（三钱），肥玉竹（三钱）。

风痹

（主风痹。出自《张聿青医案》）

初诊：高（左）　髀关作痛，以天晴霾为加减，湿也。

二妙丸（独活寄生二陈两汤煎汤送下）。

风痹

（主风痹。出自《张聿青医案》）

初诊：某，尻痛。

二妙丸（用二陈汤送下）。

风痹

（主风痹。出自《张聿青医案》）

初诊： 叶（右）向有偏左头痛。兹则背脊恶寒，遍身作痛。营血不足，风阳乘虚入络。暂为宣通。

川桂枝（二分），左秦艽（一钱五分），桑寄生（酒炒三钱），酒炒防己（一钱），全当归（二钱），白蒺藜（去刺炒，三钱），嫩桑枝（酒炒，三钱），橘皮络（各一钱），丝瓜络（酒炒，一钱五分）。

二诊： 身痛稍减，偏左头疼渐止，再和营血而息肝阳。

粉全归（酒炒，二钱），炙黑草（四分），桑叶（一钱），元参（三钱），杭白芍（酒炒，一钱五分），池菊花（一钱五分），丹皮（二钱），南枣（三枚），白蒺藜（去刺炒，三钱），黑豆衣（三钱）。

风痹

（主风痹。出自《张聿青医案》）

初诊： 顾（右）遍身酸痛稍减，而腿股仍觉恶寒，前法参以辛温。

桂枝（三分），川萆薢（二钱），左秦艽（一钱五分），茯苓（三钱），炒桑枝（四钱），防己（一钱五分），桑寄生（三钱），煨天麻（一钱五分），薏仁（三钱）。

二诊： 遍身酸痛大退。然仍肝阳上升，杂气冲，经脉抽掣，四肢厥逆。良以阳明脉络空虚，肝阳乘袭。再通补阳明，参以息肝。

奎党参（三钱），制半夏（一钱五分），炙黑草（四分），归身（二钱），淮小麦（五钱），麦冬（三钱），白芍（土炒，一钱五分），炒杞子（三钱），茯神（三钱），龙眼肉（四枚），大南枣（四枚）。

风痹

（主风痹。出自《张聿青医案》）

初诊：程（左）苦温辛烈，燥胃强脾，口中津液转滋。盖湿流气化，则清津方能上供。惟足肿身痛未松。良以风湿相搏，不能遽化。再作日就月将之计。

苍术（八分，麻油炒黄），连皮苓（三钱），五加皮（三钱），生薏仁（四钱），猪苓（二钱），泽泻（一钱五分），汉防己（五钱），川独活（一钱），牡蛎泽泻散（三钱，开水先服）。

第二节 风血痹

宋元

风血痹·防风散

（主风血痹。出《太平圣惠方·治风血痹诸方》）

治风血痹。皮肤不仁，宜服防风散方。

防风（二两，去芦头），甘草〔三（半）两，炙微赤，锉〕，独活（三分），当归（一两），赤茯苓（一两），秦艽（一两，去苗），茵芋（半两），桂心（三分），杏仁（半两，汤浸，去皮尖双仁，麸炒微黄）。

上件药，捣筛为散。每服四钱，以酒一中盏，入生姜半分，煎至六分，去滓，不计时候，温服。

风血痹·茵芋散

（主风血痹。出《太平圣惠方·治风血痹诸方》）

治风血痹。体虚，风邪入血，肌肤顽痹。宜服茵芋散方。

茵芋（一两），川乌头（半两，炮裂去皮脐），天雄（一两，炮裂去皮脐），石南（一两），附子（一两，炮裂去皮脐），桂心（一两），秦艽（一两，去苗），防风（一两，去芦头），踯躅花

（半两，醋拌匀炒干）。

上件药，捣细罗为散，每服，不计时候，以温酒调下一钱。

宋代

风血痹·地黄丸

（主风血痹。出《太平圣惠方·治风血痹诸方》）

治血风痹。走无定处，及诸风痹，宜服地黄丸方。

生干地黄（一两），泽泻（一两），山茱萸（一两），萆薢（一两，锉），薯蓣（一两），牛膝（一两，去苗），白术（三分），天雄（三分，炮裂去皮脐），蛴螬（三分，炙令微黄），干漆（三分，捣碎，炒令烟出），狗脊（三分，去毛），车前子（三分），茵芋（三分）。

上件药，捣罗为末，炼蜜和捣三五百杵，丸如梧桐子大，每服，不计时候，以温酒下二十丸。

第三节　风湿痹

唐代

风湿痹·千金诸风痹方

（主风湿痹。出自《外台秘要》）

病源风湿痹证之状，或皮肤顽厚，或肌肉酸痛，风寒湿三气杂至，合而成痹，其风湿气多，而寒气少者为风湿痹也。由血气虚则受风湿而成此病，久不瘥，入于经络，搏于阳经，亦变令身体手足不随，其汤熨针石，别有正方，补养宣导。今附于后，养生方导引法云。任纵臂不息十二通，愈足湿痹不任行，腰脊痛，又正卧叠两手者背，下伸两脚，不息十二通，愈足湿痹不任行，腰脊痛痹，有偏患者，患左压右足，患右压左足，久行，手亦如足，周行满十方止。又云：以手摩腹，从足至头，正卧伸臂导引，以手持引足住，任臂，闭气不息十二通，以疗痹湿不可任，腰脊痛。

桂心（一两），当归（一两），茯苓（一两），防风（一两），甘草（一两，炙），黄芩（一两），生姜（五两），秦艽（二分），葛根（二分），干枣（三十枚，擘），杏仁（五十枚，去皮尖）。

上十一味切，水酒各四升，煮取三升，分三服取汗。

风湿痹

（主风湿痹。出自《外台秘要》）

又疗风痹游走无定处，名曰血痹，大主之方。

萆薢（四分），薯蓣（四分），牛膝（四分），泽泻（四分），蛴螬（三分，熬），天雄（三分，炮），车前子（三分），干漆（熬，三分），白术（三分），地肤子（三分），山茱萸（五分），狗脊（三分），茵芋（一分），干地黄（十分）。

上十四味捣筛，蜜和丸，酒服如梧子十丸，日三服，稍稍加之，忌桃、李、雀肉、猪肉、冷水、芜荑等物。

风湿痹

（主风湿痹。出自《外台秘要》）

又白蔹散，疗风痹肿，筋急展转，易无常处方。

白蔹（二分），附子（一分，炮）。

上二味捣下筛，酒服半刀圭，日三不知，增至一刀圭，身中热行为候，十日便觉。忌猪肉、冷水。

风湿痹

（主风湿痹。出自《外台秘要》）

古今录验六生散，疗急风痹，身躯拘痛方。

生菖蒲（一斤，切），生地黄（一斤），枸杞根（一斤），生商陆根（一斤），生乌头（半斤），生姜（二斤）。

上六味，以淳酒渍之一宿，出曝干，复纳酒中，令酒尽，曝令燥，捣下筛，以清酒一升，服一钱匕，日再服之。忌猪羊肉、冷水、芜荑。

宋元

风湿痹·腰痛少力方

（主风湿痹。出自《太平圣惠方·治风湿腰痛诸方》）

治风湿痹。腰痛少力方。

牛膝（一两，去苗），桂心（三分），山茱萸（一两）。

上件药，捣细罗为散，每于食前，以温酒调下二钱。

风湿痹·麻黄散方

（主风湿痹。出自《太平圣惠方·治风湿痹不仁诸方》）

治风湿痹。面如针刺，身体不仁，汗出自短气，不能饮食，宜服麻黄散方。

麻黄（三两，去根节），芎䓖（一两），莽草（一两，微炒），当归（一两，锉，微炒），天雄（一两，炮裂去皮脐），桂心（一两），五加皮（一两），白术（一两），杏仁（一两，汤浸，去皮尖双仁，麸炒微黄）。

捣粗罗为散，每服四钱，以水一中盏，入生姜半分，煎至六分，去滓，不计时候，温服。

风湿痹·侧子散方

（主风湿痹。出自《太平圣惠方·治风湿痹不仁诸方》）

治风湿痹。皮肤不仁，手足无力，宜服侧子散方。

侧子（一两，炮裂去皮脐），五加皮（一两），磁石（二两，烧醋淬七遍，细研），甘菊花（半两），汉防己（半两），葛根（半两，锉），羚羊角屑（一两），防风（一两，去芦头），杏仁

（一两，汤浸，去皮尖双仁，麸炒微黄），薏苡仁（一两），赤芍药（半两），芎劳（半两），秦艽（半两，去苗），麻黄（一两，去根节），甘草（半两，炙微赤，锉）。

捣粗罗为散，每服四钱，以水一中盏，煎至六分，去滓，不计时候，温服。

风湿痹·狗脊散方

（主风湿痹。出自《太平圣惠方·治风湿痹不仁诸方》）

治风湿痹。四肢不仁，肌肉瞤动，举体无力，宜服狗脊散方。

狗脊（半两，去毛），附子（三分，炮裂去皮脐），薯蓣（三分），熟干地黄（三分），天雄（三分，炮裂去皮脐），王孙（三分），桂心（三分），山茱萸（三分），秦艽（三分，去苗），白蔹（三分）。

捣粗罗为散，每服四钱，以水酒各一中盏，煎至一盏，去滓，不计时候，分温二服。

风湿痹·麻黄散方

（主风湿痹。出自《太平圣惠方·治风湿痹不仁诸方》）

治风湿痹。肌肤不仁，宜服麻黄散方。

麻黄（二两，去根节），天门冬（三两，去心焙），汉防己（一两），海桐皮（一两，锉），丹参（一两），桂心（一两），侧子（半两，炮裂去皮脐），甘草（二两，炙微赤，锉）。

捣粗罗为散，每服四钱，以水一大盏，入生姜半分，煎至七分，去滓，不计时候，分温二服。

风湿痹·石斛散方

（主风湿痹。出自《太平圣惠方·治风湿痹不仁诸方》）

治风湿痹。脚弱拘挛，疼痛不能行，跌肿上膝，小腹坚，不能食，宜服石斛散方。

石斛（二两，锉去根节），附子（三分，炮裂去皮脐），独活（三分），天门冬（一两半，去心，焙），桂心（半两），桔梗（半两，去芦头），川椒（半两，去目及闭口者，微炒去汗），细辛（半两），麻黄（三分，去根节），山茱萸（半两），五味子（半两），前胡（三分，去芦头），白芷（半两），秦艽（三分，去苗），川乌头（半两，炮裂去皮脐），人参（半两，去芦头），天雄（半两，炮裂去皮脐），当归（三分，锉，微炒），防风（三分，去芦头），莽草（三分，微炙），白术（半两），杜仲（三分，去粗皮，炙令微黄，锉），干姜（半两，炮裂，锉）。

捣细罗为散，每服，不计时候，以温酒调下一钱，未效时，稍加之。

风湿痹·侧子散方

（主风湿痹。出自《太平圣惠方·治风湿痹不仁诸方》）

治气血虚。风邪湿痹，皮肤不仁，宜服侧子散方。

侧子（一两，以酒浸过，炮裂去皮脐），牛膝（一两，去苗），白僵蚕（一两，生用），天南星（一两，生用），海桐皮（一两，锉），狼毒（半两，以醋煮半日，细切，曝干），麝香（一分，细研）。

捣细罗为散，入麝香，都研令匀，每服，不计时候，以热豆淋酒调下二钱。

风湿痹·蚺（虫祁）散方

（主风湿痹。出自《太平圣惠方·治风湿痹不仁诸方》）

治风湿痹。身体四肢不仁，宜服蚺（虫祁）散方。

蚺（虫祁）（一两，微炒），侧子（一两，炮裂去皮脐），独活（一两），桑螵蛸（一两，微炒），踯躅花（半两，醋拌，炒令干），天南星（半两，炮裂），萆薢（一两，锉），天麻（一两），桂心（一两）。

捣细罗为散，每服，不计时候，以温酒调下一钱。

风湿痹·白花蛇丸方

（主风湿痹。出自《太平圣惠方·治风湿痹不仁诸方》）

治风湿痹。皮肤不仁，肢节疼痛，宜服白花蛇丸方。

白花蛇（一两，酒浸，炙微黄，去皮骨），干蝎（一两，微炒），仙灵脾（一两），茵芋（半两），川乌头（半两，炮裂去皮脐），天南星（半两，炮裂），天雄（一两，炮裂去皮脐），天麻（一两），桂心（一两），麻黄（一两，去根节），鹿角胶（一两，捣碎，炒令黄燥），萆薢（一两，锉），桑螵蛸（半两，微炒），雄黄（一分，细研），麝香（一分，研入）。

捣罗为散，都研令匀，用天麻三两，捣罗为末，以无灰酒一大盏，慢火熬成膏，用和药末，更捣五七百杵，丸如梧桐子大，每服，不计时候，用薄荷酒下二十丸。

风湿痹·天雄丸方

（主风湿痹。出自《太平圣惠方·治风湿痹不仁诸方》）

治风湿痹。手足挛急，皮肤不仁，宜服天雄丸方。

天雄（一两，炮裂去皮脐），麻黄（一两，去根节），天麻（一两），桂心（一两），天南星（三分，炮裂），羌活（一两），雄黄（半两，细研水飞过），腻粉（半两），干蝎（一两，微炒），麝香（一分，细研），朱砂（一两，细研水飞过），牛黄〔一两（分），细研〕，乌蛇（二两，酒浸，炙令黄，去皮骨）。

捣罗为末，入研了药令匀，炼蜜和捣三二百杵，丸如梧桐子大，每服，不计时候，以豆淋酒下十丸。

风湿痹·附子丸方

（主风湿痹。出自《太平圣惠方·治风湿痹不仁诸方》）

治风湿痹。精神昏沉，四肢缓弱，皮肤不仁，宜服附子丸方。

附子（一两，炮裂去皮脐），莽草〔半两，微炒（炙）〕，白花蛇（二两，酒浸，炙令黄，去皮骨），天南星（三分，炮裂），川乌头（半两，炮裂去皮脐），天麻（三分），干蝎（半两，微炒），桂心（三分），防风（半两，去芦头），薏苡仁（一两），枫香（一两），芎䓖（三分），草薢（一两），羌活（三分），仙灵脾（一两）。

捣罗为末。以糯米粥和捣三二百杵，丸如绿豆大，每服，不计时候，以荆芥汤下十丸，暖酒下亦得。

风湿痹·天蓼木丸方

（主风湿痹。出自《太平圣惠方·治风湿痹不仁诸方》）

治风湿痹。脚膝缓弱，宜服天蓼木丸方。

天蓼木（一两），天麻（半两），芎䓖（半两），独活（半两），细辛（半两），防风（半两，去芦头），藁本（半两），白附子（半两，炮裂），乌蛇〔一（二）两，酒浸，炙令黄，去皮骨〕，巴戟（半两），石斛（半两，去根），附子（半两，炮裂去皮脐），蛇床仁（半两），麝香（一分，细研），晚蚕蛾（半两，微炒）。

捣罗为末，炼蜜和捣三二百杵，丸如梧桐子大，每服，不计时候，以温酒下二十丸。

风湿痹·当归散方

（主风湿痹。出自《太平圣惠方·治风湿痹不仁诸方》）

治风湿痹。或手脚不遂，或风入五脏，恍恍惚惚，多语喜忘，又时恐怖，或肢节疼痛，头眩烦闷，或腰脊强直，腹满不食，宜服当归散方。

当归（一两，锉，微炒），川升麻（半两），川乌头（半两，炮裂去皮脐），天门冬（一两，去心，焙），五味子（半两），赤芍药（半两），远志（半两，去心），独活（半两），麻黄（一两，去根节），防风（半两，去芦头），芎䓖（半两），干姜（半两，炮裂锉），秦艽（一两，去苗），桂心（半两），大豆（一合，炒熟），石斛（半两，去根节），甘草〔一（三）分，炙微赤，锉〕，人参（半两，去芦头），白茯苓（二两），紫菀（半两，洗去苗土），石膏（一两），黄芪（半两，锉），杏仁（半两，汤浸，去皮尖双仁，麸炒微黄）。

捣粗罗为散，每服四钱，以水一中盏，煎至五分，去滓，入酒一合，更煎一两沸，不计时候，温服。

风湿痹·防风散方

（主风湿痹。出自《太平圣惠方·治风寒湿痹身体手足不遂诸方》）

治风湿痹。及偏风，身体手足不遂，筋脉挛急，宜服防风散方。

防风（一两，去芦头），白术（一两），芎䓖（一两），细辛（一两），羌活（一两），茵芋（一两），牛膝（一两，去苗），狗脊（一两，去苗），草薢（一两），薏苡仁（二两），麻黄（四两，去根节），侧子（一两，炮裂去皮脐），杏仁（一两，汤浸，去皮尖双仁，麸炒微黄），赤箭（一两），桂心（一两）。

捣筛为散，每服四钱，以水一中盏，入生姜半分，煎至六分，去滓，不计时候，温服。

风湿痹·天麻散方

（主风湿痹。出自《太平圣惠方·治风寒湿痹身体手足不遂诸方》）

治风湿痹。身体顽麻，皮肤瘙痒，筋脉急，言语謇涩，手足不遂，宜服天麻散方。

天麻（半两），白附子（半两，炮裂），羌活（半两），防风（半两，去芦头），牛膝（三分，去苗），麻黄（一两，去根节），芎䓖（半两），萆薢（三分，锉），独活（半两），当归（半两，锉，微炒），桂心（半两），干蝎（一分，微炒），白僵蚕（半两，微炒）。

捣细罗为散，每服，不计时候，暖竹沥酒调下二钱。

风湿痹·仙灵脾丸方

（主风湿痹。出自《太平圣惠方·治风寒湿痹身体手足不遂诸方》）

治风湿痹。肢节疼痛，身体手足不遂，宜服仙灵脾丸方。

仙灵脾（三分），防风（半两，去芦头），羌活（三分），白附子（三分，炮裂），天麻（一两），天南星（半两，炮裂），犀角屑（三分），木香（半两），槟榔（半两），羚羊角屑（三分），乳香（三分，细研），虎胫骨（三分，涂酥炙令黄），桂心（半两），附子（三分，炮裂去皮脐），当归（三分，锉，微炒），牛膝（三分，去苗），白僵蚕（半两，微炒），鹿茸（三分，涂酥炙令黄，去毛），石斛（三分，去根节），麝香（一分，细研），海桐皮（三分，锉），干蝎（半两，微炒），乌蛇〔三（二）两，酒浸，炙令黄，去皮骨〕。

捣罗为末，入研了药令匀，炼蜜和捣五七百杵，丸如梧桐子大，每服，于食前以温酒下三十丸。

风湿痹·萆薢丸方

（主风湿痹。出自《太平圣惠方·治风寒湿痹身体手足不遂诸方》）

治风湿痹。身体手足，收摄不遂，肢节疼痛，言语謇涩，宜服萆薢丸方。

萆薢（一两，锉），薏苡仁（一两），芎䓖（半两），海桐皮（三分），羌活（三分），天雄（一两，炮裂去皮脐），莽草（半两，微炒），天麻（半两），干蝎（一分，微炒），蝉壳（一分），天南星（半两，炮裂），白附子（半两，炮裂），踯躅花（三分，醋拌炒令干），当归（半两，锉微炒），牛膝（一两，去苗），川乌头（半两，炮裂去皮脐）。

捣罗为末，炼蜜和捣三五百杵，丸如梧桐子大，每服，食前以温豆淋酒，下二十丸。

风湿痹·天雄丸方

（主风湿痹。出自《圣济总录·诸痹门》）

治风湿痹，皮肉不仁，骨髓疼痛不可忍者，宜服天雄丸方。

天雄、附子（炮裂，去皮脐，各一两），桂（去粗皮，一两半），干姜（炮，三两），防风（去叉，三两）。

上五味，为细末，炼蜜丸如梧桐子大，每服二十丸，温酒下，日三夜一。

风湿痹·去毒丸方

（主风湿痹。出自《圣济总录·诸痹门》）

治风湿痹，腰脚疼痛不可忍，久不瘥者。宜服去毒丸方。

天雄（炮裂、去皮脐）、附子（炮裂、去皮脐）、桂（去粗皮，各一两），白僵蚕（直者，炒，三两），防风（去叉，三分）。

上五味，为细末，炼蜜丸如梧桐子大，每服二十丸，温酒下，日三夜一。

风湿痹·茯苓汤方

（主风湿痹。出自《圣济总录·诸痹门》）

治风湿痹留着不去，四肢麻，拘挛浮肿，宜服茯苓汤方。

赤茯苓（去黑皮）、桑根白皮（各二两），防己、桂（去粗皮）、芎䓖（各一两半），甘草（炙，三两），芍药、当归（切、焙）、麻黄（去根节，先煮，掠去沫，焙干，各一两半）。

上九味，粗捣筛，每服六钱匕，以水二盏，枣三枚劈破，同煎去滓，取一盏温服，空心临卧时。如欲出自汗，服药了以生姜热粥投之，汗出自慎外风。

风湿痹·摩风膏摩之方

（主风湿痹。出自《圣济总录·诸痹门》）

治风湿着痹，服药虽多，肌肉犹痹，宜服摩风膏摩之方。

防风（去叉）、羌活（去芦头）、芎藭、细辛（去苗叶）、蜀椒（去目并闭口者、炒出自汗）、当归、踯躅花（各半两），白蔹、白及、丹参、苦参、黑参、桂（去粗皮）、附子（去皮脐）、乌头（去皮脐）、皂荚（去皮）、莽草（各一分），杏仁（去皮尖并双仁，半两）。

一十八味，细锉如麻豆，以米醋二升拌匀，浸三宿，熬干，同腊月猪脂二斤，以文武火煎一日，绵滤去滓，瓷瓶贮，每用少许，点摩痹处，兼治一切风毒，其膏年岁深久者尤佳。

风湿痹·龙虎膏方

（主风湿痹。出自《圣济总录·诸痹门》）

治风湿着痹，肌肉厚，不知痛痒，宜服龙虎膏方。

龙骨（二两），虎骨（三两，酥涂，焙），当归（切、焙）、桂（去粗皮，各一两），皂荚（半斤，肥者去子）。

上五味，捣罗为末，先别用好肥皂荚十挺，以苦酒三升，挼取汁，去滓入铛中，煎减半，即入前药同煎如稀饧，入瓷合盛。每用少许，揩摩痹处。

风湿痹·防己汤方

（主风湿痹。出自《圣济总录·风湿痹》）

治风湿痹，肌肤不仁，体常汗出自恶风。宜服防己汤方。

防己（二两），白术（一两半），桂（去粗皮）、茵芋、丹参、五加皮（锉，各一两），牛膝（酒浸、切、焙）、细辛（去苗叶）、甘草（炙，各半两）。

上九味，粗捣筛。每服五钱匕，水一盏半，入生姜五片，煎至八分，去滓温服，不拘时候，日二。

风湿痹·海桐皮汤方

（主风湿痹。出自《圣济总录·风湿痹》）

治风湿痹不仁，肢体疼痛，宜服海桐皮汤方。

海桐皮、丹参、桂（去粗皮）、防己（各一两），甘草（炙）、麻黄（去根节）、天门冬（去心，焙，各二两），侧子（炮裂，去皮脐，半两）。

上八味，锉如麻豆。每服四钱匕，水一盏，入生姜五片，煎至七分，去滓温服，不拘时。

风湿痹·白花蛇丸方

（主风湿痹。出自《圣济总录·风湿痹》）

治风湿痹，四肢缓弱，皮肤不仁，精神昏愦。宜服白花蛇丸方。

白花蛇（酒浸，去皮、骨，炙，二两），薏苡仁、附子（炮裂、去皮脐）、萆薢、仙灵脾（各一两），羌活（去芦头）、天南星（炮）、天麻、桂（去粗皮）、芎䓖（各三分），莽草（微炙）、干蝎（去土、炒）、乌头（炮裂、去皮脐）、防风（去叉）、枫香脂（各半两）。

上一十五味，为细末，糯米粥和捣三百杵，丸如小豆大。每服十丸，荆芥汤或温酒下。

风湿痹·萆薢丸方

（主风湿痹。出自《圣济总录·风湿痹》）

治风湿痹，肢体疼痛，不能行步，宜服萆薢丸方。

萆薢（四两），牛膝（酒浸，切，焙，三两），丹参、附子（炮裂、去皮脐）、白术、枳壳（去瓤，麸炒，各二两）。

上六味，为细末，炼蜜丸如梧桐子大。每服三十丸，温酒下，不拘时。

风湿痹·苍耳饮方

（主风湿痹。出自《圣济总录·风湿痹》）

治风寒湿痹，四肢拘挛。宜服苍耳饮方。

苍耳（微炒，三两）。

上一味，为末。每服二钱匕，水一盏，煎至七分。去滓温服。

风湿痹·芍药饮方

（主风湿痹。出自《圣济总录·风湿痹》）

治风湿痹，身体疼痛，恶风微肿。宜服芍药饮方。

赤芍药、麻黄（去根节、先煮、掠去沫、焙）、天门冬（去心，焙，各三两），杏仁（去皮尖、双仁，炒，各五十枚）。

上四味，粗捣筛。每服五钱匕，水一盏半，入生姜一枣大（切），煎至八分，去滓，温服。

风湿痹·侧子浸酒方

（主风湿痹。出自《圣济总录·风湿痹》）

治风湿痹不仁，脚弱不能行。宜服侧子浸酒方。

侧子（炮裂、去皮脐）、牛膝（酒浸、切、焙）、丹砂、山茱萸（并子用）、杜仲（去粗皮、炙、锉）、石斛（去根）、萹蓄根（各二两），防风（去叉）、蜀椒（去目并闭口、炒汗出）、细辛（去苗叶）、独活（去芦头）、秦艽（去苗土）、桂（去粗皮）、芎䓖、当归、白术、茵芋（去粗茎，各一两半），五加皮（二两半），薏苡仁（炒，半斤），干姜（炮，一两）。

上二十味，锉如麻豆大，以生绢囊贮，用清酒三斗浸，春夏三四宿，秋冬六七宿。初服三合，日再，稍加之，以知为度。

风湿痹·巨胜浸酒方

（主风湿痹。出自《圣济总录·风湿痹》）

治风湿痹，脚膝无力，筋挛急痛。宜服巨胜浸酒方。

巨胜（炒，一升半），薏苡仁（炒，半升），生干地黄（二两）。

上三味，锉令匀细，生绢囊贮，以酒二斗浸，春夏三五日，秋冬六七日。每服五合，空心临卧温服。

风湿痹·牛膝大豆浸酒方

（主风湿痹。出自《圣济总录·风湿痹》）

治久患风湿痹，筋挛膝痛。兼理胃气结聚，止毒热，去黑痣面，润皮毛，宜服牛膝大豆浸酒方。

牛膝（酒浸，切，焙，一斤），大豆（紧小者，炒熟，一斤），生地黄（洗，切，一斤）。

上三味，拌匀，同蒸一馈倾出，绢囊贮，以酒三斗浸经宿，每服三合至五合，空心、日午、夜卧温服。

风湿痹·陈元膏方

（主风湿痹。出自《圣济总录·风湿痹》）

治风湿痹。宜服陈元膏方。

当归（生）、附子（生、去皮脐）、天雄（生、去皮脐）、乌头（生，去皮脐，各一两半），生地黄（一斤，捣取汁）、细辛（去苗叶）、干姜（生）、芎䓖（各一两），桂（去粗皮）、白芷（生用、留一块不锉）、丹砂（别研，各半两），雄黄（别研，一两一分），醋（一斤半），松脂（四两），猪脂（不中水者，去筋膜，别炼，五斤）。

上一十五味，除二味研者并地黄汁、猪脂、松脂、醋等相次入外，余锉切如豆粒，先将地黄汁与醋拌匀，浸一宿，取猪脂、松脂同于净器中煎，常令小沸，候白芷色黄，停温，用浓绵滤去滓，瓷合盛，入雄黄、丹砂末，熟搅至凝止。每用涂摩病处。凡修合无令小儿、妇人及鸡犬见。

风湿痹·涂摩膏方

（主风湿痹。出自《圣济总录·风湿痹》）

治风湿痹、肌肉痹，四肢挛急、疼痛，日久不瘥，令机关纵缓，不能维持身体，手足不随。宜涂摩膏方。

牛膝（去苗）、芍药、芎䓖、当归、白术、白芷、蜀椒（去目并合口）、厚朴（去粗皮）、雷丸、半夏（汤浸七遍去滑）、桔梗（炒）、细辛（去苗叶）、吴茱萸、桂（去粗皮）、附子（炮裂、去皮脐）、木香、大腹、槟榔（各一两），酥（二两），驼脂（三两），腊月猪脂（三斤）。

上二十一味，除后三味外，并细切，量药多少，以酒渍一宿，先炼猪脂成膏去滓，后尽入众药，以慢火从旦煎至晚，其膏成，以绵裹滤去滓，再入铛中，投酥并驼脂，候稍搅匀，以瓷器盛。每不拘多少，以药摩之，摩经七日，即歇三两日再摩之。

宋代

风湿痹·萆薢丸

（主风湿痹。出自《圣惠方》）

治风湿痹，身体手足，收摄不遂，肢节疼痛，言语謇涩。宜萆薢丸。

萆薢、薏苡仁、天雄（炮去皮脐）、牛膝（去苗，各一两），当归（锉微炒）、莽草（炙）、天麻、天南星（炮）、白附子（炮）、芎䓖、川乌头（各半两，炮去皮），海桐皮、羌活、踯躅花（各三分，醋拌炒干），干蝎（炒）、蝉壳（各一分）。

上为末，炼蜜和捣三五百杵，丸如桐子大，每食前，豆淋酒下二十丸。

风湿痹·防风汤

（主风湿痹。出自《圣惠方》）

治风寒湿痹，筋脉挛急，及偏风身体手足不遂，宜防风汤。

防风（去皮）、薏苡仁（各三两），麻黄（去根节煮、焙干、四两），白术、芎䓖、细辛（去苗叶）、羌活（去芦）、茵芋（去粗皮）、狗脊（去毛）、牛膝（酒浸焙）、萆薢、侧子（炮去皮脐）、杏仁（去皮双仁炒黄）、赤箭、桂（去粗皮，各一两）。

上锉如麻豆，每服四钱，水一盏，生姜三片，同煎至八分，去滓温服，不拘时候。

风湿痹·乌头汤

（主风湿痹。出自《本事方》）

治风冷湿痹，留于筋脉，拘挛不得转侧，亦治脚气。宜乌头汤。

大乌头、细辛、川椒、甘草、秦艽、附子、官桂、白芍药（各七分），干姜、白茯苓、防风、当归（各一两），川蜀椒（一两三钱半）。

元代

风湿痹·黄芪酒

（主风湿痹。出自《世医得效方·大方脉杂医科》）

治风湿痹，身体顽麻，皮肤瘙痒，筋脉挛急，言语謇涩，手足不遂，时觉不仁，宜服黄芪酒。

黄芪（去芦）、防风（去芦）、官桂（不见火）、天麻、萆薢、白芍药、当归（去芦）、云母粉、白术、茵芋叶、木香（不见火）、仙灵脾、甘草、川续断（各一两）。

上锉散，以生绢袋盛，以酒一斗浸之，春五日，夏三日，秋七日，冬十日。每服一盏，温暖服之，不拘时候。常令酒气相续为佳。

风湿痹·木瓜虎骨丸

（主风湿痹。出自《瑞竹堂方》）

治风寒湿客于营卫，合而成痹，脚重不仁，疼痛少力，足下隐痛，不能踏地，腰膝筋挛，不能屈伸，及项背拘急，手臂无力，耳内蝉鸣，头旋目眩，及脚气诸证，行步艰难，并宜服之，宜木瓜虎骨丸。

木瓜、麒麟竭（研）、没药（研）、虎胫骨（涂酒炙）、木香、自然铜（醋淬七次）、枫香脂、骨碎补（去毛）、当归（切焙）、甜瓜子、败龟（酥炙去裙襕）、桂（各一两），安息香（一两，汤酒入药），乳香（研，半两），地龙（去土，二两）。

上除研药外，为细末拌匀，酒面糊为丸，如梧桐子大，每服三十丸，空心木瓜汤下，温酒亦得，渐加至五十丸，忌食冷物、湿面、诸血等物。

风湿痹·换腿丸

（主风湿痹。出自《瑞竹堂方》）

治足三阴经虚，为风寒暑湿进袭，挛痹缓弱，上攻胸胁背，下注脚膝疼痛，渐成风湿脚气，行步艰辛，手足如火，上气喘急，饥不思食。宜换腿丸。

薏苡仁（炒）、石南叶、石斛、牛膝（去苗酒浸）、萆薢（炒）、天南星（炒）、羌活（去芦）、防风（去芦）、黄芪（去芦蜜炙）、当归（去苗酒浸）、天麻（去苗）、续断（各一两半），槟榔（二两半），木瓜（四两）。

上为末，酒煮面糊为丸，如梧桐子大，每服五十丸，温酒汤下，一方加苍术、川芎各一两，橘皮汤下。

现代

风湿兼瘿瘤

平素久患胃病，食欲不振，大便燥结，又患甲状腺肿大，经常心悸。本年初睡卧肘，两肩受风，疼痛不能举臂，经治疗未见效逐渐发展，八个月以来由肩至臂并延及两腿足踝无处不痛，西医检查诊断为风湿性关节炎。

舌苔薄黄，脉沉滑而数。

辨证立法：风湿为患，遍历关节，气血受阻，不通成痛，法宜疏风通络为治，兼施软坚散结以除瘿瘤。

处方：杭白芍 10 克，片姜黄 6 克，油松节 24 克，川桂枝 3 克，桑寄生 15 克，金狗脊 15 克，生熟地各 15 克，嫩桑枝 15 克，全瓜蒌 24 克，北细辛 3 克，酒地龙 4 克，风化硝 6 克，春砂仁 3 克，左秦艽 3 克，淡海藻 10 克，淡昆布 10 克，山慈菇 10 克。

二诊：前方服二剂，肩臂疼痛大减，两腿足踝症状依然，心悸好转。

处方：前方去片姜黄，加炮甲珠 10 克，川桂仲 6 克，续断 6 克。

三诊：连服四剂，下肢疼痛亦减轻，行动有力，拟于丸方服一个月。

按：本例患者除具风湿病的典型症状疼痛外，尚有大便燥结、苔薄黄、脉滑数等症，属于气血实证候，故以通络疏风法为治。方用桑枝、桂枝、酒地龙、地甲珠通经络以痛。片姜黄治风痹臂痛甚效，李时珍已论及。地龙治历节风痛，尤其治下肢疼痛为良。油松节祛风除湿、活络止痛，治脚痛、利关节，常用于治疗关节炎。

第四节 寒湿痹

宋元

寒湿痹·石斛散方

（主寒湿痹。出自《圣济总录·诸痹门》）

治寒湿痹，着而不散，四肢不仁，脚弱拘挛，或疼痛不能行，跌肿上膝，少腹坚不欲食，宜服石斛散方。

石斛（去根，二两），天门冬（去心，一两半焙，锉），附子（炮裂，去皮脐，三分），独活（去芦头，三分），桂（去粗皮，半两），桔梗（炒）、蜀椒（去目及闭口、炒出自汗）、细辛（去苗叶，各半两），麻黄（去根节，三分），山茱萸、五味子、白芷（各半两），前胡（去芦头）、秦艽（去土，各三分），乌头（炮裂、去皮脐）、人参、天雄（炮裂、去皮脐，各半两），当归（切、焙）、防风（去叉）、莽草（微炙，各三分），白术（半两），杜仲（去粗皮，炙，锉，三分），干姜（炮，半两）。

上二十三味，捣罗为散，每服二钱匕，温酒调下，未知稍稍加之，不拘时。

寒湿痹·侧子汤方

（主寒湿痹。出自《圣济总录·诸痹门》）

治寒湿痹留着不去，皮肤不仁，手足无力。宜服侧子汤方。

侧子（炮裂、去皮脐）、五加皮（各一两），磁石（煅、醋淬七遍）、羚羊角（镑）、防风（去叉）、薏苡仁、麻黄（去根节）、杏仁（汤浸，去皮尖、双仁，麸炒，各一两），甘菊花、防己、葛根、赤芍药、芎、秦艽（去苗土）、甘草（炙）各半两）。

上一十五味，锉如麻豆，每服三钱匕，水一盏，煎七分，去滓温服，不拘时。

寒湿痹·附子丸方

（主寒湿痹。出自《圣济总录·诸痹门》）

治寒湿痹留着不去，四肢缓弱，皮肤不仁，精神昏塞。宜服附子丸方。

附子（炮裂，去皮脐，一两），莽草（微炙，半两），白花蛇（酒浸，去皮、骨，炙，二两），天南星（炮，三分），乌头（炮裂，去皮脐，半两），天麻（三分），干蝎（炒，半两），桂（去粗皮，三分），防风（去叉，半两），薏苡仁、枫香脂（各一两），芎䓖（三分），萆薢（一两），羌活（去芦头，三分），仙灵脾（一两）。

上一十五味，捣罗为末，以糯米粥和捣数百杵，丸绿豆大。每服十丸，荆芥汤或温酒吞下，不拘时。

寒湿痹·天雄浸酒方

（主寒湿痹。出自《圣济总录·诸痹门》）

治寒湿着痹，皮肉不仁，甚至骨髓疼痛者。宜服天雄浸酒方。

天雄（炮裂、去皮脐）、附子（炮裂、去皮脐，各一两），防风（去叉）、独活（去芦头）、当归（切、焙）、白术（各二两），五加皮、芎䓖、桂（去粗皮）、干姜（炮，各一两半）。

上一十味，锉如麻豆，以夹绢囊盛，用无灰清酒一斗浸，春夏五日，秋冬七日。每温饮一盏，任性加减，以知为度。

寒湿痹·干蝎散方

（主寒湿痹。出自《圣济总录·诸痹门》）

治寒湿痹留着不去，四肢不仁。宜服干蝎散方。

干蝎（炒）、侧子（炮裂、去皮脐）、独活（去芦头）、桑螵蛸（炒，各一两），踯躅花（醋拌、炒）、天南星（炮，各半两），萆薢（锉）、天麻、桂（去粗皮，各一两）。

上九味，捣罗为散，每服一钱匕，温酒调下，不拘时。

寒湿痹·肉苁蓉丸方

（主寒湿痹。出自《圣济总录·诸痹门》）

补骨髓，治寒湿。肉苁蓉丸方。

肉苁蓉（酒浸，切，焙，一两），獭肝（一具，涂酥炙，切）、柴胡（去苗）、秦艽（去苗土，各三分），巴戟天（去心）、黄芪（锉，各一两），人参（半两），白茯苓（去黑皮，三分），熟干地黄（切，焙，半两），泽泻、附子（炮裂、去皮脐，各三分），远志（去心，一两），山芋、蒺藜子（炒去角，各半两），石斛（去根，三分），厚朴（去粗皮、姜汁炙）、五味子、桂（去粗皮）、桃仁（汤浸去皮尖双仁、炒、别研）、丁香、木香（各半两），当归（切，焙，三分），芍药、陈橘皮（汤浸去白、焙）、赤石脂、槟榔、白术、干姜（炮）、郁李仁（汤浸去皮尖、炒、研）、甘草（炙、锉）、牡丹皮、蜀椒（去目并闭口者、炒出自汗）、山茱萸、芎䓖、牡蛎（炒，各半两）。

上三十五味，捣研为末，再和匀炼蜜，和杵数百下，丸如梧桐子大。每服温酒下三十丸，不拘时，日三服。

第五节　风寒痹

宋元

风寒痹·虎骨散方

（主风寒痹。出自《圣济总录·风冷痹》）

治中诸风毒，冷痹偏枯不随，骨节疼痛，手足挛踠。宜服虎骨散方。

虎骨（酥炙黄）、败龟（酥炙黄，各一两），何首乌（酒

蘸、去黑皮）、羌活（去芦头，各半两），当归（细切、焙干）、
芎劳、牛膝（去苗、酒浸、切、焙）、秦艽（去苗土，各三
分），附子（炮裂，去皮脐，半两），威灵仙（洗、焙）、原蚕
沙（炒，各三分），延胡索（与糯米同炒，米赤为度，半两），
皂荚（去黑皮并子，炙黄，一两），槟榔（煨三分），生干地黄
（焙，一两）。

上一十五味，捣罗为散，每服温酒调下三钱匕，不拘时。

风寒痹·菖蒲散方

（主风寒痹。出自《圣济总录·风冷痹》）

治风冷痹，身体俱痛，宜服菖蒲散方。

菖蒲（锉）、生地黄（去土、切）、枸杞根（去心，各四
两），乌头（炮裂，去皮脐，二两，锉），生商陆根（去土、切，
四两），生姜（薄片，切，八两）。

上六味，以清酒三升，渍一宿曝干，复纳酒中，以酒
尽干为度，曝干，捣筛为细散，每服空心温酒调一钱匕，
日再服。

风寒痹·萆薢丸方

（主风寒痹。出自《圣济总录·风冷痹》）

治风冷痹，游走无定处，亦名血痹。宜服萆薢丸方。

萆薢、山芋、牛膝（去苗、酒浸、焙）、泽泻（各一两），
熟干地黄（焙，二两半），地肤子、干漆（碎、炒令烟）、狗脊
（去毛，各三分），白术（半两），茵芋（一分）。

上一十味，捣罗为细末，炼蜜和丸，如梧桐子大，每服空
心温酒下二十丸，日再。

风寒痹·防风汤方

（主风寒痹。出自《圣济总录·风冷痹》）

治风冷痹，身体不随。四肢麻，不觉痛痒，不能言语。宜

服防风汤方。

防风（去叉）、麻黄（去节，先煎，掠去沫，焙，各三两），石膏、黄芩（去黑心）、芎䓖、当归（切，焙，各一两），杏仁（去双仁、皮尖，熬，四十枚），桂（去粗皮）、熟干地黄（焙）、甘草（炙，锉，各一两）。

上一十味，粗捣筛。每服五钱匕，水一盏半，煎至一盏，去滓，空心温服，日再。

风寒痹·白蔹散方

（主风寒痹。出自《圣济总录·风冷痹》）

治风冷痹肿筋急，展转移易不常，宜服白蔹散方。

白蔹（二两），附子（炮裂，去皮脐，一两）。

上二味，捣罗为散，每服空心温酒调下二钱匕。

风寒痹·羌活饮方

（主风寒痹。出自《圣济总录·风冷痹》）

治风冷痹，膝冷疼，颇觉无力，宜服羌活饮方。

羌活（去芦头，一两半），防风（去叉，二两），五加皮（锉，一两），赤芍药（二两），薏苡仁（一两），羚羊角（镑，三分），槟榔一枚（鸡心者，焙），磁石（火煅，醋淬，五两）。

上八味，粗捣筛，每服五钱匕，水一盏半，入生姜五片，煎至一盏，去滓，空心温服。

现代

阳气不充寒痹

去年一月间曾患腰痛，连及右腿酸楚，不能直立，夜间痛甚不能安眠。曾住协和医院四十余日，近月余，斯症再发，已服西药及注射药针，并经针灸治疗，未见好转。

舌质淡，苔薄白，脉象沉迟。

辨证立法：风寒之部，入侵络道，阳气不充，寒凝致痛。腰为肾府，需强腰肾，温命门，以逐寒邪。

处方：杭白芍 12 克，金狗脊 15 克，宣木瓜 10 克，川桂枝 6 克，大熟地 10 克，茯苓茯神各 10 克，川附片 10 克，春砂仁 3 克，乌蛇肉 24 克，北细辛 3 克，油松节 30 克，川杜仲 10 克，沙藜芦 10 克，劳功叶 15 克，川续断 10 克，白藜芦 10 克，酒川芎 4.6 克，炙甘草 10 克，虎骨胶 6 克（易烊兑服）。

二诊：服二剂无变化，药为未及也，拟前方加重药力。

处方：杭白芍 6 克，川桂枝 6 克，川附片 10 克，破故纸 10 克，巴戟天 10 克，川杜仲 10 克，川续断 10 克，大熟地 10 克，春砂仁 3 克，北细辛 3 克，左秦艽 6 克，乌蛇肉 24 克，苓神各 10 克，白薏仁 18 克，炙草节 10 克，虎骨胶 6 克（易烊兑服）。

三诊：前方服三，疼痛减轻，腰脚有力。

处方：前方加黄芪 24 克，追地风 10 克，千年健 10 克，威灵仙 10 克，去茯苓、茯神、薏苡仁。

四诊：药服三剂，更见好转，基本已不疼痛，行动便利，拟用丸方巩固。

处方：以三诊处方三剂，共研细面，炼蜜为丸，每丸重 10 克，早、午、晚各服 1 丸。

按：本案为寒重于风湿痛痹，寒气凝结，阳气不行，施师用温阳补肾为主兼除风湿。初用未效，药力未及之故，仿安肾丸意以桂枝附子汤加巴戟天、破故纸之类强腰肾，益元阳，再服数剂疗效遂显。

肾阳虚弱寒痹证

半年以来，两腿足踝寒冷疼痛，逐渐加重，近来阴囊亦感湿冷，少腹时痛，饮食二便尚无变化。舌质淡，苔薄白，脉沉迟而涩。

辨证立法：寒湿入侵，肾阳不充，病邪深入及骨，沉寒痛冷，积久难除，温暖下元以解积寒。

处方：川附片 10 克，大熟地 10 克，金狗脊 15 克，杭白芍 10 克，北细辛 3 克，炙甘草 3 克，川桂枝 6 克，春砂仁 3 克，盐小茴 6 克，巴戟天 6 克，盐荔核 10 克，胡芦巴 6 克，川楝子 6 克，盐橘核 10 克，台乌药 6 克。

二诊：服二剂无大变化，证寒痼冷非能速效，前方加仙灵脾 6 克，再服四剂。

三诊：前方服四剂，少腹未痛，两腿寒冷见效，加破故纸 6 克，炙黄芪 18 克，汉防己 10 克，去川楝子、狗脊。

四诊：服四剂，两腿足踝之寒冷感较前减轻，阴囊湿冷亦有好转。

每日早服桂附八味丸 1 丸，晚服参茸卫生丸 1 丸。服一个月，白水送服。

按：前案与本案均为寒重于风湿，但前案寒侵及络，本案则深及于骨，立法同属温肾逐寒，而用药极有分寸，前案着重温肾阳通经络，本案则为力图解寒凝、兴肾阳，故均能收效。

第六节　风寒湿痹

宋元

风寒湿痹·当归摩膏方

（主风寒湿痹。出自《圣济总录·诸痹门》）

治诸风寒湿骨肉痹痛。宜服当归摩膏方。

当归（切、焙）、细辛（去苗叶，各一两半），桂（去粗皮，一两），生地黄（一斤切，研，绞取汁），天雄（十枚，去皮脐，生用），白芷（三分，留一块不锉，全用），芎䓖（半两），丹砂（研，一两），干姜（炮，三分），乌头（去皮脐，生用，一两三分），松脂（四两），猪脂（五斤，别炼，去滓）。

上一十二味，先将八味锉如大豆粒，以地黄汁浸一宿，与猪脂、松脂同慢火煎，候至留者一块白芷黄色，以厚绵滤去滓，瓷合盛，入丹砂末，不住搅，至凝即止。每用药用火炙手，摩病处千遍。

风寒湿痹·茵芋浸酒方

（主风寒湿痹。出自《圣济总录·诸痹门》）

治风寒湿痹，皮肉不仁，骨髓疼痛不可忍。宜服茵芋浸酒方。

茵芋（去粗茎）、萆薢、蜀椒（去目并闭口、炒出自汗）、狗脊（去毛）、桂（去粗皮）、附子（炮裂，去皮脐，各一两）、牛膝（去苗、酒浸、切、焙）、石斛（去根）、生姜（各一两半）。

上九味，咀，以生绢袋贮，以酒一斗，浸经三两宿，每服一盏或二盏，温服。服尽酒一半，更可添新酒浸之。觉药味淡，即再合。

风寒湿痹·楮实丸方

（主风寒湿痹。出自《圣济总录·风湿痹》）

治风冷湿痹，腰脚不利。宜服楮实丸方。

楮实（六两），桂（去粗皮）、干姜（炮）、枳壳（去瓤、麸炒，各一两半），牛膝（酒浸，切，焙三两），槟榔（锉，二两半）。

上六味，捣罗为末，炼蜜和丸，如梧桐子大，每服三十丸，食前温下，日三。

风寒湿痹·菖蒲散方

（主风寒湿痹。出自《圣济总录·风湿痹》）

治风湿冷痹，身体俱痛。宜服菖蒲散方。

菖蒲、生地黄、枸杞根、商陆根（生者，各四两），乌头（炮裂，去皮脐，二两），生姜（半斤）。

上六味，细锉，以清酒二斗，渍一宿曝干，复纳酒中如此，以酒尽为度，曝干，捣罗为散。每空腹暖酒调一钱匕，日二服。

风寒湿痹·防己饮方

（主风寒湿痹。出自《圣济总录·风湿痹》）

治风寒湿痹，四肢挛急，或身体浮肿。防己饮方。

防己、桑根白皮（锉）、桂（去粗皮）、麻黄（去根节，各三两），白茯苓（去黑皮，四两）。

上五味，粗捣筛，每服五钱匕，水一盏半，煎至八分，去滓，温服，不拘时。

风寒湿痹·巴戟汤方

（主风寒湿痹。出自《圣济总录·风湿痹身体手足不随》）

治风寒湿痹，脚膝疼痛，行履不得。宜服巴戟汤方。

巴戟天（去心，一两半），五加皮（一两），萆薢（微炒）、牛膝（去苗、酒浸、切、焙）、石斛（去根，各三分），防风（去叉）、白茯苓（去黑皮，各九钱），附子（炮裂，去皮脐，一两），甘草（微炙，三分）。

上九味，锉如麻豆，每服五钱匕，水二盏，煎取一盏，去滓，空心食前温服，日二夜一。

清代

风寒湿痹

（主风寒湿痹。出自《种福堂公选良方·公选良方》）

治太阳风寒头痛及半边头痛。

生姜三片。

将桑皮纸包好，水湿，入灰火中煨热，乘热将印堂、两太阳各贴一片，以带缠之，立愈。

风寒湿痹

（主风寒湿痹。出自《种福堂公选良方·公选良方》）

治半边头痛，因风寒而起者更效。

肉桂心（一分），麝香（二厘），人言（一厘），北细辛（半分），辛夷（半分），胡椒（十粒）。

共为末，用枣肉捣丸，如豌豆大一粒，放膏药中心，贴准太阳穴内，一日见效。如壮年火盛者，愈后服黄芩、大黄泻火，即日自愈。

又：白芷，细辛，石膏，乳香（去油），没药（去油）。

上等分为末。吹入鼻中。左痛吹右，右痛吹左。

又：此治暑天甚怕风，亦欲绵裹头，极重之症。

用鹅儿不食草阴干，将上好烧酒浸一宿，日间晒干，晚间又浸，如此七次。若右边痛，将此草塞右鼻，左痛塞左鼻，约一时许，鼻流冷水尽即愈。

风寒湿痹·箭风方

（主风寒湿痹。出自《种福堂公选良方·公选良方》）

或头项手足筋骨疼痛、半身不遂等疾，照方一服即愈，真仙方也。宜箭风方。

山甲（一钱，炒研），白薇（二钱），泽兰（三钱）。

酒煎服。

风寒湿痹

（主风寒湿痹。出自《种福堂公选良方·公选良方》）

治一切麻木痹证，痛风历节。

虎骨，木通。

煎汤，频频多吃即愈。

风寒湿痹

（主风寒湿痹。出自《种福堂公选良方·公选良方》）

治痛风历节，四肢疼痛。

用醋磨硫黄敷之，或用葱白杵烂炒热烫之。

又：红花、白芷、防风（各五钱），威灵仙（三钱）。

酒煎服取汗，三服全愈。

风寒湿痹

（主风寒湿痹。出自《种福堂公选良方·公选良方》）

治脚气足疾，肿痛拘挛。

川牛膝，威灵仙。

各等分为末，蜜丸，每服五十丸，空心服。

风寒湿痹·治痹方

（主风寒湿痹。出自《种福堂公选良方·公选良方》）

真茅山苍术五斤，洗净泥垢，先以米泔水浸三宿，用蜜酒浸一宿，去皮，用黑豆一层，拌苍术一层，蒸二次，再用蜜酒蒸一次，用河水在砂锅内熬浓汁去渣，隔汤炖滴水成珠为度，每膏一斤，和炼蜜一斤，白汤调服。一老人专用此方，寿至八十余，身轻体健，甚于少年。

风寒湿痹·治风寒湿痹药酒方

（主风寒湿痹。出自《种福堂公选良方·公选良方》）

川羌（一钱），川桂枝（一钱），归身（一钱五分），秦艽（一钱），金毛狗脊（一钱五分），虎骨（一钱五分），防风（一钱），杜仲（二钱），川断（一钱），川芎（八钱），晚蚕沙（二钱），熟附子（一钱）。

加桑枝三钱，生姜一大片，大枣二枚，陈酒二斤浸，煎服。

风寒湿痹

（主风寒湿痹。出自《种福堂公选良方·公选良方》）

治湿气初起法。

嫩松枝，小松秧（不拘多少）。

将二味入石臼内捣烂，倾入陈酒，绞取浓汁，炖热随量饮醉，醒时痛即止，多饮几次更好。

风寒湿痹·九制松香膏

（主风寒湿痹。出自《种福堂公选良方·公选良方》）

上好片松香（三斤，用清水煮烊，拉拔过倾去水，再换水煮，再拉拔换水，如此以十遍为度，将松香研末，用姜汁、葱汁、白凤仙汁、烧酒、闹杨花汁、商陆根汁、韭菜汁、童便，挨次将松香拌浸透晒干，做八次制过，其第九次，将好醋少许不可多，再拌松香晒干，研极细末）。川乌、草乌、苍术、上肉桂、白芥子、干姜、蓖麻子（以上各四两），血余（八两）。

另用桐油三斤浸药，春五、夏三、秋七、冬十日，熬枯滤去渣再熬，先入广胶四两，俟溶化后，将制过松香末，筛入收之，离火入樟冰一两，待冷入麝香二钱，搅匀收贮，摊贴神效。

风寒湿痹·见现膏

（主风寒湿痹。出自《种福堂公选良方·公选良方》）

专治风寒湿气，骨节疼痛，历节痛风，痿痹麻木不仁，鹤膝风，偏头风，漏肩风等症，并治跌仆闪锉等伤，阴症无名肿毒，已破烂者勿贴，小儿孕妇勿贴。

活短头发（晒干，二两，用壮年人剃下者），大黄、灵仙、雄鼠粪（各一两），川乌、草乌、刘寄奴（各八钱），土鳖虫（大者三十个），羌活、独活、红花、蛇床子、苍术、当归、生南星、生半夏、白芥子、桃仁（各五钱）。

上十八味，俱切碎。

风寒湿痹·集宝疗痹膏

（主风寒湿痹。出自《种福堂公选良方·公选良方》）

川乌、草乌、南星、半夏、当归、红花、羌活、独活、大黄、桃仁（各四钱），山甲（一两），白芷（五钱），肉桂（一两），麻油（一斤），葱汁（一碗），姜汁（一碗），松香（一斤），陀僧（二两），硫黄（半斤）。

上收煎好，加乳香、没药、血竭、胡椒、樟冰、细辛、牙皂末各二钱，若加商陆根、凤仙、闹羊花、鲜烟叶、鲜蒜、鲜豨莶等汁更妙。

风寒湿痹·摩风膏

（主风寒湿痹。出自《种福堂公选良方·公选良方》）

治风毒攻注筋骨疼痛。

蓖麻子（净肉，研，一两），川乌头（生去皮，五钱），乳香（一钱半，研）。

上以猪油研成膏，烘热涂患处，以手心摩之，觉热如火效。

风寒湿痹·治寒湿气方

（主风寒湿痹。出自《种福堂公选良方·公选良方》）

真白芥子研烂，陈窨醋调摊厚双皮纸上，做夹纸膏，以针密密刺孔，先将新棉花薄薄铺一层，放在患处，然后将夹膏贴在棉花上，片时即似火燃，热过即揭去，棉花以薄为妙。此膏不可预制，须要临时调合，摊就即贴。

第七节　痛风

元代

痛风·四物汤

（主痛风。出自《丹溪手镜·痛风》）

痛风，血久得热，感寒冒湿不得运行，所以作痛，夜则痛甚，行于阴也，亦有血虚痰逐经络上下作痛，用四物汤。

桃仁，牛膝，陈皮，甘草，白芷，黄芩（又本是茯苓），草龙胆。

在上属风，加羌活，威灵仙二倍，桂枝一倍。

在下属湿，加牛膝、防己、木通，黄柏二倍。

血虚加芎归，佐以桃仁、红花。

气虚加参术、败龟板。

有痰加南星。

明代

痛风

（主痛风。出自《仁术便览·痛风》）

陈皮，半夏，茯苓，甘草，黄芩（酒炒），羌活，苍术，白芷，川芎，当归，香附。

上水二盏，姜三片，煎服。在臂痛加薄桂、威灵仙；在腿加牛膝、防己；肥人因痰者加南星；瘦人血虚者加黄柏、生地、芍药；湿者加白术；肢节痛脉涩数者，是瘀血，加桃仁、红花、当归、川芎、大黄，微利之。因于风者，用续命汤。

痛风·参五秦艽汤

（主痛风。出自《寿世保元·痛风》）

参五秦艽汤。

当归（三钱），赤芍（酒炒，七分），苍术（童便浸，一钱），生地黄（酒浸，一钱），萆薢（一钱），黑狗脊（去毛根，二钱），川芎（七分），羌活（一钱五分），秦艽（去芦，一钱五分），川独活（一钱），五加皮（二钱），黄连（姜汁炒，一钱），黄柏（酒炒，一钱），红花（酒洗，八分），黄芩（酒炒，一钱五分），黄芪（酒炒，二钱），人参（二钱），牛膝（去芦，酒浸，一钱五分），杜仲（每一两用茴香一钱盐一钱水二钟拌炒，此用二钱），生甘草（二分）。

上锉。桃枝七根，每长一寸半。灯心七根，水煎。临服入童便、好酒各一盏。空心温服，渣再煎服。忌酒、面、鲤鱼、湿热、羊、鹅。

痛风·羌活汤

（主痛风。出自《万病回春·痛风》）

羌活汤治痛风症。

羌活、苍术（米泔浸）、黄芩（酒炒）、当归、芍药（炒）、茯苓（去皮）、半夏（姜汁炒）、香附（各一钱半），木香（另研）、陈皮（各七分），甘草（三分）。上锉一剂，姜三片，水煎服。风痛加防风；湿痛加苍术；热痰痛倍酒芩、瓜蒌、枳实、竹沥；血虚痛加生地黄；上痛加白芷、威灵仙；下痛加黄柏、牛膝；痛甚加乳香；发热加柴胡；小便短涩加木通；手臂痛加薄桂。凡骨节疼痛，如寒热发肿块者，是湿痰流注经络，与痛风同治法。若医迟不散，则成脓矣，外用敷药。一切痛风，肢节痛者，痛属火，肿属湿，不可食肉。肉属阳火，能助火，食则下有遗溺，内有瘀块，虽油炒热物鱼面，切以戒之。所以膏粱之人，多食煎炒、炙爆、酒肉热物蒸脏腑，所以患痛风、恶毒、痈疽者最多。肥人多是痰湿，瘦人多是痰火。

痛风

（主痛风。出自《苍生司命·痛风方》）

通治痛风方，治上中下痛风。

黄连、苍术、南星（各二两），神曲、台芎（各一两），防己、白芷、桃仁（各五钱），桂枝、威灵仙、羌活（各三钱），胆草（钱半），酒红花（钱半）。

神曲糊丸梧子大，空心下五六十丸。

清代

痛风

（主痛风。出自《名家方选·痛风》）

治痛风方，治剧症。

忍冬（二钱），木通、芍药、川芎（各二钱），大黄（酒制）、牛膝（各一钱五分），甘草（五分），土骨皮（三钱），羌活（二钱九分）。

上九味，分为七剂。七日服尽。

第八节　白虎历节风

明代

白虎历节风·羌活续断汤

（主白虎历节风。出自《古今医统大全·通治白虎历节风剂》）

羌活续断汤治一切白虎历节风，手足肢节肿痛如锥。

羌活、川续断、牛膝（酒洗）、防风、当归（酒洗）、川芎（各一钱），薄桂（三分），秦艽、川乌（各五分），苍术（米泔浸、炒）、麻黄、甘草节、枳壳（麸炒）、穿山甲（各七分）。

上水二盏、姜三片、葱一根，煎一盏，不拘时服，取汗。

白虎历节风·海桐皮散

（主白虎历节风。出自《古今医统大全·通治白虎历节风剂》）

海桐皮散治历节走注，骨节疼痛。

海桐皮，独活，萆薢（盐水浸焙），虎胫骨（酥油炙），当归，川芎，天麻，防风，麻黄，枳壳，芍药，甘草，川乌（炮去皮脐），薄桂，桃仁（泡去皮尖），杜仲（姜汁，炒），松节，麝香（炒许，另研），牛膝（酒洗）。

上咀，每剂五钱，水二盏、姜三片、枣二枚煎服。

白虎历节风·虎骨散

（主白虎历节风。出自《古今医统大全·通治白虎历节风剂》）

虎骨散治白虎，肢节痛不可忍。

虎骨（酥炙，一两），白花蛇（酒浸、取肉）、天麻、防风、当归、牛膝（酒洗）、桂心（各一两），全蝎（去足，五钱），甘草（炙，五分），白僵蚕（去丝嘴，炒）、乳香（另研，二钱），麝香（另研，五分）。

上为细末，每服二钱，酒调下，豆淋酒尤妙。

白虎历节风·没药散

（主白虎历节风。出自《古今医统大全·通治白虎历节风剂》）

没药散治白虎历节流注，筋骨疼痛。

没药（五钱），独活、防风、蔓荆子、当归、川芎、桂心、晚蚕砂、赤芍药（各七钱），虎胫骨（一两，酥炙）。

上为末，每服二钱，食前温酒调下。

白虎历节风·蠲痛丸

（主白虎历节风。出自《古今医统大全·通治白虎历节风剂》）

蠲痛丸一名麝香丸，治诸风历节痛，手足不测，疼痛肿满。无贵贱苦之，此是风之毒害者也。

川乌（一个，生用），黑豆（十七粒，去皮，生），全蝎

（十四枚，去毒），地龙（去土，五钱），麝香（五分，另研）。

上为末，酒糊丸，梧桐子大。每服十五丸，临睡空心冷酒下，微汗。

白虎历节风·摄风酒

（主白虎历节风。出自《古今医统大全·通治白虎历节风剂》）

摄风酒，治白虎历节风，诸风湿流注，鹤膝腿风，一切风痰证。

乌药、寻风藤（各五钱），五加皮（一两），虎胫骨、石楠藤、三角枫、青木香、骨碎补、当归、苍术、川续断、威灵仙、羌活、北细辛（各二钱），青藤根（一根），清乳香（二钱），川牛膝、防风、甘草节、苏木（各五钱），南木香（二钱），石薜荔（五钱），川乌头（一个，只用一分），生姜（一两）。

上咀，以绢袋盛之，以无灰酒一坛入药于内，固封坛口。入滚水慢火煮一时，取起放地上，三日开服。日三次，随量饮。夏月只煮半料，酒一小坛。

白虎历节风·金刀如圣散

（主白虎历节风。出自《古今医统大全·通治白虎历节风剂》）

金刀如圣散治三十六种一切口眼㖞斜，半身不遂，遍体游风，白虎历节疼痛，立效。

川乌（炮）、草乌（炮，各二两），防风、荆芥、麻黄、天麻、苍术、何首乌、当归、川芎、细辛、石斛、人参、甘草（各三钱），全蝎、朱砂、雄黄（各二钱）。

上为细末，每服五分，卧时温茶下。如久病者，初服三分，随加至五分，看虚实加减。

白虎历节风·青龙妙应丸

（主白虎历节风。出自《古今医统大全·通治白虎历节风剂》）

青龙妙应丸治诸风拘急，遍体游走疼痛无时，百药不效。

穿山甲（十五片，石灰炒），全蝎（三十枚，去毒），地龙（去土，一两），蜈蚣（十条，生用），草乌（一两，生），僵蚕（炒，五钱），五灵脂（五钱），没药（五钱，另研），乳香（五钱，另研）。

上为末，酒糊丸，绿豆大，青黛为衣。每服二十丸，空心盐汤下。

第九节　历节

汉代

历节·羌活汤方

（主历节。出自《华佗神方·四〇六九·华佗治历节风神方》）

治历节风。身体骨节疼痛，不可屈伸，举动不遂，羌活汤方。

羌活（去芦头，三两），桂（去粗皮）、芍药、熟干地黄（焙）、葛根（锉）、麻黄（去根节煎，掠去沫，焙，各二两），甘草（炙，锉，一两半），防风（去叉）、当归（切、焙）、芎劳（各一两）。

上一十味，粗捣筛，每服五钱匕，水一盏半，酒半盏，入生姜一、枣大切，同煎至一盏，去滓温服，空心日午夜卧各一。

历节·黄芪汤方

（主历节。出自《华佗神方·四〇六九·华佗治历节风神方》）

治历节风。日夜疼痛。黄芪汤方。

黄芪（四两），防风（去叉）、附子（炮裂，去皮脐，各一两半），芎劳（一两），麻黄（去根节煎，掠去沫，焙，五两），当归（焙，一两），甘草（炙，锉，半两），芍药（一两）。

上八味，锉如麻豆，每服五钱匕，水一盏半，入枣二枚去核，生姜一分劈碎，煎至一盏，去滓温服，空心日午夜卧各一。

历节·茯苓汤方

（主历节。出自《华佗神方·四〇六九·华佗治历节风神方》）

治历节风。手足曲戾，言语错乱。茯苓汤方。

赤茯苓（去黑皮）、防风（去叉）、当归（焙）、白前、干姜（炮裂）、甘草（炙，锉，各二两），独活（去芦头，三两），远志（去心）、附子（炮裂、去皮脐）、人参（各一两）。

上一十味，锉如麻豆，每服先用水三盏，黑豆半匙，枣二枚劈破，生姜半分，煎至一盏半，去滓，入药末五钱匕，煎至一盏，去滓温服，空心日午夜卧各一。

历节·附子汤方

（主历节。出自《华佗神方·四〇六九·华佗治历节风神方》）

治历节风疼痛。日夜不可忍。附子汤方。

附子（炮裂，去皮脐，一两），黄芪（四两），甘草（炙，锉，半两），麻黄（去根节煎，掠去沫，焙，五两），防风（去叉，半两）。

上五味，锉如麻豆，每服四钱匕，水一盏半，枣二枚去核，生姜一、枣大劈碎同煎，至一盏，去滓温服。日二夜一。

历节·紫桂汤方

（主历节。出自《华佗神方·四〇六九·华佗治历节风神方》）

治历节风疼痛不可忍。紫桂汤方。

桂（去粗皮）、防己、赤茯苓（去黑皮）、芍药（各四两），人参（二两），乌头（炮裂，去皮脐，七枚），白术（四两），甘草（炙，锉，五两），防风（去叉，三分），当归（焙，一两半）。

上一十味，锉如麻豆，每服三钱匕，水一盏，酒少许，生姜半分，同煎至七分，去滓温服，空心日午临卧各一。

历节·防己汤方

（主历节。出自《华佗神方·四〇六九·华佗治历节风神方》）

治历节风举体疼痛。防己汤方。

防己、白术（各四两），桂（去粗皮）、赤茯苓（去黑皮）、人参、甘草（炙，锉，各三两），附子（炮裂，去皮脐，半两）。

上七味，锉如麻豆，每服四钱匕，水一盏半，生姜半分，煎至一盏，入醋少许搅匀，去滓温服，当觉身热痹，未觉加药末如前法煎，空心并二服，如人行五里再服，用热姜粥投，汗出慎外风。

历节·人参汤方

（主历节。出自《华佗神方·四〇六九·华佗治历节风神方》）

治历节风疼痛。日夜发歇，不可忍。人参汤方。

人参（三两），白术（四两），桂（去粗皮）、防己、甘草（炙，锉，各三两），乌头（炮裂，去皮脐，七两），防风（去叉，三分），赤茯苓（去黑皮，二两）。

上八味，锉如麻豆，每服四钱匕，水一盏半。生姜三片，同煎至一盏，入醋少许，更煎三四沸，去滓温服，日二夜一，当觉热痹，未觉加药末并醋如前煎服，觉热痹即止。

历节·知母汤方

（主历节。出自《华佗神方·四〇六九·华佗治历节风神方》）

治历节风身体四肢疼痛如脱落或肿，按之皮急，头眩身热闷，欲呕吐，知母汤方。

知母（二两），防风（去叉）、桂（去粗皮，各三两），白术（五两），芍药、甘草（炙，锉，各三两），附子（炮裂，去皮脐，二两）。

上七味，锉如麻豆，每服五钱匕，水二盏，生姜三片，煎至一盏，去滓温服，日三夜一。

历节·秦艽汤方

（主历节。出自《华佗神方·四〇六九·华佗治历节风神方》）

治历节风骨节疼痛，日夜不可忍。秦艽汤方。

秦艽（去苗土）、防风（去叉，各二两），黄芪（锉，三两），附子（炮裂，去皮脐，一两），麻黄（去根节煎，掠去沫，焙，四两），当归（切，焙，一两）。

上六味，锉如麻豆，每服五钱匕，水一盏半，生姜三片，同煎至一盏，去滓温服，空心并二服，临卧并二服，厚覆微出汗，慎外风。

历节·白术汤方

（主历节。出自《华佗神方·四〇六九·华佗治历节风神方》）

治历节风四肢疼痛，不可忍。白术汤方。

白术、防己（各三两），附子（炮裂，去皮脐，半两），桂（去粗皮）、人参（各三两），甘草（炙，锉，二两半），当归（焙）、芍药（各一两）。

上八味，锉如麻豆，每服四钱匕，水一盏半，生姜三片，煎至一盏，入醋少许，更煎三四沸，去滓温服，当觉体中热痹，未觉加药末并醋如前煎服。

历节·防风汤方

（主历节。出自《华佗神方·四〇六九·华佗治历节风神方》）

治历节风。周身百节疼痛，腰脚痿弱。防风汤方。

防风（去叉，二两），白术（一两），白鲜皮（二两），桂（去粗皮，一两三分），黄芪（锉，二两），薏苡仁（炒，三两）。

上六味，粗捣筛，每服四钱匕，水一盏半，生姜三片，煎至一盏，去滓温服，日三夜一。

历节·麝香丸方

（主历节。出自《华佗神方·四〇六九·华佗治历节风神方》）

治历节风疼痛发歇，不可忍。麝香丸方。

蛴螬（湿纸裹煨熟，研，三枚），壁虎（研，三枚），地龙（去泥研，五条），乳香（研，一分），草乌头（三枚，生去皮），木香（半两），麝香（研，一钱），龙脑（研，半钱）。

上八味，将草乌头、木香捣罗为末，合研匀为丸，如干入少酒煮面糊，如梧桐子大，每服三十丸，临卧乳香酒下。

历节·乌头丸方

（主历节。出自《华佗神方·四〇六九·华佗治历节风神方》）

治历节风筋挛骨痛，不得屈伸。乌头丸方。

乌头（烧存性）、藿香（去梗）、缩砂（炒去皮）、白芷、甘松（去土酒浸）、干姜（炮，各二两），芎䓖、天麻、当归（切，焙，各一两），雄黄（研，一分）。

上一十味，捣罗为末，炼蜜丸如小弹子大，空心午时临卧茶酒任嚼下一丸。

历节·没药散方

（主历节。出自《华佗神方·四〇六九·华佗治历节风神方》）

治历节风百骨节疼痛，昼夜不可忍。没药散方。

没药（研，半两），虎胫骨（酒炙，三两）。

上二味，捣研为末，每服二钱匕，温酒调下，日三服，不计时候。

历节·透关散方

（主历节。出自《华佗神方·四〇六九·华佗治历节风神方》）

治历节风四肢挛急，疼痛难忍，短气汗出。透关散方。

麻黄根（五两），天南星（炮）、威灵仙（去土，各半两），草薢、当归（切焙）、人参、天麻（各一两），赤小豆

（水浸去皮，焙，半升）。

上八味，捣罗为末，每服半钱，或一钱匕，温酒调下，食后临卧服。

历节·古圣散方

（主历节。出自《华佗神方·四〇六九·华佗治历节风神方》）

治历节风筋脉拘挛，骨节疼痛。古圣散方。

漏芦（去芦头，半两，麸炒），地龙（去土炒，半两）。

上二味，捣罗为末，先用生姜二两取汁，蜜二两，同煎三五沸，入好酒五合，以瓷器盛，每用七分盏，调药末一钱半匕，温服不拘时。

历节·杜仲丸方

（主历节。出自《华佗神方·四〇六九·华佗治历节风神方》）

患此者，历节疼痛，不可忍，屈伸不得。由饮酒腠理汗出当风所致。亦有血气虚受风邪而得之者。宜用独活、羌活、松节等份，用酒煮，空心服。

历节·锡蔺脂丸方

（主历节。出自《华佗神方·四〇六九·华佗治历节风神方》）

治风寒客搏血气，凝涩不通，历节疼痛，甚者短气汗出，肢节不得屈伸。锡蔺脂丸方。

锡蔺脂、白僵蚕（炒）、芎劳、藿香叶、天南星（炮）、白芷、甘松（去土）、乳香（研）、枫香脂（研）、骨碎补（去皮毛，各半两），乌头（新汲水浸一宿、去皮脐、切、焙干）、羌活（去芦头）、自然铜（煅，醋淬，各一两），糯米（炒令黑色，二两）。

上一十四味，捣研为末，煮糯米粥为丸，如梧桐子大，每服五丸至七丸细嚼，炒地黄酒下，食后临卧服。

历节·独活散方

（主历节。出自《华佗神方·四〇六九·华佗治历节风神方》）

治历节风。独活散方。

独活（去芦头，一两半），玄参（一两），生犀角（屑，二两），升麻（三两），恶实根（锉，半两），豉（二合），生干地黄（锉，半两）。

上七味，捣罗为散，每服三钱匕，空腹煎米饮调下，日二。

历节·乳香大丸方

（主历节。出自《华佗神方·四〇六九·华佗治历节风神方》）

治气血衰弱，风毒攻注，历节疼痛，乳香大丸方。

乳香（研）、没药（研，各一两），五灵脂（去砂石，四两），乌头（炒裂，去皮脐，一两半）。

上四味各捣研为末，再同和匀，滴水和丸，如小弹子大，以丹砂为衣，每服一丸，研薄荷酒化下，日三服。

历节·当归羌活方

（主历节。出自《华佗神方·四〇六九·华佗治历节风神方》）

当归羌活汤，散兼补，治历节风证。

当归（二钱），川芎（一钱），白芍（酒炒）、羌活、独活（各一钱五分），炙草（七分）。

加生姜二片，煎。热加黄芩、黄柏各一钱。寒加肉桂四分，制附子六七分或一钱。小便不利，加茯苓一钱五分。又五积散治历节风初起，兼头痛、恶寒、发热者，为新受之邪，宜服。方在痹证内。

历节·玉竹汤方

（主历节。出自《华佗神方·四〇六九·华佗治历节风神方》）

玉竹汤治历节风，久服辛热之药不愈，用此方为柔润息肝风之法。

生黄芪、阿胶（蛤粉炒珠）、直僵蚕（酒洗）、菊花（各一钱五分），黑芝麻、蒺藜、当归须（各一钱），玉竹（一钱五分），炙甘草（七分）。

水煎。凡久病不愈，切不可徒用风药，宜大补气血，用十全大补汤各一钱，加真桑寄生三钱，制附子七分，姜汁、竹沥各半酒杯，冲药服。久病所服之方，所有金银花、刺蒺藜、钩藤钩等药，均宜加入。

历节·乌头汤

（主历节。出自（《金匮要略·中风历节病脉证并治》）

味酸则伤筋，筋伤则缓，名曰泄；咸则伤骨，骨伤则痿，名曰枯；枯泄相搏，名曰断泄。营气不通，卫不独行，营卫俱微，三焦无所御，四属断绝，身体羸瘦，独足肿大。黄汗出，胫冷。假令发热，便为历节也。病历节，不可屈伸，疼痛，乌头汤主之。

乌头汤方

川乌（五枚，咀，以蜜二升，煎取一升，即出乌头），麻黄（三两），黄芪（三两），芍药（三两），甘草（二两，炙）。

上五味，咀，四味以水三升，煎取一升，去滓，内蜜煎中，更煎之，服七合，不知，尽服之。

第十节　中风历节

中风历节·桂枝芍药知母汤方

（主中风历节。出（《金匮要略·中风历节病脉证并治》）

此历节病由气血两虚而致者也。风湿相搏，四肢肢节皆痛，即历节病也。身体尪羸，邪盛正衰也；脚肿如脱，气绝于下也；头眩短气，气虚于上也；温温欲吐，气逆于中也。此三焦气血两虚，故本汤主祛风湿而温气血。

桂枝芍药知母汤方

桂枝（四两），芍药（三两），知母（四两），防风（四两），麻黄（二两），附子（二两，炮），白术（五两），甘草（二两），生姜（五两）。

上九味，以水七升，煮取二升，温服七合，日三服。

此方桂枝、芍药、甘草，即桂枝汤也。《伤寒论》风伤卫者，用以解肌和荣。麻黄、桂枝、白术、甘草，即麻黄加术汤也（但少杏仁），为发汗祛风湿、缓正气之剂。桂枝、附子、白术、甘草，即桂枝附子汤、甘草附子汤二方也，《伤寒论》皆治风湿相搏、骨节疼烦之药。推而广之，小续命汤亦祖其意而加减之者也（小续命汤通治风痉之剂，但加人参、杏仁、防己三味，其用黄芩，即知母之意）。今由主治之意而论之，则桂枝、麻黄、防风，祛风湿以攘外，白术、甘草益脾气以补中，生姜散逆，芍药、知母养阴，附子生用则温经散寒，熟用则益阳除湿。此一方而数方俱焉，精义备焉，诚治历节病之圣方也。

第十一节　热痹

秦汉

热痹·升麻汤

（主痹。出《素问·痹论》）

阳气多，阴气少，阳热遭其阴寒，故痹。脏腑热，扇然而闷也。

升麻汤　主之：治热痹，肌肉热极，体上如鼠走，唇口反纵，皮色变，兼诸风皆治。

升麻（三两），茯神（去皮），人参，防风，犀角（镑），羚羊角（镑），羌活（各一两），官桂（半两）。

上为末，每服四钱，水二盏，生姜二块（碎）、竹沥小许，同煎至一盏，温服，不计时候。

热痹·防风汤丸

（主痹。出《素问·痹论》）

防风汤丸 治热痹。

防风，羌活，茯神，五加皮，枳实，牛膝，桂心，麦门冬，人参，玄参，薏苡仁，生地黄，芍药，丹参（各一两），槟榔（二两），磁石（四两，火煅醋淬），大黄，松子仁，木香。

上为末，炼蜜丸、梧桐子大。每服三十丸，空心温酒下。

宋元

热痹·石南散方

（主风痹。出自《圣济总录·热痹》）

治热痹，肌肉热极，体上如鼠走，唇口反坏，皮肤色变，兼治诸风。宜服石南散方。

石南叶（洒醋微炒）、山芋（各一两），黄芪（锉，三分），天雄（炮裂，去皮脐，一两），山茱萸（一两半），桃花（生用）、菊花（未开者，炒，各三分），真珠（别研，一分），石膏（别研）、升麻（各一两），甘草（炙，锉，三分），葳蕤（锉，一两），丹砂（一分别研，仍与真珠、石膏末一处同研极细）。

上一十三味，除别研外，将十味捣罗为末，次入所研者药拌匀。每服一钱匕，空心温酒调下，日二夜一，渐加至二钱匕。

热痹·升麻汤方

（主风痹。出自《圣济总录·热痹》）

治热痹，宜服升麻汤方。

升麻、射干、甘草（炙、锉）、芎䓖、人参（各二两），赤小豆（炒，三合），生姜（薄切、焙）、麦门冬（去心、焙）、葳蕤（各三两）。

上九味，粗捣筛。每服四钱匕，以水二盏，生地黄汁半合，青竹叶十五片，同煎至一盏半，去滓温服，不拘时候。

热痹·防风丸方

（主风痹。出自《圣济总录·热痹》）

治热痹，宜服防风丸方。

防风（去叉）、羌活（去芦头）、茯神（去木）、牛膝（酒浸、切、焙）、桂（去粗皮）、人参、枳壳（去瓤、麸炒）、五加皮（锉）、芍药、丹参、薏苡仁、玄参、麦门冬（去心、焙）、生干地黄（焙，以上各一两），磁石（煅，醋淬，四两），槟榔（锉，二两），松子仁、大黄（锉、炒）、木香（各半两）。

上一十九味，捣罗为末，炼蜜和丸如梧桐子大。每服温酒下三十丸，加至四十丸，空心食前。

热痹·生地黄汤方

（主风痹。出自《圣济总录·热痹》）

治热痹，宜服生地黄汤方。

生地黄（研取汁）、竹沥、荆沥（各一升），羌活（去芦头）、防风（去叉，各三两），附子（一枚重者，炮，去皮脐，别破之）。

上六味，除前三味外，余三味锉如麻豆。每服三钱匕，水一盏半，地黄汁、竹沥、荆沥各少许，同煎数沸，去滓取一盏，温服，不计时候。

现代

热痹

开始形似外感，发热、身痛，服成药无救，旋即肘、膝、踝各关节灼热样疼痛日甚，四肢并见散在性硬结之红斑，诊为风湿性关节炎。体温逐渐升至 38℃ 不退，行动不便，痛苦万分，大便燥，小溲赤，唇干口燥。

舌质绛红，无苔，脉沉滑而数。

辨证立法：内热久郁，外感风寒，邪客经络留而不行。阴气少，阳独盛，气血沸腾，溢为红斑，是属热痹，急拟清热活血，祛风湿法治之。

处方：鲜生地 12 克，忍冬花 10 克，左秦艽 6 克，鲜茅根 12 克，忍冬藤 10 克，汉防己 10 克，牡丹皮 10 克，紫地丁 15 克，甘草节 4.5 克，紫丹参 10 克，紫草根 6 克，桑寄生 12 克，嫩桑枝 12 克，黑芥穗 6 克，紫雪丹 10 克。

二诊：药服二剂，热少退，病稍减，拟前方加山栀 6 克，赤芍药 10 克，赤茯苓 10 克。

三诊：前方服二剂，大便通，体温降至 37.2℃，疼痛大减，红斑颜色渐退。

处方：原方去紫雪丹、忍冬藤、紫地丁，加当归 10 克，松节 10 克，白薏仁 12 克。

按：热痹之证，临床并非少见，清血热、祛风湿为其治法。施师对于此症，选用紫草及黑芥穗，紫草活血凉血且治斑疹，利九窍，清血热之毒。芥穗炒黑入血分，能引血中之邪由表而去，并能通利血脉止筋骨痛，尤其加用紫雪丹疗效更速，因紫雪丹中有麝香，无处不达，止痛颇效，现代医学诊断之结节性红斑及急性风湿热者可以参考使用。

湿热痹冲剂（片剂）

【药物组成】防风、防己、地龙、萆薢、苍术、黄柏、生苡米、川牛膝、威灵仙、连翘、忍冬藤。

【功效主治】清热利湿，疏风通络。主治湿热型痹证。症见肌肉关节疼痛拒按，局部灼热红肿，得冷则舒，关节屈伸不利，甚则步履艰难不能活动，或伴发热、口渴、烦闷不安等全身症状。

【规格用法】冲剂，每袋10g，1次1袋；片剂，每片重0.25g，1次3～6片，1日2～3次，温开水送服。

第十二节　风湿热痹

现代

风湿血热兼外感

素患风湿性关节炎，屡经治疗，时愈时发，近因产后匝月，周身骨节又现疼痛，下午发热，尤以入夜为重，有时鼻衄，头晕，有痰，大便秘结，小溲短赤。

舌质红，苔薄白，脉现浮紧而数。

辨证立法：素患风湿，病邪滞留于筋骨，产后血虚，邪从热化，加之新感外寒，热为寒郁，气不得通，周身关节疼痛。邪热上炎，溢为鼻衄。大便秘，小便赤，均是热郁之象。法当清血热，疏表邪，通脉络，祛风湿治之。

处方：赤白芍各6克，粉丹皮6克，豨莶草12克，银柴胡4.5克，紫丹参10克，东白薇4.5克，嫩青蒿4.5克，左秦艽4.5克，瓜蒌子10克，瓜蒌根10克，黑芥穗6克，油当归12克，鲜生地15克，片姜黄4.5克，嫩桑枝12克，桑寄生12克，鲜茅根 15 克，油松节 24 克，炙草节 6 克。

二诊：药服二剂，鼻衄已止，午启发热渐退，周身筋骨疼痛减轻，大便干燥。

处方：前方去白薇、瓜蒌根子、丹皮、丹参，加鲜石斛 10 克，炒山栀 6 克，全瓜蒌 24 克，风化硝 6 克，晚蚕砂 10 克，炒皂角子 10 克。

三诊：药服四剂，发热退，身痛减，前方去银柴胡、青蒿、黑芥穗，再服四剂。

按：久患风湿病，常因外感而引起急性发作，本案即是一例。病邪稽留筋骨，外束风寒，热为寒郁，气不得通，血燥上逆，用药不可偏于散风，以免风功火势，又不能温热逐寒，引发血气翻腾。应以清血热，疏表邪，通络脉，祛风湿为法治之，服药十剂，症状全消。

风湿入络气血阻滞肩痛

左肩背疼痛，项强不适，运用不如，时已三月之久，近感头晕心悸。

舌苔薄白，脉象沉涩。

辨证立法：风湿入侵经络，宿留不去，逐渐血行瘀滞，阻抑气血流畅，因而致痛。拟通络活血法治之。

处方：羌独活各 3 克，杭白芍 10 克，酒地龙 10 克，生熟地各 6 克，炒远志 10 克，桑寄生 15 克，北细辛 1.5 克，旋覆花 6 克，嫩桑枝 15 克，春砂仁 3 克，片姜黄 10 克，川芎 1.5 克，炙草节 6 克，川桂枝 4.5 克，酒当归 10 克。

二诊：前方服三剂，头晕心悸好转，肩臂疼痛减轻。前方加指迷茯苓丸 6 克，随药送服。

三诊：服三剂，肩臂颈项疼痛均减，已能自己梳头，运动较前自如，前方不变，再服四剂。

按：风湿入络，必致影响血行流畅，不通则痛，应用活血通络治之。旋覆新绛汤、独活寄生汤加减，为本案始终未变之治法。风湿化痰，入阻络道，而至臂痛不能抬举者，指迷茯苓丸甚效，二诊以后即加用之，前后十剂病情均除。现代医学中的肩关节周围炎可参考中医辨证，用指迷茯苓丸治之。

风湿化热湿热下注

病起于去年夏末，两膝关节肿胀，经第三医院治疗，诊为风湿性关节炎。今年八月以来，两膝关节、足跗肿胀疼痛，影响睡眠，口渴而又思饮，手心足心均感发热，饮食二便尚属正常。

辨证立法：病起夏末，感受风湿，脾湿不运，遂行下注，温热蕴郁，致使关节、足跗肿胀而痛，手足心热为阴分郁热，拟清热利湿法为治。

处方：茅苍术6克，黑豆衣12克，怀牛膝6克，酒地龙10克，川黄柏10克，桑寄生15克，赤茯苓10克，嫩桑枝15克，赤小豆18克，豨莶草12克，汉防己10克，花槟榔6克，功劳叶10克，草梢3克。

二诊：服药四剂，肿胀渐消，痛热未除，仍守原意，加清阴分之热。

处方：赤白芍各10克，地骨皮10克，炒山栀10克，北柴胡4.5克，炒丹参6克，鲜生地10克，嫩青蒿4.5克，炒丹皮6克，鲜石斛10克，东白薇6克，桑寄生15克，嫩桑枝15克，油松节24克，左秦艽4.5克，草节6克。

三诊：前方服四剂，热痛均减，肿胀大消，拟于丸药巩固。

处方：每日早晚各服豨莶丸10克，晚间加服牛黄清心丸1丸。

按：湿邪日久，化热下注，足跗关节肿胀疼痛，影响睡眠，初诊以三妙丸为主方，加利湿清热之剂，服药后，湿热稍退，二诊加用育阴之药，除其阴分之热，再服四剂，结果显著。

第十三节　腰痛

宋元

腰痛·牛膝汤方

（主腰痛。出自《圣济总录·腰痛门》）

治风寒湿伤著腰脚冷痹不仁，或疼痛，宜服牛膝汤方。

牛膝（酒浸、切、焙）、独活（去芦头）、防风（去叉）、当归（切、炒）、白茯苓（去黑皮）、羚羊角屑、桂（去粗皮）、酸枣仁（微炒，各一两），附子（炮裂，去皮脐，二两）。

上九味，锉如麻豆，每服三钱匕，水一盏，煎至七分，去滓，温服，不拘时。

腰痛·萆薢散方

（主腰痛。出自《圣济总录·腰痛门》）

治腰脚冷痹不仁，行步无力，宜服萆薢散方。

萆薢（二两），桂（去粗皮，三分），杜仲（去粗皮，锉，炒，一两）。

上三味，捣罗为散，每服二钱匕，温酒调下，不拘时候。

腰痛·独活汤方

（主腰痛。出自《圣济总录·腰痛门》）

治腰脚冷痹不仁，无力，宜服独活汤方。

独活（去芦头）、附子（炮裂，去皮脐，各一两），麻黄（去根节）、杏仁（去皮尖双仁，麸炒，各半两），桂（去粗皮）、甘草（炙、锉）、葛根、芍药、瓜蒌根、防风（去叉，各三分），杜仲（去粗皮，切、炒，一两），熟干地黄（焙，二两）。

上一十二味，锉如麻豆大，每服三钱匕，水七分，酒五分，同煎八分，去滓，温服，不拘时。

腰痛·独活酒方

（主腰痛。出自《圣济总录·腰痛门》）

治腰脚冷痹，不仁疼痛，宜服独活酒方。

独活（去芦头，半两），杜仲（去粗皮，切，炒，一两），当归（切，焙，半两），芎䓖（半两），熟干地黄（焙，半两），丹参（一两一分）。

上六味，细锉，用酒五升，瓷瓶内浸密封，以重汤煮一二时辰，取出候冷开封，每温一盏服，不拘时，常令如醉，不能饮酒者，量多少饮之。

腰痛·杜仲酒方

（主腰痛。出自《圣济总录·腰痛门》）

治肾虚冷或感寒湿，腰脚冷痹，或为疼痛，宜服杜仲酒方。

杜仲（去粗皮、切、炒）、干姜（炮）、草薢、羌活（去芦头）、天雄（炮裂、去皮脐）、蜀椒（去目及闭口者、炒出汗）、桂（去粗皮）、芎䓖、防风（去叉）、秦艽（去苗土）、甘草（炙，各一两），细辛（去苗叶）、五加皮、石斛（去根）、续断、地骨皮（洗，各三分），桔梗（一两半）。

上一十七味，各细锉，用酒一斗，瓷瓶内浸密封，以重汤煮二时辰，取出，候冷开封，每温一盏服，不拘时，常令如醉。

腰痛·巴戟酒方

（主腰痛。出自《圣济总录·腰痛门》）

治风冷或寒湿，伤著腰脚冷痹，或疼痛，宜服巴戟酒方。

巴戟天（去心，二两），羌活（去芦头，二两），当归（切，焙，三两），牛膝（二两），蜀椒（去目及闭口者，炒出汗，半两），石斛（去根，二两），生姜（洗，三两）。

上七味，各细锉，用酒五升，瓷瓶内浸密封，以重汤煮一二时辰，取出候冷开封，每温一盏服，常令如醉。

腰痛·石斛浸酒方

（主腰痛。出自《圣济总录·腰痛门》）

治风湿寒冷，伤著腰脚冷痹，麻痛不仁，宜服石斛浸酒方。

石斛（去根，五两），牛膝（酒浸，切，焙，一两），杜仲（去粗皮，炙，半斤），丹参（六两），熟干地黄（焙，十两），桂（去粗皮，四两）。

上六味，各细锉，用酒一斗，瓷瓶内浸密封，以重汤煮二三时辰，取出，候冷开封，每温一盏服，不拘时，常令如醉。

腰痛·牛膝丸方

（主腰痛。出自《圣济总录·腰痛门》）

治腰脚痹痛，膝以下冷，不得屈伸，宜服牛膝丸方。

牛膝（去苗，酒浸，切焙，三两），石斛（去根）、狗脊（酥炙、去毛）、桂（去黑皮）、蜀椒（去目及闭口者、炒出汗）、干姜（炮，各一两半），附子（炮裂，去皮脐，二两）。

上七味，捣罗为细末，炼蜜和丸，梧桐子大，每服三十丸，食前以温酒下。

腰痛·羌活饮方

（主腰痛。出自《圣济总录·腰痛门》）

治腰脚痹痛，行步艰难，宜服羌活饮方。

羌活（去芦头）、桂（去粗皮，各一两），附子（炮裂、去皮脐）、当归（焙）、牛膝（酒浸、去苗、焙）、防风（去叉，各一两半）。

上六味，锉如麻豆，每服三钱匕，水一盏半，入生姜五片，煎至一盏，去滓，食前温服，如人行五里再服。

腰痛·附子散方

（主腰痛。出自《太平圣惠方·治五种腰痛诸方》）

治五种腰痛，肾脏虚冷，行立艰难，附子散方。

附子（一两，炮裂，去皮脐），杜仲（三分，去粗皮，炙微黄，锉），五味子（三分），磁石（三两，捣碎，水淘去赤汁），牡丹（三分），萆薢（一两，锉），桂心（三分），续断（三分），牛膝（三分，去苗），熟干地黄（一两），羌活（三分），当归（三分，锉，微炒），木香（三分），枳壳（三分，麸炒微黄，去瓤）。

上件药，捣粗罗为散，每服用羊肾一对，切去脂膜，先以水一大盏半，煮肾令熟，去肾，入药末五钱、生姜半分、枣三枚、椒三七枚，煎至五分，去滓，空心温服，晚食前再服之。

腰痛·桑寄生散方

（主腰痛。出自《太平圣惠方·治五种腰痛诸方》）

治五种腰痛及脚弱不能行立，宜服桑寄生散方。

桑寄生〔三（一）两〕，附子（一两半，炮裂，去皮脐），独活（二两），当归（三分，锉，微炒），狗脊（三分），桂心（一两），羌活（半两），杜仲（一两，去粗皮，炙微黄，锉），赤芍药（三分），芎䓖（三分），甘草（半两，炙微赤，锉），石斛（三分，去根，锉），牛膝（三分，去苗），海桐皮（一两，锉）。

上件药，捣粗罗为散，每服四钱，以水一中盏，煎至六分，去滓，每于食前温服。

腰痛·杜仲丸

（主腰痛。出自《太平圣惠方·治五种腰痛诸方》）

治五种腰痛，肾经虚损，致风冷乘之，故多痛也，宜服杜仲丸方。

杜仲（一两，去粗皮，炙微黄，锉），干姜（半两，炮裂，锉），萆薢（一两，锉），羌活（三分），天雄（三分，炮裂，去皮脐），川椒（三分，去目及闭口者，微炒去汗），桂心（三分），芎䓖（半两），防风（半两，去芦头），秦艽（半两，去苗），川乌头（三分，炮裂，去皮脐），细辛（三分），五加皮（三分），石斛（三分，去根，锉），续断（二两），当归（三分，锉，微炒），五味子〔三合（分）〕，槟榔（三分）。

上件药，捣罗为末，炼蜜和捣五七百杵，丸如梧桐子大，每于空心，以温酒下三十丸，晚食前再服。

腰痛·鹿角丸方

（主腰痛。出自《太平圣惠方·治五种腰痛诸方》）

治五种腰痛，肾脏虚冷，颜容萎黄，形体消瘦，腰痛不可忍，虚惫无力，宜服鹿角丸方。

鹿角屑〔十（一）斤，熬令微黄〕，菟丝子（一斤，酒浸一宿，别捣为末），远志〔一（二）两，去心〕，肉苁蓉（五两，酒浸一宿，刮去皱皮，炙干），天雄（二两，炮裂，去皮脐），熟干地黄（六两），五味子（五两），杜仲〔一（二）两，去粗皮，炙微黄，锉〕。

上件药，捣罗为末，炼蜜和捣二三百杵，丸如梧桐子大，每日空腹以温酒下三十丸，晚食前再服。

腰痛·钟乳丸方

（主腰痛。出自《太平圣惠方·治五种腰痛诸方》）

治五种腰痛，肾脏衰冷，行立无力，钟乳丸方。

钟乳（二两），吴茱萸（半两，汤浸七遍，焙干，微炒），石斛（一两，去根，锉），菟丝子（一两，酒浸一宿，别捣为末），附子（一两，炮裂去皮脐），肉桂（一两半，去皱皮）。

上件药，捣罗为末，炼蜜和捣三二百杵，丸如梧桐子大，每日空心，以温酒下三十丸，晚食前再服，服讫，行二三百步。

腰痛·桂心丸方

（主腰痛。出自《太平圣惠方·治五种腰痛诸方》）

治五种腰痛，并冷痹，桂心丸方。

桂心（二两），干姜（二两，炮裂，锉），丹参（三两），杜仲（三两，去粗皮，炙微黄，锉），牛膝（三两，去苗），续断（三两）。

上件药，捣罗为末，炼蜜和捣三五百杵，丸如梧桐子大，每于食前，以温酒下三十丸。

腰痛·狗脊丸方

（主腰痛。出自《太平圣惠方·治五种腰痛诸方》）

治五种腰痛，轻身，利脚膝，狗脊丸方。

狗脊（二两），萆薢（二两，锉），菟丝子（一两，酒浸三日，曝干别捣）。

上件药，捣罗为末，炼蜜和丸，如梧桐子大，每日空心及晚食前服三十丸，以新萆薢渍酒二七日，取此酒下药，服经年之后，行及奔马，久立不倦。

又方。

鹿茸（二两，去毛，涂酥炙微黄），附子（二两，炮裂去皮脐），盐花（三分）。

上件药，捣罗为末，煮枣肉和丸，如梧桐子大，每日空心，以温酒下三十丸，晚食前再服。

腰痛·杜仲酒方

（主腰痛。出自《太平圣惠方·治五种腰痛诸方》）

治五种腰痛，宜服杜仲酒方。

杜仲（一两半，去粗皮，炙微黄），羌活（一两），干姜（三分，炮裂，锉），天雄（一两，炮裂，去皮脐），萆薢（一

两半），川椒〔三（一）两，去目及闭口者，微炒去汗〕，桂心
（一两），芎劳（一两），五加皮（一两半），续断（一两半），甘
草（半两，炙微赤），防风（二两，去芦头），瓜蒌根（三分），
秦艽（一两，去苗），地骨皮（一两），石斛（一两，去根），川
乌头（一两半，炮裂，去皮脐），桔梗（一两，去芦头），细辛
（一两）。

上件药，细锉，以生绢袋盛，用好酒二斗浸，密封经五宿
后开，每于食前暖一中盏服之。

腰痛·萆薢浸酒方

（主腰痛。出自《太平圣惠方·治五种腰痛诸方》）

治五种腰痛连脚膝筋脉拘急酸疼，宜服萆薢浸酒方。

萆薢（三两），附子〔三（二）两，炮裂去皮脐〕，杜仲
（二两，去粗皮，炙微黄），狗脊（二两），羌活（二两），桂心
（二两），牛膝（三两，去苗），桑寄生（二两）。

上件药，细锉，用生绢袋盛，以酒二斗浸，密封七日
后开，每于食前暖一中盏服。

腰痛·钟乳散方

（主腰痛。出自《太平圣惠方·治五种腰痛诸方》）

治五种腰痛，风冷气攻肾脏，致腰痛，转动不得，宜服钟
乳散方。

钟乳粉（一两），防风（半两，去芦头），丹参（半两），细
辛（半两），桂心（半两），干姜（一分，炮裂，锉）。

上件药，捣细罗为散，每于食前，以温酒下二钱。

腰痛·摩腰丸方

（主腰痛。出自《太平圣惠方·治五种腰痛诸方》）

治五种腰痛，肾脏久冷，宜用摩腰丸方。

丁香末（半两），麝香（半两，细研），芸苔子末（一

两），硫黄（半两，细研），龙脑（二钱，细研），腽肭脐末（二两）。

上件药，熬野驼脂和丸，如鸡头实大，每用两丸热炙手，于腰间摩令热彻为度，偏壮益肾气，若摩两脚，渐觉轻健。

腰痛·摩腰散方

（主腰痛。出自《太平圣惠方·治五种腰痛诸方》）

治五种腰痛，肾气衰冷，阳急腰痛，宜用摩腰散方。

野狐头及尾骨（各一两，炙令焦黄），硫黄（半两，细研），硼砂（半两，细研），黄狗阴茎（一具，炙微黄），针砂（一两）。

上件药，捣罗为末，取莨菪子半升，酒二升，浸一宿后滤去莨菪子，取酒和前药末令匀，入于瓷瓶中，以油单密封，又坐于一大瓶中，以蚕砂埋却，坐于饭上蒸之，以饭熟为度，取出曝干，捣细罗为散，以黄狗胆及脂入少许麝香丸，摩腰，须臾即效。

腰痛·鹿角霜方

（主腰痛。出自《太平圣惠方·治五种腰痛诸方》）

治五种腰痛，夜多小便，膀胱宿冷，宜服鹿角霜方。

上取鹿角嫩实处五斤，先用水煮三五十沸，后刷洗令净，即以大麻仁研取浓汁，煮角约一复时便软，后又须刷洗锅器令净，更用真牛乳五升炼，专看如玉色即住，细研如面，每日空腹时以温酒调下二钱，晚食前再服。

腰痛·独活散方

（主腰痛。出自《太平圣惠方·治风湿腰痛诸方》）

夫风湿腰痛者，由劳伤肾气，经络既虚，或因卧湿地当风，而湿气乘虚搏于肾经，与血气相击而为腰痛，故云风湿腰痛也。

治肾脏风湿腰痛，连腿膝，顽痹不能运动，宜服独活散方。

独活（一两），黄芪（半两，锉），防风（三分，去芦头），白鲜皮（半两），茯神（一两），芎䓖（半两），羚羊角屑（半两），桂心（三分），酸枣仁（一两，微炒），当归（半两，锉，微炒），附子（一两，炮裂去皮脐）。

上件药，捣粗罗为散，每服四钱，以水一中盏，煎至六分，去滓，每于食前稍热服。

腰痛·巴戟散方

（主腰痛。出自《太平圣惠方·治风湿腰痛诸方》）

治肾脏风湿腰痛。行立不得。宜服巴戟散方。

巴戟（三分），五加皮（半两），萆薢（三分，锉），牛膝（三分，去苗），石斛（三分，去根，锉），防风（半两，去芦头），白茯苓（三分），附子（一两，炮裂，去皮脐），桂心（三分）。

上件药，捣粗罗为散，每服四钱，以水一中盏，煎至五分，次入酒一合，更煎三两沸，去滓，每于食前温服。

腰痛·天雄丸方

（主腰痛。出自《太平圣惠方·治风湿腰痛诸方》）

治肾脏气衰虚腰痛，或当风湿冷所中，腿膝冷痹缓弱，天雄丸方。

天雄（一两，炮裂去皮脐），独活（三分），杜仲（一两半，去皱皮，炙微黄，锉），附子（一两，炮裂，去皮脐），牛膝（一两半，去苗），干漆（三分，捣碎，炒令烟出），桂心（一两），没药（三分），巴戟（一分），鹿茸（一两，去毛，涂酥炙微黄），蝉壳（一两，酒浸，晒干），虎胫骨（三分，酒浸，炙微黄），萆薢（一两，锉），乳香（三分），蚱蜢（三分，微炒），天麻（一两），白花蛇（一两，酒浸，去皮骨，炙微黄），狗脊（三分），川乌头（三分，炮裂，去皮脐），当归（三分，锉，微炒），芎䓖（三分），地龙（一两，微炒），朱砂（三分，细研水飞过），败龟（一两，涂醋炙令黄），麝香（半两，细研）。

上件药，捣罗为末，入研了药令匀，炼蜜和捣五七百杵，丸如梧桐子大，每于食前以温酒下三十丸。

腰痛·神验虎骨丸方

（主腰痛。出自《太平圣惠方·治风湿腰痛诸方》）

治一切风湿腰痛，神验虎骨丸方。

虎胫骨（二两，涂酥炙令微黄），桑寄生（一两），黄芪（三分，锉），枳壳（三分，麸炒微黄，去瓤），牛膝（一两，去苗），白茯苓（一两），熟干地黄（一两），石南（一两），桂心（一两），防风（三分，去芦头），羌活（三分），酸枣仁（三分，微炒），当归（三分，锉，微炒）。

上件药，捣罗为末，炼蜜和捣三二百杵，丸如梧桐子大，每于食前以温酒下三十丸。

腰痛·椒红丸方

（主腰痛。出自《太平圣惠方·治风湿腰痛诸方》）

治风湿积冷腰痛。行立无力、小便滑数，椒红丸方。

川椒（微炒去汗，取红五两），瓷石（三两，烧醋淬七遍，捣碎细，研水飞过），白蒺藜（一两，微炒去刺），巴戟（二两），附子（三两，炮裂去皮脐），硫黄（二两，微炒，细研），厚朴（三两，去粗皮，涂生姜汁炙令香熟），茴香子（二两，微炒），盐花（二两）。

上件药，捣罗为末，以羊肾三对，尽去筋膜，细研，用好酒二升相和，于银锅内熬成膏，和前药末，捣三五百杵，丸如梧桐子大，每日空心以温酒下三十丸，晚食前再服。

腰痛·四神丸方

（主腰痛。出自《太平圣惠方·治风湿腰痛诸方》）

治下元风湿，久患腰痛，宜服四神丹方。

硼砂（二两），阳起石（二两），白矾（五两），太阴玄精（六两）。

上件药，捣罗为末，入瓷瓶子内，以纸筋盐泥固济，候干，先以小火逼令热彻，后以火一秤烧之，待火耗即取罐子，候冷取药，于地上铺好黄土，用纸衬盆，合一宿，出火毒了，研如粉，以水浸蒸饼和丸，如梧桐子大，每日空心以盐汤下十五丸，酒下亦得，妇人醋汤下。

腰痛·黑豆浸酒方

（主腰痛。出自《太平圣惠方·治风湿腰痛诸方》）

治风湿腰痛牵引，流入腿胫，元气衰虚，宜服黑豆浸酒方。

黑豆（五合，炒令熟），熟干地黄（三两），杜仲（二两，去粗皮，炙微，炒），枸杞子（一两），羌活（一两），牛膝（三两，去苗），仙灵脾（二两，去粗皮，炙微黄），当归（一两），石斛（二两，去根），侧子（二两，炮裂，去皮脐），茵芋（二两），白茯苓（二两），防风（三分，去芦头），川椒（一两半，去目及闭口者，微炒去汗），桂心（一两），芎䓖（三分），白术（三分），五加皮（一两），酸枣仁（一两，微炒）。

上件药，并细锉，用生绢袋盛，以酒二斗浸，密封，经十（七）日后开，每于食前暖一中盏服之。

腰痛·五加皮浸酒方

（主腰痛。出自《太平圣惠方·治风湿腰痛诸方》）

治肾脏风湿气腰痛，痛连胫中及骨髓疼痛，宜服五加皮浸酒方。

五加皮（二两半），枳壳（二两半，麸炒微黄，去瓤），独活（一两半），乌喙（一两半，炮裂，去皮脐），干姜（一两半，炮裂），石南（一两半），丹参（二两），防风（二两，去芦头），白术（二两），地骨皮（二两），芎䓖（二两），猪椒根（二两），熟干地黄（三两），牛膝（三两），虎胫骨（五两，涂酥炙令微黄），枸杞子（二两），秦艽（二两）。

上件药细锉，用生绢袋盛，以清酒二斗渍之，密封七日开，每于食前暖一中盏服之。

腰痛·牛蒡浸酒方

（主腰痛。出自《太平圣惠方·治风湿腰痛诸方》）

治风湿气，着于腰间疼痛，坐卧不安，宜服牛蒡浸酒方。

牛蒡子（三两，微炒），茵芋（三分），白茯苓（一两半），杜若（一两），石斛（二两，微炒），枸杞子（二两），牛膝（二两，去苗），侧子（二两，炮裂去皮脐），干姜（一两半，炮裂），大豆（二合，炒熟），川椒（一两半，去目及闭口者，微炒去汗），大麻子（一合）。

上件药，细锉，以生绢袋盛，纳瓷瓶中，以好酒二斗浸，密封七日后开，每于食前暖一小盏服之。

腰痛·石斛浸酒方

（主腰痛。出自《太平圣惠方·治风湿腰痛诸方》）

治风湿腰痛，通利关节，坚筋骨，令强健，悦泽，石斛浸酒方。

石斛（半斤，捶碎），牛膝（一斤，去苗），杜仲（半斤，去粗皮，炙微黄），丹参（半斤），生干地黄（半斤）。

上件药，细锉，用生绢袋盛，以好酒三斗，瓷瓶中盛，密封，浸七日，每于食前温一小盏服之。

腰痛·桂心散方

（主腰痛。出自《太平圣惠方·治卒腰痛诸方》）

治卒腰痛，行立不得，桂心散方。

桂心（一两），牛膝（一两，去苗），杜仲（一两，去粗皮炙微黄，锉），五加皮（三分），独活（三分），防风（三分，去芦头），赤芍药（三分），五味子（半两），附子（三分，炮裂去皮脐）。

上件药，捣粗罗为散，每服四钱，以水一中盏，入生姜半分，煎至六分，去滓，每于食前温服。

腰痛·杜仲散方

（主腰痛。出自《太平圣惠方·治卒腰痛诸方》）

治卒腰痛不可忍，杜仲散方。

杜仲（二两，去粗皮，炙微黄，锉），丹参（二两），芎䓖（一两半），桂心（一两），细辛（三分）。

上件药，捣粗罗为散，每服四钱，以水一中盏，煎至五分，去滓，次入酒二分，更煎三两沸，每于食前温服。

又方。

狗脊（一两），漏芦（一两），附子（一两，炮裂去皮脐），桂心（一两）。

上件药，捣细罗为散，每于食前以温酒调下二钱。

腰痛·连脚膝疼方

（主腰痛。出自《太平圣惠方·治卒腰痛诸方》）

治卒腰痛，连脚膝疼方。

胡麻（三合，新者），附子（一两，炮裂去皮脐）。

上件药，熬胡麻令香，同捣罗为散，每于食前以温酒调下二钱。

又方。

附子（一枚，炮裂去皮脐），木香（半两），槟榔（半两）。

上件药，捣细罗为散，每于食前以温酒调下二钱。

腰痛·补肾方

（主腰痛。出自《太平圣惠方·治卒腰痛诸方》）

治卒腰痛，补肾方。

杜仲（一两，去粗皮，炙微黄，锉）。

上以水二大盏，煎至一盏，去滓，用羊肾一对，细切去脂膜，入药汁中煮，次入薤白七茎，醋生姜花椒盐，调和作羹，空腹食之。

腰痛·熁药方

（主腰痛。出自《太平圣惠方·治卒腰痛诸方》）

治卒腰痛至甚，起坐不得，宜用熁药方。

附子（一两，生用），吴茱萸（一两），蛇床子（一两）。

上件药，捣罗为末，每用半两，以生姜自然汁调如膏，摊故帛上，于痛处贴熁，用衣服系定，觉通热即瘥，未退再贴。

腰痛·独活散方

（主腰痛。出自《太平圣惠方·治卒腰痛诸方》）

治腰痛强直，不能俯仰，皆由肾气虚弱，卧冷湿地，或当风所得，宜服独活散方。

独活（一两半），续断（一两），杜仲（一两，去粗皮，炙微黄，锉），桂心（一两），防风（一两，去芦头），芎劳（一两半），牛膝（一两，去苗），细辛（一两），秦艽（一两，去苗），赤茯苓（一两），海桐皮（一两，锉），当归（一两，锉，微炒），赤芍药（一两），熟干地黄（二两）。

上件药，捣粗罗为散，每服四钱，以水一中盏，入生姜半分，煎至六分，去滓，每于食前温服。

腰痛·附子散方

（主腰痛。出自《太平圣惠方·治卒腰痛诸方》）

治腰痛强直，不能俯仰及筋脉拘急，宜服附子散方。

附子（一两，炮裂去皮脐），牛膝（三分，去苗），杜仲（一两，去粗皮，炙微黄，锉），羌活（一两），桂心（半两），当归（一两半，锉，微炒），防风（二两，去芦头），延胡索（一两）。

上件药，捣粗罗为散，每服四钱，以水一中盏，入生姜半分，煎至六分，去滓，每于食前温服。

腰痛·五加皮散方

（主腰痛。出自《太平圣惠方·治卒腰痛诸方》）

治腰痛强直，不能俯仰，宜服疏风利筋脉，五加皮散方。

五加皮（一两），赤芍药（一两），川大黄（二两，锉碎，微炒）。

上件药，捣筛为散，每服四钱，以水一中盏，入生姜半分，煎至六分，去滓，食前温服，微利即效。

腰痛·郁李仁散方

（主腰痛。出自《太平圣惠方·治卒腰痛诸方》）

治腰痛强直，连胁妨闷，不能俯仰，宜服郁李仁散方。

郁李仁（一两，汤浸去皮，微炒），槟榔（一两），诃黎勒（半两，煨，用皮），木香（半两），川朴硝（一两半）。

上件药，捣粗罗为散，每服四钱，以水一中盏，入生姜半分，煎至六分，去滓，食前温服，以利为效。

腰痛·萆薢散方

（主腰痛。出自《太平圣惠方·治卒腰痛诸方》）

治腰痛急，强如板硬，俯仰不得，萆薢散方。

萆薢（一两，锉），狗脊（一两），桂心（一分），槟榔（半两），吴茱萸（一分，汤浸七遍焙干，微炒），桑根白皮（三分，锉），川大黄（一两，锉碎，微炒）。

上件药，捣筛为散，每服四钱，以水一中盏，煎至六分，去滓，每于食前温服。

腰痛·牛膝丸方

（主腰痛。出自《太平圣惠方·治卒腰痛诸方》）

治肾间冷气留滞，腰间攻刺疼痛，不能俯仰，牛膝丸方。

牛膝（三分，去苗），附子（一两，炮裂去皮脐），桂心（三分），木香（半两），吴茱萸（半两，汤浸七遍焙干，微炒），干姜（半两，炮裂，锉），牵牛子（二两，微炒）。

上件药，捣罗为末，炼蜜和捣三二百杵，丸如梧桐子大，每于食前以温酒下三十丸，生姜橘皮汤下亦得。

腰痛·杜仲丸方

（主腰痛。出自《太平圣惠方·治卒腰痛诸方》）

治风虚气滞腰痛，强直不能俯仰，宜服杜仲丸方。

杜仲（一两，去粗皮，炙微黄，锉），萆薢（一两，锉），细辛（一两），丹参（一两），鹿角胶（一两，捣碎，炒令黄），当归（一两，锉，微炒），羌活（一两），桂心（一两），槟榔（一两），郁李仁（二两，汤浸去皮，微炒），酸枣仁（一两半，微炒），大麻仁（二两）。

上件药，捣罗为末，炼蜜和捣三五百杵，丸如梧桐子大，每日空心以温酒下三十丸，晚食前再服。

腰痛·石斛丸方

（主腰痛。出自《太平圣惠方·治卒腰痛诸方》）

治风虚冷气攻腰痛，强直不能俯仰，宜服石斛丸方。

石斛（三两，去根，锉），天雄（一两，炮裂，去皮脐），侧子（三两，去苗），牛膝（三两，去苗），赤茯苓（一两半），狗脊（一两），桂心（一两），干姜（半两，炮裂，锉）。

上件药，捣罗为末，炼蜜和捣三二百杵，丸如梧桐子大，每于食前以温酒下三十丸。

腰痛·茵芋浸酒方

（主腰痛。出自《太平圣惠方·治卒腰痛诸方》）

治肾脏风湿腰痛，不得俯仰，皮肤不仁，骨髓疼痛，茵芋浸酒方。

茵芋（一两半），萆薢（一两半），狗脊（一两半），桂心〔一两（半）〕，附子（一两半，炮裂去皮脐），牛膝（三两，去苗），石斛（三两，去根），川椒（半两，去目及闭口者，微炒去汗），生姜〔三分（两）〕。

上件药，细锉，生绢袋盛，以酒一斗五升浸，密封七日开，每于食前温一中（小）盏服之。

腰痛·吴茱萸丸方

（主腰痛。出自《太平圣惠方·治卒腰痛诸方》）

治冷气攻刺，腰间疼痛，俯仰不得，吴茱萸丸方。

吴茱萸〔一两（斤）〕。

上件药，用生绢袋盛，以醋三升，浸一复时取出，掘一地坑，可深尺余，以一秤炭火，烧令地通赤，去火，以火箸系茱萸袋子，悬于坑内，由上以瓦盆子盖，四畔以土拥之，经宿后取出，捣罗为末，炼蜜和捣三五百杵，丸如梧桐子大，每日空心及晚食前以温酒下三十丸。

又方。

虎胫骨（二条，涂酥炙微黄）。

上件药，捣碎，以绢袋子盛，以酒二斗置于瓷瓶，瓶中安绢袋子在内，然后以糠火微煎，一炊久即止，任性饮之，当有微利便瘥。

腰痛·五加皮散方

（主腰痛。出自《太平圣惠方·治妊娠腰痛诸方》）

夫肾主腰脚，因劳伤损，动其经虚，则风冷乘之，故腰痛也，妇人肾以系胞，妊娠而腰痛甚者，皆胎堕也。

治妊娠腰疼痛，或连月不已，五加皮散方。

五加皮（二两），杜仲（四两，去粗皮，炙微黄，锉），萆薢〔二（三）两，锉〕，狗脊（二两，去毛），阿胶（二两，捣碎，炒令黄燥），防风（二两，去芦头），芎劳〔三（二）两〕，细辛〔一（二）两〕，杏仁（二两，汤浸，去皮尖双仁，麸炒微黄）。

上件药，捣筛为散，每服四钱，以水一中盏，入生姜半分，煎至六分，去滓，不计时候温服。

腰痛·杜仲散方

（主腰痛。出自《太平圣惠方·治妊娠腰痛诸方》）

治妊娠或有所触，胎动不安，以致腰痛及脐腹内痛，杜仲散方。

杜仲（一两，去粗皮，炙微黄，锉），五加皮（一两），当归（一两，锉，微炒），赤芍药（一两），芎劳（一两），人参（一两，去芦头），草薢（一两，锉）。

上件药，捣粗罗为散，每服四钱，以水一中盏，煎至六分，去滓，不计时候温服。

腰痛·大腹皮散方

（主腰痛。出自《太平圣惠方·治妊娠腰痛诸方》）

治妊娠气壅攻腰，疼痛不可忍，大腹皮散方。

大腹皮（一两，锉），郁李仁（一两，汤浸去皮尖，微炒），泽泻（一两）。

上件药，捣筛为散，每服四钱，以水一中盏，入生姜半分，煎至六分，去滓，不计时候温服。

腰痛·当归散方

（主腰痛。出自《太平圣惠方·治妊娠腰痛诸方》）

治妊娠腰痛，当归散方。

当归（一两，锉，微炒），阿胶（一两，捣碎，炒令黄燥），甘草（一两，炙微赤，锉）。

上件药，捣筛为散，每服四钱，以水一中盏，入葱白七寸，煎至六分，去滓，不计时候温服。

腰痛·续断丸方

（主腰痛。出自《太平圣惠方·治妊娠腰痛诸方》）

治妊娠二三个月，腰痛不可忍，续断丸方。

续断（一两），杜仲（一两，去粗皮，炙微黄，锉），芎䓖（半两），独活（半两），狗脊（三分），五加皮（三分），草薢（三分，锉），赤芍药（三分），薯蓣（三分），诃黎勒皮（三分）。

上件药，捣罗为末，炼蜜和捣三二百杵，丸如梧桐子大，每服不计时候，以温酒下三十丸。

腰痛·牛膝散方

（主腰痛。出自《太平圣惠方·治产后腰痛诸方》）

治产后败血不散，攻刺，腰间疼痛，日夜不止，牛膝散方。

牛膝（一两，去苗），芎䓖（半两），当归（半两，锉，微炒），赤芍药（三分），川大黄（一两，锉碎，微炒），羚羊角屑（半两），桂心（三分），桃仁（半两，汤浸去皮尖双仁，麸炒微黄），刘寄奴（半两）。

上件药，捣筛为散，每服四钱，以水一中盏，煎至五分，次入酒二合，更煎三二沸，去滓，每于食前温服。

腰痛·赤芍药方

（主腰痛。出自《太平圣惠方·治产后腰痛诸方》）

治产后血气壅滞，攻刺，腰间疼痛，赤芍药方。

赤芍药（三分），延胡索（半两），桂心（半两），芎䓖（半两），当归（半两，锉，微炒），牡丹（半两），枳壳（半两，麸炒微黄，去瓤），牛膝（二两，去苗），川大黄〔一（二）两，锉，微炒〕，桃仁（半两，汤浸去皮尖双仁，麸炒微黄）。

上件药，捣筛为散，每服四钱，以水二大盏，入生姜半分，煎至五分，次入酒二合，更煎三二沸，去滓，每于食前温服。

腰痛·杜仲散方

（主腰痛。出自《太平圣惠方·治产后腰痛诸方》）

治产后伤虚，腰间疼痛，四肢少力，不能饮食，杜仲散方。

杜仲（一两，去粗皮，炙微黄，锉），熟干地黄（一两），桂心（半两），附子（一两，炮裂，去皮脐），五味子（三分），续断（半两），芎䓖（三分），石斛（一两，去根，锉），当归（三分，锉，微炒），萆薢（一两，锉），牛膝（半两，去苗），木香（一两）。

上件药，捣筛为散，每服四钱，以水一中盏，入生姜半分，枣三枚，煎至六分，去滓，每于食前温服。

腰痛·败酱散方

（主腰痛。出自《太平圣惠方·治产后腰痛诸方》）

治产后血气攻注，腰痛，痛引腹中，如锥刀所刺，败酱散方。

败酱（一两），桂心（一两），芎䓖（一两），当归（一两，锉，微炒），延胡索（一两）。

上件药，捣筛为散，每服四钱，以水一中盏，煎至五分，次入酒二合，更煎三二沸，去滓，每于食前温服。

腰痛·当归散方

（主腰痛。出自《太平圣惠方·治产后腰痛诸方》）

治产后腰痛，不能转侧，壮热汗出，身体急强，当归散方。

当归（一两，锉，微炒），骨碎补（一两），牛膝（一两，去苗），赤芍药（一两），桃仁（一两，汤浸去皮尖双仁，麸炒微黄），琥珀（一两），芎䓖（一两）。

上件药，捣细罗为散，每于食前以豆淋酒调下二钱。

腰痛·没药散方

（主腰痛。出自《太平圣惠方·治产后腰痛诸方》）

治产后余血未尽，攻腰间疼痛，没药散方。

没药（一两），牛膝（一两，去苗），桂心（一两），琥珀（一两），赤芍药（一两），菴䕡子（一两），当归（半两，锉，微炒），狗脊（一两，去毛），桃仁（一两，汤浸去皮尖双仁，麸炒微黄）。

上件药，捣细罗为散，每服，食前以温酒调下二钱。

腰痛·仙灵脾散方

（主腰痛。出自《太平圣惠方·治产后腰痛诸方》）

治产后血气攻刺，腰痛不可忍，仙灵脾散方。

仙灵脾（三分），牛膝（三分，去苗），鬼箭羽（半两），当归（三分，锉，微炒），地龙（半两，炒令黄），没药（半两），桂心（半两），威灵仙（半两），骨碎补（半两）。

上件药，捣细罗为散，每于食前，以温酒调下二钱。

腰痛·石斛丸方

（主腰痛。出自《太平圣惠方·治产后腰痛诸方》）

治产后虚损，气血不和，腰间疼痛，手足无力，石斛丸方。

石斛（一两，去根，锉），牛膝（一两半，去苗），丹参（一两），续断（三分），当归（三分，锉，微炒），附子（一两，炮裂去皮脐），桂心（三分），芎䓖（一两），延胡索（一两），熟干地黄（一两），枳壳（一两，麸炒微黄，去瓤），桑寄生（二两）。

上件药，捣罗为末，炼蜜和捣五七百杵，丸如梧桐子大，每服食前以温酒或生姜汤下三十丸。

腰痛·杜仲浸酒方

（主腰痛。出自《太平圣惠方·治产后腰痛诸方》）

治产后脏虚，腰间疼痛，肢节不利，杜仲浸酒方。

杜仲（二两，去粗皮，炙微黄，锉），桂心（一两），丹参（一两），当归（一两），菴䕡子（一两），芎藭（一两），牛膝（一两），桑寄生（一两），附子（一两，炮裂去皮脐），熟干地黄（一两），川椒（半两，去目及闭口者，微炒）。

上件药，细锉，以生绢袋盛，用好酒一斗，瓷瓶中浸经七日，密封后开取，每日空心及午食前温饮一盏。

腰痛·巴戟浸酒方

（主腰痛。出自《太平圣惠方·治风湿腰痛诸方》）

治风湿腰痛，行立不得。宜服巴戟浸酒方。

巴戟（二两），羌活（二两），当归（三两），牛膝〔一（三）两，去苗〕，川椒（半两，去目及闭口者，微炒去汗），石斛（二两，去根），生姜〔二（三）两〕。

上件药，细锉，生绢袋盛，以酒一斗五升浸，密封七日开。每于食前暖一小盏服之。

清代

腰痛·鹿角饮方

（主腰痛。出自《不知医必要·瘀血腰痛列方》）

鹿角饮治瘀血腰痛如刺。

鹿角（炒，一两）。

研末，酒开，每服三钱。

腰痛·舒筋汤方

（主腰痛。出自《不知医必要·瘀血腰痛列方》）

舒筋汤治闪跌血滞，腰腹疼痛。

元胡索、当归、肉桂（去皮）。

等分为末，每服二钱，温酒下，或用白汤，冲酒一杯下亦可。

腰痛·生军散方

（主腰痛。出自《不知医必要·瘀血腰痛列方》）

生军散治闪跌腰痛及肩挑重物受伤。初时不觉，日久方痛者亦效。

生大黄（八钱）。

研末，先以葱白捣烂炒热，于痛处擦遍，随用生姜汁，调大黄末敷，盖以粗纸，一日一换，并尽量饮好烧酒，极效。

第十四节 肾着

唐代

肾着汤

肾着之为病，其人身体重，腰冷如坐水中，形如水状，反不渴，小便自利，食饮如故，是其证也。从作劳汗出，衣里冷湿，久久得之，腰以下冷痛，腰重如带五千钱者方（《古今录验》名甘草汤）。

甘草（二两），干姜（三两），茯苓、白术（各四两）。

上四味，咀，以水五升，煮取三升，分三服。腰中即温。

肾着散方：杜仲、桂心（各三两），甘草、干姜、牛膝、泽泻（各二两），茯苓、白术（各四两）。

上八味治下筛为粗散，一服三方寸匕，酒一升，煮五六沸，去滓，顿服，日再。

治腰疼不得立方：甘遂、桂心（一作附子）、杜仲、人参（各二两）。

上四味治下筛,以方寸匕纳羊肾中,炙令熟,服之。

治腰痛方:萆薢、杜仲、枸杞根(各一斤)。

上三味,咀,好酒三斗,渍之纳罂中密封头,于铜器中煮一日,服之无节度,取醉。

南宋
肾着汤

(《三因极一病证方论·卷之十七·胎水证治·肾着汤》)

治妊娠腰脚肿痛。

茯苓、白术(各四两),干姜(炮)、甘草(各二两,炙),杏仁(去皮尖,炒,三两)。

上为锉散。每服四钱,水一盏半,煎七分,去滓,食前服。

北宋时期(日本)
肾着汤

(《医心方·卷第六·治肾着腰痛方第九》)

《病源论》云:肾经虚则受风冷,内有积水,风水相搏,渍于肾,肾气内着,不能宣通,故腰痛。其病之状,身体冷,腰腹重如带五千钱,状如坐于水,形状如水,不渴,小便自利,食如故。久变为水病。

《千金方》云:肾着之为病,其人身体重,腰中冷,所以如水洗状,又不渴,小便自利,食饮如故,是其证者也。作劳汗出,衣里冷湿,久久故得也,腰以下冷痛,腹重如带五千钱,肾着汤主之:

甘草(一两),干姜(二两),茯苓(四两),术(四两)。

四味,水五升,煮取三升,分三服,腰中即温。(今按:《集验方》无术)

《僧深方》茯苓汤，治肾着之为病，从腰以下冷痛而重如五千钱腹肿方：

饴胶（八两），白术（四两），茯苓（四两），干姜（二两），甘草（二两）。

凡五物，以水一斗，煮取三升，去滓纳饴，令烊，分四服。

宋元

肾着汤

〔《妇人大全良方·卷之十五·妊娠胎水肿满方论第八》（《产乳集》养子论附）〕

治妊娠腰脚肿。

茯苓、白术（各四两），干姜、甘草（各二两），杏仁（三两）。

上五味，咀，每服四钱。水一盏半，煎至七分，食前服。

肾着汤

（《世医得效方·卷第二·大方脉杂医科·伤湿》）

治身重，腰冷痹，如坐水中，形如水状。反不渴，小便自利，饮食如故，病属下焦。从身劳汗出，衣里冷湿，久而得之。腰以下冷痛，腰重如带五千钱。

甘草（炙）、白术（各二两，去芦），干姜（炮）、茯苓（各四两，去皮）。

上锉散，每服四大钱，水一盏半，煎七分，去滓，食前服。

肾着汤

（《世医得效方·卷第十四·产科兼妇人杂病科·护胎》）

治妊娠腰脚肿痛。

茯苓、白术（各四两），干姜、甘草、杏仁（汤洗，去皮尖，各三两重）。

上锉散，每服四钱，水盏半煎，食前服。

肾着汤

（《是斋百一选方·卷之十一·第十七门》）

又方，苦腰间常冷，仍重若腰五千钱，如坐水中，形状如水，不渴。此由肾虚，内有积水，复为风冷所乘，久而不已，令人水病，谓之肾着，宜服肾着汤。

茯苓、白术（各四两），干姜、甘草（各二两）。

上为粗末，每服五钱，水二盏，煎至一盏，去滓服。

肾着·甘草散方

（主肾着。出自《太平圣惠方·治肾着腰痛诸方》）

治肾着之为病，身体冷，从腰以下痛重，宜服甘草散方。

甘草（一两，炙微赤，锉），干姜（一两，炮裂，锉），白术（三两），白茯苓（三两），当归（二两）。

上件药，捣粗罗为散，每服四钱，以水一中盏，煎至六分，去滓，每于食前温服。

肾着·桂心散方

（主肾着。出自《太平圣惠方·治肾着腰痛诸方》）

治肾着腰痛，连腿膝不利，宜服桂心散方。

桂心（一两半），白术（二两），赤茯苓（二两），甘草（一两，炙微赤，锉），泽泻（一两），牛膝（一两，去苗），干姜（一两，炮裂，锉），杜仲（一两半，去粗皮，炙微黄，锉）。

上件药，捣粗罗为散，每服四钱，以水一中盏，煎至六分，去滓，每于食前温服。

肾着·牛膝散方

（主肾着。出自《太平圣惠方·治肾着腰痛诸方》）

治肾着腰痛及膀胱有积滞冷气，脓水不下，令腰膝不利，宜服牛膝散方。

牛膝（三分，去苗），牡丹（半两），桂心（半两），泽泻〔半两（分）〕，槟榔〔半（一）两〕。

上件药，捣筛为散，每服四钱，以水一中盏，煎至五分，次入酒二合，更煎三两沸，去滓，每于食前温服。

明代
肾着汤

（《奇效良方·卷之二十七·腰痛门（附论）·腰痛通治方·肾着汤》）

治居处卑湿，或雨露所袭，湿伤肾经，腰重冷痛，如带五千钱，冷如水洗，热物着痛方少宽，不渴，小便自利。

茯苓、干姜（各五钱），白术（二钱半），甘草（一钱，炙）。

上作二帖，每帖用水二盏煎，不拘时服。

清代
肾着汤

（《医方论·卷三·利湿之剂·肾着汤》）

干姜（炮）、茯苓各四两，甘草（炙）、白术（炒）各二两。

方中但燥湿健脾，而不用温肾之药。缘此症乃积湿下注于肾，非肾之寒水为病也。若虚寒之体，即少加附子、杜仲亦可。

肾着汤

（《方症会要·卷三·腰痛·肾着汤》）

治肾虚伤湿，身重腰冷，如坐水中，不渴，小便自利。

干姜，甘草，茯苓，白术。

肾着汤

（《冯氏锦囊秘录·杂症大小合参卷七·方脉腰痛合参（附肾着）·肾着汤》）

治肾虚伤湿，身重腰冷、如坐水中，不渴，小便利。

干姜（炮）、茯苓（各四两），甘草（炙）、白术（各二两）。每服五钱，水煎空心服。

第十五节　肩痹

明代

肩背痛·加减当归饮子

（主肩背痛。出自《赤水玄珠·肩背痛》）

治背痛。

姜黄（四两），甘草（炙）、羌活、白术（各一两）。

每服一两，水煎。

肩背痛·防风饮子

（主肩背痛。出自《赤水玄珠·肩背痛》）

防风饮子治项筋急痛，诸药不效者。

黄芪，附子，甘草，苍术，陈皮，羌活，防风，桔梗（等分）。

每服五钱，姜一片，水。

肩背痛·通气防风汤东垣

（主肩背痛。出自《证治准绳·肩背痛》）

通气防风汤（东垣）。

柴胡、升麻、黄芪（各一钱），防风、羌活、陈皮、人参、甘草（各五分），藁本、青皮（各三分），黄柏（一分），白豆蔻仁（二分）。

水煎，温服，食后。气盛者宜服，面白脱色气短者勿服。

肩背痛·丁香五套丸

（主肩背痛。出自《太平惠民和剂局方》）

南星（每个切作十数块，同半夏先用水浸三日，每日易水，次用白矾二两，研碎调入水内，再浸三日，洗净焙干）、半夏（切破，各二两），干姜（炮）、白术、良姜、茯苓（各一两），丁香（不见火）、木香、青皮、陈皮（去白，各半两）。

上为末，用神曲一两，大麦蘖二两，同研取末打糊，丸如梧桐子大。每服五十丸，加至七十丸，不拘时，温热水送下。

肩背痛·加减当归饮子

（主肩背痛。出自《亦水玄珠》）

加减当归饮子治肩背忽痛。

当归、防风、柴胡、生地黄、大黄（各一两半），芍药、黄芩、人参（各一两），黄连（五钱），滑石（六两），甘草（一两三钱）。

上每服六七钱，水煎。

肩背痛·豁痰汤

（主肩背痛。出自《寿世保元·肩背痛》）

一论脉洪大促紧者，肩背痛，沉而滑者，痰痛也。

半夏（制）、栀子（炒）、陈皮、海桐皮、枳壳（各八分），桔梗、赤芍、苍术（制）、香附（各七分），茯苓（去皮，六分），川芎、姜黄（各五分），甘草（三分）。

上锉一剂，生姜煎服，如痛甚，头剂加朴硝二钱。

肩背痛·参合汤

（主肩背痛。出自《寿世保元·肩背痛》）

陈皮，半夏（制），茯苓（去皮），乌药，枳壳（麸炒），僵蚕（炒），川芎，白芷，麻黄，桔梗，干姜，紫苏，香附，苍术，甘草，羌活（各等分）。

上锉。姜、枣煎服。

一论风热乘肺，肩背强直作痛。

肩背痛·迎气防风汤

（主肩背痛。出自《寿世保元·肩背痛》）

防风、羌活、陈皮、人参、甘草（各五分），藁本、青皮（各三分），白豆蔻、黄柏（各二分），升麻（四分），柴胡、黄芪（蜜水炒，各一钱）。

上锉一剂，水煎，食后温服，如面白脱色气短者，不可服。

肩背痛·御寒膏

（主肩背痛。出自《寿世保元·肩背痛》）

一论体虚人，背上恶风，或夏月怕脱衣，及妇人产后，被冷风吹入经络，故常冷痛，或手足冷入骨者，又治腰痛及一切冷痹痛，又治湿气。

用生姜八两，取自然汁，入牛膝三两，乳香、没药末各一钱五分，铜勺内煎化，就移在滚水内，须以柳条搅令成膏，又入花椒末少许，再搅匀。用皮纸将纸作壳子，视痛处阔狭贴患处，用鞋烘热熨之，候五七日脱下。或起小痕，不妨。

肩背痛

（主肩背痛。出自《简明医彀·肩背痛》）

经曰：寒气客于背俞之脉则血脉泣，脉泣则血虚，血虚则痛。其俞注于心，故相引而痛。按之则热气至，热气至则痛止矣。若背胀而痛，捶打稍愈者，乃痰滞气凝，故捶散而行之少愈。背痛连腰脊者，皆属太阳经之风寒也。脉有促而急者，有弦紧者，左候左，右候右。肩背痛，治当散风泻火行气（左属血与风，右属气与痰）。

主方：羌活、独活（各一钱），藁本、防风、甘草（各五分），川芎、荆芥（各三分）。

姜一片，葱一茎，水煎服。火加酒连，虚加人参。

肩背痛·苍术复煎散

（主肩背痛。出自《简明医彀·肩背痛》）

风湿合作，脑后痛，恶寒。颈项、肩脊、筋骨强痛，腿膝酸痛。

苍术、羌活（各一钱），白术、泽泻、升麻、柴胡、藁本、黄柏、红花（各五分）。

另煎苍术汁二盅，煎众药，再煎如前。

肩背痛·乌药顺气散

（主肩背痛。出自《简明医彀·肩背痛》

乌药顺气散治肩背痛（方见中风）。

清代

肩背痛·治背痛方

（主肩背痛。出自《济世全书·肩背痛》）

治背痛方。

姜黄（四两），甘草（炙）、羌活、白术（各一两）。

上每服一两，水煎。

肩背痛

（主肩背痛。出自《济世全书·肩背痛》）

治背心一点痛，用乌药顺气散合二陈汤、香苏散，加苍术、羌活。

肩背痛·通气防风汤方

（主肩背痛。出自《济世全书·肩背痛》）

肩背痛，汗出，小便数而少，风热乘肺，肺气郁甚也，宜泻风热则愈。通气防风汤主之。

防风、羌活、陈皮、人参、甘草（各五分），藁本、青皮
（各二分），白豆蔻、黄柏（各二分），升麻、柴胡、黄芪（各
一分）。

上锉一剂，水煎，食远温服。如面白气脱、气短者不可服。

肩背痛·羌活胜湿汤方

（主肩背痛。出自《济世全书·肩背痛》）

肩背痛不可回顾者，此手太阳经气郁而不行，以风药散
之。脊痛项强，腰似折，项似拔，此足太阳经不通行。羌活胜
湿汤主之。

羌活、独活（各一钱），藁本、防风、甘草（炙）、川芎
（各五分），蔓荆子（三分）。

上锉，水煎温服。如身重，腰沉沉然，经中有寒湿也，加
酒洗汉防己五分，轻则附子五分，重者川乌五分。

肩背痛·提肩散

（主肩背痛。出自《济世全书·肩背痛》）

提肩散治风热乘肺，肩背强直作痛。

防风、羌活、藁本、川芎、白芍（炒，各七分），黄连（酒
炒）、黄芩（酒炒，各五分），甘草（四分）。

上锉，生姜三片，煎服。气虚加人参，汗多加黄芪蜜
炒，各一钱；血虚加芎、归、地黄；湿加苍术、防己、薏苡
仁各五分。

第十六节　臂痹

明代

臂痛·琥珀散

（主臂痛。出自《证治准绳·臂痛》）

赤芍药，蓬莪术，京三棱，牡丹皮（去木），刘寄奴（去

梗)、玄胡索 (炒，去皮)、乌药、当归 (去芦，酒浸)、熟地黄 (酒浸)、官桂 (不见火，各一两)。

上前五味，用乌豆一升，生姜半斤，切片，米醋四升，同煮豆烂为度，焙干，入后五味，同为细末。每服二钱，空心温酒调服。

臂痛·劫劳散

(主臂痛。出自《证治准绳·臂痛》)

人参，甘草，黄芪，当归，芍药，熟地黄，阿胶，紫菀 (各等分)。

每服五钱，水二盏，姜三片，枣二枚，煎八分，食前温服。又方有五味子。

臂痛·舒经汤

(主臂痛。出自《证治准绳·臂痛》)

舒经汤治臂痛不能举。有人常苦左臂痛，或以为风为湿，诸药悉投，继以针灸，俱不得效，用此方而愈。盖是气血凝滞经络不行所致，非风非湿，腰以下食前服，腰以上食后服。

片姜黄 (二钱、如无则以嫩莪术代之)、赤芍药、当归、海桐皮 (去粗皮)、白术 (以上各一钱半)、羌活、甘草 (炙，各一钱)。

上作一服，水二盅，生姜三片，煎至一盅，去滓，磨沉香汁少许，食前服。

臂痛·二术汤

(主臂痛。出自《寿世保元·臂痛》)

臂为风寒湿所搏，或睡后手在被外，为寒邪所袭，遂令臂痛，及乳妇从臂枕儿，伤于风寒而致臂痛，悉依本方对症用之。

一论有因湿痰横行经络而作臂痛者。

苍术（米泔浸，一钱半），白术（去芦）、南星、陈皮、白茯苓（去皮）、香附、酒芩、羌活、威灵仙、半夏、甘草（各一钱）。

上锉一剂，生姜，水煎服。

臂痛·蠲痹汤

（主臂痛。出自《寿世保元·臂痛》）

一论臂痛因于湿者。

当归，赤芍，黄芪，羌活，姜黄，防风，甘草（炙，各等分）。

上锉，生姜五片，煎服。

臂痛·五积散合人参败毒散

（主臂痛。出自《寿世保元·臂痛》）

一论臂冷痛，起手甚艰，或一臂痛，或两臂俱痛者，五积散合人参败毒散，加木瓜、姜、枣煎服。未效再加牛膝，可服乌药顺气散，加羌活、木瓜。

臂痛·二术汤

（主臂痛。出自《万病回春·臂痛》）

臂痛者，因湿痰横行经络也。

二术汤，治痰饮双臂痛者，又治手臂痛，是上焦湿痰横行经络中作痛也。

苍术（米泔浸炒，一钱半），白术（去芦）、南星、陈皮、茯苓（去皮）、香附、酒芩、威灵仙、羌活、甘草（各一钱），半夏（姜制，二钱）。

上锉一剂，生姜煎服。

臂痛·滋荣调中汤

（主臂痛。出自《万病回春·臂痛》）

滋荣调中汤，治臂痛及腰酸，或有时作疼。

陈皮（盐水洗去白，八分），白茯苓（去皮）、白术（去芦，各一钱），半夏、白芍、酒芩、酒柏、牛膝（酒洗，去芦，各七分），木瓜（盐水炒，七分），当归（酒洗，一钱），川芎（盐汤浸，五分），羌活（六分），知母（酒炒，六分），桂枝（三分），防风（去芦，五分）。

上锉一剂，生姜三片，水煎，食远服。

肩臂痛·蠲痹汤

（主臂痛。出自《简明医毂·肩臂痛》）

经曰：寒气客于背俞之脉则血脉泣，脉泣则血虚，血虚则痛。其俞注于心，故相引而痛。按之则热气至，热气至则痛止矣。若背胀而痛，捶打稍愈者，乃痰滞气凝，故捶散而行之少愈。背痛连腰脊者，皆属太阳经之风寒也。脉有促而急者，有弦紧者，左候左，右候右。肩背痛，治当散风泻火行气（左属血与风，右属气与痰）。

主方：羌活、独活（各一钱），藁本、防风、甘草（各五分），川芎、荆芥（各三分）。

姜一片，葱一茎，水煎服。火加酒连；虚加人参。

臂痛·丹溪治臂痛

（主臂痛。出自《赤水玄珠·臂痛》）

南星、半夏、白术、香附、酒芩（各一钱），苍术（二钱），陈皮、茯苓（各五分），威灵仙（三分），甘草（少许）。

臂痛·花曲散

（主臂痛。出自《赤水玄珠·臂痛》）

花曲散，治臂痛。

红花（炒），神曲（炒）。

为末，酒调下。

臂痛·姜黄散

（主臂痛。出自《赤水玄珠·臂痛》）

姜黄散，治臂痛，非风非痰。

姜黄、甘草、羌活（各一两），白术（二两），腰已下痛者加海桐皮、当归、芍药。

臂痛·通气防风汤

（主臂痛。出自《赤水玄珠·臂痛》）

通气防风汤，肩背痛不可回顾者，此太阳气郁而不行，以风药散之。脊痛项强，腰似折，项似拔者，此足太阳经不通也。

羌活、独活（各一钱），藁本、防风、甘草（各五分），川芎、蔓荆子（各三分）。

水煎服。

臂痛·当归拈痛汤

（主臂痛。出自《赤水玄珠·臂痛》）

湿热为病，肢节烦痛，肩背沉重，胸膈不利，及遍身疼痛，下注于足胫，痛肿不可忍（方在脚气门）。

臂痛·加减当归饮子

（主臂痛。出自《赤水玄珠·臂痛》）

加减当归饮子治肩背忽痛。

当归、防风、柴胡、生地、大黄（各一两半），芍药、黄芩、人参（各一两），黄连（五钱），滑石（六两），甘草（一两三钱）。

每服六七钱，水煎。

臂痛·人参益肺散

（主臂痛。出自《赤水玄珠·臂痛》）

人参益肺散，治肩背痛，汗出，小便数而少者，风热乘肺，肺气郁甚也，当泻风热则愈。

升麻、柴胡、黄芪（各一钱），防风、羌活、人参、甘草、陈皮（各五分），藁本（三分），青皮、黄芩、白豆蔻（各三分）。

水煎服。如面色白脱色、气短者勿服。

臂痛·加味二陈汤

（主臂痛。出自《济阳纲目·治臂痛方》）

加味二陈汤治臂痛，是上焦湿痰横行经络中作痛也。

陈皮、半夏、茯苓（各一钱），甘草（三分），酒芩、羌活（各一钱），威灵仙（三钱），南星、香附（各一钱），苍术（一钱半），白术（一钱）。

上锉一服，加生姜三片，水煎服。

臂痛

（主臂痛。出自《济阳纲目·治臂痛方》）

一方治臂痛。

红花（炒），神曲（炒黄）。

上为末，调服。

臂痛

（主臂痛。出自《济阳纲目·治臂痛方》）

一方治臂胫痛，不计深浅，皆效。

虎胫骨（二两，粗舂熬黄），羚羊角（一两，屑），芍药（二两，细切）。

上三物，以无灰酒浸之，春夏七日，秋冬倍日，每日空腹饮一杯，冬月速要服，即以银器物盛，火炉中暖养之三二日，即可服也。

臂痛·加味控涎丹

（主臂痛。出自《济阳纲目·治臂痛方》）

加味控涎丹，治肩背臂痛如神。

甘遂（去心）、紫大戟（去皮）、白芥子（真者）、木鳖子（各一两），桂（五钱）。

上为末，糊丸桐子大，临卧，淡姜汤或热水下五七丸至十丸。

臂痛·古半硝丸

（主臂痛。出自《济阳纲目·治臂痛方》）

古半硝丸，治中脘停伏痰饮，以致臂痛不能举，左右时复转移。

半夏（二两），风化硝（一两）。

上为末，生姜自然汁打糊丸如桐子大，每五十丸，姜汤下。

清代

臂痛·指迷茯苓丸

（主臂痛。出自《金匮翼·臂痛》）

臂痛有痰、有虚、有气血凝滞，各随症治之。

指迷茯苓丸，治中脘留伏痰饮，臂痛难举，手足不得转移，此治痰之第一方也。

半夏（二两），茯苓（一两），枳壳（去穰，麸炒，半两），风化朴硝（二钱五分）。

上为末，姜汁面糊丸，如梧子大，每服三十丸，姜汤下。

十味锉散方见痹证门。治中风血虚臂痛，举动难支。

臂痛·蠲痹汤

（主臂痛。出自《张氏医通·臂痛手痛门》）

蠲痹汤，治风湿相搏，身体烦疼，手足冷，四肢沉重。

当归、赤芍药、黄芪、片子姜黄、羌活（各钱半），甘草（半钱），生姜（三片），红枣（二枚，擘）。

水煎，热服无时。

臂痛·臂痛汤

（主臂痛。出自《济世全书·臂痛》）

臂痛汤，治痰攻双臂痛，又治手臂痛，是上焦湿痰横行经络中作痛也。

苍术（米泔浸，一钱五分），南星、半夏、白术（去芦）、黄芩（酒炒）、香附（各一钱），白茯苓（去皮）、陈皮（各五分），威灵仙（三钱），甘草（一分），加羌活（一钱）。

上锉，生姜三片，水煎温服。

臂痛·舒筋汤

（主臂痛。出自《济世全书·臂痛》）

舒筋汤，治风寒所伤，肩背作痛及腰下作痛（又名五痹汤）。

片姜黄（一钱），甘草（炒）、羌活、白术、海桐皮、当归、赤芍（各五分）。

上锉，水煎服。

臂痛·茯苓丸

（主臂痛。出自《济世全书·臂痛》）

茯苓丸，治脾气虚弱，痰邪相搏，停伏中脘，以致臂内筋脉挛急而痛。

茯苓（二两），半夏（用白矾、生姜、皂角煎汤浸五日，晒干，二两），枳壳（去穰麸炒，五钱），风化朴硝（一两）。

上为末，姜汁糊丸，如梧子大，每服二十丸，食后姜汤下。又治手臂抽牵，或战掉不能举物，服此立效。

臂痛·治臂痛秘方

（主臂痛。出自《济世全书·臂痛》）

当归，川芎，白芷，南星，半夏，防风，羌活，黄芩，黄连，桔梗，苍术，桂枝，甘草。

上锉，生姜三片，水煎，食后临卧温服。

第十七节　痛痹

秦汉

痛痹·加减茯苓汤

（主痹。出自《素问·痹论》）

寒胜者，为痛痹，大宜宣通。阴寒为痛，宜通气温经而愈。

加减茯苓汤主之：治痛痹，四肢疼痛，拘倦浮肿。

赤茯苓（去皮），桑白皮（各二两），防风，官桂，川芎，芍药，麻黄（去节。各一两半）。

上为末，每服五钱，水一盏，枣一枚，煎至八分，去滓，温服。

以姜粥投之，汗泄为度，效矣。

桂枝芍药知母汤

（仲景）

桂枝、知母、防风（各四两），芍药（三两），附子（炮）、甘草、麻黄（各二两），白术、生姜（各五两）。

水七升，煮取二升，温服七合，日三服。

乌头汤

（仲景）

治病历节，不可屈伸疼痛。

麻黄、芍药、黄芪（各三两），甘草（炙）、川乌（五枚，咀，以蜜二升，煎取一升，即去乌头）。

上，咀五味，以水三升，煮取一升，去渣，纳蜜再煎，服七合，不时尽服之。

宋元

痛痹·萆薢散方

（主痛痹。出自《太平圣惠方·治风腰脚疼痛冷痹诸方》）

治风腰脚疼痛及冷痹不任行李，宜服萆薢散方。

萆薢（二两，锉），防风（一两，去芦头），羌活（一两），附子（一两，炮裂，去皮脐），桂心（三分），当归（三分），薏苡仁（一两），石斛（一两，去根节，锉），牛膝（一两，去苗），赤芍药（一两），杜仲（一两，去粗皮，炙微黄，锉），酸枣仁（三分，微炒）。

捣粗罗为散，每服四钱，以水酒各半中盏，煎至六分，去滓，食前温服，忌生冷油腻毒鱼滑物。

痛痹·羌活散方

（主痛痹。出自《太平圣惠方·治风腰脚疼痛冷痹诸方》）

治下焦风虚，腰脚疼痛，冷痹，不任行李，宜服羌活散方。

羌活（一两），防风（三分，去芦头），五加皮（三分），牛膝（一两，去苗），桂心（三两），木香（三分），附子（一两，炮裂，去皮脐），酸枣仁（一两，微炒），威灵仙（三分），丹参（三分），虎胫骨（一两，涂酥炙令黄），萆薢（一两，锉），当归（一两，锉，微炒），松节（一两，锉）。

捣细罗为散，每服食前以豆淋酒调下二钱。

痛痹·虎骨散方

（主痛痹。出自《太平圣惠方·治风腰脚疼痛冷痹诸方》）

治风腰脚冷痹疼痛，行李不得，宜服虎骨散方。

虎胫骨（一两，涂酥炙令黄），败龟（一两，涂酥炙令黄），天麻（半两），白附子（半两，炮裂），乌蛇肉（一两半，酒浸去皮骨，炙令微黄），附子（一两，炮裂去皮脐），海桐皮（三分），防风（半两，去芦头），羌活（半两），芎䓖（半两），桂心（三分），骨碎补（三分，去毛），干姜（半两，炮裂，锉），牛膝（一两，去苗），草薢（半两，锉），熟干地黄（三分），当归（三分，锉，微黄），麝香〔一两（分），研入〕。

捣细罗为散，入研了药令匀，每服食前以温酒调下二钱，忌生冷鸡猪等肉。

痛痹·仙灵脾散方

（主痛痹。出自《太平圣惠方·治风腰脚疼痛冷痹诸方》）

治风腰脚疼痛冷痹及四肢缓弱，宜服仙灵脾散方。

仙灵脾（一两），附子（一两，炮裂去皮脐），当归（一两，锉，微炒），草薢（一两，锉），杜仲（一两，去粗皮炙令黄），木香（一两）。

捣细罗为散，每服食前以温酒调下二钱。

痛痹·安息香散方

（主痛痹。出自《太平圣惠方·治风腰脚疼痛冷痹诸方》）

治风腰脚疼痛冷痹及四肢无力，宜服安息香散方。

安息香（二两），附子（二两，炮裂去皮脐），虎胫骨（二两，涂酥炙令黄）。

捣细罗为散，每服食前以温酒调下一钱。

痛痹·虎骨丸方

（主痛痹。出自《太平圣惠方·治风腰脚疼痛冷痹诸方》）

治肝肾藏风毒流注，腰脚疼痛冷痹及筋骨拘急，行李不得，宜虎骨丸方。

虎胫骨（一两，涂酥炙令黄），沉香（半两），白花蛇（二两，酒浸去皮骨，炙令微黄），干蝎（半两，微炒），天麻（三分），防风（三分，去芦头），羌活（三分），天南星（半两，炮裂），海桐皮（一两），桂心（三分），芎䓖（半两），白附子

（半两，炮裂），麻黄（一两，去根节），赤芍药（半两），羚羊角屑（三分），硫黄（半两，细研），川乌头（半两，炮裂去皮脐），牛膝（一两，去苗），白僵蚕（半两，微炒）。

捣罗为末，炼蜜和捣三二百杵，丸如梧桐子大，每服食前以温酒下二十丸。

痛痹·牛膝丸方

（主痛痹。出自《太平圣惠方·治风腰脚疼痛冷痹诸方》）

治风腰脚疼痛冷痹，筋骨无力，宜服牛膝丸方。

牛膝（一两，去苗），萆薢（一两，锉），酸枣仁（三分，微炒），防风（三分，去芦头），杜仲（一两，去粗皮炙微黄，锉），丹参（三分），附子（一两，炮裂去皮脐），芎䓖（三分），当归（三分，锉微炒），桂心（三分），羌活（三分），白茯苓（三分），乳香（一两），安息香（一两），石斛（一两，去根，锉）。

捣罗为末，炼蜜和捣三二百杵，丸如梧桐子大，每服空腹，以温酒下二十丸，晚食前再服，忌生冷油腻猪鱼鸡犬肉。

痛痹·浸酒方

（主痛痹。出自《太平圣惠方·治风腰脚疼痛冷痹诸方》）

治风腰脚疼痛冷痹，宜服浸酒方。

虎胫骨（一斤，涂酥炙令黄），侧子（五两，炮裂去皮脐），当归（五两，锉，微炒）。

细锉，以生绢袋盛，以清酒一斗五升浸之，春夏三日，秋冬七日，每服暖一小盏服之，不耐酒人随性饮之，常令醺醺。

痛痹·乌头散方

（主痛痹。出自《太平圣惠方·治风腰脚疼痛冷痹诸方》）

治风腰脚冷痹疼痛，宜用贴熁，乌头散方。

川乌头（三分，去皮脐生用）。

上捣细罗为散，以酽醋调涂，于故帛上敷之，须臾痛止。

痛痹·牛膝散方

（主痛痹。出自《太平圣惠方·治腰脚冷痹诸方》）

治腰脚冷痹，或时疼痛不可忍，宜服牛膝散方。

牛膝（一两，去苗），独活（一两），防风（一两，去芦头），当归（一两，锉，微炒），白茯苓（一两），羚羊角屑（一两），桂心（一两），酸枣仁（一两，微炒），附子（二两，炮裂去皮脐）。

捣粗罗为散，每服四钱，以水一中盏，入生姜半分，煎至六分，去滓，每于食前温服。

痛痹·羌活散方

（主痛痹。出自《太平圣惠方·治腰脚冷痹诸方》）

治腰脚冷痹，及风麻不仁，骨髓疼痛，不欲饮食，渐加瘦，宜服羌活散方。

羌活（三分），防风（半两，去芦头），茵芋〔二（三）分〕，五加皮（三分），牛膝（一两，去苗），丹参（半两），酸枣仁（三分，微炒），桂心（三分），附子（一两，炮裂去皮脐），赤芍药（半两），当归（半两，锉，微炒），漏芦（一两）。

捣粗罗为散，每服三钱，以水一中盏，入生姜半分，煎至六分，去滓，每于食前温服。

痛痹·拘急疼痛方

（主痛痹。出自《太平圣惠方·治腰脚冷痹诸方》）

治腰脚冷痹，宜服拘急疼痛方。

茵芋（一两），防风（三分，去芦头），牛膝（一两，去苗），五加皮（三分），桂心（三分），赤芍药（一两），羚羊角屑〔二（三）分〕，附子（一两，炮裂去皮脐），当归（三分，锉，微炒），薏苡仁（一两），芎䓖（半两），羌活（一两）。

捣粗罗为散，每服四钱，以水一中盏，入生姜半分，煎至六分，去滓，每于食前温服。

痛痹·仙灵脾散方

（主痛痹。出自《太平圣惠方·治腰脚冷痹诸方》）

治腰脚冷痹，筋脉挛急，时有疼痛，行立不得，宜服仙灵脾散方。

仙灵脾（一两），牛膝（一两，去苗），羌活（半两），虎胫骨（一两，涂酥炙微黄），独活（半两），羚羊角屑（半两），防风（半两，去芦头），桂心（一两），酸枣仁（半两，微炒），当归（半两，锉，微炒），薏苡仁（半两），侧子（一两，炮裂去皮脐）。

捣细罗为散，每于食前以温酒调下二钱。

痛痹·独活散方

（主痛痹。出自《太平圣惠方·治腰脚冷痹诸方》）

治肾气虚衰，腰脚冷痹，风麻不仁，宜服独活散方。

独活（三分），附子（一两，炮裂去皮脐），杜仲（一两，去粗皮炙微黄，锉），细辛（半两），熟干地黄（三分），当归（半两，锉，微炒），白茯苓（半两），桂心（一两），牛膝（一两，去苗），侧子（一两，炮裂去皮脐），防风（半两，去芦头），白芍药（半两）。

捣粗罗为散，每服三钱，以水一中盏，入生姜半分，煎至六分，去滓，每于食前温服。

痛痹·桂心丸方

（主痛痹。出自《太平圣惠方·治腰脚冷痹诸方》）

治虚损，腰脚冷痹不仁，宜服桂心丸方。

桂心（三分），干姜（半两，炮裂，锉），丹参（一两），杜仲（一两，去粗皮炙微黄，锉），牛膝（一两，去苗），附子

（三分，炮裂去皮脐），续断〔二（一）两〕。

捣罗为末，炼蜜和捣三二百杵，丸如梧桐子大，每于食前以温酒下三十丸。

痛痹·萆薢丸方

（主痛痹。出自《太平圣惠方·治腰脚冷痹诸方》）

治腰脚冷痹，沉重无力，宜服萆薢丸方。

萆薢（一两，锉），熟干地黄（三分），牛膝（二两，去苗），桂心（半两），五加皮（半两），酸枣仁（半两，微炒），羌活（半两），附子（一两，炮裂去皮脐），石斛（三分，去根，锉），白芍药（三分）。

捣罗为末，炼蜜和捣三二百杵，丸如梧桐子大，每于食前以温酒下三十丸。

明代

痛痹·乌药顺气散方

（主痛痹。出自《证治准绳·类方痛痹》）

乌药顺气散治风气攻注四肢，骨节疼痛，遍身顽麻，及疗瘫痪，步履艰难，脚膝痿弱。

麻黄（去根节）、陈皮、乌药（各二钱），白僵蚕（去丝嘴、炒）、干姜（炮，各五分），川芎、枳壳、桔梗、白芷、甘草（炒，各一钱）。

水二盅，姜三片，枣一枚，煎八分，食远服。

痛痹·除湿蠲痛汤

（主痛痹。出自《证治准绳·类方痛痹》）

苍术（米泔浸炒，二钱），羌活、茯苓、泽泻、白术（各一钱半），陈皮（一钱），甘草（四分）。

水二盅，煎八分，入姜汁、竹沥各三二匙服。在上痛者，加桂枝、威灵仙、桔梗；在下痛者，加防己、木通、黄柏、牛膝。

痛痹·豁痰汤

（主痛痹。出自《证治准绳·类方痛痹》）

治一切痰疾。余制此剂，为滚痰丸相副。盖以小柴胡为主，合前胡半夏汤，以南星、紫苏、橘皮、厚朴之类出入加减。素抱痰及肺气壅塞者，以柴胡为主，余者并去柴胡，用前胡为主。

柴胡（洗去土并苗，四两），半夏（洗去滑，四两），黄芩（去内外腐，三两），人参（去芦、风壅者不用）、赤甘草（各二两），带梗紫苏、陈皮（去白）、厚朴（去粗皮、姜汁制）、南星（去脐，各二两），薄荷叶（一两半），羌活（去芦，一两，无怒气者不用），枳壳（去瓤，一两，麸炒）。

上方，中风者去陈皮，入独活。胸膈不利者去陈皮，加枳实去瓤麸炒，更加赤茯苓去皮。内外无热者去黄芩，虚弱有内热者勿去黄芩，加南木香。一切滚痰气之药，无有出其右者。气无补法之说，正恐药味窒塞之故，是以选用前件品味，并是清疏温利，性平有效者也。

近代

痛痹门

（《溪秘传简验方·卷上》）

痹多风寒湿气入于阴分，久则化热。黄柏，酒浸，焙末，每温酒下一二钱。

风寒湿痹，四肢挛怠，脚肿不可践地。紫苏二两，杵碎，以水三升，研取汁，煮粳米二合，作粥，和葱、椒、姜、豉食之。

风寒湿痹，五缓六急。黑雌鸡肉作羹食。

风湿挛痹，一切风气。苍耳子三两，炒，末，以水一升半，煎取七合，去滓，呷之。

风寒湿痹，通身麻木，或疼痛。生川乌末四钱，苡仁末二钱。入米粥内再熬，下姜汁一匙，蜜三匙，日三服。

麻木，痹证，痛风，历节。虎骨、木通，煎汤频饮。

风缓顽痹，诸节不随，腹内宿痛。原蚕沙，炒黄，袋盛，浸酒饮。

历节风。松叶三十斤，酒二石五斗，渍三七日，服一合，日服五六度。

历节风痛。独活、羌活、松节等分，用酒煮过，每日空心饮一杯。

历节诸风，骨节疼痛，昼夜不止。没药末五钱，虎胫骨（酥炙，为末）三两。每服二钱，温酒调下。

痛痹门

（《溪秘传简验方·溪外治方选卷上·痛痹门》）

痹证。川芎一两、生姜三两、葱一把。水煎，熏洗。

又方：烧酒糟出甑时，乘热将腿足插入，熏洗数次，效。

风湿痛。生姜捣汁，和黄明胶熬，贴，妙。

风湿身痛。生葱擂烂，入香油数点，水煎，调芎䓖、郁金末一钱服，取吐。

痛风历节，四肢疼痛。葱白，杵烂，炒热熨之。

风痹走注疼痛，及四肢顽痹强硬，屈伸不得。皂荚一斤，不蛀者，食盐五升，细锉皂荚，和盐炒热，以青布裹，熨痛处，瘥。

手足麻木，不知痛痒。霜降后桑叶，煎汤，频洗。

第十八节 心痹

宋元

心痹·赤茯苓汤

（主心痹。出自《圣济总录·心痹》）

内脏痹证之一，出《黄帝内经》"痹论"等篇。由于脉痹日久不愈、重感外邪，或思虑伤心，气血虚亏，复感外邪，内犯于心，心气痹阻，脉道不通所致。症见胸中窒闷，心悸，心痛，突发气喘，易惊恐，咽干，嗳气，脉沉弦。可见于冠心病或其他一些心脏病。治宜养心祛邪，活血通脉。

赤茯苓汤：赤茯苓、人参、半夏、柴胡、前胡、桂、桃仁、甘草。

明代

心痹·犀角散

（主心痹。出自《古今医统大全·心痹》）

犀角散，治心痹，神恍惚，恐畏闷乱，不得睡，志气不宁，语言错。

犀角、羚羊角、人参、沙参、防风、天麻、天竺黄、茯神、升麻、独活、远志、麦门冬、甘草（各一钱），龙齿、丹参（各五分），牛黄、麝香、龙脑（各一分）。

上为末，和诸药重研，令极细。每服半钱，不拘时，麦门冬汤调下。

心痹·加味五痹汤

（主心痹。出自《证治准绳·心痹》）

加味五痹汤：人参、茯苓、当归、白芍、川芎、五味子、白术、细辛、甘草。

第十九节 肝痹

宋元

肝痹·茯神散方

（主肝痹。出自《圣济总录·诸痹门》）

治肝痹多惊悸，神思不安。宜服茯神散方。

茯神（去木）、酸枣仁（微炒）、黄芪（锉）、人参（各一两），熟干地黄（焙）、远志（去心）、五味子（各半两），白茯苓（去黑皮，一两），丹砂（别研，半两）。

上九味，除丹砂外，捣罗为散，入丹砂末，再研匀。每服一钱匕，以温酒调下，不计时候。

肝痹·补肝汤方

（主肝痹。出自《圣济总录·诸痹门》）

治肝痹两胁下满，筋急不得太息，疝瘕四逆，抢心腹痛，目不明，宜服补肝汤方。

茯苓（去黑皮，一两二钱），乌头（四枚，炮裂，去皮脐），蕤仁（研）、柏子仁（研）、防风（去叉）、细辛（去苗叶，各二两），山茱萸、桂（去粗皮，各三分），甘草（炙，锉，半两）。

上九味，锉如麻豆，入研药拌匀。每服五钱匕，水一盏半，入大枣二枚（劈开），同煎数沸，去滓，取一盏服，不计时。

肝痹·细辛汤方

（主肝痹。出自《圣济总录·诸痹门》）

治肝虚气痹，两胁胀满，筋脉拘急，不得喘息，四肢少力，眼目不明，宜服细辛汤方。

细辛（去苗叶）、防风（去叉）、白茯苓（去黑皮）、柏子仁（研）、桃仁（汤浸去皮尖双仁、麸炒微黄）、山茱萸、甘草（炙，锉，各三分），蔓荆实、枳壳（去瓤，麸炒，各半两）。

上九味，粗捣筛。每服三钱匕，水一盏，大枣三枚（劈破），同煎数沸，去滓，取七分温服，不计时候。

明代

肝痹·人参散

（主肝痹。出自《古今医统大全·痹证门》）

人参散，治肝痹，气逆，胸膈引痛，睡卧多惊，筋脉挛急，此药镇邪。

人参、黄芪、杜仲（酒炒）、酸枣仁（微炒）、茯神、五味子、细辛、熟地黄、芎䓖、秦艽、羌活（各一两），丹砂（五钱，另研）。

上为极细末，入丹砂再研匀。每服一钱，不拘时调下，日二服。

第二十节　脾痹

明代

脾痹·温中法曲丸

（主脾痹。出自《古今医统大全·脾痹》）

温中法曲丸，治脾痹，发咳呕涎。

法曲（炒）、麦芽（炒，各一两），人参（五钱），白茯苓、陈皮（去白）、厚朴（制）、枳实（麸炒，各一两），吴茱萸（汤泡，三钱），细辛、甘草、当归（酒洗、焙）、附子（制）、干姜（炮）、桔梗（各五钱）。

上为细末，炼蜜丸，梧桐子大。每服七八十丸，食前热水送下。

脾痹·白术汤

（主脾痹。出自《证治准绳·脾痹》）

因肌痹日久不愈，复感外邪，或饮食不调，脾气受损所致。症见四肢懈惰，呕吐清水，胸闷气窒，腹胀，不欲饮食，咳嗽等。治宜益气温中，健脾消滞。

白术汤：白术、厚朴、防风、附子、橘皮、白鲜皮、五加皮；枳实消痞丸、参苓白术散等方。

清代

脾痹

（主脾痹。出自《也是山人医案·脾痹》）

鲜竹茹（二钱），制半夏（一钱五分），川连（六分），枳实（一钱），橘红（一钱），黑山栀（一钱五分），佩兰叶（三钱），制半夏（一钱五分），枳实（一钱），竹茹（一钱五分），橘红（一钱），川连（四分），块茯苓（三钱）。

第二十一节　肺痹

宋元

肺痹·五味子汤

（主肺痹。出自《圣济总录·肺痹》）

由皮痹日久不愈，复感外邪，或感寒受热，或悲哀过度，使肺气受损所致。症见心胸烦闷，胸背痛，咳嗽气急，或见呕恶。治宜宣肺祛邪。用五味子汤（五味子、紫苏子、麻黄、细辛、紫菀、黄芩、甘草、人参、桂、当归、半夏）。

明代

肺痹·紫苏汤

（主肺痹。出自《古今医统大全·痹证门》）

紫苏汤治肺痹，心膈病塞，上气不下。

紫苏子（炒）、半夏（制）、陈皮（去白，各一钱），桂心、人参、白术（各五分），甘草（二分）。

上水盏半，姜五片、枣二枚，煎七分，不拘时温服。

肺痹·家秘泻白散

（主肺痹。出自《症因脉治·肺痹》）

肺热者，用家秘泻白散：桑白皮、地骨皮、甘草、黄芩、石膏、川连。

清代

肺痹

（主肺痹。出自《也是山人医案·肺痹》）

温邪内郁，舌白脘闷，频渴，脉大，二便不甚通利，此属肺痹，致手太阴气化失宰，宜苦辛泄降。

霜桑叶（一钱），杏仁（三钱），桔梗（一钱），象贝（二钱），姜皮（一钱五分），枳壳（一钱五分），南花粉（一钱五分），郁金（一钱）。

肺痹·苇茎汤

（主肺痹。出自《临证指南医案·肺痹》）

肺气痹阻，面浮胸痞，寒热（上焦气分壅热），宜服苇茎汤。

肺痹，卧则喘急，痛映两胁，舌色白，二便少（肺不开降），宜服苇茎汤。

肺痹

（主肺痹。出自《临证指南医案·肺痹》）

清邪在上，必用轻清气药，如苦寒治中下，上结更闭。

兜铃、牛蒡子、桔梗、生甘草、杏仁、射干、麻黄。

肺痹

（主肺痹。出自《临证指南医案·肺痹》）

经热津消，咳痰痹痛。

桂枝、桑枝、木防己、生石膏、杏仁、薏苡仁、天花粉。

又渴饮咳甚，大便不爽，余热壅于气分。

紫菀、通草、石膏、天花粉、木防己、薏苡仁、杏仁。

肺痹

（主肺痹。出自《临证指南医案·肺痹》）

偏冷偏热，肺气不和，则上焦不肃，用微苦辛以宣通。

薄荷梗、桑叶、象贝、杏仁、沙参、黑山栀。

肺痹

（主肺痹。出自《临证指南医案·肺痹》）

形寒，脘痹，肺气不通，治以苦辛以宣通。

杏仁、瓜蒌皮、郁金、山栀、苏梗、香豉。

肺痹

（主肺痹。出自《临证指南医案·肺痹》）

肺痹，右肢麻，胁痛，咳逆喘急不得卧，二便不利，脘中痞胀，得之忧愁思虑，所以肺脏受病，宜开手太阴为治。

紫菀、瓜蒌皮、杏仁、山栀、郁金汁、枳壳汁。

肺痹

（主肺痹。出自《临证指南医案·肺痹》）

温邪郁肺气痹，咳嗽，寒热头痛，开上焦为主。

活水芦根（一两），大杏仁（三钱），连翘（一钱半），通草

（一钱半），桑皮（一钱），桔梗（一钱）。

肺痹

（主肺痹。出自《临证指南医案·肺痹》）

脘中稍爽，痰黏气逆，腹膨，开肺理气为主。

枇杷叶、厚朴、杏仁、滑石、茯苓皮、通草、白蔻仁、薏苡仁。

肺痹

（主肺痹。出自《临证指南医案·肺痹》）

舌干赤，嗳气不展，状如呃忒，缘频吐胃伤，诸经之气上逆，填胸聚脘，出入几逆，周行脉痹，肌肉着席而痛转加，平昔辛香燥药不受。先议治肺经，以肺主一身之气化耳。

枇杷叶汁、杏仁，共煎汤，冲桔梗枳实汁。

第二十二节 肾痹

宋元

肾痹·远志丸方

（主肾痹。出自《圣济总录·诸痹门》）

治肾脏虚乏，久感寒湿，因而成痹。补损益气，宜服远志丸方。

远志（去心）、山芋、肉苁蓉（去皱皮、酒浸、切、焙）、牛膝（去苗，酒浸，切，焙各一两）、石斛（去根）、天雄（炮裂、去皮脐）、巴戟天（去心）、人参、山茱萸、泽泻、菟丝子（酒浸一宿、别捣）、茯神（去木）、覆盆子、续断、生干地黄（焙）、桂（去粗皮）、鹿茸（酒炙、去毛）、甘草（炙、锉）、附子（炮裂、去皮脐）、牡丹皮、白茯苓（去黑皮）、五味子、杜仲（去粗皮，炙，锉，各一分）、蛇床子、楮实（微炒）、黄芪（各一两）。

上二十六味，捣罗为末，炼蜜和捣数百下，丸如梧桐子大。每服空心温酒下二十丸，加至三十丸。

肾痹·防风丸方

（主肾痹。出自《圣济总录·诸痹门》）

治肾脏虚冷，邪气乘虚，身体冷痹不仁，手足牵强，举动艰难；或肌肉瞤动，引腰脊及左右偏急，不能饮食；或因房室发动。宜服防风丸方。

防风（去叉）、白茯苓（去黑皮）、细辛（去苗叶）、白术、附子（炮裂、去皮脐）、桂（去粗皮）、泽泻（各半两），甘草（炙、锉）、紫菀（去苗）、芍药、牛膝（去苗、酒浸、切、焙）、瓜蒌根（各三分），山茱萸、熟干地黄（焙）、半夏（汤洗七遍去滑、焙）、独活（去芦头）、山芋（各一分），黄芪（三两，锉）。

上一十八味，捣罗为末，炼蜜为丸，如梧桐子大。每日空腹温酒下十丸，日再服。未瘥更加丸数，此药宜久服。

肾痹·茵芋散方

（主肾痹。出自《圣济总录·诸痹门》）

治肾脏中风湿，腰痛、脚膝偏枯，皮肤痹，语声謇涩，两耳虚鸣，举体乏力，面无颜色，志气不乐，骨节酸疼。宜服茵芋散方。

茵芋（去茎）、杜仲（去粗皮、炙、锉）、石南、石龙芮、羊踯躅（微炒）、麝香（研）、狗脊（去毛）、当归（锉、炒）、干蝎（微炒）、桑螵蛸（微炒）、菖蒲（各半两），赤箭、独活（去芦头）、附子（炮裂、去皮脐）、天雄（炮裂、去皮脐）、甘菊花、牛膝（去苗、酒浸、切、焙）、木香、麻黄（去根节、煮、掠去沫、焙）、芎䓖（各三分），萆薢（锉，一两）。

上二十一味，捣罗为散。每服二钱匕，食前温酒调下，日再服。

肾痹·白附子丸方

（主肾痹。出自《圣济总录·诸痹门》）

治肾脏中风，脚膝麻痹，腰背强直、疼痛，言语不利，面色萎黑，肌体羸瘦。宜服白附子丸方。

白附子（炮裂）、干蝎（微炒）、防风（去叉）、天麻、天雄（炮裂、去皮脐）、黄芪（锉）、萆薢、独活（去芦头）、丹参、当归（锉、炒）、肉苁蓉（去皴皮、酒浸一宿、焙）、海桐皮（锉）、补骨脂、仙灵脾（各三分），白花蛇（酒浸、去皮骨、炙）、桂（去粗皮）、安息香、牛膝（去苗，酒浸，切，焙，各一两），雄黄（研、水飞过）、麝香（研，各半两）。

上二十味，捣罗为末，炼蜜和捣三五百下，丸如梧桐子大。每服三十丸，空心温酒下，日再服。

肾痹·石龙芮汤方

（主肾痹。出自《圣济总录·诸痹门》）

治肾脏气虚，外邪杂至，脚膝缓弱，腰脊不可转侧，日加疼痹。宜服石龙芮汤方。

石龙芮、独活（去芦头）、防风（去叉）、茯神（去木）、杜仲（去粗皮、炙、锉）、萆薢、丹参、羌活（去芦头）、五味子、细辛（去苗叶）、牛膝（酒浸、切、焙）、当归（锉、炒）、人参（各三分），天雄（炮裂、去皮脐）、麻黄（去根节、煎、掠去沫、焙）、桂（去粗皮，各一两），枳壳（去瓤，麸炒，半两）。

上一十七味，锉如麻豆。每服四钱匕，水一盏，入生姜五片，同煎至六分。去滓温服，不计时候。

肾痹·麻黄汤方

（主肾痹。出自《圣济总录·诸痹门》）

治肾虚中风湿，腰脚缓弱，顽痹不仁，颜色苍黑，语音浑浊，志意不定，头目昏，腰背强痛，四肢拘急，体重无力。宜服麻黄汤方。

麻黄（去根节、煎、掠去沫、焙）、羌活（去芦头）、桂（去粗皮）、附子（炮裂、去皮脐）、侧子（炮裂，去皮脐，各一两），防己、当归（锉、炒）、海桐皮、牛膝（酒浸、切、焙）、甘菊花、羚羊角（镑）、茵芋（去茎）、五加皮（各三分），甘草（炙，锉，半两），防风（去叉）、白术（各三两）。

上一十六味，锉如麻豆。每服四钱匕，水一盏，入生姜五片，同煎至七分，去滓温服，不计时候。

肾痹·牛膝酒方

（主肾痹。出自《圣济总录·诸痹门》）

治肾气虚冷，复感寒湿为痹。宜服牛膝酒方。

牛膝、秦艽（去苗土）、芎䓖、防风（去叉）、桂（去粗皮）、独活（去芦头）、丹参、白茯苓（去黑皮，各二两），杜仲（去粗皮、锉、炒）、附子（炮裂、去皮脐）、石斛（去根）、干姜（炮）、麦门冬（去心）、地骨皮（各一两半），五加皮（五两），薏苡仁（一两），大麻子（炒，半两）。

上一十七味，锉切如麻豆，以生绢袋盛，酒一斗浸，春夏三日，秋冬五日。每服半盏，空心温服，日再服。

第二十三节　肠痹

秦汉

肠痹·木香丸

（主痹。出自《素问·痹论》）

木香丸主之：治肠痹，腹痛，时发飧泄，气不消化，小便秘涩。

木香，白术，官桂，芜荑，良姜，诃子皮（各一两），附子（炮，去皮），厚朴（生姜制），肉豆蔻（各二两），干姜（三分），甘草（半两）。

上为末，曲面糊为丸，如桐子大，每服二十丸，姜汤下，空心。

明代

肠痹·吴茱萸散

（主肠痹。出自《古今医统大全·痹证门》）

吴茱萸散，治肠痹，寒湿内搏，腹痛满，气急，大便飧泄。

吴茱萸（汤泡、焙干）、干姜（炮）、甘草（炙）、肉豆蔻（各五钱），砂仁、神曲、白术（各一两），厚朴（姜汁炒）、陈皮、良姜各二两。

上为末，每服一钱，食前米饮下。

清代

肠痹

（主肠痹。出自《也是山人医案·肠痹》）

二便不通，纳谷胀，此属肠痹。宗丹溪腑病治脏法。

紫菀（一钱），杏仁（三钱），枳壳（一钱），炒香淡豉（一钱五分），瓜蒌皮，（一钱五分），黑山栀（一钱五分），郁金（一钱）。

肠痹

（主肠痹。出自《也是山人医案·肠痹》）

温湿阻其气分，色痿少纳，二便欲解不通。此属肠痹之类，夫肠痹原系腑病，而腑病当治其脏，每用开提肺窍，自能气化，斯湿温少解，渐可减轻。倘执体怯，不但治病不合，且味甘药饵，妨碍中宫，恐延绵变患，不可度思矣。

紫菀（一钱），郁金（一钱），枳壳（一钱），炒香豉（一钱五分），杏仁（三钱），桔梗（一钱），鲜枇杷叶（三钱），栝蒌皮（一钱五分）。

第二十四节　皮痹

宋元

皮痹·防风汤方

（主皮痹。出自《圣济总录·诸痹门》）

治肺中风寒湿，项强头昏，胸满短气，嘘吸颤掉，言语声嘶，四肢缓弱，皮肤痹。宜服防风汤方。

防风（去叉）、芎䓖、麻黄（去根节，各一两），独活（去芦头）、桂（去粗皮）、前胡（去芦头）、五味子、附子（炮裂、去皮脐）、杏仁（汤浸去皮尖、双仁、麸炒）、人参、茯神（去木，炙，各三分），细辛（去苗叶）、甘菊花、黄芪、山茱萸、甘草（炙，锉，各半两）。

上一十六味，锉如麻豆。每服四钱匕，水一盏半，生姜五片，煎至八分，去滓，稍热服，不拘时。

皮痹·赤箭丸方

（主皮痹。出自《圣济总录·诸痹门》）

治肺感外邪，皮肤痹，项强背痛，四肢缓弱，冒昧昏塞，心胸短气。宜服赤箭丸方。

赤箭、羌活（去芦头）、细辛（去苗叶）、桂（去粗皮）、当归（锉、炒）、甘菊花、防风（去叉）、天雄（炮裂、去皮脐）、麻黄（去根节）、蔓荆实、白术、杏仁（汤浸去皮尖双仁、炒、研）、萆薢（锉）、茯神（去木）、山茱萸、羚羊角（镑）、芎䓖、犀角（镑）、五加皮（锉）、五味子、阿胶（炙令燥）、人参、枫香脂（研）、天南星（炮）、白附子（炮，各半两），龙脑（研）、麝香（研）、牛黄（研，各一钱）。

上二十八味，捣罗二十三味极细，与研者五味拌匀，炼蜜和捣三二百杵，丸如梧桐子大。每服十五丸，荆芥汤下，不拘时。

皮痹·天麻散方

（主皮痹。出自《圣济总录·诸痹门》）

治皮痹肌肉不仁，心胸气促，项背硬强。宜服天麻散方。

天麻、附子（炮裂、去皮脐）、麻黄（去根节）、白花蛇肉（酥拌、炒）、防风（去叉）、细辛（去苗叶）、芎䓖、菖蒲、荆芥穗、黄芪（锉）、桑根白皮（锉）、蒺藜子（炒去角）、杏仁（汤浸去皮尖、双仁，炒，研，各三分），牛黄（研）、麝香（研，各一分）。

上一十五味，捣罗十二味为散，与研者三味，拌匀再罗。每服一钱匕，薄荷酒调下，不拘时。

皮痹·麻黄汤方

（主皮痹。出自《圣济总录·诸痹门》）

治风寒湿之气，感于肺经，皮肤痹不仁。宜服麻黄汤方。

麻黄（去根节）、桂（去粗皮）、人参、芎䓖、附子（炮裂、去皮脐）、防风（去叉）、芍药、黄芩（去黑心）、白术、甘草（炙，锉，各一两），赤茯苓（去黑皮，三分）。

上一十一味，锉如麻豆。每服五钱匕，水一盏半，入生姜五片，煎至一盏，去滓稍热服。盖覆出汗，愈。

皮痹·蔓荆实丸方

（主皮痹。出自《圣济总录·诸痹门》）

治皮痹不仁。宜服蔓荆实丸方。

蔓荆实（去浮皮，三分），防风（去叉）、羌活（去芦头）、桔梗（炒）、白附子（炮）、枳壳（去瓤、麸炒）、蒺藜子（炒去角，各半两），皂荚（半斤，不蛀者，新水浸一宿，揉熟，绢滤去滓，入面少许，同煎成膏）。

上八味，捣罗七味为末，入膏中和捣，丸如梧桐子大。每服二十丸，食后熟水下。

皮痹·天麻丸方

（主皮痹。出自《圣济总录·诸痹门》）

治皮肤痹。宜服天麻丸方。

天麻（酒浸，切，焙三两），玄参、没药（研）、地榆、乌头（炮裂，去皮脐，各一两），麝香（研，一分）。

上六味，捣罗四味为末，与二味研者和匀，炼蜜丸如梧桐子大。每服二十丸，空心食前温酒下。

明代

皮痹·羌活汤

（主皮痹。出自《古今医统大全·痹证门》）

羌活汤，治皮痹，皮如虫走，腹胁胀满，大肠不利，语不出声。

羌活、细辛、附子（炮去皮脐）、沙参、羚羊角（镑）、白术、五加皮、生地黄、官桂、枳壳（麸炒）、麻黄（去节）、白蒺藜、杏仁（炮去皮尖，各五钱），丹参、萆薢、五味子、石菖蒲、木通、槟榔、郁李仁（炮去皮）、赤茯苓（去黑皮，等分）。

上水盏半，姜五片，煎七分，不拘时，温服。

第二十五节　筋痹

宋元

筋痹·天麻丸方

（主筋痹。出自《圣济总录·筋痹》）

治筋风，四肢挛痹。宜服天麻丸方。

天麻（二两），苦参（三两），细辛（去苗叶，二两），菖蒲（二两），牛膝（去苗，酒浸，焙，二两），赤箭（二两），附子（炮裂，去皮脐，一两），地榆（二两），人参（二两），芎䓖（一两），桂（去粗皮，一两半），木香（一两），陈橘皮（汤浸，去白，焙干，一两半），当归（切、焙）、赤芍药、酸枣仁（微炒）、威灵仙（去土）、藁本（去苗土）、防风（去叉、锉）、独活（去芦头，各二两）。

上二十味，捣罗为细末，炼蜜和杵为丸，如梧桐子大。每服温酒下二十丸，日二服，加至三十丸。

筋痹·牛膝汤方

（主筋痹。出自《圣济总录·筋痹》）

治筋痹，以筋虚为风所伤，故筋挛缩，腰背不伸，强直时痛。宜服牛膝汤方。

牛膝（去苗、酒浸、锉、焙）、防风（去叉）、丹参、前胡（去芦头，各二两），石斛（去根，二两半），杜仲（去粗皮、涂酥炙、锉）、秦艽（去苗土）、续断（各一两半），陈橘皮（汤去白，各一两），大麻仁（研，一合）。

上一十味，除大麻仁外，粗捣筛。每服五钱匕，水一盏半，煎五七沸，别下麻仁末一钱匕，煎至一盏，去滓，空腹服，日二服。

筋痹·羚羊角汤

（主筋痹。出自《世医得效方·筋痹》）

治筋痹，肢节束痛。宜服羚羊角汤。

羚羊角、薄桂、附子、独活（各一两三钱半），白芍药、防风、芎䓖（各一两）。

上锉散。每服三大钱，水一盏半，生姜三片，同煎至八分。取清汁服，日可一二服。

筋痹·舒筋丸

（主筋痹。出自《圣济总录·筋痹》）

治筋痹，以筋虚为风所伤，故筋挛缩，腰背不伸，强直时痛。宜服牛膝汤方。

牛膝（去苗、酒浸、锉、焙）、防风（去叉）、丹参、前胡（去芦头，各二两），石斛（去根，二两半），杜仲（去粗皮、涂酥炙、锉）、秦艽（去苗土）、续断（各一两半），陈橘皮（汤去白，各一两），大麻仁（研，一合）。

上一十味，除大麻仁外，粗捣筛。每服五钱匕，水一盏半，煎五七沸，别下麻仁末一钱匕，煎至一盏，去滓，空腹服，日二服。

明代

筋痹·羚羊角散

（主筋痹。出自《古今医统大全·痹证门》）

羚羊角散，治筋痹，肢节束痛。

羚羊角，薄荷，附子，独活，白芍药，防风，川芎（各等分）。

上水盖半，姜三片，煎七分服。

筋痹·舒筋丸

（主皮痹。出自《古今医统大全·痹证门》）

舒筋丸，治筋骨不能屈伸。

海桐皮、没药、血竭、木香（各二钱），肉桂、牛膝、虎骨、防风、木瓜、天麻（各二钱半），乳香（三钱），甜瓜仁（五钱），沉香、楮实子（各一钱半），当归、自然铜（各一钱）。

上为细末，炼蜜丸，如弹子大。每服一丸，细嚼，用温酒下。未服药，先饮酒半盏，后服药。

第二十六节　脉痹

明代

脉痹·导痹汤

（主脉痹。出自《古今医统大全·脉痹》）

导痹汤，治脉痹，血道壅塞。

半夏（炮）、官桂（各五分），黄芪、白茯苓、当归、远志（去心）、龙齿、人参、甘草（炙，各七分），茯神（去木）、枳实（麸炒）、桔梗（各五钱）。

上水二盏，先煮粳米一合，将熟去米入药，生姜五片、枣二枚，煎一盏，不拘时温服。

脉痹·人参丸

（主脉痹。出自《古今医统大全·脉痹》）

人参丸，治脉痹，通行血脉。

人参、麦门冬（去心）、茯神（去木）、赤石脂、龙齿、石菖蒲、远志、黄芪（各一两），熟地黄（二两）。

上为末，炼蜜和捣五百杵为丸，梧桐子大。每服三十丸，食远清米饮送下。

第二十七节　血痹

汉代

血痹·黄芪桂枝五物汤

（主血痹。出自《金匮要略·血痹虚劳病脉证并治》）

血痹，阴阳俱微，寸口关上微，尺中小紧，外证身体不仁如风痹状。黄芪桂枝五物汤主之。

黄芪、桂枝、芍药（各三两），生姜（六两），大枣（十二枚）。

上五味，以水六升，煮取二升，温服七合，日三服。

宋元

血痹·侧子散方

（主风血痹。出自《太平圣惠方·治风血痹诸方》）

治风血痹，身体不仁。宜服侧子散方。

侧子（一两,炮裂去皮脐），赤芍药（一两），桂心（一两），麻黄（一两，去根节），萆薢（一两），当归（一两），丹参（一两），细辛（半两），甘草（半两，炙微赤，锉）。

上件药，捣筛为散。每服四钱，以水一中盏，入生姜半分，煎至六分，去滓，不计时候，温服。

血痹·麻黄散方

（主风血痹。出自《太平圣惠方·治风血痹诸方》）

治风血痹，肌肤不仁，四肢缓弱。宜服麻黄散方。

麻黄（三分，去根节），乌蛇（二两，酒浸炙令黄去皮骨），白术（三分），茵芋（三分），防风（三分，去芦头），蚖〔（虫祁）一分，微炒去足]，桂心（三分），附子（一两，炮裂去皮脐），当归（三分，锉，微炒）。

上件药，捣细罗为散。每服一钱，不计时候，以豆淋酒调下一钱。

明代

血痹·萆薢丸

（主血痹。出自《古今医统大全·血痹》）

萆薢丸，治血痹手足麻不仁，游走无定，风痹等症。

萆薢（炙）、山芋、牛膝（酒洗）、山茱萸（去核）、熟地黄（焙）、泽泻（各一两），狗脊（去毛）、地肤子（炒）、白术（各五钱），干漆（炒烟尽）、天雄（炮去皮脐）、车前子、蛴螬（各三钱），茵芋（去皮脐，一钱）。

上除蛴螬生研外，捣为细末，和匀，炼蜜丸，梧桐子大。每服十九至十五丸，空心温酒下。

血痹·当归汤

（主血痹。出自《证治准绳》）

因气血虚弱的痹证。由于当风睡卧，或因劳汗出，风邪乘虚侵入，使气血闭阻不通所致。症见身体不仁，肢节疼痛，脉微涩，尺脉小紧。治宜益气和营，通阳行痹。

当归汤（当归，赤芍，独活，防风，赤茯苓，黄芩，秦艽，杏仁，甘草，桂心。）

清代

血痹·血痹汤

（主血痹。出自《成方切用·血痹》）

血痹汤，治血痹多惊，筋脉挛急。

人参，黄芪，肉桂，当归，川芎，代赭石，羌活。

厥阴肝脏，所主者血也，所藏者魂也。血痹不行，其魂自乱。今不通其血，而但治其惊，此不得之数也。故用人参以开血为君，黄芪、肉桂、当归、川芎为臣，以代赭石元专通肝血者，佐参芪之不逮，少加羌活为使。盖气者，血之天也，气壮则血行。然必以肉桂当归大温其血，预解其凝泣之势。乃以代赭之重坠，直入厥阴血分者，开通其瘀壅。而用羌活引入风痹之所，缘厥阴主风，风去则寒湿自不存尔。

血痹·黄芪桂枝五物汤

（主血痹。出自《高注金匮要略·血痹虚劳病脉证治》）

血痹，阴阳俱微，寸口关上微，尺中小紧，外证身体不仁如风痹状，黄芪桂枝五物汤主之。

黄芪桂枝五物汤方：黄芪、桂枝、芍药（各三两），生姜（六两），大枣（十二枚）。

血痹·防风汤

（主血痹。出自《古今医统大全·血痹》）

防风汤，治血痹，皮肤不仁。

防风（一钱半），独活、当归、川芎、秦艽、赤芍药、黄芩（各七分），甘草（炙，五分），细辛、杏仁（各一钱）。

上水二盏，生姜五片，煎服。

第二十八节　胞痹

秦汉

胞痹·肾著汤

（主膀胱。出自《素问·痹论》）

少腹膀胱按之内痛，若沃以汤，涩于小便，上为清涕。太阳直行，从巅入循于脑，气下灌于鼻，时出清涕不止。

肾著汤主之：治胞痹，小便不利，鼻出清涕者。

赤茯苓（去皮）、白术（各四两），甘草（三两，炙），干姜（二两，炮）。

上为末，每服五钱，水二盏，煎至盏，去滓，温服，日三服。

宋元

胞痹·茯苓丸

（主胞痹。出自《卫生宝鉴·胞痹门》）

茯苓丸，治胞痹，脐腹痛，小便不行。

防风（去芦）、细辛（去苗）、赤茯苓（去皮）、白术、附子、泽泻、官桂（各半两），紫菀、瓜蒌根、牛膝（酒浸）、黄芪、芍药、甘草（炙，各七钱五分），山药、生地黄、半夏（汤泡）、独活、山茱萸（各二钱五分）。

上十八味为末，炼蜜丸如桐子大，每服十丸，温酒送下，食前服。

胞痹·肾沥汤

（主胞痹。出《卫生宝鉴·胞痹门》）

肾沥汤治胞痹小腹急，小便不利。

杜仲（炒、去丝）、桑螵蛸（炒）、犀角屑、木通、五加皮、麦冬（去心）、桔梗（各一两），赤芍药（五钱）。

上八味为粗末，每服五钱，水一盏半，羊肾一个切，竹沥少许，同煎温服。

胞痹·白花散

（主胞痹。出自《卫生宝鉴·胞痹门》）

白花散，治膀胱有热，小便不通。（申显卿传）

朴硝（不以多少）。

上为末。每服二钱，用茴香汤调下，食前服。

良法治小便不通，诸药不效或转胞至死危困，此法用之，小便自出而愈。用猪尿胞一个，底头出一小眼子，翎筒通过，放在眼儿，根底以细线系定，翎筒子口细杖子观定，上用黄蜡封尿胞口，吹满气七分，系定了，再用手捻定翎筒根头，放了黄蜡，塞其翎筒，放在小便出里头。放开翎筒根头，手捻其气，透于里，小便即出，大有神效。

胞痹·黄芩清肺汤

（主胞痹。出自《卫生宝鉴·胞痹门》）

黄芩清肺汤，治因肺燥而得之，小便不通。

黄芩（二钱），栀子（两个，擘破）。

上作一服，水一盏半，煎至七分，去渣，温服，食后服，不利加盐豉二十粒。

胞痹·滋阴化气汤

（主胞痹。出自《卫生宝鉴·胞痹门》）

滋阴化气汤，治因服热药过多，小便不利；或脐下闷痛不可忍，服诸药不效者，如昼不通者，加知母。

黄连（炒）、黄柏（炒）、甘草（炙，各等分）。

上咀，每服三钱，水二盏，煎至一盏，去渣，温服，食前服。

论曰：问此如何得利？答曰：无阳者阴无以生，无阴者阳无以化。又云：膀胱者津液之府，气化则能出焉。因服热药过度，乃亡阴也。二药助阴，使气得化，故小便得以通也；或以滋肾丸服之，其效更速。

胞痹·红秫散

（主胞痹。出自《卫生宝鉴·胞痹门》）

红秫散，治小便不通，上喘。（张文叔传，大妙）

萹蓄（一两半），灯草（一百根），红秋黍根（二两）。

上咀，每服五钱，用河水二盏，煎至七分，去渣，热服，空心食前服。

胞痹·立效散

（主胞痹。出自《卫生宝鉴·胞痹门》）

立效散，治下焦结热，小便黄赤，淋闭疼痛；或有血出，及大小便俱出血者，亦宜服之。

甘草（炙，二钱），山栀子（去皮，炒，半两），瞿麦穗（一两）。

上为末。每服五钱，至七钱，水一碗，入连须葱根七个，灯心五十茎，生姜五七片，同煎至七分，时时温服，不拘时候。

胞痹·海金砂散

（主胞痹。出自《卫生宝鉴·胞痹门》）

海金砂散，治小便淋涩，及下焦湿热，气不施化；或五种淋疾，癃闭不通。

木通、海金砂（研）、滑石、通草、瞿麦穗（各半两），杏仁（去皮尖炒，一两）。

上六味为末。每服五钱，水一盏半，灯草二十茎，煎至七分，去渣，温服，食前服。

胞痹·琥珀散

（主胞痹。出自《卫生宝鉴·胞痹门》）

琥珀散，治五种淋涩疼痛，小便有脓血出。

琥珀（一两，研），没药（一两，研），海金砂（一两，研），蒲黄（一两，研）。

上四味为末。每服三钱，食前服，用通草煎汤调下，日进二服。

胞痹·葵花散

（主胞痹。出自《卫生宝鉴·胞痹门》）

葵花散，治小便淋沥，经验。

葵花根（一撮，洗净）。

上锉碎，用水煎五七沸服。

胞痹·肾着汤

（主胞痹。出自《卫生宝鉴·胞痹门》）

肾着汤，治胞痹，小便不通。

赤茯苓、白术（各四两），甘草（炙，三两），干姜（炮，一两）。

上为末，每服五钱，水煎温服，日三服。

明代

胞痹·肾沥汤

（主胞痹。出自《古今医统大全·痹证门》）

肾沥汤，治胞痹，小腹急痛，小便赤涩。

麦门冬、五加皮、犀角（镑，各一钱），杜仲、桔梗、赤芍药、木通（各五分），桑螵蛸（一个）。

上水盏半，加入羊肾一只，去脂膜，切细竹沥少许，同煎一盏，去渣，空心顿服，日再服。一方有桑皮、无螵蛸。

胞痹·千金方茯苓丸

（主胞痹。出自《玉机微义·治胞痹之剂》）

千金方茯苓丸，治胞痹，小便内痛。

赤茯苓、防风、细辛、白术、附子（炮）、泽泻、官桂（各半两），天花粉、紫菀、牛膝（酒浸）、黄芪、芍药、甘草（炙，各三分），生地黄、山茱萸、山药、独活、半夏（各一分）。

上为末，蜜丸梧子大，每十丸温酒送下，食前服。

胞痹·巴戟丸

（主胞痹。出自《玉机微义·治胞痹之剂》）

巴戟丸，治胞痹，脐腹痛，小便不利。

巴戟（去心，一两半），桑螵蛸（麸炒黑）、远志（去心）、山芋、生地黄、附子（炮）、续断、肉苁蓉（酒浸，各一两），杜仲（炒）、石斛、鹿茸（酥炙）、龙骨、五味子、菟丝子（酒浸）、山茱萸、桂（各二分）。

上十六味为细末，蜜丸梧子大，每三十丸空心酒下。

胞痹·肾沥汤

（主胞痹。出自《济阳纲目·治胞痹方》）

肾沥汤，治胞痹，小腹急，小便不利。

桑白皮（炒）、犀角屑、杜仲（炙、去丝）、五加皮、麦门冬（去心）、木通、桔梗（各一钱），赤芍药（五分）。

上锉作一服，用水二钟，加羊肾一个，切破，入竹沥少许，同煎服。

第二十九节　骨痹

秦汉

骨痹·附子汤

（主肾虚。出自《素问·逆调论》）

身寒大，衣不能热，肾脂枯涸不行，髓少勬弱，不冻栗，故挛急。

附子汤主之：治肾藏风寒湿骨痹，腰脊痛，不得俯仰，两脚冷，受热不遂，头昏耳，聋音浑。

附子（炮）、独活、防风（去苗）、川芎、丹参、萆薢、菖蒲、天麻、官桂、当归（各一两），黄芪、细辛（去苗）、山茱萸、白术、甘菊花、牛膝（酒浸）、甘草（炙）、枳壳（麸炒，去穰，各半两）。

上为末，每服三钱，水一大盏，生姜五片，煎至七分，去滓，温服，不计时候，日进三服。

宋元

骨痹·石斛丸方

（主骨痹。出自《圣济总录·骨痹》）

治肾虚骨痹，肌体羸瘦，腰脚酸痛，饮食无味，小便滑数。宜服石斛丸方。

石斛（去根）、牛膝（酒浸、切、焙）、续断（各三分），菟丝子（酒浸、别捣）、石龙芮（炒）、桂（去粗皮，各一两），肉苁蓉（酒浸，切，焙，三分），鹿茸（去毛，酥炙，一两），杜仲（去粗皮、炙、锉）、白茯苓（去黑皮）、熟干地黄（切，焙，各三分），附子（炮裂去皮脐，一两），巴戟天（去心，半两），防风（去叉，三分），桑螵蛸（炙）、芎䓖（各半两），山茱萸（三分），覆盆子（半两），补骨脂（微炒）、荜澄茄（各三分），五味子（半两），泽泻（一两），沉香、茴香子（微炒，各三分），薏苡仁（炒，一两）。

上二十五味，捣罗为末，炼蜜和杵数百下，丸如梧桐子大。每服空心以温酒下三十丸，日二服。

骨痹·补肾熟干地黄丸方

（主骨痹。出自《圣济总录·骨痹》）

治肾虚骨痹，面色萎黑，足冷耳鸣，四肢羸瘦，脚膝缓弱，小便滑数。宜服补肾熟干地黄丸方。

熟干地黄（切、焙）、肉苁蓉（酒浸、切、焙）、磁石（煅，醋淬，各二两），山茱萸（三分），桂（去粗皮）、附子（炮裂去皮脐，各一两），山芋（三分），牛膝（酒浸，切，焙，一两），石南、白茯苓（去黑皮）、泽泻、黄芪（锉，各三分），鹿茸（去毛，酥炙，二两），五味子（三分），石斛（去根，锉，一两），覆盆子、远志（去心，各三分），补骨脂（微炒，一两），草薢（锉）、巴戟天（去心各，三分），杜仲（去粗皮，炙，锉，一两），菟丝子（二两，酒浸，别捣），白龙骨（一两）。

上二十三味，捣罗为末，炼蜜和杵数百下，丸如梧桐子大。每服空心以温酒下三十丸，日三服。

骨痹·附子独活汤方

（主骨痹。出自《圣济总录·骨痹》）

治肾脏中风寒湿成骨痹，腰脊疼痛，不得俯仰，两脚冷，缓弱不遂，头昏耳聋，语音浑浊，四肢沉重。宜服附子独活汤方。

附子（炮裂去皮脐）、独活（去芦头，各一两），防风（去叉）、芎䓖、丹参、草薢、菖蒲（各半两），天麻、桂（去粗皮，各一两），黄芪（半两），当归（切，焙，一两），细辛（去苗叶）、山茱萸、白术、甘菊花、牛膝（酒浸、切、焙）、枳壳（去瓤、麸炒）、甘草（炙，锉，各半两）。

上一十八味，锉如麻豆。每服三钱匕，以水一盏，生姜三片，煎至七分，去滓，不计时候温服。

骨痹·鹿茸天麻丸方

（主骨痹。出自《圣济总录·骨痹》）

治肾脏气虚，骨痹缓弱，腰脊酸痛，脐腹虚冷，颜色不泽，意志昏愦。宜服鹿茸天麻丸方。

鹿茸（去毛，酥炙，二两），天麻（一两半），附子（炮裂去皮脐）、巴戟天（去心）、菖蒲（各一两），石斛（去根，锉，一两半），干蝎（去土、炒）、萆薢（锉）、桂（去粗皮）、牛膝（酒浸、切、焙）、天雄（炮裂、去皮脐）、独活（去芦头）、丹参、当归（切、焙）、杜仲（去粗皮，炙，锉，各一两），肉苁蓉（酒浸，切，焙，一两半），磁石（煅，醋淬，细研，水飞过，一两）。

上一十七味，捣罗为末，炼蜜和匀，捣三五百下，丸如梧桐子大。每服二十丸，加至三十丸，空心及晚食前以温酒下。

骨痹·肾沥汤方

（主骨痹。出自《圣济总录·骨痹》）

治肾脏久虚，骨疼腰痛足冷，少食无力。宜服肾沥汤方。

磁石（煅，醋淬，二两），肉苁蓉（酒浸、切、焙）、黄芪、人参、白茯苓（去黑皮）、芎䓖、桂（去粗皮）、菖蒲、当归（切、焙）、熟干地黄（切、焙）、石斛（去根）、覆盆子、干姜（炮）、附子（炮裂、去皮脐）、五味子（各一两）。

上一十五味，锉如麻豆。每服三钱匕，用羊肾一只，去脂膜，先用水二盏，煮肾取汁一盏，去肾入药末，煎至七分，去滓温服，空心、日午、夜卧共三服。

第三十节　肌痹

宋元

肌痹·天麻丸方

（主肌痹。出自《圣济总录·诸痹门》）

治肌肉痹，肢体怠堕缓弱，恶风头疼，舌本强，言语謇涩。宜服天麻丸方。

天麻、独活（去芦头，各一两），人参、防风（去叉，各三分），附子（炮裂、去皮脐）、桂（去粗皮）、麻黄（去根节，各一两）、细辛（去苗叶）、当归（切、焙）、白术、羚羊角（镑屑）、芎䓖、薏苡仁、干蝎（去土、微炒）、牛膝（去苗、酒浸、焙）、茯神（去木）、天南星（别醋拌、炒令黄）、白僵蚕（微炒，各三分），牛黄（研）、麝香（研，各一分），乌蛇肉（酒浸，去皮骨，酥炒令黄，一两），丹砂（别研，半两），龙脑（别研，一分）。

上二十三味，除四味别研外，捣罗为末，入所研药拌匀，再罗，炼蜜和杵三五百下，丸如梧桐子大。每服温酒下十丸至十五丸，不计时服。

肌痹·麻黄汤方

（主肌痹。出自《圣济总录·诸痹门》）

治肌痹，淫淫如鼠走四体，津液脱，腠理开，汗大泄，为脾风。风气藏于皮肤，肉色败，鼻见黄色，止汗通肉解痹。宜服麻黄汤方。

麻黄（去根节、煎、掠去沫、焙干），枳实（去瓤、麸炒微黄）、细辛（去苗叶）、白术、防风（去叉，各三两）、附子（炮裂，去皮脐，四两），甘草（炙，锉，二两），桂（去粗皮，二两），石膏（碎，八两），当归（切、焙）、芍药（各二两）。

上一十一味，锉如麻豆。每服五钱匕，水一盏半，入生姜半分（切），煎至一盏，去滓温服，不计时候。

肌痹·西州续命汤方

（主肌痹。出自《圣济总录·诸痹门》）

治肌痹津液开泄，时复不仁，或四肢急痛。宜服西州续命汤方。

麻黄（去根节、煎、掠去沫、焙干）、当归（切、焙）、石膏（碎，各二两），芎䓖、桂（去粗皮）、甘草（炙）、黄芩（去黑心）、防风（去叉）、芍药（各一两），杏仁（汤浸去皮尖、双仁，炒，四十枚）。

上一十味，粗捣筛。每服四钱匕，水一盏，入生姜一枣大（切），煎至六分，去滓温服，不计时候。

肌痹·细辛汤方

（主肌痹。出自《圣济总录·诸痹门》）

治肌痹，淫淫如虫行，或腠理开疏，汗出，皮肤肉色不泽，唇鼻黄。宜服细辛汤方。

细辛（去苗叶）、防风（去叉）、白术、附子（炮裂去皮脐）、桂（去粗皮，各一两），石膏（碎）、麻黄（去根节，煎，掠去沫，焙干，各二两），枳实（去瓤、麸炒微黄）、甘草（炙，锉，各半两），黄芪、当归（切，焙，各一两）。

上一十一味，锉如麻豆。每服四钱匕，水一盏，入生姜五片，煎至七分，去滓温服，不计时候。

第三十一节　痿痹

宋元

痿痹·石斛散方

（主痿痹。出自《太平圣惠方·治虚劳痿痹不遂诸方》）

治虚劳痿痹，四肢不收，不能俯仰，两肩中疼痛，身重筋急，体如刀刺，身不能自任，此皆因饮酒当风。露卧湿地，寒从下入，血精皆虚，众脉寒，使人阴囊下湿，阳气消弱，令人不乐，恍惚忧悲。宜服除风轻身，益气明目，强阴，令人有子，补诸不足。宜石斛散方。

石斛（一两半，去根），萆薢（一两，锉），柏子仁（三分），石龙芮（三分），泽泻（三分），附子（一两，炮裂去皮脐），杜仲（一两，去粗皮，炙微黄，锉），牛膝（一两半，去苗），赤芍药（三分），云母粉（一两），松脂（一两），防风（三分，去芦头），山茱萸（三分），菟丝子（一两，酒浸三宿，曝干，别捣为末），细辛（三分），桂心（三分），鹿茸（一两，去毛，涂酥炙令微黄），巴戟（一两）。

捣细罗为散。每于食前服，以暖酒调下二钱，忌生冷油腻牛肉。

痿痹·抽风独活散方

（主痿痹。出自《太平圣惠方·治虚劳痿痹不遂诸方》）

治虚劳痿痹不遂，筋脉急痛。宜服抽风独活散方。

独活（一两），人参（一两，去芦头），附子〔二（一）两半，炮裂去皮脐〕，薏苡仁（一两），桂心〔二（一）两〕，防风（一两，去芦头），赤芍药（三分），当归（三分），赤茯苓（三分），山茱萸（三分），汉防己（半两），甘草（半两，炙微赤，锉），狗脊（三分），熟干地黄（一两），牛膝（一两，去苗），芎䓖（三分），石斛（一两，去根），枳壳（半两，麸炒微黄，去瓤）。

捣粗罗为散。每服三钱，以水一中盏，入生姜半分，煎至六分，去滓，不计时候，稍热服，忌生冷、油腻、毒滑鱼肉。

痿痹·石斛丸方

（主痿痹。出自《太平圣惠方·治虚劳痿痹不遂诸方》）

治虚劳痿痹，四肢挛急，肌体枯瘦。宜服石斛丸方。

石斛（一两，去根，锉），熟干地黄（三分），麦门冬（一两半，去心焙），五味子（半两），牛膝（一两，去苗），泽泻（半两），肉苁蓉（一两，酒浸一宿，刮去皱皮，炙干），防风（半两，去芦头），芎䓖（三分），独活（半两），秦艽（二分，去苗），人参（半两，去芦头），桂心（三分），甘草（半两，炙微赤，锉），细辛（半两），附子（一两，炮裂去皮脐），黄芪（半两，锉），石龙芮（半两），白芍药（半两），白茯苓（三分）。

捣罗为末，炼蜜和捣三五百杵，丸如梧桐子大，每于食前服，以温酒下三十丸，忌生冷、猪鸡牛马肉。

痿痹·桑寄生散方

（主痿痹。出自《太平圣惠方·治虚劳痿痹不遂诸方》）

治虚劳痿痹，肢节疼痛或偏枯，或腰痛挛急。宜服桑寄生散方。

桑寄生（一两），白芍药（三分），独活（三分），熟干地黄（一两），杜仲（一两，去粗皮，炙微黄，锉），牛膝（一两，去苗），附子（一两，炮裂去皮脐），细辛（半两），秦艽（三分，去苗），白茯苓（一两），羚羊角屑（三分），防风（三分，去芦头），芎䓖（三分），人参（三分，去芦头），当归（三分），桂心（一两），甘草（一两，炙微赤，锉）。

上件药，捣粗罗为散。每服四钱，以水酒各半中盏，煎至六分，去滓，每于食前温服。

痿痹·羌活散方

（主痿痹。出自《太平圣惠方·治虚劳痿痹不遂诸方》）

治虚劳痿痹，肢节疼痛。宜服羌活散方。

羌活（一两），甘菊花（半两），白茯苓（三分），白蒺藜（半两，微炒，去刺），当归（三分），牛膝（一两，去苗），肉苁蓉（三分，酒浸一宿，刮去皱皮，炙干），沉香（半两），防风（半两，去芦头），枳壳（半两，麸炒微黄，去瓤），桂心（三分），草薢（一两，锉），附子（一两，炮裂去皮脐）。

上件药，捣粗罗为散。每服三钱，以水一中盏，煎至六分，去滓，每于食前温服。

痿痹·菴子散方

（主痿痹。出自《太平圣惠方·治虚劳痿痹不遂诸方》）

治虚劳痿痹，少气，筋挛，关节疼痛，难以屈伸，不能行，精寒目瞑，阳气恒弱，腹中不调，此由肾虚所致，宜服菴子散方。

菴子（一两），酸枣仁（一两，微炒），大豆卷（一两，微炒），薏苡仁（一两），甘菊花（半两），秦椒（一两，去目，炒去汗），车前子（半两），蔓荆子（半两），薪蓂子（半两），冬瓜子（半两），阿胶（一两，捣碎，炒令黄燥）。

上件药，捣细罗为散。每服四钱。食前以温酒调下二钱。

痿痹·茯苓丸方

（主痿痹。出自《太平圣惠方·治虚劳痿痹不遂诸方》）

治虚劳痿痹，手足厥冷，精气虚乏，骨节疼痛，头眩，吐逆，腰脊强直，服之令人体骨丰盛，肌肤光泽。宜服茯苓丸方。

白茯苓（一两），牡荆子（半两），天雄（一两，炮裂去皮脐），黄芪（一两，锉），肉苁蓉（一两，酒浸一宿，刮去皱皮，炙干），薯蓣（一两），巴戟（一两），石长生（三分），桂心（一两），菟丝子（一两，酒浸三日，曝干，别捣为末），杜仲（一两，去粗皮，炙微黄，锉），牡蛎（一两，烧为粉），山茱萸（一两），熟干地黄（一两），泽泻（三分），石斛（一两半，去根，锉），附子（一两，炮裂去皮脐），天门冬（一两半，去心，焙），人参（一两，去芦头），防风（半两，去芦头），羌活（三分），当归（三分），甘草（半两，炙微赤，锉）。

上件药，捣罗为末，炼蜜和丸，如梧桐子大，每于食前服，以温酒下三十丸。

痿痹·补肾丸方

（主痿痹。出自《太平圣惠方·治虚劳痿痹不遂诸方》）

治虚劳痿痹，百节沉重，四肢不举，食饮渐少，羸瘦乏力。宜服补肾丸方。

熟干地黄（一两），巴戟（三分），黄芪（三分，锉），石斛（一两，去根，锉），人参（三分，去芦头），白茯苓（三分），桂心（三分），牛膝（一两，去苗），山茱萸（三分），防风（三分，去芦头），菟丝子（一两，酒浸三日，曝干，别捣为末），羌活（三分），肉苁蓉（一两，酒浸一宿，刮去皱皮，炙干），附子（一两，炮裂去皮脐），磁石（二两，烧醋淬七遍，捣碎细研水飞过），丹参（三分），五味子（三分），麦门冬（一两，去心，焙），甘草（半两，炙微赤，锉），远志（半两，去心），柏子仁（一两）。

上件药，捣罗为末，炼蜜和捣五七百杵，丸如梧桐子大。每于食前服，以温酒下三十丸，忌生冷、毒滑鱼肉。

痿痹·牛膝丸方

（主痿痹。出自《太平圣惠方·治虚劳痿痹不遂诸方》）

治虚劳痿痹，四肢不举，头目昏重，不能饮食，身体乏力，疼痛，宜服牛膝丸方。

牛膝（一两，去苗），黄芪（三分，锉），侧子（一两，炮裂去皮脐），羌活（一两），人参（一两，去芦头），白附子（一两，炮裂去皮脐），肉苁蓉（一两，酒浸一宿，锉去皱皮，炙），防风（三分，去芦头），芎䓖（一两），桂心（一两），巴戟（一两），干蝎〔三（半）两，微炒〕，白茯苓（一两），五加皮（一两），甘菊花（三分），天麻（一两），补骨脂（一两，微炒），熟干地黄（一两），萆薢（一两，锉），茵芋（一两）。

上件药，捣罗为末，炼蜜和捣三五百杵，丸如梧桐子大。

每于食前服，以暖酒下三十丸。

痿痹·羌活丸方

（主痿痹。出自《太平圣惠方·治虚劳痿痹不遂诸方》）

治虚劳痿痹，腰脚不遂，头昏目暗，心烦健忘，身体沉重。宜服羌活丸方。

羌活（一两），茯神（一两），五加皮（一两），鹿茸（一两半，去毛，涂酥炙微黄），防风（三分，去芦头），牛膝（一两半，去苗），人参（一两，去芦头），远志（三分，去苗），薯蓣（一两），桂心（一两），五味子（三分），附子（一两，炮裂去皮脐），酸枣仁（一两，微炒），枸杞子（三分），山茱萸（一两），黄芪（一两，锉），熟干地黄（一两），羚羊角屑（一两）。

上件药，捣罗为末，炼蜜和捣三五百杵，丸如梧桐子大。每于食前服，以暖酒下三十丸。

痿痹·萆薢丸方

（主痿痹。出自《太平圣惠方·治虚劳痿痹不遂诸方》）

治虚劳痿痹，腰脚不遂，骨节酸疼，筋脉拘急。宜服萆薢丸方。

萆薢（一两，锉），牛膝（一两，去苗），杜仲（一两，去粗皮，炙微黄，锉），酸枣仁（一两，微炒），当归（一两），防风（三分，去芦头），附子（一两，炮裂去皮脐），茵芋（三分），熟干地黄（一两），丹参（一两），赤芍药（三分），桂心（一两），黄芪（一两，锉），羚羊角屑（三分），羌活（一两），石斛（一两，去根，锉），薏苡仁（一两）。

上件药，捣罗为末，炼蜜和捣三二百杵，丸如梧桐子大。每于食前服，以暖酒下三十丸。

明代

痿痹·东垣清澡汤方

（主痿痹。出自《保命歌括·痿痹诸方》）

东垣清燥汤，治湿热成痿，似燥金受湿之邪，是绝寒水生化之源。绝则肾亏，痿厥之病大作，腰以下痿软瘫痪，不能行。

黄芪（一钱半），苍术（一钱），白术、陈皮、泽泻（各五分），人参、白茯苓、升麻（各三分），五味子（九个），猪苓、麦冬、归身、曲末、生地黄、酒黄柏（各二分），柴胡、黄连、炙甘草（各一分）。

上咀，水煎服，空心热服。

痿痹·健步丸

（主痿痹。出自《保命歌括·痿痹诸方》）

健步丸，治膝中无力，伸而不得屈，屈而不得伸，腰背腿脚重沉，行步艰难。

瓜蒌根（酒制）、炙草、羌活、柴胡、炒滑石（各半两），防己（一两）、泽泻防风（各三钱），川乌头（一钱），苦参（酒洗，一钱），肉桂（半钱）。

上为细末，酒糊丸，如梧桐子大，每服七十丸，愈风汤空心送下。

痿痹·愈风汤方

（主痿痹。出自《保命歌括·痿痹诸方》）

愈风汤方

羌活、甘草、防风、当归、蔓荆子、川芎、细辛、黄芪、枳壳、白芷、麻黄、人参、菊花、薄荷、枸杞、柴胡、知母、地骨、杜仲、独活、秦艽、黄芩、芍药（各三两），石膏、苍术、生地（各四两），肉桂（一两）。

上为粗散，入姜煎服。

第三十二节　鸡爪风

明代

鸡爪风·当归拈痛汤

（主鸡爪风。出自《万氏家抄济世良方·痛风（附湿痹鹤膝风）》）

当归拈痛汤，治风湿为病，肢节烦痛，背沉重，胸膈不和及遍身疼痛，流注手足，胫肿痛不可忍。

羌活，甘草（炙），黄芩（酒炒），茵陈（酒制），人参，防风，升麻，苦参，葛根，苍术（泔水浸炒），知母，茯苓，当归（用身，酒洗），泽泻，猪苓，白术。

水二钟煎一钟，不拘时温服。

第三十三节　鹤膝风

明代

鹤膝风

（主鹤膝风。出自《万氏家抄济世良方·鹤膝风》）

四肢百节走痛者是也，他方谓之白虎历节风。有痰、有风热，有风湿、有血虚，又有痹病相类。行痹即走注疼痛；痛痹即痛风；着痹即麻木不仁。

陈皮，半夏，茯苓，甘草，黄芩（酒炒），苍术，羌活，白芷，川芎，当归，香附。

水二钟煎八分，通口服。

在臂者加薄桂、威灵仙；在腿者加牛膝、防己。肥人因痰者加南星；瘦人血虚者加黄柏、生地黄、芍药。湿者加白术。肢节肿痛脉涩数者是瘀血，加桃仁、红花、当归、川芎及大黄微利之。因于风者小续命汤。

鹤膝风·二妙散

（主鹤膝风。出自《万氏家抄济世良方·鹤膝风》）

二妙散，治筋骨疼痛，因湿热者。

黄柏（炒），苍术（米泔浸炒）。

上为末，沸汤入姜汁调服。二物皆有雄壮之气，表实气实者加酒少许，气虚者加补气药，血虚者加补血药，痛甚者加生姜汁热服。

鹤膝风·捉虎丸

（主鹤膝风。出自《万氏家抄济世良方·鹤膝风》）

捉虎丸，治一切风疾，走注疼痛，手足瘫痪，麻木不仁及白虎历节等风。

麝香二钱半，好真墨（烧烟尽）一钱半，乳香、当归（酒洗晒干）、没药各七钱半，白胶香（另研）、草乌（去皮脐）、地龙（去土）、木鳖子（去油）、五灵脂各一两半。

上为末和匀，用糯米糊丸，如鸡头实大。每服一丸，温酒化下。远年近日，寒湿脚气，临发时空心服一丸，脚面黑汗出为效。

鹤膝风·神仙外应膏

（主鹤膝风。出自《万氏家抄济世良方·鹤膝风》）

神仙外应膏，治筋骨疼痛，手足拘挛。

川乌一斤，为细末，用隔年陈醋入砂锅内慢火熬如酱色，敷患处。如病有一年者，敷后一日发痒，痒时令人将手拍，以不痒为度。先用升麻、皮硝、生姜煎汤洗患处，然后上药。不可见风。

鹤膝风·当归拈痛汤

（主鹤膝风。出自《万氏家抄济世良方·鹤膝风》）

当归拈痛汤，治风湿为病，肢节烦痛，背沉重，胸膈不和及遍身疼痛，流注手足，胫肿痛不可忍。

羌活，甘草（炙），黄芩（酒炒），茵陈（酒制），人参，防风，升麻，苦参，葛根，苍术（泔水浸炒），知母，茯苓，当归（用身，酒洗），泽泻，猪苓，白术。水二钟煎一钟，不拘时温服。

鹤膝风·苍耳膏

（主鹤膝风。出自《万氏家抄济世良方·鹤膝风》）

苍耳膏，治寒湿风症，舒筋活血。

苍术五斤。

用苍术五斤，米泔浸三日，去外粗皮，铰片，同苍耳草捣碎。用水煎取浓汁，去渣熬膏，后入蜜一斤，再滚数沸，收磁器内服。

鹤膝风·通气防风散

（主鹤膝风。出自《万氏家抄济世良方·鹤膝风》）

通气防风散，治肩背痛不可回顾，脊痛项强腰似折，项似拔。此是太阳经气郁不通也，以本经药散之。

羌活、独活各一钱，藁本、防风、甘草各五分，川芎、蔓荆子各三钱。

水二钟煎八分，通口服。

鹤膝风·木瓜丸

（主鹤膝风。出自《万氏家抄济世良方·鹤膝风》）

木瓜丸，治风湿客抟手足，腰膝不能举动。

木瓜一枚，去穰皮开窍，填吴茱萸一两，线系定蒸熟研烂，入盐半两研匀，糊丸桐子大。每服四十丸，茶酒下。

鹤膝风·虎骨酒

（主鹤膝风。出自《万氏家抄济世良方·鹤膝风》）

虎骨酒，治诸风缓弱及历节风，骨节酸疼。

虎胫骨（酒炙黄，捶碎如米）。

上每骨一升以酒三升浸五日，空心服一次。

鹤膝风·薏苡仁汤

（主鹤膝风。出自《万氏家抄济世良方·鹤膝风》）

薏苡仁汤，治筋急拘挛不可屈伸，久风湿痹神效。

薏苡仁一升。

捣，以水二升煮二时，研末作粥，空腹食之。

鹤膝风·养血壮筋汤

（主鹤膝风。出自《万氏家抄济世良方·鹤膝风》）

养血壮筋汤，治鹤膝风，腿膝不能行动。

当归，白芍，熟地黄，白术，木瓜，牛膝，知母，陈皮，白茯苓。

水二钟煎服，吃药后加好酒一杯立效。

鹤膝风·麒麟血竭膏

（主鹤膝风。出自《万氏家抄济世良方·鹤膝风》）

麒麟血竭膏，治湿气疼痛，损伤，亦治疮毒。

松香（明净者）四斤，葱汁一斤，姜汁一斤，烧酒一斤，米醋一斤。

共入松香煮干，每松香一斤下桐油四两。若夏天止用三、五钱，搅匀，倾入水内拔千余下，仍入锅中化开，每斤下黄占二两，矾红四两，再煮一茶时，搅匀又倾入水中拔千余下，收贮。用时加乳香、没药。

鹤膝风·万应膏

（主鹤膝风。出自《万氏家抄济世良方·鹤膝风》）

万应膏，治一切风气寒湿，手足拘挛，骨节酸疼，男子痞积，女人血瘕及腰疼胁疼，诸般疼痛，结核转筋，顽癣顽疮积年不愈，肿毒初发，杨梅肿块未破者，俱贴患处。肚腹疼痛，泻痢疟疾，俱贴脐上，痢白而寒者尤效。咳嗽哮喘，受寒恶心，胸膈胀闷，妇人、男子面色痿黄，脾胃等症及心疼，俱贴前心。负重伤力，浑身拘痛者贴后心与腰眼。诸疝小肠气等症贴脐下。治无不效。

木香、川芎、牛膝、生地黄、细辛、白芷、秦艽、归尾、枳壳、独活、防风、羌活、大枫子、黄芩、南星、蓖麻子、半夏、苍术、贝母、赤芍药、杏仁、白敛、茅香、艾叶、两头尖、连翘、川乌、甘草节、肉桂、良姜、续断、威灵仙、荆芥、藁本、丁香、丁皮、金银花、藿香、红花、青风藤、乌药、苏木、玄参、白鲜皮、僵蚕、草乌、桃仁、山栀、五加皮、牙皂、苦参、穿山甲、五倍子、蝉蜕、降真节、骨碎补、苍耳头、蜂房、鳖甲、全蝎、麻黄、白及各一两，蛇蜕三条，大黄二两，蜈蚣二十一条。

上为粗片，用真麻油十二斤，桃柳榆槐桑练楮树枝各三寸，浸药在内，夏浸三宿、春五宿、秋七宿、冬十宿，方煎，以药枯油黑为度，用麻布一片滤出渣，贮磁器内。另以老黄色松香不拘多少，先下净锅熔化后方加药油。量香二斤，用油四两，试水软硬仍滤入水缸中抽扯，色如黄金即成膏矣。若加乳香、没药、血竭、麝香、阿魏尤佳。

鹤膝风·屈膝散

（主鹤膝风。出自《针灸逢源·鹤膝风》）

治鹤膝。

何首乌（男便浸晒），天花粉，荆芥穗，鹿茸（各五钱），苦参（女便浸晒），防风，薏苡仁，牛膝（各一钱），肥皂核肉（一两），共为粗末。

每用三钱，同冷饭团四两，牯猪油六钱，粘米、绿豆各一撮，水四碗，煎至一碗，分作三次温服。

鹤膝风·熨药方

（主鹤膝风。出自《针灸逢源·鹤膝风》）

治寒湿痹痛，麻木不仁。

川乌、草乌、荜茇、甘松、山柰各五钱。

上为粗末炒，热布包熨痛处。

鹤膝风·蚫丸

（主鹤膝风。出自《针灸逢源·鹤膝风》）

治鹤膝风及腰膝风缩，胡楚望博士病风痉，手足指节如桃李，痛不可忍，服之悉愈。

蚫（一条，头尾全者），白附子、阿魏（研）、桂心、白芷（各一两），乳香（七钱五分），当归、北漏芦、芍药、威灵仙、地骨皮、牛膝、羌活、安息香、桃仁（各一两，生，同安息香研），没药（七钱五分）。

上十六味，蚫、桃仁、白附、阿魏、桂心、白芷、安息香、乳香、没药九味，同童子小便并酒二升炒热，冷处入余药为末，蜜丸弹子大，空心温酒化下一丸。

鹤膝风·风湿痹门捡方

（主鹤膝风。出自《简明医彀·鹤膝风》）

膝头重大作痛，腿胫渐细故名。致筋挛不能屈伸，由风寒湿气流注也，更宜风湿痹门捡方急治。有日久不痊，延及臀股，肿大出脓，至肉削而毙者。

羌活，防风，白芷，当归，牛膝，薏苡仁，川芎，川乌，杜仲，白术，木瓜，水煎服。

瘀血者加桃仁、漏芦；筋挛者加木瓜、秦艽、威灵仙；痛甚者加乳、没，研细调服。或小续命汤加川草薢、川楝子、羌独活、木瓜，服时调麝香少许。后以五积散去麻黄，酒煎服。

鹤膝风·十全大补汤

（主鹤膝风。出自《医学摘粹·鹤膝风》）

鹤膝风者，胫细而膝肿是也。为风、寒、湿三气合痹于膝，而成此证，仍以桂枝芍药知母汤主之。如气血两虚者，以十全大补汤加味主之。

人参、白术、茯苓、甘草（炙）、熟地、当归、黄芪、肉桂、白芍（各二钱），川芎（一钱）。

加姜枣，水煎大半杯，温服。防风、附子、牛膝、杜仲、独活、可随便加之。

鹤膝风·换骨丹

（主鹤膝风。出自《医学纲目·鹤膝风》）

通治风，兼治鹤膝风。

防风、牛膝、当归、虎骨（酥炙，各一两），枸杞（二两半），羌活、独活、败龟板、秦艽、萆薢、松节、蚕砂（各一两），茄根（二两，洗），苍术（四两），酒浸，或酒糊丸，皆可。

鹤膝风·蠲痹汤

（主鹤膝风。出自《医学心悟杂症要义·鹤膝风》）

通治风寒湿三气合而成痹。

羌活（行上力大）、独活（行下力专，各一钱），桂心（五分），秦艽（一钱），当归（三钱），川芎（治风先活血，七分），甘草（炙，五分），桑枝（三钱），海风藤（二钱），乳香（透明者）、木香（止痛须理气，各八分）。

水煎服。风气胜者更加秦艽防风；寒气胜者加附子；湿气胜者加防己萆薢苡仁；痛在上者去独活加荆芥；痛在下者加牛膝；间有湿热者，其人舌干喜冷、口渴溺赤、肿处热辣，此寒久变热也，去肉桂加黄柏三分。

鹤膝风·屈膝散

（主鹤膝风。出自《幼科汇诀直解·鹤膝风》）

此由肾气不足，两腿细小，骨肿大如鹤膝之状。治宜屈膝散。

防风、薏苡仁、牛膝、苦参（女便浸晒）、何首乌（男便浸晒，各一两），鹿茸（五钱），僵蚕、天花粉、荆芥（各一钱），肥皂核肉（一两）。

共为粗末。每用三钱，同冷饭团四两，牯猪油六钱，米、绿豆各一撮，水四碗，煎至三碗，分作二次温服。

清代

鹤膝风·大防风汤

（主鹤膝风。出自《不知医必要·鹤膝风列方》）

大防风汤，热补兼散，治三阴亏损，寒湿乘虚内侵，致患鹤膝风、附骨疽等症。初起时即先服此方，及治痢后脚膝软痛。此药祛风顺气，活血壮筋骨。

黄芪（饭蒸一钱），白术（净）、防风、党参（去芦、米炒）、羌活（各一钱五分），杜仲（盐水炒）、熟地、白芍（酒炒）、附子（制）、牛膝（盐水炒）、当归、川芎（各一钱），肉桂（去皮，另炖，四分），炙草（六分）。

加生姜三片煎服。又五积散治鹤膝风，初起兼发热头痛者，即宜服之。痢后变成者，亦宜。方在痹症内。

鹤膝风·二妙散

（主鹤膝风。出自《不知医必要·鹤膝风列方》）

二妙散寒治鹤膝风赤热焮肿，并一切湿热在经，筋骨疼痛者，均宜。

苍术（米泔水浸）、黄柏（酒炒，各一钱五分）。

水煎服。如气滞者加行气药，血虚者加补血药，痛甚者则加生姜汁，热辣服之。

鹤膝风·四物加味汤

（主鹤膝风。出自《不知医必要·鹤膝风列方》）

四物加味汤，治鹤膝风阴虚者。

熟地（四钱），当归（二钱），白芍（酒炒）、羌活、独活（各一钱五分），牛膝（盐水炒）、川芎（各一钱），炙草（七分）。

水煎服。如有寒者，加肉桂四分，制附子六七分，或一钱。

鹤膝风·加味四君子汤

（主鹤膝风。出自《不知医必要·鹤膝风列方》）

加味四君子汤，治鹤膝风阳虚症。

党参（去芦米炒）、茯苓、羌活、独活（各一钱五分），白术（净，二钱），牛膝（盐水炒）、当归（各一钱），炙草（七分）。

加生姜三片煎服。如有寒者加干姜七八分，或一钱。病久而虚者，服十全大补汤。

鹤膝风·涂鹤膝方

（主鹤膝风。出自《不知医必要·鹤膝风列方》）

治病初起者。

白芥子（要陈的，愈陈愈佳，四钱）。

研细末，用姜葱汁调涂患处，约一时久，即起泡，泡干皮脱自愈。

鹤膝风·火龙膏药

（主鹤膝风。出自《不知医必要·鹤膝风列方》）

治鹤膝风，历节风。凡风寒湿毒所袭，及湿痰流注经络，疼痛不能行步者，均宜。

牛皮胶（四两），乳香（制），没药（制，各二钱五分），麝香（一分）。

用老生姜八两，捣取自然汁，同牛皮胶熔化，入乳香、没药，搅匀，俟少温，再加麝香则成膏矣。以青布或油纸摊贴患处，当痛止肿消。

鹤膝风

（主鹤膝风。出自《吴氏医方汇编·鹤膝风》）

治鹤膝风。

番木鳖（四两，酒泡蒸去皮，用香油四两熬枯，浮起为度；再以陈壁土炒，止用二两），穿山甲（炒，一两），大枫子（灯心火烤，去油，二两），西附子（制，一两）。

共为细末，瓷瓶收贮。每服七分，空心酒下，极醉出汗，七付除根。

鹤膝风·鹤膝风验方

（主鹤膝风。出自《吴氏医方汇编·鹤膝风》）

治鹤膝风。

黄芪（一斤），远志（三两），牛膝、金钗、石斛（各四两）。

水十碗，煎二碗，再入银花一两，煎一碗，一气服之，觉二足如火，即便微效。及病人睡后，以被覆之汗。若大出汗，解去被，再服一二付，无不愈者。

鹤膝风·大防风汤

（主鹤膝风。出自《吴氏医方汇编·鹤膝风》）

此症乃调摄失宜，以致足三阴亏损，风邪乘虚而入，久则膝肥腿细，如鹤之膝，故以名之。初起用大防风汤，外用葱熨之法；溃后须用大补汤。若伤寒余毒，亦似此形，亦用大防风汤随时加减。

鹤膝风·加减八珍汤

（主鹤膝风。出自《吴氏医方汇编·鹤膝风》）

加减八珍汤即八珍加杜仲、羌活、牛膝，去茯苓，生姜为引。

鹤膝风·火龙膏

（主鹤膝风。出自《吴氏医方汇编·鹤膝风》）

火龙膏。

生姜（捣，取汁八两），乳香、没药（各五钱），麝香（一钱），牛皮胶（打碎，二两）。

先将姜汁并胶熬化，再下乳香、没药调匀，待少温，下麝调匀即成膏。作饼敷患处，以布护之，俟收拢上来，再以紫金膏贴之。

鹤膝风·紫金膏

（主鹤膝风。出自《吴氏医方汇编·鹤膝风》）

紫金膏。

黄香（一两），蓖麻仁（三钱），乳香、没药（各五分），血竭（五分）。

微加香油，共捣成膏，贴之。

鹤膝风·酵子涂方

（主鹤膝风。出自《吴氏医方汇编·鹤膝风》）

酵子涂方。

酒酵糟（四两），肥皂（一个，去子），芒硝（两半），五味子（一两），砂糖（一两）。

姜汁半瓯研匀，日日涂之。入烧酒更妙。

第三十四节　狐惑

汉代

狐惑·苦参汤

（主鹤膝风。出自《伤寒论·狐惑证》）

狐惑之为病，状如伤寒，或因伤寒变成斯疾。其候默默欲眠，目不得闭，卧起不安，蚀于喉为惑，蚀于阴为狐，不欲饮食，恶闻食臭，其面乍赤乍黑乍白。蚀于上部则声嘎，甘草泻心汤主之。（方在痞证中）蚀于下部则咽干，苦参汤洗之。

苦参（半斤），槐白皮（四两），狼牙根（四两）。

上锉，以水五升，煎三升半，洗之。

第三十五节　行痹

宋元

行痹·防风汤方

（主行痹。出自《圣济总录·诸痹门》）

治行痹，行走无定。宜服防风汤方。

防风（去叉）、甘草（炙，锉，各一两）、黄芩（去黑心，三分），当归（切、焙）、赤茯苓（去黑皮，各一两），秦艽（去苗土）、葛根（锉，各三分），肉桂（去粗皮）、杏仁（汤去皮尖、双仁，炒，各一两），麻黄（去根节，煎，掠去沫，焙，半两）。

上一十味，粗捣筛。每服五钱匕，酒一盏，水一盏，枣三枚（劈破），生姜五片，同煎至一盏，去滓温服，日二夜一。

行痹·羚羊角丸方

（主行痹。出自《圣济总录·诸痹门》）

治行痹，头面四肢袭着，筋脉挛急，手足不随，痰涎胶粘，语涩昏浊，口眼偏涡。宜服羚羊角丸方。

羚羊角（镑，一两），木香、青橘皮（汤浸、去白、焙）、半夏（汤洗、同生姜捣曲、焙干）、羌活（去芦头）、独活（去芦头）、芎䓖、藿香叶、干蝎（去土、炒）、白花蛇（酒炙、去皮骨）、白附子（炮）、天麻（酒浸，切，焙，各半两），槟榔（锉）、丹砂

（研，各一两），麝香（研）、牛黄（研）、龙脑（研，各一两）。

上一十七味，除研药外，为细末，再和匀，用皂荚、薄荷、鹅梨汁各一碗，同熬成膏，和丸如绿豆大。每服七丸，温酒或薄荷汤下，不计时候。

现代

行痹

头晕心悸，关节游走疼痛，时已二月，屡经西医诊治，据云为风湿性关节炎。注射针药稍见好转迄未痊愈。近来腰腿酸痛更甚，月经少，色黑暗。舌苔薄白，六脉沉滞。

辨证立法：六脉沉滞，气血不活，缘于风湿之邪，入侵经络，不通则痛，关节不利，月经少，色不鲜亦是明证。腰腿酸痛，痛无主处，风邪重于寒湿，通经络和气血以治。

处方：酒当归 10 克，春砂仁 3 克，赤白芍各 10 克，生熟地各 6 克，北细辛 3 克，川桂枝 3 克，酒川芎 4.5 克，桑寄生 15 克，嫩桑枝 15 克，左秦艽 4.5 克，油松节 24 克，金狗脊 15 克，豨莶草 12 克，功劳叶 12 克，片姜黄 6 克，乌蛇肉 18 克，炙草节 10 克。

二诊：药服四剂，疼痛稍减，仍头晕心悸，前方加重散风药。

处方：川羌活 3 克，千年健 10 克，生熟地各 6 克，川独活 4.5 克，油松节 24 克，春砂仁 3 克，追地风 10 克，金狗脊 15 克，北细辛 3 克，左秦艽 6g，蔓荆子 10 克，杭白芍 12 克，嫩桑枝 15 克，酒川芎 4.5 克，桑寄生 15 克，酒当归 10 克，甘草节 6 克，川杜仲 10 克，川续断 10 克。

三诊：服药三剂，疼痛大为好转，只心悸仍作，睡眠不实，拟丸方图治。

以二诊处方三付，共研细面，炼蜜为丸，每丸重10克，每日早晚各服1丸。

按：痹症，虽为风寒湿三气杂至所见，然辨证应分主次，用药需有侧重。本案则为风多于寒湿。语云："治风先治血，血行风自灭。"故以"四物汤"加祛风湿药，服七剂效始大显，患者服丸药二十日诸症均痊，后于来治感冒时言及之。

第三十六节　妇人风痹

宋元

妇人风痹·独活散方

（主妇人风痹。出自《太平圣惠方·治妇人风痹手足不随诸方》）

治妇人风痹，手足不随，身体疼痛，言语謇涩，筋脉挛急。宜服独活散方。

独活（一两），桑寄生（一两），杜仲（三分，去粗皮，炙微黄，锉），牛膝（一两，去苗），细辛（三分），秦艽（一两，去苗），赤茯苓（一两），桂心（一两），防风，（一两，去芦头），芎䓖（三分），附子（一两，炮裂去皮脐），当归（一两，锉，微炒），甘草（半两，炙微赤，锉），赤芍药（三分），生干地黄（一两）。

捣粗罗为散。每服四钱，以水一中盏，煎至六分，去滓，不计时候温服。

妇人风痹·川乌头散方

（主妇人风痹。出自《太平圣惠方·治妇人风痹手足不随诸方》）

治妇人风痹疼痛，四肢不随。宜服川乌头散方。

川乌头（半两，炮裂去皮脐），甘草（半两，炙微赤，锉），细辛（半两），川椒（半两，去目及闭口者，微炒去汗），干姜（一两，炮裂锉），赤茯苓〔二（一）两〕，防风〔二（一）两，去芦头〕，当归（一两，锉，微炒），秦艽（一两半，去苗），附子（一两半，炮裂去皮脐），桂心（一两半），赤芍药（一两半），独活（二两），牛膝（一两半，去苗）。

捣筛为散。每服三钱，以水一中盏，入枣三枚，煎至六分，去滓，不计时候温服。

妇人风痹·羌活散方

（主妇人风痹。出自《太平圣惠方·治妇人风痹手足不随诸方》）

治妇人风痹，手足不随，筋脉拘急，不能行动。宜服羌活散方。

羌活（一两半），牛膝（一两半，去苗），当归（一两半，锉，微炒），防风（一两半，去芦头），赤芍药（一两半），附子（一两，炮裂去皮脐），五加皮（一两），桂心（一两），甘草（一两，炙微赤，锉），薏苡仁（三两）。

捣筛为散。每服四钱，以水一中盏，入生姜半分，煎至五分，去滓，不计时候温服。

妇人风痹·防风散方

（主妇人风痹。出自《太平圣惠方·治妇人风痹手足不随诸方》）

治妇人风痹，手足不随，言语謇涩。宜服防风散方。

防风（一两，去芦头），五加皮（一两），羌活（一两），赤芍药（一两），薏苡仁（三两），羚羊角屑（一两），附子（一两，炮裂去皮脐），牛膝（一两，去苗），甘草（半两，炙微赤，锉）。

捣粗罗为散。每服四钱，以水一中盏，入生姜半分，煎至六分，去滓，不计时候温服。

妇人风痹·萆薢散方

（主妇人风痹。出自《太平圣惠方·治妇人风痹手足不随诸方》）

治妇人风痹，足不仁，腰膝疼痛，筋脉挛急。宜服萆薢散方。

萆薢（一两），天麻（一两），防风（三分，去芦头），乌蛇肉（一两，酒拌，炒令黄），五加皮（半两），当归（三分，锉，微炒），独活（三分），芎䓖（三分），麻黄（三分，去根节），天雄（三分，炮裂去皮脐），牛膝（三分，去苗），苍耳子（三分），虎胫骨（一两，涂酥炙令黄），杜仲（三分，去粗皮，微炙，锉），仙灵脾（三分），薏苡仁（三分），酸枣仁（三分），川乌头（半两，炮裂去皮脐）。

捣细罗为散。每服食前服，以豆淋酒调下一钱。

妇人风痹·乌蛇散方

（主妇人风痹。出自《太平圣惠方·治妇人风痹手足不随诸方》）

治妇人风痹，手足顽麻，筋脉抽搐，口眼不正，言语謇涩。宜服乌蛇散方。

乌蛇肉（一两，酒拌，炒令黄），天南星（一两，炮裂），天雄（一两，炮裂去皮脐），土蜂儿（一两，微炒），干蝎（半两，微炒），桑螵蛸（半两，微炒），赤箭（一两），麻黄（一两，去根节），羚羊角屑（半两），薏苡仁（一两），酸枣仁（三分），柏子仁〔半（三）分〕，芎䓖（一两），桂心（半两），当归（三分，锉，微炒），朱砂（半两，细研水飞过），麝香（一分，细研）。

捣细罗为散，入研了药令匀。每服食前服，以温酒调下
一钱。

妇人风痹·五加皮散方

（主妇人风痹。出自《太平圣惠方·治妇人风痹手足不随诸
方》）

治妇人风痹，手足不随，行立无力。宜服五加皮散方。

五加皮（一两），萆薢（一两），海桐皮（一两），虎胫骨
（一两半，涂酥炙令黄），牛膝（一两，去苗），防风（一两，去
芦头），薏苡仁（一两），鼠粘子（一两），仙灵脾（一两），当
归（一两，锉，微炒），续断（一两），附子（一两，炮裂去皮
脐），杜仲（一两，去粗皮，微炙，锉），熟干地黄（一两）。

捣细罗为散，每服食前服，温酒调下二钱。

妇人风痹·乌头丸方

（主妇人风痹。出自《太平圣惠方·治妇人风痹手足不随诸
方》）

治妇人风痹，手足不随，关节沉重，行立无力。宜服乌头
丸方。

川乌头（一两，炮裂去皮脐），防风（一两，去芦头），天
南星（一两，炮裂），天雄（一两，炮裂去皮脐），白僵蚕（一
两，微炒），赤箭（一两），牛膝（一两，去苗），萆薢（三分），
乌蛇肉（一两半，酒拌，炒令黄），丹参（三分），仙灵脾（一
两），石南叶（三分），柏子仁（三分），茵芋（三分），海桐皮
（一两）。

捣细罗为末，炼蜜和捣三二百杵，丸如梧桐子大，每服
食前服，以豆淋酒下二十丸。

妇人风痹·附子丸方

（主妇人风痹。出自《太平圣惠方·治妇人风痹手足不随诸

方》)

治妇人风痹，手足不随。宜服附子丸方。

附子（一两，炮裂去皮脐），天麻（一两），牛膝（一两，去苗），仙灵脾（一两），川乌头（一两，炮裂去皮脐），防风（一两，去芦头），虎胫骨（一两，涂酥炙令黄）。

捣细罗为末，以酒煮面糊和丸，如梧桐子大，每服食前服，以温酒下十丸。

妇人风痹·狗脊浸酒方

（主妇人风痹。出自《太平圣惠方·治妇人风痹手足不随诸方》）

治妇人风痹，手足不随，肢节急强。宜服狗脊浸酒方。

狗脊（二两，去毛），牛膝（五两，去苗），丹参（三两），当归〔一（二）两，锉，微炒〕，芎䓖〔一（二）两〕，桂心〔二（一）两〕，防风（二两，去芦头），萆薢（二两），仙灵脾（二两），天蓼木（半斤），川椒（一两，去目及闭口者，微炒去汗）。

细锉，以生绢袋盛，用好酒二斗五升，浸经七日。每服温饮一小盏，常令有酒气，每取一升，即添酒一升，至五斗即住。

妇人风痹·仙灵脾浸酒方

（主妇人风痹。出自《太平圣惠方·治妇人风痹手足不随诸方》）

治妇人风痹，手足不随。宜服仙灵脾浸酒方。

仙灵脾（二两），牛膝（二两，去苗），附子（二两，炮裂去皮脐），石南叶〔一（二）两〕，杜仲（二两，去粗皮，微炙）。

细锉，以生绢袋盛，用好酒一斗五升，浸经七日。每服温饮一小盏。

第三十七节 喉痹

宋元

喉痹·木通散方

（主喉痹。出自《太平圣惠方·治喉痹诸方》）

治喉痹，心胸气闷，咽喉妨塞不通。宜服木通散方。

木通（二两，锉），赤茯苓（二两），羚羊角屑（一两半），川升麻（一两半），马蔺根（一两），川大黄（一两半，锉碎，微炒），川芒硝（二两），前胡（二两，去芦头），桑根白皮（二两，锉）。

捣粗罗为散。每服三钱，以水一中盏，煎至六分，去滓，不计时候，温服。

喉痹·犀角散方

（主喉痹。出自《太平圣惠方·治喉痹诸方》）

治喉痹气隔，胸满咽肿。宜服犀角散方。

犀角屑（一两），射干（一两半），马蔺根（一两），枳壳（一两，麸炒微黄，去瓤），马牙硝（一两半），甘草（一两，生用）。

捣筛为散。每服三钱，以水一中盏，入竹叶二七片，煎至六分，去滓，不计时候，稍温含咽。

喉痹·白矾散方

（主喉痹。出自《太平圣惠方·治喉痹诸方》）

治喉痹气闷。宜服白矾散方。

白矾（半两），硇砂（半两），马牙硝（半两）。

于瓷合子内盛，用盐泥固济，候干，以炭火煅令通赤，取出，细研，用纸两重匀摊，置于湿地上，以物盖之，一宿。出火毒后，再细研为散。每服半钱，纳竹管中，吹入喉内，须臾即通。如是咽门肿，只以筯子抄药，点于肿处，咽津即瘥。

喉痹·马牙硝散方

（主喉痹。出自《太平圣惠方·治喉痹诸方》）

治喉痹，气欲绝。宜服马牙硝散方。

马牙硝、硝石、硼砂（以上各半两）。

以瓷瓶子纳盛，用盐泥固济，候干，以慢火煅成汁，良久，取出，候冷，于地坑子内，先以甘草水洒，后用纸三重裹药，以土盖之，三宿。出火毒后，取出，细研为散。每服半钱，用篦子抄内咽中咽津，更以竹管吹入喉中，瘥。

喉痹·升麻散方

（主喉痹。出自《太平圣惠方·治喉痹诸方》）

治喉痹，肿热痛闷。宜服升麻散方。

川升麻（一两），马蔺子（二两）。

捣细罗为散，每服以蜜水调下一钱。

喉痹·硝石散方

（主喉痹。出自《太平圣惠方·治喉痹诸方》）

治喉痹热毒气盛，痛肿不已。宜点硝石散方。

硝石、白矾、砒霜（以上各半两）。

同细研，于瓷盒中盛，盐泥固济，候干，炭火中烧令通赤，取出，向地坑中三日，出火毒，细研如粉，咽喉肿闭处，点少许便破。

第三十八节 近代医家常用验方

一、焦树德

行痹·益痹汤、防风汤

此证因风寒湿三邪之中风邪最多、最胜，因"风者善行数变"，故痛处游走不固定。治以祛风为主，兼顾散寒化湿，即祛风益痹法，常用方有益痹汤、防风汤随证加减。

益痹汤。

羌活，独活，肉桂，秦艽，当归，川芎，甘草，海风藤，桑枝，乳香，木香。

防风汤。

此方用于兼见风邪化热，痛处发热、口干舌燥者。

防风，当归，茯苓，杏仁，黄芩，秦艽，葛根，羌活，桂枝，甘草。

痛痹·千金乌头汤、甘草附子汤

此证关节疼痛剧烈为主，痛处喜暖畏寒，常固定在某关节或几个关节，舌苔白色或薄白，脉多弦或弦紧。多因寒邪胜，故治法以散寒为主，兼顾祛风化湿。对日久难愈者，还要佐以扶助肾阳。

千金乌头汤。

乌头，细辛，川椒，白芍，甘草，秦艽，附子，肉桂，干姜，茯苓，防风，当归。

甘草附子汤。

甘草，附子，白术，桂枝。

着痹·补土燥湿汤、薏苡仁散、薏苡仁汤

此证以关节痹痛、肢体沉重为主，或关节漫肿，或疼处多汗多湿，舌苔多腻，脉可见弦滑、沉滑等。治法以化湿为主，兼顾散风除寒。

补土燥湿汤。

山药，白术，茯苓，甘草，羌活，防风，苍术，生姜，大枣。

薏苡仁散。

薏苡仁，当归，川芎，干姜，甘草，肉桂，川乌，防风，人参，羌活，白术，麻黄，茵陈，独活。

薏苡仁汤。

薏苡仁，白芍，当归，麻黄，桂枝，苍术，甘草，生姜。

热痹·清热散痹汤

此证痛处发热，甚则痛处皮肤红、肿、热、痛。

桑枝30～50g，忍冬藤30g，荆芥20g，黄柏12g，连翘12g，羌活9g，独活9g，防己10g，木瓜12g，丹参15～20g，透骨草15～20g，伸筋草30g，炙山甲6～9g。

按：本方以桑枝、荆芥、羌独活祛风（此四药必须重用桑枝），忍冬藤、黄柏、连翘清热达邪，防己、木瓜祛湿舒筋，透骨草、丹参、伸筋草通络化瘀以助痹热消散。

加减法：兼表证恶寒者，可去丹参、黄柏、防己等，加桂枝、麻黄、生石膏、生姜。

如大热不恶寒、口渴、汗出、骨节烦痛、脉洪数者，可去羌独活、荆芥、丹参，加生石膏、知母、桂枝（寓白虎加桂枝汤意）。

尪痹

肾虚寒盛证·补肾祛寒治尪汤

临床表现为腰膝酸痛，两腿无力，易疲倦，不耐劳作，喜暖怕凉；膝踝、足趾、肘、腕、手指等关节疼痛、肿胀、僵挛；晨起全身关节（或最疼痛的关节）发僵，筋挛骨重，肢体关节屈伸不利，甚至变形。舌苔多白，脉象多见尺部弱、小、沉细，余脉可见沉弦、沉滑、沉细弦等象。此乃肾虚为本，寒盛为标，本虚标实之证；临床上最为多见。

补肾祛寒治尪汤。

续断 12～20g，补骨脂 9～12g，熟地 12～24g，淫羊藿 9～12g，附子 6～12g，骨碎补 10～20g，桂枝 9～15g，赤芍 9～12g，白芍 9～12g，知母 9～12g，独活 10～12g，防风 10g，麻黄 3～6g，苍术 6～10g，威灵仙 12～15g，伸筋草 30g，牛膝 9～15g，炙山甲 6～9g，地鳖虫 6～10g，透骨草 20g，焦神曲 12g，自然铜（醋淬，先煎）6g。

本方以《金匮要略》桂枝芍药知母汤和《太平惠民和剂局方》虎骨散加减而成，方中以续断、补骨脂以补肾壮筋骨，制附片补肾阳，祛寒邪，熟地填精补血，补肾养肝，共为主药。以骨碎补、淫羊藿、虎骨温补肾阳，强壮筋骨，桂枝、独活、威灵仙搜散筋骨肢体风寒湿邪，白芍养血荣筋、缓急，共为辅药。又以防风散风，杀附子毒，麻黄散寒，苍术祛湿，赤芍化瘀清热，知母滋肾清热，穿山甲通经散结，土鳖虫化瘀壮骨，伸筋草舒筋活络，干姜配麻黄，能祛腠理之寒邪，共为佐药，牛膝下行引药入肾，为使药，其中赤芍、知母、土鳖虫又有反佐之用，以防温热药助化邪热。

加减法：上肢关节酸重者，去牛膝，加片姜黄 10g，羌活 10g；瘀血重者加红花 10g，皂角刺 5～6g，乳香 6g，没药 6g 或苏木 15～20g；腰腿痛明显者，去苍术，加桑寄生 30g，炒杜仲 20g，并加重续断、补骨脂用量，随汤药嚼服胡桃肉（炙）1～2 个。肢体关节蜷挛僵屈者，可去苍术、减防风，加生薏苡仁 30～40g，木瓜 9～12g，白僵蚕 10g。脊柱僵直变形、屈曲受限者，可去牛膝、苍术，加金狗脊 30～40g，鹿角胶（烊化）9g，羌活 9g。关节疼痛重者，可加重附子用量，并再加制川乌 3～6g，七厘散 1/3 管，随汤药冲服。舌苔白腻者，可去熟地黄，或加砂仁 3～5g 或藿香 10g。脾虚不运、脘腹胀满者，可去熟地,加陈皮 10g,焦神曲 10g。本方最常用。

肾虚标热轻证·加减补肾治尪汤

此为肾虚邪实,寒邪久郁或服热药助阳而邪欲化热之证。

此证患者夜间关节疼痛时,自感把患处放到被窝外面似乎痛减,但在被窝外放久后又觉疼痛加重,而不得不赶紧收回被窝中;手足心也有时感到发热,痛剧的关节或微有发热,但皮肤不红;肢体乏力,口干便涩。舌质微红,舌苔微黄,脉象沉细略数。此为肾虚邪实,寒邪久郁或服热药助阳而邪欲化热之证。此证虽然时有所见,但比较肾虚寒盛证少见。

加减补肾治尪汤。

生地黄 15～20g,续断 15～18g,骨碎补 15g,桑寄生30g,补骨脂 6g,桂枝 15g,白芍 15g,知母 12g,酒炒黄柏12g,威灵仙 12～15g,炙山甲 9g,羌活 9g,独活 9g,制附片 3～5g,忍冬藤 30g,络石藤 20～30g,土鳖虫 9g,伸筋草30g,生薏苡仁 30g。

本方仍以上方减去温燥之品、加入苦以坚肾、活络疏清之品,但未完全去掉羌活、独活、桂枝、附片等祛风寒湿之药。在临床上,本方虽较补肾祛寒治尪汤少用,但较之下方尚属多用。

肾虚标热重证·补肾清化治尪汤

本证较上证热象更明显,但要与一般的热象不同。

此证关节疼痛而热,肿大变形,用手扪之,肿痛之局部可有发热,皮肤也略有发红,因而夜间喜将患处放到被窝外面,虽然在被外放久受凉仍可加重疼痛,但放回被内不久又放到被外;口干燥,五心烦热,小便黄,大便干。舌质红,舌苔黄而厚,脉象常滑数或弦滑数,尺脉多沉小。本证乍看起来,可诊为热证,但结合本病的病机特点和病程来分析,此实为本虚标实之证,标邪郁久化热,或服温肾助阳药后,阳气骤旺,邪气从阳化热，与一般热痹不同（热痹病程短，无关节变形，关节疼处红肿甚剧，皮肤也赤红灼热）。此证临床上虽也能见到，但较之肾虚证则属少见。本证有时见于年轻、体壮患者的病情发展转化过程，但经过治疗后则多渐渐出现肾虚寒盛之证，再经补肾祛寒、强壮筋骨、通经活络治法而愈。

方药：补肾清化治尪汤。

湿热伤肾证·补肾清化治尪汤

多见于我国南方及常年湿热地域。

证多见于我国南方及常年湿热的地域，病程较长，关节肿痛，用手扪之发热，或午后潮热，久久不解；酸痛无力，关节蒸热疼痛，痛发骨内，关节有不同程度的变形，舌黄腻，脉滑数或沉细数，尺脉多小于寸、关。

方药：补肾清化治尪汤。

骨碎补 15～20g，续断 10～20g，怀牛膝 9～12g，黄柏 9～12g，苍术 12g，地龙 9g，秦艽 12～18g，青蒿 10～15g，豨莶草 30g，络石藤 30g，青风藤 15～25g，防己 10g，威灵仙 10～15g，银柴胡 10g，独活 9g，羌活 9g，炙山甲 6～9g，薏苡仁 30g，忍冬藤 30g，泽泻 10～15g。

加减法：四肢屈伸不利者，加桑枝 30～40g，片姜黄 10～12g，减银柴胡、防己。疼痛游走不定者，加防风 9g，荆芥 10g，去地龙。疼痛难忍者可加闹羊花 0.3～0.6g。肌肉痛者，可加晚蚕沙 9～15g（闹羊花有毒，毒性较大，故有时加制草乌 3g 而不用闹羊花）。

二、朱良春

风痹

处方：全蝎 10g，金钱白花蛇 20g，六轴子 4.5g，炙蜈蚣

10 条，钩藤 30g 共研细末，分作 10 包，每次 1 包，第 1 天服 2 次，以后每晚服 1 包，服完 10 包为 1 疗程。

痛痹

土茯苓 60g，当归、萆薢、汉防己、桃仁、炙僵蚕各 10g，玉米须 20g，甘草 5g。

热痹

萆草、寻骨风、忍冬藤、桑枝各 30g，虎杖 20g，寒水石、赤芍各 15g，丹皮、地龙各 10g。

风寒湿痹型·温经蠲痹汤

主证：全身关节或肌肉酸痛，游走不定，以腕、肘、肩关节多见，局部关节疼痛得温则舒，气交之变疼痛增剧，或兼见关节肿胀，但局部不红不热。苔薄白，脉沉细，或细弦，或濡细。

病机：风寒湿邪留注经脉，痹闭不利。

治则：祛风散寒，除湿通络。

处方：温经蠲痹汤（自拟）。

当归 10g，熟地黄 15g，仙灵脾 15g，川桂枝（后下）10g，乌梢蛇 10g，鹿仙草 30g，制川乌 10g，甘草 6g。

加减：风盛者加寻骨风 20g，钻地风 20g；湿盛者加苍白术各 10g，生熟薏苡仁各 15g，关节肿胀明显加白芥子 10g，穿山甲 10g，蜕螂虫 10g；寒盛制川乌、草乌加重至 10～20g，并加熟附片 10g；痛剧加炙全蝎 3g 研分吞（或炙蜈蚣）；刺痛者加地鳖虫 10g，人参三七末 3g 分吞，延胡索 15g；体虚者仙灵脾加至 20g，并加炙蜂房 10～12g。

郁久化热型·仿桂枝芍药知母汤

主证：手足关节肿胀，局部灼热，初得凉颇舒，稍久则仍以温为适，口干而苦，苔薄黄或黄腻，质红。脉细弦。

病机：风寒湿痹，痰瘀交结，经脉痹闭，郁久化热。

治则：化痰行瘀，通络蠲痹。

方药：仿桂枝芍药知母汤。

桂枝 8 克后下，制川草乌各 8g，生地黄 15g，当归 10g，生白芍 20g，知母 10g，炙姜蚕 12g，乌梢蛇 10g，广地龙 10g，甘草 6g。

加减：热盛加虎杖 20g，寒水石 20g，生石膏 20g，湿热重者加黄柏 10g，草薢 10～30g，晚蚕沙 20g，土茯苓 30～60g；苔腻而痰湿重者加化橘红 3g，全瓜蒌 20～30g。

正虚邪实型·培本治痹汤

主证：形体消瘦，面色萎黄或晦滞，神疲乏力，腰膝酸软，关节疼痛经久不愈，病势绵绵，甚至彻夜不已，日轻夜重，怯冷，自汗，或五心烦热，口干，苔薄白，脉细小弦。

病机：久病及肾，正虚邪恋。

治则：补益培本，蠲痹通络。

方药：培本治痹汤。

生熟地各 15g，当归 10g，仙灵脾 15g，鸡血藤 20g，鹿衔草 30g，寻骨风 20g，炙姜蚕 12g，地鳖虫 10g，乌梢蛇 10g，甘草 6g。

加减：偏气虚加黄芪 15～30g，当归 12g；偏阳虚加淡苁蓉 10g，骨碎补 10g，偏血虚加当归、党参；偏阴虚加石斛、麦冬。

三、路志正

路氏润燥方

【组成】太子参，麦冬，石斛，葛根，炒山药，丹参，赤芍，白芍，乌梢蛇等。

【功效】益气养阴，润燥生津。

【主治】燥痹之气阴两虚证。主症见口干、眼干、咽干、鼻干，乏力，皮肤枯涩、瘙痒，五心烦热，肌肉瘦削，麻木不仁，关节肿痛，小便色黄，大便干结等，舌质红或黄，或有裂纹，无苔或少苔，或花剥，或镜面舌；脉细数或弦细数。

【方解】本方以太子参、山药共用，以补肺健脾，大补元气。脾胃健运，则津液疏散正常，津随气升；津血同源，气为血之帅，气行则血行，血行则津能上达头面，以得濡养诸窍。气为阳，津为阴，阴阳互根互用，故用《医学启源》生脉散以气阴双补，配伍麦冬、石斛、葛根等益胃生津，津血互化，相辅相成。路老认为燥痹之病，既有阴伤液亏，又有痹阻不通之病机。而本病到了后期，燥瘀搏结，脉络痹阻，久而化毒，治疗需兼顾内生邪气，故本方选用性温不燥的乌梢蛇肉以祛风通络，丹参、赤芍活血凉血，二者共用以通畅经脉，使气机得疏，脉络得通，水津得布，燥邪得解。甘草调节诸药，且与白芍共成"酸甘化阴"之效。诸药调和，充分体现了路老"持中央、顾润燥"为主，兼以"运四旁、调升降、纳化常"的学术思想。

【加减】路老治疗燥痹时，考虑到滋阴药易滋腻碍气且有润肠通便的作用，故在此基本方的基础上，加用理气药使补而不腻，加用益气药既可阴阳互补又可健脾止泻如生白术等，甚至还用少量收涩药如乌梅炭等。益气药多选用性味温和不燥之品，活血药大多用性温不燥且有养血通经的药物当归、乌梢蛇等。考虑到燥者常有炼液成痰，常选用清半夏等少量化痰药；或有痰湿郁而化热，选金银花等清热解毒药；或阴虚内热，加用知母、龟板切不可固守成方，要因证论治，方因证变，药随方遣，方能达到药到病除之功。

痛风急性期方

【组成】黄柏，生薏苡仁，丹参，虎杖，青风藤，益母草，防己，川牛膝，豨莶草，秦艽，威灵仙等。

【功效】清热利湿，疏风通络，消肿止痛。

【主治】痛风急性期之湿热痹阻证。常见临床症状：局部关节红肿，昼轻夜重，犹如虎啮，关节活动受限，在足者，站立、行走困难。烦躁气急，口渴喜冷饮或喜热饮，但饮水不多。脘闷纳少，肢体困重，无力，便溏尿黄。或有头痛发热，恶寒。舌质红或尖边红，苔黄腻或厚腻，脉濡数。

【方解】路老言痛风急性期病机之要在"湿、热、瘀"三字，病证以"肿、痛"为害，本方扣其机要而为之投设。方中以黄柏清热利湿，生薏苡仁淡渗利湿，同为君药；丹参活血凉血，虎杖兼祛风、利湿、破瘀、通经之功，《补缺肘后方》言"治毒攻手足肿，疼痛欲断"；益母草活血利水消肿，此三味专攻血分之瘀；青风藤、防己、川牛膝、豨莶草、秦艽、威灵仙之属疏风祛湿，通经活络。诸药合用，使湿可化、热可清、瘀可散，则痛可止、肿可消矣。

【加减】舌苔黄厚腻，湿热盛者，仿四妙意，加苍术、土茯苓；关节热脚痛甚、屈伸不利者，加忍冬藤、伸筋草、木瓜；痛如针刺、昼轻夜重者，加制乳没、姜黄；夹痰者，加白芥子、制南星等。

痛风慢性期方

【组成】黄芪，丹参，青风藤，鸡血藤，赤芍，桂枝，炒白术，茯苓，防己等。

【功效】健脾益气，活血通络，疏风定痛。

【主治】痛风慢性期之脾肾亏虚、痰瘀痹阻证。临床表现为：局部关节酸胀，疼痛或剧痛，逢阴雨、刮风时症状加重，关节不红不肿，喜暖恶寒，或关节僵硬、变形，屈伸不利，活动受限，神疲纳少，腰痛乏力，或在指尖、跖趾、耳郭等处有痛风结节，舌质淡苔白或白滑，脉沉弦或沉滑或兼涩。

【方解】急性缓解后即转为慢性期，虽关节红肿消失，但仍疼痛或剧痛。

病邪久恋，正气暗耗，脾、肾、三焦功能失常。正虚邪实，痰瘀交阻，深入筋骨，病情加重，关节僵硬变形。故本方以黄芪、炒白术、茯苓健脾益气以固本扶正，佐以丹参、鸡血藤、赤芍活血通络；防己、青风藤祛风除湿、通络止痛；稍佐桂枝以温通。诸药并用，标本兼治，使邪去而不伤正。

【加减】痰浊凝结，有痛风石形成，加山慈菇、露蜂房、皂角刺；脾虚湿阻，纳呆脘痞者，加橘皮、厚朴花、枳壳；脾胃受损，中焦食滞者，加焦三仙、炒谷、麦芽等消导之品；病久肾气亏损，加熟地、山药、山萸肉等。

痛风外洗方

【组成】马鞭草，皂角刺，制乳香，制没药，威灵仙，透骨草，鹿含草，防风，防己等。

【功效】活血通脉，软坚化瘀，消肿止痛。

【主治】痛风急慢性期均可用之。

【用法】上药以水 300mL，洗，浸泡患处。水冷后再加热洗之，日 2～3 次，每次半小时。

【方解】路老治疗痛风，多采用内服兼顾外洗的方法，可较快缓解患者的疼痛症状，以达到标本兼顾的目的。该方以马鞭草为君药，清热利湿，凉血消肿。马鞭草在《本草经疏》记载：马鞭草，本是凉血破血之药。下部脓疮者，血热之极，兼之湿热，故血污浊而成疮，且有虫也。血凉热解，污浊者破而行之靡不瘳矣。路老选用此药主要是因为该药可涵盖急性痛风的主要病因病机，那就是湿热毒瘀，故而使用马鞭草可起到凉血化瘀，清热利湿，而达到消肿止痛之功效。现代中药药理研究表明马鞭草主要含有环烯醚萜类物质，其水及醇提取物对滴入家兔结膜囊内的芥子油引起的炎症均有消炎的作用。臣以皂角刺以活血消肿，拔毒排脓；制乳没以活血通络，消肿止痛，加强了活血、解毒之功。威灵仙能通行十二经络，正如《药品化义》记载："灵仙，性猛急，盖走而不守，宣通十二经络。主治风、湿、痰壅滞经络中，致成痛风走注，骨节疼痛，或肿，或麻木。"佐以防风、防己以祛风胜湿，通络止痛。

通阳宣痹除湿方

【组成】太子参，麻黄，炒杏仁，炒苡仁，防风，防己，生黄芪，炒白术，炮姜，炒白芥子，鹿角胶（烊化），川乌（先煎），补骨脂，鸡血藤等。

【功效】通阳宣痹，祛风除湿。

【主治】类风湿关节炎之寒湿痹阻证。症见关节冷痛、重着，痛有定处，屈伸不利，日轻夜重，得温痛减，舌质淡胖，苔白腻，脉沉紧。

【方解】本方融麻杏苡甘汤、阳和汤、乌头汤、防己黄芪汤于一炉，方中以麻、杏、薏苡仁解表祛湿；川乌、炮姜、炒白芥子、鹿角胶（烊化）以温阳散寒；防风、防己、生黄芪、炒白术健脾祛风除湿；佐以补骨脂补肾通络、鸡血藤和血通络；以本方温燥之品偏多，佐以体润性和之太子参益气生津，使温而不燥。诸药合用，共奏通阳宣痹，祛风除湿之效。

湿热痹方

【组成】连翘，赤小豆，晚蚕沙（布包），防风，防己，炒桑枝，赤芍，白芍，海桐皮，生地，萆薢，独活，茵陈，麻黄，苍术等。

【功效】清化湿热，宣痹止痛。

【主治】类风湿关节炎之湿热痹阻证。症见关节红肿热痛，得凉则痛减，关节触热、重着感，晨僵，发热，口渴或渴不欲饮，小便黄赤，大便黏滞不爽，舌质红，苔黄腻，脉滑数。

【方解】类风湿关节炎活动期常见此证。本方由麻黄连翘赤小豆汤、宣痹汤，加养阴药等加减化裁而成。方中麻黄、连翘、赤小豆解表散邪、清热利湿解毒；参入防风、防己、蚕沙、茵陈、萆薢以清热利湿；加海桐皮、桑枝以通络止痛；以清利之品有伤阴之虞，故加生地、白芍滋阴养血，以保真阴。诸药合用，共奏清化湿热、宣痹止痛之功。

路氏强脊方

【组成】鹿角，炙龟板，熟地黄，补骨脂，桑寄生，川续断，狗脊，羌活，川牛膝，鸡血藤等。

【功效】补肾强脊，壮督通痹。

【主治】强直性脊柱炎之肾督亏虚证。主症见腰低、脊背疼痛，喜揉按，腰膝酸软，甚则背冷恶寒，晨起项背僵痛、活动不利，得温痛减，面色苍白，手足欠温，舌淡苔白，脉象沉弦或细迟。

【方解】鹿角是梅花鹿和马鹿已角化的老角，鹿角味咸、性温，有补肾阳、益精血、强筋骨、调冲任、固带脉等功能。其补火助阳而不燥烈，补益精血而不滋腻，为治疗强直性脊柱炎通督壮督之要药。在中药饮片中，鹿角常榜成片，可入汤剂中煎服，也可为末冲服，或放入丸剂中使用。本品生用偏于助阳活血，散痹消肿，炙热或熬胶用则偏于温补肝肾、滋养精血。本方中以鹿角补肾壮督、滋补精血，炙龟板滋阴潜阳、补肾健骨，二药同用为君，补肾壮督效佳；臣以熟地黄、补骨脂补肾健骨；桑寄生、川续断、狗脊补肾壮腰，为治腰脊疼痛之专药；川牛膝、鸡血藤可活血通络止痛。诸药合用，共奏补肾强脊，壮督通痹之功，为治疗强直性脊柱炎一基本方。临证加减，不无获效。

【加减】阳虚寒盛者，合用二仙汤，可加淡附片、细辛、肉桂等；腰酸甚者，加菟丝子、山萸肉；舌紫暗或有瘀点，加土元、丹参、三七等；风寒湿盛者，可仿独活寄生汤意，加防风、独活、细辛、桂枝等以扶正祛邪；若见面部潮红，五心烦热，舌红，脉细数者，此为阳损及阴，当阴阳双补，参入左归丸等。

路氏化斑汤

【组成】生地，丹皮，玄参，生石膏，青蒿，赤芍，秦艽，白花蛇舌草，积雪草等。

【主治】阴阳毒之阴虚血热证。主症见高热，无恶寒，或面部红，色红，或甲周红斑，关节肿痛，口干不欲多饮，小便色黄或夹有泡沫，大便干结等，舌质红或黄，无苔或少苔，脉细数或弦细数。

【方解】本方以生地清热凉血为君，赤芍、丹皮可凉血清肝热，可治疗病之标；方中生石膏可清气分热，对于高热、汗出口渴，舌苔黄燥者，脉滑数者为必用之品，与生地合用，可气血两清；玄参既可清热凉血滋肾，又可泻火解毒。《本草纲目》曰：肾水受伤，真阴失守，孤阳无根，发为火病，法宜壮水以制火，故玄参与地黄同功。选用青蒿，主要有两层含义：首先青蒿性苦，微辛寒，可清利湿热而不伤阴，《本草新编》：青蒿，专解骨蒸劳热，尤能泄暑热之火，泄火热而不耗气血，用之以佐气血之药，大建奇功，可君可臣，而又可佐可使宜也。但必须多用，因其体既轻，而性兼补阴，少用转不得力。又青蒿之退阴火，退骨中之火也，然不独退骨中之火，即肌肤之火，未尝不共调之也，故阴虚而又感邪者，最宜用耳。对于狼疮合并高热，舌苔厚者可选用芳香化湿，养阴退热之品，另外一层含义是青蒿素本身是一味天然的抗疟药物，作用可等同羟氯奎，对于免疫有调节作用。选用白花蛇舌草及积雪草者主要考虑两药可清热解毒，化湿利尿，对于狼疮泡沫尿，舌苔黄厚腻时可协助降低蛋白尿。

【加减】路老治疗本病时，在此基本方的基础上，根据病情兼顾，需灵活加减。虽红蝴蝶斑为阴虚血热为主，清热养阴为常法，但临床亦可见湿热蕴结，瘀血痹阻之证，治疗又当清热利湿，或选用辛润通络之品。清利湿热常选用化湿不燥的土茯苓、青蒿、马鞭草、秦艽等药；其次狼疮常累及多脏腑，若临床伴有双手雷诺征者，多为瘀血阻络，或阳郁，气血不畅，故治疗以活血化瘀通络或疏肝理气为法，常选用四逆散佐加鸡血藤、地龙、丹参、赤芍、白芍等药，以理气活血通络；若伴有下肢水肿，小便泡沫时中医当属水肿或肾痹，治疗以健脾补肾为主，佐以清化湿热，可去方中生石膏，加金樱子、生黄芪、芡实等药以健脾补肾、固摄精微，加入黄柏、知母以清下焦湿热；若伴有关节疼痛者，需佐以通络止痛之品，上肢关节肿痛者加桑枝、忍冬藤等药，下肢疼痛者可佐以川牛膝、杜仲、续断等药；总之，治疗时一定要谨守病机，切不可固守成方，要因证论治，方因证变，药随方遣，方能达到药到病除之功。

白塞疗疮方

【组成】生甘草，炙甘草，姜半夏，黄连，黄芩，苦参，黄柏，败酱草，土茯苓，地肤子，炒槐角，密蒙花，草决明等。

【功效】清热燥湿，解毒疗疮。

【主治】白塞病。以溃疡症状为重，溃烂部位渗出物多，甚至有膜状物覆于溃疡之上，常兼见口苦而黏，不欲饮水，便尿赤，苔腻，脉濡而数。

【方解】方中以甘草为君，取其味甘性平，生炙并用，生则清热解毒，炙则缓中补虚，用量需根据病情逐渐加至15～30g，以药后脘畅不痞满为度。配合黄芩、黄连之苦寒，以清热泄火而燥湿；干姜、半夏辛温，以开窍散结除其郁结之湿热；大枣、人参性温味甘，虑其助热留湿，多弃而不用。苦辛杂用，寒热并投，共奏苦辛通降、清热解毒燥湿之功。

【加减】如湿热盛者，加苦参、黄柏、败酱草、土茯苓之属以增强其清热泄火、祛湿解毒之力。前阴溃疡加用地肤子、肛门溃疡加用炒槐角，眼部损害明显加用密蒙花、草决明等药。

白塞育阴方

【组成】北沙参，麦冬，当归，枸杞子，白芍，百合，莲子，旱莲草，茯苓，薏苡仁，泽兰，车前子，滑石，通草，佩兰叶，荷叶等。

【功效】滋阴养血，清热化湿。

【主治】白塞病。病变经久不愈，见咽干口燥、两目干涩、视力减退、腰酸腿软、舌红而干，脉细弦而数。

【方解】白塞病病程日久，湿热蕴久化燥，益损伤肝肾之阴，治宜有所变化。本方应以当归、白芍养肝血，以枸杞子、莲子、旱莲草益肾阴为主，稍佐以清热利湿之品，如泽泻、车前子、滑石、通草，以佩兰、荷叶以芳香化湿，茯苓、薏苡仁等甘淡渗湿，此时不宜过用苦寒，以免苦燥伤阴之虞。全方以滋阴养血为主，辅以清化之品，兼顾湿热之标，诸药合用，清润而不敛湿，除湿热而不伤阴。

白塞外用方

【组成】苦参，黄连，白矾，马鞭草等。

【功效】清热燥湿，止痛敛疮。

【主治】白塞病。

【用法】上药以水3000mL，熏洗阴部，再以冰蛤散外敷患处。日1～2次，每次半小时。口腔溃疡可外用配以冰硼散或锡类散。

皮痹解凝方

【组成】桂枝，当归，赤芍，细辛，通草，川芎，桃仁，红花，白术，山甲珠，地龙，大枣，甘草等。

【功效】散寒通脉，调补气血，祛痰通络。

【主治】硬皮病之肿胀、硬化期，症见：肢体不温，喜热怕冷，指端青紫或苍白，雷诺征阳性，肌肤肿胀、变硬，腰膝酸软，面色白，舌淡暗有瘀斑、苔白腻，脉沉无力。

【方解】此方以当归、芍药益阴血养营气，以桂枝、细辛之苦散寒温气，以通草之淡通行其脉道，以川芎、桃红化瘀通络，尤以山甲珠、地龙等血肉有情之品走窜通络、软化皮肤，以大枣、甘草益其中、补不足；另外白术一味，《神农本草经》云其"主风寒湿痹、死肌"，不仅可以祛风除湿化痰，针对"四肢坚如石、肌肉顽厚"，是治疗皮痹一要药。诸药共用，标本兼治，可有效缓解硬皮病之肿胀、硬化症。

皮痹外洗方

【组成】马鞭草，苏木，制乳没，芒硝，皂角刺，延胡索，海藻，当归，白花蛇舌草等。

【功效】活血散瘀，软坚解毒。

【主治】硬皮病。

【用法】上药以水煎 3000mL，先熏后洗。日 1 ～ 2 次，每次半小时。

【方解】本方以马鞭草、苏木活血散瘀、清热解毒；白花蛇舌草、海藻软坚散结、利水除湿；制乳没、延胡索行痹止痛；皂角刺拔毒；当归养血活血。

四、张锡纯

风湿热痹

（主风湿热痹。出自《重订医学衷中参西录·答余姚周树堂为母问疼风证治法》）

治风湿热痹。两膝肿痛，愈而复发，膝踝趾骨皆焮热肿痛，连臀部亦肿，又兼目痛。

阿司匹林（一瓦半），生怀山药（一两），鲜茅根去净皮切碎（二两）将山药、茅根煎汤三茶杯，一日之间分三次温服，每次送服阿司匹林半瓦。若服一次周身得汗后，二次阿司匹林可少用。至翌日三次皆宜少用，以一日间三次所服之阿司匹林有一次微似有汗即可，不可每次皆有汗也。

瘀热痹

（主瘀热痹。出自《重订医学衷中参西录·答宗弟相臣问右臂疼治法》）

主瘀热痹。臂痛。

白术（取净末一两），乳香（四两），没药（四两），朱血竭（三钱），归身（七钱），细辛（钱半），香白芷（钱半），冰片（三分），薄荷（三分）。

将诸药合匀，贮瓶密封。每服一钱半，络石藤煎汤送服，日两次。

痹痛

（主风邪痹痛。出自《重订医学衷中参西录·治气血郁滞肢体疼痛方》）

治风袭肌肉经络，初则麻木不仁，浸至肢体关节不利。

生箭耆（六钱），麻黄（三钱），全当归（五钱），丹参（三钱），乳香（三钱），没药（三钱），全蝎（二钱）。

煎汤，送服。

腰痛

（主腰痛。出自《重订医学衷中参西录·论腰疼治法》）

治肾虚腰痛。腰痛，宜服益督丸。

杜仲（四两浸酒炮黄），菟丝子（三两酒浸蒸熟），续断（二两酒浸蒸熟），鹿角胶（二两）。

将前三味为细末，水化鹿角胶为丸，黄豆粒大。每服三钱，日两次。服药后，嚼服熟胡桃肉一枚。

腰痛

（主腰痛。出自《重订医学衷中参西录·论腰疼治法》）

治瘀血腰痛。宜服活络效灵丹。

当归（五钱），丹参（五钱），乳香（五钱），没药（五钱），䗪虫（三钱）。

煎汤服，或用葱白作引更佳。

腰痛

（主腰痛。《重订医学衷中参西录·论腰疼治法》）

治瘀血腰痛。腰痛，心中恒觉满闷，轻时似疼非疼，绵绵不已。

生怀山药（一两），大甘枸杞（八钱），当归（四钱），丹参（四钱），生明没药（四钱），生五灵脂（四钱），穿山甲（炒捣二钱），桃仁（二钱），红花（钱半），䗪虫（五枚），广三七（捣细二钱）。

将前十味煎汤一大盅，送服三七细末一半。至煎渣再服时，仍送服其余一半。

痿废

（主痿废。出自《重订医学衷中参西录·治肢体痿废方》）

治痿证之剧者。宜服振颓丸。

人参（二两），于术（炒二两），当归（一两），马钱子（法制一两），乳香（一两），没药（一两），全蜈蚣（大者五条不用炙），穿三甲（蛤粉炒一两）。

将马钱子先去净毛，水煮两三沸即捞出。用刀将外皮皆刮净，浸热汤中，旦暮各换汤一次，浸足三昼夜，取出。再用香油煎至纯黑色，掰开视其中心微有黄意，火候即到。将马钱子捞出，用温水洗数次，将油洗净。再用沙土同入锅内炒之。土有油气，换土再炒，以油气尽净为度。

痿废

（主痿废。出自《重订医学衷中参西录·治肢体痿废方》）

治肢体受凉疼痛，或有凝寒阻遏血脉，麻木不仁。宜服姜胶膏。

鲜姜自然汁（一斤），明亮水胶（四两）。

上二味同熬成稀膏，摊于布上，贴患处，旬日一换。

胁痛

（主胁痛。出自《重订医学衷中参西录·治气血郁滞肢体疼痛方》）

治肝郁脾弱，胸胁胀满，不能饮食。宜服升降汤。

野台参（二钱），生黄芪（二钱），白术（二钱），广陈皮（二钱），川厚朴（二钱），生鸡内金（捣细二钱），知母（三钱），生杭芍（三钱），桂枝尖（一钱），川芎（一钱），生姜

（一钱）。

煎汤，送服。

"见肝之病，当先实脾"二句，从来解者，谓肝病当传脾，实之所以防其相传，如此解法固是，而实不知实脾，即所以理肝也。兼此二义，始能尽此二句之妙。

胁痛

（主胁痛。出自《重订医学衷中参西录·治气血郁滞肢体疼痛方》）

治胁下焮疼。

川楝子（捣五钱），生明乳香（四钱），生明没药（四钱），三棱（三钱），莪术（三钱），甘草（一钱）。

煎汤，温服。

腿疼

（主腿疼。出自《重订医学衷中参西录·肢体疼痛门》）

治肾虚腰痛。

野党参（六钱），当归（五钱），怀牛膝（五钱），胡桃仁（五钱），乌附子（四钱），补骨脂（炒捣三钱），滴乳香（炒三钱），生明没药（三钱），威灵仙（钱半）。

共煎汤一大盅，温服。

腿疼

（主腿疼。出自《重订医学衷中参西录·治气血郁滞肢体疼痛方》）

治腿疼、臂疼因气虚者，亦治腰疼。宜服健运汤。

生黄芪（六钱），野台参（三钱），当归（三钱），寸麦冬（带心三钱），知母（三钱），生明乳香（三钱），生明没药（三钱），莪术（一钱），三棱（一钱）。

煎汤，温服。

腿疼

（主腿疼。出自《重订医学衷中参西录·治气血郁滞肢体疼痛方》）

治腿疼、腰疼，饮食减少者。宜服振中汤。

于白术（炒六钱），当归身（二钱），陈皮（二钱），厚朴（钱半），生明乳香（钱半），生明没药（钱半）。

煎汤，温服。

腿疼

（主腿疼。出自《重订医学衷中参西录·治气血郁滞肢体疼痛方》）

治肝虚腿疼，左部脉微弱者。

黄肉（去净核一两），知母（六钱），生明乳香（三钱），生明没药（三钱），当归（三钱），丹参（三钱）。

服药数剂后，左脉仍不起者，可加续断三钱，或更加生黄芪三钱，以助气分亦可。觉凉者，可减知母。

五、娄多峰

气血亏虚证·黄芪桂枝青藤汤

症见：肢体关节酸痛麻木，劳累或受凉潮湿疼痛加重，肌肉瘦削或虚肿，面色苍白，神疲乏力，自汗，畏风寒，平素易感冒。舌质淡胖，苔薄白或薄黄，脉细无力。

治则：通阳蠲痹，益气养血，活血通络。

方药：黄芪桂枝青藤汤。

黄芪 90g，桂枝 20g，鸡血藤 30g，青风藤 30g，白芍 30g，炙甘草 9g，大枣 5 枚，生姜 5 片。

加减：湿邪偏胜肢体沉困，加萆薢；寒偏胜者加附子、仙灵脾；风偏盛者呈游走性疼痛加茯苓、海风藤；畏风自汗加白术、防风；食少便溏加薏苡仁、焦三仙；腰膝酸软者加杜仲、桑寄生、川断；上肢痛明显者加羌活、姜黄；下肢痛明显者加木瓜、川牛膝；颈项痛甚者加川芎、葛根；类风湿结节或滑膜肥厚者加僵蚕、乌梢蛇。

肝肾亏虚证·顽痹形羸饮

症见： 手足关节肿痛较剧，或手、足关节发硬变形，关节肿痛，局部热感而抚之发凉，或自觉关节畏冷而抚之发热。寒热并存，虚实互见，症状反复性大，稍有外感或劳累，精神受刺激症状即可加重，形成虚实寒热夹杂，错综复杂的状态。舌苔白或薄黄，脉弦数或略数。

治则： 滋补肝肾，益气养血，扶正祛邪兼顾。

方药： 顽痹形羸饮。

制首乌30g，淫羊藿15g，桑寄生30g，当归20g，黄芪30g，白术15g，五加皮15g，丹参20g，乌梢蛇12g，透骨草30g，炒穿山甲10g，甘草9g。

用法： 水煎口服日1剂。

加减： 风邪胜者加防风、威灵仙、羌活；寒邪胜者加制草乌、制川乌或桂枝、细辛；湿胜者加萆薢、薏苡仁。

湿热证·清痹汤

症见： 关节红肿热痛，扪之发热，遇热痛增，屈伸不利，舌质红苔黄，脉数。

治则： 清热解毒，疏风除湿，活血通络。

方药： 清痹汤。

忍冬藤60g，土茯苓20g，败酱草30g，络石藤15g，青风藤30g，丹参20g，老鹳草30g，香附15g。

用法： 水煎口服日1剂。

加减： 风热表证加连翘、葛根；气分热加知母、生石膏；

热入营血加生地黄、牡丹皮；湿热胜者加防己、白花蛇舌草；伤阴者加生地黄、石斛。

寒湿证·顽痹寒痛饮

症见：类风湿关节炎病程较长，手足小关节多有不同程度变形，肿痛，皮色暗，功能障碍，关节肿痛怕凉恶风，遇阴雨天症状加重，得温痛减，全身畏寒怕冷，舌质淡或红，苔薄白或白腻，脉沉紧或沉缓。

治则：温经散寒，祛风通络，兼益气养血，活血化瘀。

方药：顽痹寒痛饮。

桂枝 15g，独活 30g，制川乌、制草乌各 9g，黄芪 30g，络石藤 30g，当归 20g，丹参 30g，老鹳草 30g，鸡血藤 30g，延胡索 20g，甘草 10g。

用法：水煎口服日 1 剂。

加减：风邪胜加防风、威灵仙；湿邪胜加薏苡仁、萆薢；气虚者加黄芪；血虚者加当归、熟地黄。

瘀血证·化瘀通痹汤

症见：局部有外伤史，疼痛如针刺，固定不移，局部肤色紫黯，或痹证顽固不愈，或关节畸形，肌肤甲错。舌质紫黯有瘀斑，脉涩。

方药：化瘀通痹汤。

当归 18g，鸡血藤 21g，制乳香、制没药各 9g，丹参 30g，延胡索 12g，透骨草 30g，香附 12g。

用法：水煎口服日 1 剂。

加减：偏寒加桂枝、制川乌、制草乌、细辛；偏热加败酱草、牡丹皮；气虚加黄芪；血虚加制首乌、熟地黄；关节畸形加炒穿山甲、乌梢蛇、全蝎。

六、陈纪藩

寒湿痹阻·乌头汤加减

主证：肢体关节疼痛、肿胀或重着，局部皮色不红，触之不热，晨僵明显，关节屈伸不利，遇冷则痛甚，得热则痛减，或见恶风发热、汗出、肌肤麻木不仁，舌淡或淡红，苔薄白或白厚，脉弦紧或浮缓。

治则：祛风散寒，除湿通络。

方药：乌头汤加减。

制乌头 12g，白芍、黄芪、防风各 15g，炙甘草 6g，桂枝 15g，羌活 12g，独活 15g，海风藤 30g。

加减法：若风盛关节游走性疼痛，恶风者，加白芷 12g，桑枝 30g，白花蛇 1 条以祛风止痛。寒盛关节疼痛剧烈，得温则舒者，加制附子 12g，细辛 6g，以温阳散寒止痛；湿盛关节肿胀重着、肌肤麻木不仁者加萆薢 30g，泽泻 15g，茯苓皮 30g，以利湿消肿。

湿热痹阻·四妙丸加味

主证：关节红肿热痛有积液，晨僵，肢体酸楚沉重，关节屈伸不利，或伴发热、口苦，口渴不多饮，食欲不振，舌质红或暗红苔黄腻，脉弦或弦数。

治则：清热解毒，利湿祛风，活血通络。

方药：用四妙丸加味。

黄柏 15，苍术 15g，薏苡仁 30g，川牛膝 15g，姜黄 15g，泽兰 12g，萆薢 30g，银花藤 30g，防风 15g，羌活 12g，独活 12g。

加减法：若关节肿甚者，加泽泻 15g，猪苓 15g，防己 12g，以利水消肿；热甚发热者，加柴胡 15g，水牛角 50g，白花蛇舌草 30g，以清热解毒；中焦湿胜纳呆便溏，苔厚腻者，加绵茵陈 20g，砂仁 10g（后下），土茯苓 30g，以行气化湿；关节疼痛剧烈者，加三七片 10g，以活血止痛；咽喉肿痛者，加桔梗 12g，岗梅根 10g，甘草 10g，以利咽解毒。

寒热错杂·桂枝芍药知母汤

主证：寒热证均不明显，肢体关节疼痛或肿胀，活动受限，或见恶寒恶风，舌质淡或淡红，舌苔黄白相兼，脉弦细。

治则：祛风散寒，除湿清热。

方药：桂枝芍药知母汤加减。

桂枝 15g，赤、白芍各 15g，知母 12g，防风 15g，白术 15g，炙甘草 6g，姜黄 15g，泽兰 12g，丹参 15g，蜈蚣 2 条。

加减法：若上肢关节病重者，加桑枝 18g，羌活 12g，威灵仙 12g，以祛风通经止痛；下肢关节病重者，加独活 12g，牛膝 15g，防己 12g，萆薢 30g 通经活络，祛湿止痛。

痰瘀阻络·桂枝茯苓丸加味

主证：周身关节疼痛剧烈，部位固定不移，关节屈伸不利，周围可见硬结，肌肤甲错，肢体瘀斑，口渴不欲饮，或见午后或夜间发热，舌质紫暗或有瘀点、瘀斑，舌苔白或薄黄，脉细涩。

治则：活血化瘀，祛风胜湿。

方药：桂枝茯苓丸加味。

桂枝 15g，茯苓 20g，牡丹皮 12g，赤芍 15g，桃仁 12g（打），当归 12g，川芎 12g，威灵仙 15g，续断 15g，牛膝 15g。

加减法：若瘀血凝滞较甚者，加穿山甲 10g，地龙 12g，全蝎 6g，以加强活血通络之功；关节局部肿胀经久不消，按之如棉絮或囊状，加浙贝母 15g，白僵蚕 12g，白芥子 12g，以消痰散结。

肝肾不足·独活寄生汤

主证：关节疼痛日久，腰膝酸冷，关节屈伸不利，或手足拘急，或见关节畸形、强直，头晕耳鸣，心悸不宁，肌肉瘦削，舌质淡红苔薄白，脉沉。

治则：补益肝肾，祛风通络。

方药：独活寄生汤加减。

独活 12g，桑寄生 30g，茯苓 20g，桂枝 15g，白芍 15g，熟地 15g，当归 12g，白术 15g，防风 15g，细辛 6g，牛膝 15g，杜仲 15g，续断 15g，秦艽 12g，党参 20g。

加减法：若舌质暗红或有瘀点、瘀斑者，加桃仁 10g，红花 10g，以活血化瘀；手足筋拘急者，加木瓜 12g，伸筋草 15g 以舒筋活络。

气血亏虚·黄芪桂枝五物汤

主证：肢体关节酸痛，肌肤麻木不仁，入夜尤甚，活动后疼痛减轻，伴有神疲乏力，面色少华，头晕耳鸣，心悸气短，自汗，舌质淡，苔薄白，脉沉细弱。

治则：益气补血，活血通络。

方药：黄芪桂枝五物汤加减。

黄芪 30g，桂枝 12g，白芍 15g，熟地 15g，生姜 3 片，大枣 10 枚，当归 12g，牛膝 15g，鸡血藤 30g，党参 20g，白术 15g，茯苓 20g，炙甘草 6g。

加减法：若血虚明显，面色萎黄，唇甲淡白者，加阿胶 15g（烊服），紫河车 15g，以补益精血；痹久肢体麻木不仁者，加乌梢蛇 12g，地龙 12g，以搜风通络。

七、刘渡舟

湿热痹

湿重型

治以化湿清热兼活血通络。

方用加味苍柏散（苍术、白术、知母、黄柏、黄芩、当归、白芍、生地、木瓜、槟榔、羌活、独活、木通、防己、牛膝、炙甘草）。

热重型

治以清热利湿。

方用加味木防己汤。

生石膏，桂枝，木防己，杏仁，通草，滑石，薏苡仁，香附，炙甘草，苍术。

按："暑"为热邪。"暑湿痹"即是"湿热痹"的代称。加味木防己汤，是治疗湿热痹的一张名方。

自从《素问·痹论》指出"风寒湿三气杂至，合而为痹也。其风气胜者为行痹；寒气胜者为痛痹；湿气胜者为着痹"，后世医家，遵经重道，咸宗其论，论治痹证，莫不以风寒湿三气为先。

"湿热痹"兴起于后世，乃是近代医家研究出来的科研成果。本证由于外感热邪，与湿相并；或素体阳盛有余，感受外邪，易从热化；或因风寒湿痹，积久不解、郁遏阳气，化而为热；或在治疗之中，过服温热药品等原因，都可以导致"湿热痹"的发生。

《金匮翼·热痹》云："热痹者，闭热于内也。……脏腑经络，先有蓄热，而复遇风寒湿气客之。热为寒郁，气不得通，久之寒亦化热，则作痹凛然而闷也。"

由此看来，湿热痹证客于经络关节之间，湿滞热蒸，蕴结不开，荣卫气血经脉受阻，运行不通，不通则痛，因而成为热痹。"湿热痹证"，首先要辨出一个热字。切不要一见身痛，便当寒邪断也。

此证为热邪肆虐。多伴见口干而渴，小便黄赤而短，大便或见干燥，肢节烦痛为剧，有的病人可出现对称性结节红斑。湿热痹的脉象，多见滑数，或滑大有力；舌质红绛，舌苔则黄白厚腻。

治疗湿热痹，禁用羌、独、防风等风燥药。必须清热利湿，疏通经络，少佐通卫理气之品。药用加减木防己汤：防己、生石膏、桂枝、海桐皮、苡米、通草、滑石、杏仁、片姜黄。

使用本方，要重用生石膏，以清热邪而为主；配以滑石、杏仁、通草、防己、苡米清利三焦之湿热，导湿利肺而为佐；桂枝温通卫气，外散风邪；片姜黄活血通络而止疼痛。

全方之药，配伍相合，共奏清热利湿，通气活络，开痹止痛的作用。因其效果非凡，吴鞠通称之谓"治痹之祖方"。

吴鞠通治疗"湿热痹"的贡献，非常之大，实际上对旧说的"三气"为痹，从辛温治疗一跃成为辛凉止疼，乃是一次重大的改革，它的生命力至今未衰，读者幸勿忽视。

湿热兼虚型

治疗以培补正气，消补两顾。

方用当归拈痛汤（羌活、茵陈、防风、白术、苍术、人参、当归、知母、猪苓、泽泻、升麻、黄芩、葛根、苦参、甘草）。

按："加味苍柏散""当归拈痛汤"均为治疗湿热下注，腰腿两足疼痛名方。根据《医宗金鉴》所载：如果其人形气实而湿热盛的则用"加味苍柏散"；如果其人形气虚的，或者下肢发麻为甚的，则用"当归拈痛汤"。

"湿证论"从自己的认识，治疗经验出发。讲的都是老实话。所以，缺少叶天士、薛一瓢诸名师的医文隽永。粗犷不精，在所难免，请大家指教为幸！

出自《刘渡舟伤寒临证指要》

八、胡希恕

葛根加术方证

主症：项背强痛，发热恶寒，无汗恶风，腰酸身重，苔白，脉弦滑。

方药：葛根四钱，麻黄三钱，桂枝二钱，生姜三钱，白芍二钱，甘草二钱，大枣四钱，苍术五钱。

《金匮要略·痉湿暍病》第18条："风湿相搏，一身尽疼痛，法当汗出而解，值天阴雨不止，医云：此可发汗。汗之病不愈者，何也？盖发其汗，汗大出者，但风气去，湿气在，是故不愈也。若治风湿者，发其汗，但微微似欲出汗者，风湿俱去也。"微发汗是治疗痹证的重要原则，葛根汤清凉解肌、发汗，同时加入苍术利湿，这样湿从小便走，热也随湿解，使风湿俱去。发汗剂中加入利尿、利湿药，为小发汗、微发汗法，宜注意。

本方用于急、慢性关节炎，尤其发热无汗而恶寒甚剧、身重的急性关节炎，不问有无项背强几几，多属本方证。他如腰肌劳损、骨质增生、强直性脊柱炎等慢性关节病皆有应用的机会。《神农本草经》谓葛根治诸痹、痉与痛，值得探讨。

麻杏薏甘汤方证

主症：周身关节痛，发热午后明显，身重，或四肢关节肿，口中和或口黏，舌白腻，脉沉弦滑。

方药：麻黄三钱，杏仁二钱，薏苡仁六钱，甘草二钱。

本方以麻黄辛温发汗，用薏苡仁甘寒利湿，亦是小发汗之法。《神农本草经》谓：薏苡仁味甘微寒，主筋急拘挛，久风湿痹。痹证湿热明显时，更不可以发大汗退热，而是在发汗的同时利湿，本方即承此意，虽组成简单，但如方药对证则疗效卓著。本方证多见于急慢性风湿性关节炎而偏于湿热明显者。

桂枝芍药知母汤方证

主症：周身关节痛，四肢或膝关节肿、僵硬，或肢、指、趾关节变形，头眩气短，苔白，脉弦。

方药：桂枝四钱，麻黄三钱，白芍三钱，生姜五钱，白术五钱，知母四钱，防风四钱，炮附子二钱，甘草二钱。

本方多用于慢性风湿、类风湿关节炎呈现少阴太阴合病，尤其是见关节肿大变形而伴见气冲呕逆者。若风湿热关节红肿热明显者，可加生石膏。

桂枝加苓术附汤方证

主症：腰、膝、肘关节痛，头项强痛，或心悸，或胃脘痛，汗出恶风，四肢常冷，口中和，舌白，脉弦。

方药：桂枝三钱，白芍三钱，炙甘草三钱，生姜三钱，大枣四枚，苍术三钱，茯苓三钱，炮附子三钱。

痹证之中，常见外有风在表、里有水湿停之证，里有所阻，表亦不透，故不兼利其水则表必不解，若强发其汗，激动里饮，变证百出。此时唯有于解表方中兼用利湿祛饮药，始收里和表解之效。本方证不仅是外寒里饮，而且也有陷于表虚寒的少阴证。因此治疗不但用桂枝汤及苓术解表和利水，同时更用了附子温阳强壮。胡老治疗痹证应用最多的是本方药。又当关节疼偏在一侧时，认为是瘀血阻滞，常加入少量大黄以活血通络，在其他方证见到一侧偏痛时也可加用大黄，也是经验之谈。

桂枝加黄芪汤方证

主症：长期关节疼痛，汗出恶风明显，四肢关节冷，或身热，或肢体麻木不仁，苔薄白，脉缓。

方药：桂枝三钱，白芍三钱，生姜三钱，大枣四枚，炙甘草二钱，黄芪三钱。

本方与桂枝加苓术附汤都是桂枝汤的变方，但本方证病在太阳，而后者病在太阳少阴。本方重在固表祛湿，后者重在温阳祛饮，这便是黄芪、附子应用之别，很为重要，宜注意。黄芪味甘微温，《神农本草经》谓："主痈疽久败疮，排脓止痛，大风癞疾，补虚。"从所主来看，均属肌肤间病，也可知补虚，主要是补表气的不足，故若是由于表虚水湿邪气不去，而形成的痹痛麻木不仁、疮痍等，均有用本药的机会。

柴胡桂枝干姜汤合当归芍药散方证

主症：腰髋、项背酸痛，膝软无力，心悸，心下满，自汗盗汗，或下肢浮肿，舌苔白，脉沉弦细。

方药：柴胡四钱，桂枝三钱，干姜二钱，黄芩三钱，花粉四钱，生牡蛎五钱，当归三钱，白芍三钱，川芎二钱，白术三钱，泽泻五钱，茯苓四钱，炙甘草二钱。

痹证以腰背酸痛为主者，多见于腰颈椎骨质增生、骨质疏松、风湿、类风湿、强直性脊椎炎等病。病位多在厥阴太阴，而呈血虚水盛之证，故治疗两解二阴、养血利水。本方以柴胡桂枝干姜汤解厥阴寒热，当归芍药散养血利水，两方合用，是胡老长期临床总结出的经验。该方对长期慢性痹证尤其是老年人出现的上热下寒、血虚水盛证，适证应用，疗效突出。

出自《伤寒论通俗讲话》

九、丁甘仁

痿痹

五脏之热，皆能成痿，书有五痿之称，不独肺热叶焦也。然而痿虽有五，实则为二，热痿也，湿痿也。如草木久无雨露则萎，草木久被湿遏亦萎，两足痿躄，亦犹是也。今脉濡数，舌质红绛，此热痿也。叠进清阳明滋肺阴以来，二足虽不能步履，已能自动举起，仍守原法加入益精养血之品，徐图功效。

方药：北沙参，麦冬，川石斛，生地，知母，茯神，山药，怀牛膝，络石藤，茺蔚子，猪脊髓，嫩桑枝。

虎潜丸（吞服）。

按：据《黄帝内经》治痿独取阳明之论，以阳明为十二经脉之长，主润宗筋，宗筋主束骨而利机关也。我师对热痿之治法，谓下病治上，乃古之成法，欲二足之不痿，必赖肺液以输布，能下荫于肝肾，肝得血则筋舒，肾得养则骨强，阴血充足，络热自清，所谓治痿独取阳明，应包括以上这些具体内容，而不能局限于阳明一经。至于湿热由肌肉而入筋络，气血凝滞的湿痿病例，根据《黄帝内经》"湿热不攘，大筋软短，小筋弛长，软短为拘，弛长为痿"之论，治以崇上逐湿、去瘀通络之法，方用苍术、牛膝、当归、红花为主，连服 50 余剂。另以茅术一斤，米泔水浸 7 日，蒸晒，研细末，用薏苡仁半斤，酒炒桑枝半斤，煎汤泛丸，每服二钱，空腹吞服，连服丸药二料而愈。这是湿痿的治法，与热痿根本不同，必须细加辨别。

手足痹痛

手足痹痛微肿，按之则痛更剧，手不能举，足不能步，已 2 月余。脉弦小而数，舌边红，苔腻黄。小溲短少，大便燥结。体丰之质，多湿多痰，性情急躁，多郁多火，外风引动内风，夹素蕴之湿痰入络，络热血瘀，不通则痛，书云，阳气多，阴气少，则为热痹是也。专清络热为主，热清则风自息，风静则痛可止。

方药：羚羊片，鲜石斛，嫩白薇，生赤芍，茺蔚子，忍冬藤，大地龙，生甘草，鲜竹茹，丝瓜络，嫩桑枝。

此方服 10 剂后，痹痛十去六七，肿势亦退，此风静火平也。惟手足不能举动，口干，溲少，便结，舌质光红，脉数渐缓，前方去大地龙，加天花粉；服后痛止，手足乏力，去羚羊片、白薇、鲜石斛，加丹参、当归、秦艽、牛膝。

按：除上例外，一般以风寒湿三气杂至，合而为痹者为最多，三者邪有偏重，故有行痹、痛痹、着痹之分，但皆从实邪为治。我师对气血两虚不能托邪外出者，脉象虚弦而浮，病在阳分，用玉屏风散（改为汤饮）加当归、白芍之类；肝脾肾三阴不足，或兼阳气痹阻，邪既深入与宿瘀停留，脉象沉细而涩，病在阴分，用独活寄生汤加大小活络丹等。因此，对虚实寒热之辨，甚为精细，方不杂施，治中肯要，确能引人深思。

十、夏应堂

产后身痛

四物汤及逍遥散，均为妇科常用之方。但妇科疾患肝阳旺者颇多，四物中之芎、归，辛温香窜，有助阳动火之弊，阴虚木旺者宜慎用之。以四物为理血之剂，非滋阴之法也。尝见先父治一朱姓妇人，体素血虚肝旺，常有头眩心悸等患，值新产经旬，遍身疼痛，头痛呈发不能攫，近之痛不可忍。某医进四物合生化汤，弗应，因邀先父诊治。诊后语及门曰：前医所用立斋法也。薛氏谓"产后遍身疼痛，以手按而痛益甚，是血瘀滞也，用四物、炮姜、红花、桃仁、泽兰补而散之。（《校注妇人良方·卷二十·产后遍身疼痛方论第一》按语）"今病者素禀不足，又值产后，血虚固矣。发为血余，触之更痛，瘀滞亦无疑矣。特舌红少苔，脉细弦数，非芎、归、炮姜之所宜也。灵胎论产后曰："脱血之后，阴气大伤，孤阳独炽，又瘀血未净，结为蕴热。（《医学源流论·卷下·妇科论》）"是产后本多热证，矫肝火素旺之体乎！肝为藏血之脏，主一身之筋，阴虚火旺，血热瘀滞，筋失滋濡，脉络痹阻，以致不通而痛。其痛之作，虽由于瘀滞，而瘀滞之因，还由于肝阳亢而生热。陆九芝谓"消瘀之法，因于热者，退其热而瘀始消，正不徒恃桃、红为也。(《世补斋医书·卷十·论补阳还五汤》)"乃用羚羊角饮加减，以清热平肝为主，凉血消瘀为辅，更略参温通，以为反佐。

方用：羚羊角二钱，嫩白薇钱半，大生地四钱，钩藤三钱，炒赤芍钱半，白蒺藜三钱，泽兰叶一钱，忍冬藤三钱，川桂枝八分，丝瓜络二钱，桑枝四钱。

服后痛势大减。仍用前法，不数剂，病已霍然。逍遥散在阴虚火旺者，柴胡嫌其升，白术嫌其燥，通套滥用，有违制方之意。不仅此也，即香、砂之类，亦当细辨，不能以香附、缩砂有为妇科至宝之说，而随便用之。

德馨注：治内伤杂病，余从诸前辈中，闻及先伯祖对肝胃病调理的配方、布局与用药之精湛，确为吾后辈之楷模。例如其常用调理肝脾病方，以川楝子散、左金丸、二陈丸、旋覆代赭汤加减。如见消化欠佳，可加大腹皮、枳壳、六曲；如见泛酸，可加瓦楞、象贝；痛势明显者加白芍，重用延胡；大便欠畅者加全瓜蒌，枳壳改用枳实；泛恶明显，则左金丸中的黄连、吴茱萸，可据舌苔腻与不腻、舌质红与不红，而酌量适当使用。余数 10 年来治一般肝胃病，如无特殊辨证，即以此法为基本，加减运用，确有效果。由此可知，肝为刚脏，香燥应忌；木郁气滞，痰湿易生。故治肝胃病初起，既不可忘胃阴之易伤，又不可忘肝郁之易横，更须知气滞血易瘀，木旺土易衰。上方中庸平易，再据阴阳之盛衰，气血之动态，可予以必要的加减。不避建中之桂，乌贝之乌，六君之香砂，良附之良姜，养阴之石斛，益气之人参，辨证、配方、用药，决不可贸然从事。倘寒温不辨，气血不分，徒执偏见，则有失先伯祖治肝胃病之旨矣。吾等后辈谨守此则，得益非浅。又先伯祖在治理妇科疾患时，对肝阳、肝气，亦颇重视。阳易升易旺，应有抑有遏；气易横易逆，应有阻有疏。疏而少用柴胡，因其易升；阻而尚用参斛，因其轻清；抑而多用养肺，乃治其本；遏而不用滋腻，恐损其标。时当 50 年前，妇科病多有阴虚火旺者，与时代背景，不无关系。先伯祖之重视此点，亦使吾侪知治病必须辨证选药，又应顾到天时、地利与人和也。

十一、章成之

风湿痛

周身骨节酸痛异常，曾经小产，先议用祛风活络法。

羌活，独活，白芷，秦艽，细辛，五加皮，汉防己，豨莶草，晚蚕沙，小活络丹。

二诊： 按其两脉不鼓指，胸脘痞闷。凡痛风容易引起心脏病，此点不能不防，改拟温阳化湿法。

炮附块，苍术，白芷，当归，白芍，蚕沙，防己，油松节，小活络丹。

三诊： 药后所苦大定，惟大便难而已。

前方加细辛八分。

腰痛

背部疼痛，右髋关节强直，已有 7 年。精神倦怠，四肢无力，甚则踝关节有浮肿状，梅令更甚。西医诊断为风湿样脊椎炎与髋关节炎。法当舒筋活络，祛风化湿。

大活络丹 30 粒，每日 1 粒，分两次服。

二诊： 服大活络丹，无反应，亦无显效。几日来天气不正，所苦倍甚。

蕲蛇五钱，田三七五钱，生白术五钱，露蜂房五钱（蜡），大蜈蚣五条（炙），全蝎二钱（炙），仙茅五钱，当归一两，桑寄生五钱，甘草三钱。

上药共研极细末，用龟鹿二仙胶四两烊化成浆为丸，如小绿豆大，每服一钱五分，每2次，空腹服。另用落得打三钱、千年健三钱、五加皮三钱、伸筋草三钱、天仙藤四钱，煎汤送丸。

三诊：背痛踝肿大为减退。

原方续服。

臂痛

两臂掣痛，不能高举，亦不得屈伸，臂上筋肉，时而绽起，时而皱瘪，欲以手掌重压，方觉舒适，晨起穿衣，痛苦万状，如此者已历1年。治拟活血通络，疏方如后：

蕲蛇一两，露蜂房八钱，当归二两，白芍二两，川芎一两，熟地二两，蝎尾五钱，僵蚕二两，豨莶草二两，嫩桑枝二两，宣木瓜二两，千年健二两，海风藤二两。

上药共研细末，以阿胶六两烊化成浆，和蜜为丸，如梧子大，每早晚各服三钱。

按：此方服三料即痊愈，且健饭操作如常人。据章师的经验，蕲蛇治腰痛最佳。

痿躄

两足痿软无力，不能任地，舌红少苔，前方纯用滋阴药，此法用于时病固诚确当，若是营养不良性疾病，其病积渐而来，当以地黄饮子为佳，此阴阳兼顾之法也。

炮附块，党参，大熟地，麦冬，五味子，肉苁蓉，川石斛，萸肉，巴戟肉。

按：此案写法不落俗套，寥寥数语，而理法方药已尽在其中，舌红少苔，原不忌附子，但要用之得当，没有真实功夫是很难掌握的。凡阴阳俱虚之证，即当阴阳兼顾，若因患者舌红少苔而不敢用附子，则学习此案可以得到不少启发。

十二、朱南山

治风湿脚痿证方

独活寄生汤加熟大黄

独活二钱，桑寄生四钱，秦艽三钱，防风二钱，当归三钱，白芍二钱，川芎一钱五分，熟地黄三钱，杜仲三钱，怀牛膝三钱，党参二钱，茯苓三钱，甘草八分，肉桂八分，细辛四分，熟大黄一钱五分。

按：独活寄生汤（唐代孙思邈《备急千金要方·卷第八·诸风第二》）治风寒湿侵袭的痿痹证，兼久病后肝肾亏损者，有祛风湿、止痹痛、补气血、益肝肾的功效。方以独活、细辛、防风、秦艽祛风湿，止疼痛；以熟地黄、怀牛膝、杜仲、寄生益肝肾；归、芍、川芎活血补阴；参、苓、甘草益气健脾；肉桂温中。若患者大便艰难或便秘，则加熟大黄通便行滞。

十三、陈莜宝

产后身痛

崩放后营分大亏，兼夹湿热，头疼齿痛，骨节酸楚，寒热日作。脉来沉细，舌干黄腻。拟疏和并进。

炙桑叶一钱半，白藜芦一钱半，白薇三钱，川石斛三钱，炒丹皮一钱半，炒白芍一钱半，忍冬藤三钱，丝瓜络三钱，甘菊花一钱半，炒薏苡仁四钱。

按：崩放虽止，然脉络空虚，血虚生风，筋骨失养，又因兼夹湿热，故骨节酸楚，头疼齿痛。法取疏风清热，和营畅中。

十四、石幼山

劳伤—腰痛

伤科之证有外伤与内伤之别。所谓外伤，乃皮肉筋骨受损之属，而内伤则为脏腑、气血受损。石氏伤科善治内伤，世代相传，积累了极其丰富的经验。诚如前述，伤有虚实，内伤中常见的劳伤与劳损，即系虚证之属。先君在世时，不仅治疗这一类的病证甚多，且在理论上遵《黄帝内经》旨而有所发挥。劳伤者多起因于伤力，往往由于持久操劳，积劳损伤所致，此与东垣所言"劳倦所伤"实同出一源。东垣谓"饮食失节，起居失宜，妄作劳役，形气俱伤"。石氏论劳伤，则重在追究劳役之因。《中藏经第十九》关于"劳者，劳于神气也；伤者，伤于形容也"之说，将劳伤的病理和证候做了最明确的概括。如果劳伤不愈，便成劳损。清代叶天士《临证指南医案》曰："劳伤久不复元为损。" 所以劳损与劳伤之区别，乃在于损者已累及阳气也。亦如叶氏所云："平昔操持，有劳无逸……阳气大泄。"这种过度的劳力，必使体质日渐衰弱，但肢体局部并无肿胀瘀阻等伤形，故清代胡廷光在《伤科汇纂》中称此为"无形之伤"。既然劳损者已伤及元气，则经脉之气不及贯串，气血虚衰，而筋养不足。临证可见肩背酸痛，四肢疲乏，动作无力，或腰酸，纳呆，头晕目眩，关节变形等。关于劳伤和劳损的病源，与其他损伤虚证一致，有共同的规律可求，亦当责之于脾胃肝肾。伤后脾胃不和，肝肾失调，便可引起上述诸症。其治疗先君颇有得心应手之处，遗憾的是由于种种原因，使先君临诊医案未得存留。后经先兄多方搜集，获得他手书处方一张，由此亦可窥见其用药之一斑。兹录如下：

西潞党三钱，炙绵芪二钱，厚杜仲三钱，全当归钱半，

广郁金钱半，白蔻仁六分，姜半夏二钱，高良姜钱半，
福橘皮钱半，甘杞子二钱，台乌药一钱，焦於术二钱。

加白茯苓三钱、炙甘草五分。

此方与东垣《兰室秘藏·饮食劳倦门》所立诸方的用药法则
是一致的，是他平生治疗这一类病证的常用方法之一。他治疗这
一类病证，在劳伤阶段，原则上先调脾胃，后壮肝肾；或先壮肝
肾，后调脾胃，随宜而施。而到劳损阶段，则多先后天同治，气
与血兼顾。方药不外是补中益气、六味、八味、左归、右归，变
化参用。后来由此发展化裁，而成调中保元汤，为治劳伤筋骨、
损及元气的主方。我们论治慢性损伤，均宗先君旨意，沿用此方
加减，每感得心应手，确有起沉疴而复元神之厥功。

伤有兼邪，温经以散风寒，祛痰湿可通痹阻。

先兄曾说："余平日诊治，每多杂病。常有似伤而非伤，似
损而非损者，患者往往疑为伤损而来，医者岂能混以为伤而
治。"患者因曾损伤史，遂疑为伤病前来就诊。其实这类患者，
虽受损伤，但伤情轻微或伤已久远，乃以兼夹外邪为主，或系
损伤变证。这一类情况，我们称之为"兼邪"，最常见的是风寒
和痰湿。

损伤早期多以属于气滞血瘀，继之瘀滞渐化，但气血并未
调和，最后瘀滞虽去，而气血往往不足。气血调和充沛，则身
体强实，邪无所侵。气血失和，则风寒易客，因而在损伤后的
一段时期里，往往天阴遇冷，酸痛复增，筋脉又见板滞。此乃
气血不谐，风寒外袭之故。如壮实者气血得复，风寒自除，我
们在理伤时亦每每佐入桂风通络之品以助之。若风寒之邪较盛，
或损伤虽微，然调治失时，以致风寒胶着不除，或风寒宿恙由
新伤而引动。如此等等风寒为患，倘不能除尽，则气血亦难得
谐和。这就是以风寒为主的兼邪。其症多见酸痛延绵，天阴加

剧，久之筋脉粗硬，关节活动牵强。先父对此证善用麻桂温经汤，或加草乌。盖血本喜温而恶寒，风寒既盛，气血益加凝滞，非辛温以祛风寒，决不能使凝滞之气血运化，终难得愈。麻、桂、细辛、草乌之类，固大温大热，若用之对证，并不可畏。

劳伤－腰痛

家属代述该女平素活跃，尤喜跳橡皮筋。左髋关节筋络酸痛已久，牵引腿膝，近来增剧，行动跛斜，下肢外展弛长，并有低热。气血失和，风寒痰湿入络。方拟疏化痰湿，活血止痛。

外敷：三色敷药。

内服：牛蒡子三钱，全当归二钱，威灵仙三钱，清炙草一钱，川独活二钱，威灵仙三钱，地龙三钱。

炙僵蚕二钱，西赤芍三钱，炙地龙三钱，白藜芦三钱，怀牛膝三钱，制南星一钱半。

这一例曾诊断为早期骨结核，并予抗痨治疗，但无好转。来我处诊治，断其为痰湿入络，而予化痰湿、调气血之剂。1月余即痊。3年后随访，上课活动自如，并无后患。

附 特色疗法

第一节 针刺疗法

一、针刺治疗痹证相关理论依据

针刺治疗是以中医基础理论为指导原则，运用针刺方法，根据疾病的发生、发展和临床证候进行辨证论治。疾病虽然错综复杂，但究其原因不外乎人体阴阳失衡，脏腑经络功能失调等。人体的一切功能活动均离不开脏腑经络的存在，临床上所表现的一切证候也不外乎是脏腑经络功能失调的病理反映。人体各脏腑经络的生理功能不同，所反映的病理变化、临床证候亦不一样。针刺治疗，就是根据阴阳、脏腑、经络学说，运用"四诊"诊察疾病以获取病情资料，进行八纲、脏腑、经络辨证，对临床上各种不同证候进行分析归纳，以明确疾病的病因病机、疾病所在部位、疾病的性质和病情的标本缓急，在此基础上进行相应的配穴处方，依方施术，或针或灸，或针灸并用，或补或泻，或补泻兼施，以通其经脉，行其气血，调和脏腑，使阴阳归于相对平衡，从而达到治愈疾病的目的。

关于痹证的刺法早在《黄帝内经》中就有相关记载。《灵枢·官针》中对于痹证针刺方法的记载内容丰富，治法独特，刺法殊异，且各有其所适应范围。《素问·痹论》从风、寒、湿三种病因分类出发，将痹证分为行痹、痛痹和着痹。行痹者宜用报刺法和缪刺法；痛痹宜用齐刺法、扬刺法及火针焠刺法；着痹治宜除湿宣痹。《灵枢·四时气》载："著痹不去，久寒不已，卒取其三里。"湿与寒结，久病不愈，可取足三里健脾燥湿。治皮痹之毛刺（毛刺者，刺浮痹皮肤也），浮刺（浮刺者，傍入而浮之，以治肌急而寒者也），直针刺（直针刺者，引皮乃刺之，以治寒气之浅者也），治肌痹之合谷刺（合谷刺者，左右鸡足，针于分肉之间，以取肌痹），分刺（分刺者，刺分肉之间也）；治筋痹之关刺（关刺者，直刺左右尽筋上，以取筋痹，慎无出血，此肝之应也），恢刺（恢刺者，直刺傍之，举之前后，恢筋急）；治骨痹之输刺（输刺者，直入直出，深内之至骨，以取骨痹），短刺（短刺者，刺骨痹，稍摇而深之，致针骨所，以上下摩骨也）；治顽痹久痹之傍针刺（傍针刺者，直刺傍刺各一，以治留痹久居者也）；治热痹之豹文刺（豹文刺者，左右前后针之，中脉为故，以取经络之血者，此心之应也）等。

　　痹证根据病邪侵袭的位置有相应表里深浅程度的不同，就如《素问·痹论》中提到："痹在于骨则重，在于脉则血凝而不流，在于筋则屈不伸，在于肉则不仁，在于皮则寒。"既然"病"有浮沉，那么"刺"也应有浅深，针刺时应当因病位治宜，有的放矢。《灵枢·九针十二原》中就精辟地概括为"皮肉筋脉，各有所处，病各有所宜，各不同形，各以任其所宜"。由此可见，《黄帝内经》对痹证治疗中的补泻手法也有具体要求，辨清虚实，虚则补之，实则泻之，宛陈则除之，热则疾之，寒则留之，皆为治疗中必须遵循的法则。

二、针刺治疗痹证的取穴原则

古今医家对于痹证的认识多为风、寒、湿邪侵袭所致，导致脏腑经络气血闭阻不通，引起以肢体关节疼痛酸楚、麻木沉重，以及脏腑功能障碍、气机升降出入不畅为特点的一类临床常见病证。痹证多属本虚标实、虚实夹杂，多因中老年人肝肾亏损、气血不足导致关节筋骨无以濡养，进而出现活动不利、关节疼痛等症状，与此同时，又受风寒湿邪侵袭，乘虚而入，引发疾病，正如《黄帝内经》所云，"邪之所凑，其气必虚"。由此可见，正虚卫外不固是痹证发生的内在基础，感受外邪为引发疾病的外在条件，因此强调临证时应重视机制，内外兼治。针刺是通过经络腧穴从外治内的治病方法，其治病原则和内服药物一样，补虚泻实，急则治标，缓则治本，主次分明，最后达到调和脏腑、平衡阴阳的目的。人体气血、阴阳之间相互依存、相互转化，病理上亦相互影响，故针刺治疗中应注意协调阴阳，"从阳引阴""从阴引阳"，重视腧穴间的配伍，取穴当精，重用效穴。临床选穴常以循经取穴、局部取穴、巨刺、缪刺、以痛为腧等取穴方法灵活运用，重视五输穴和特定穴中的井穴、输穴、八会穴、交会穴等的运用，一穴多用，寒热平调，虚实并治，标本兼治。

1. 以痛为腧

以痛为腧选穴法是先腧穴时期的主要指导思想与"选穴"原则。治疗周痹的"先刺其下（或上）以遏之，后刺其上（或下）以脱之"和治疗众痹的"痛虽已止，必刺其处，勿令复起"的选穴方法都体现了这一思想原则。即使腧穴理论形成以后，以局部取穴为主的方法也保留着"以痛为腧"的先导思想。如"腰已（以）下至足清不仁，不可以坐起，尻不举，腰俞主之";"胫苕苕痹，膝不能屈伸，不可以行，梁丘主之"等。痹证的形成主要是由于风寒湿等邪气乘虚侵入机体并留滞于人体的某些部位导致经络闭阻，气血运行不畅，治疗时当以祛邪通络为主，病邪所客之处，应以局部取穴为最佳。在确定阿是穴时，以最敏感的痛点或结节、条索等为依据，针刺时以此为主穴，针刺深浅以刺中痛点为宜。

《灵枢·卫气失常》中提到："筋部无阴无阳，无左无右，候病所在。"《灵枢·经筋》中多次指出，经筋病取穴的原则为"以痛为腧"。《黄帝内经灵枢集注》中记载："以痛为腧者，随其痛处而即为其所取之腧穴也。"杨上善在《黄帝内经太素》中说明："腧，谓孔穴也。言筋但以筋之所痛之处，即为孔穴，不必要须以诸腧也。以筋为阴阳气之所资，中无有空，不得通于阴阳之气上下往来，然邪入膜袭筋为病，不能移腧，遂以病居痛处为腧。"这更说明了以痛为腧的原由。经筋不运行气血，所需之气血营养由经脉、络脉渗灌。经筋病的一个重要病机是邪结于筋，筋伤络阻，气血壅滞，不得输布，不通则痛。疼痛是经筋病的主要症状。因此，以痛处为腧，疏通瘀滞最为直接，取穴简便，效果佳。对局部气血壅滞、经筋之气不畅所致的膝骨关节病，取患者的局部经穴及阿是穴进行治疗起效快，疗效好。

2. 循经取穴

经脉在人体的生理、病理及疾病的治疗方面都有着重要的作用。如《灵枢·经别》云："夫十二经脉者，人之所以生，病之所以成，人之所以治，病之所以起。"《灵枢·经脉》："经脉者，所以能决死生，处百病，调虚实，不可不通也。"其说明了经络系统的重要性。《灵枢·海论》说："夫十二经脉者，内属于腑脏，外络于肢节。"人体的整体活动主要是依靠经络系统的沟通联络而实现的。《灵枢·本脏》言经络"行血气而营阴阳，濡筋骨，利关者节"，说明经络有运行气血及协调阴阳的作用。《灵枢·官能》说："审于调气，明于经隧。"就是说，应用针灸等治法要讲究调气，要明了经络的通路。可见，经络的作用广泛，医者必须明白辨经取穴。正如《医学入门》云："医而不明经络，犹入夜行无烛。"

《灵枢·经脉》说："胆足少阳之脉，起于目锐眦……还贯爪甲，出三毛。"可见，足少阳经脉循行经过全身多处关节，针刺足少阳经可以生发阳气，疏通经气，滑利关节，尤适用于全身关节痹痛、肿胀等治疗，故古代医家关于痹证的治疗多选用足少阳胆经的穴位进行辨证论治。手阳明大肠经循行经过腕、肘、肩等多处关节，对于腕、肘、肩等多处的痹痛、麻木等能起到独特的治疗作用。足太阳膀胱经循行路线最长，分布最广，所含腧穴最多，治疗范围广，适用于以肌肉关节疼痛为主要表现的痹证的治疗。同时太阳经多血少气，少气则易卫外不固，气病及血，血病及气，气滞血瘀，血瘀碍气，故膀胱经病变多以经脉循行所过之处的疼痛表现为主，腰腿痛就是其中之一。足少阳胆经的生理特点是主升发一身之阳气，清代张志聪认为："五脏六腑共为十一脏，胆主甲子，为五运六气之首，胆气升则十一脏腑之气皆升，以取决于胆也。所谓求其至也，皆归始终。"《灵枢·经脉》："胆足少阳之脉……是主骨所生病者……及诸节皆痛，小指次指不用。"表明足少阳胆经主骨所生病。同时，手阳明大肠经的生理特点是多气多血，本经腧穴具有通经活络，消肿止痛等功效，主治经脉所过之处的痛证与痿痹等病证。根据阳明经多气多血，气又多于血的特点，故在正邪斗争中以实证为多见。手阳明大肠经主治肩前、上臂部痛，食指痛和活动不利等病证，明代楼英在《医学纲目·诸痹》中说："手前廉痛，属阳明。"足太阳又称巨阳，其生理特点是

"为诸阳主气"（见《素问·热论》)。《素问·生气通天论》曰：
"阳气者，精则养神，柔则养筋。"王冰注："然阳气者，内化精
微，养于神气，外为柔软，以固于筋。"这表明足太阳经之阳气
内可养神，外可养筋。综上可见，足少阳胆经、手阳明大肠经、
足太阳膀胱经及其腧穴均可用于治疗由于风寒湿热等邪所引起
的肢体关节麻木、肿胀、疼痛、屈伸不利等症。

3. 巨刺、缪刺

交经缪刺之法首见于《素问·缪刺论》载："邪客于经，左
盛则右病，右盛则左病，亦有移易者，左痛未已而右脉先病，
如此者，必巨刺之，必中其经，非络脉也。故络病者，其痛与
经脉缪处，故命曰缪刺。"《标幽赋》说："交经缪刺，左有病而
右畔取，泻络远针，头有病而脚上针。"《灵枢·终始》云："病
在上者下取之，病在下者高取之，病在头者取之足，病在腰者
取之腘。"《素问·五常政大论》曰："气反者，病在上，取之
下，病在下，取之上。"《素问·离合真邪论》曰："气之盛衰，
左右倾移，以上调下，以左调右。"十二经脉上下相通，左右相
贯，或上行或下行，形成脉行之逆顺，气血行于十二经脉也就
构成了"如环无端"的流注关系，若气血升降失调出现上实下
虚、阴盛阳虚等变化，则治其下以引邪下行，取其下引在上阳
气下行。

十二经脉相互贯通，具有运行气血、协调阴阳的作用，奇
经八脉对十二经脉起着广泛的联系作用，并调节着全身气血的盛
衰。左右两侧的经络在生理上是相互调节、相互为用的，在病理
上是相互影响的，在治疗上是相互调整的。若气血运行不畅，出
现左右偏盛偏衰的情况，此时病变侧的经络气血阻滞不通，其生
理功能随之减弱，而健侧的经络是相对正常的，其生理功能相对
旺盛，治疗时就可左病治右，右病治左，通过针刺健侧穴位调动

其经脉之气，促进气血运行，使健侧的血流量增加，建立丰富的侧支循环，以祛患侧同经之邪，同时激发患侧经络的功能，通过经络的全身整体调节作用，使左右阴阳协调，最终起到疏通经络、调和阴阳、调整机体平衡的作用。临床如治行痹，以肢体关节疼痛、游走不定为其特征。其病位往往较浅，且病变多见于络，将"交经缪刺"和"泻络远行"结合起来为指导，寻找相应的穴位敏感点，往往能取得意想不到的疗效。

4. 五输穴的应用

五输穴是特定穴之一，是十二经脉分布在肘、膝关节以下的五个穴位，分别有井、荥、输、经、合之称。关于五输穴的描述最早见于《灵枢·九针十二原》："所出为井，所溜为荥，所注为输，所行为经，所入为合。"其以水流的大小、强弱和深浅来比喻经气的流注状态。五输穴由四肢末端向肘膝方向，按井、荥、输、经、合的顺序排列。"井"穴是经气的起处，喻水之源头，也是六经根结理论中的"根"，位于肢端出，水流尚微，位于指掌（趾跖）关节附近；"输"喻经气渐盛，如水流由浅而深，由弱而强，位于腕踝关节附近；"经"喻经气正盛，如畅达之水流，位于前臂小腿附近；"合"喻经气由此深入躯干或内脏，如江河之入海，位于肘膝关节附近。《难经·六十八难》提出："井主心下满，荥主身热，输主体重节痛，经主咳喘寒热，合主逆气而泄。"《灵枢·顺气一日分为四时》提出："病在脏者，取之井；病变于色者，取之荥；病时间时甚者，取之输，病变于音者，取之经；经满而血者，病在胃及以饮食不节得病者，取之合。"其中"病时间时甚者，取之输"是治疗肢体、关节肿痛尤其是与气候变化有密切关系的风湿性关节炎的一个要穴。根据疼痛部位所属的经脉，阳经选其所属输穴，阴经则选其相表里经输穴。

外邪入侵经络而导致各部位痹阻不通疼痛，尤其是剧痛的病证，治疗前可在各所属经脉的井穴用三棱针点刺放血。利用十二井穴点刺放血可以较好疏通经气。井穴位于肢体末端，为十二经脉阴阳之气始发之处，井穴对于周身脏腑、气血、经脉之气的调节起着十分重要的作用，具有"小刺激大反应"的效应特点。《素问·缪刺论》说，邪客于各经络而生病变时，可取各经井穴治疗。阴经病变，选其相表里的阳经井穴，阳经病变，选其相表里的阴经井穴。刺络放血可能在某种程度上改变了血流的切变率，促进新血产生，稀释致痛物质，从而改善血管内皮细胞，抑制了疼痛递质的释放，改善微循环，缓解疼痛，改善生活质量。

古人十分重视五输穴在痹证中的应用。如《难经·六十八难》云："输主体重节痛。"《针灸甲乙经》说："痹，臂痛……少商主之。"《标幽赋》说："寒热痛痹，开四关而已之。"《扁鹊神应针灸玉龙经》称：甲脉"治一身四肢拘挛痛肿，麻痹疼痛，历节风。"该书中"针灸歌"道："历节痛风两取穴，飞扬绝骨可安痊。"《马丹阳天星十二穴歌》道："阳陵泉主治冷痹与偏风。"《采艾编翼》语："尺泽痹要穴。"《针灸大成》记载："风痹，肘挛不举：尺泽、曲池、合谷。足麻痹：环跳、阴陵泉、阳陵泉、阳辅、太溪、至阴。"可见五输穴对于治疗肘膝关节及四肢末端出现的肿胀、麻木、疼痛等肢体痹证有着明显疗效。

5. 八会穴的应用

八会穴的"会"非指两经或数经的交会，而是指八个穴的主治特点而言。在生理、病理上，由于八会穴与脏、腑、筋、脉、骨、髓、气、血有着特殊密切的关系，故凡属这些脏器组织的病变，都可随病证不同选取与之相关的会穴。即五脏病皆可取章门，六腑病皆可取中脘，筋病皆可取阳陵泉，脉病皆可取太渊，骨病皆可取大杼，髓病皆可取绝骨，气虚、气滞等气分病皆可取膻中，血虚、血滞等血分病皆可取膈俞。其中治疗与筋骨有关的病变，特别对于伴有肌肉痉挛疼痛的痹证，临床多取阳陵泉。《经穴·经脉独考》中言："冲为十二经之海，其腧在大杼……冲脉与肾之大络起于肾下，盖肾主骨，膀胱与肾合，故为骨会。"大杼为骨之会，故可治疗慢性病为主的周身关节痛、骨痛、脊柱痛等。八会穴具有调理脏腑气血、疏筋益髓的重要作用。

6. 八脉交会穴的应用

八脉交会八穴的"交"是交通的意思，"会"是会合的意。由于"八脉八穴"都位于四肢肘膝以下十二经脉的本部（四肢），它们的脉气分别与奇经八脉的标部（躯干）相通，故八脉交会八穴的"交会"是十二经的本部与奇经八脉的标部的交会，这也是经络系统上下联系的方式之一。八脉交会八穴的交会形式分别是公孙属足太阴经，通于冲脉，内关属手厥阴经，通于阴维脉，两者合于胸、心、胃。后溪属手太阳经，通于督脉，申脉属足太阳经，通于阳跷脉，两者合于项、肩胛、耳中、内眼角。足临泣属足少阳经，通于带脉，外关属手少阳经，通于阳维脉，两者合于项、肩胛、颊、耳后、外眼角。列缺属手太阴经，通于任脉，照海属足少阴经，通于阴跷脉，两者合于咽喉、肺、胸膈。《医学入门》说："周身三百六十六穴，统于六十六穴，六十六穴又统于八穴。"又言："八法者，奇经八穴为要，乃十二经之大会也。"八脉交会穴的应用扩大了腧穴的临床主治范围，并突出了针灸学经络辨证的重要性。痹证，病因病机较复杂，往往是多个脏腑、经络失调，故用交会穴可调理多个脏腑经络，易于获效。

三、古代文献选录

《圣济总录》卷第一百九十二·痹证：治痹灸刺法；骨痹举节不用而痛，汗注烦心，取三阴之经补之；风痹者，厥气上攻腹，取阳之络，视主病者，泻阳补阴经也；痹，会阴及太渊、消泺、照海主之；骨痹烦满，商丘主之；足下热，胫疼不能久立，湿痹不能行，三阴交主之；足大指搏伤，下车挃地，通臂指端伤为筋痹，解溪主之；痹胫重，足跗不收，跟痛，巨虚下廉主之；胫疼足缓失履；湿痹足下热，不能久立，条口主之；膝寒痹不仁，痿不屈伸，髀关主之；肤痛痿痹，外丘主之；膝外廉痛，不可屈伸，胫痹不仁，阳关主之；髀痹引膝股外廉痛，不仁筋急，阳陵泉主之；寒气在分肉间内，上下痹不仁，中渎主之；腰胁相引痛急，髀筋瘈，胫痛不可屈伸，痹不仁，环跳主之；风痹从足小指起，脉痹上下，带胸胁痛无常处，至阴主之。

《备急千金要方》卷三十·风痹第四：风市，主缓纵痿痹腨肠疼冷不仁。中渎，主寒气在分肉间痛苦痹不仁。阳关，主膝外廉痛不可屈伸，胫痹不仁。阳陵泉，主髀痹引膝股外廉痛不仁筋急。绝骨，主髀枢痛，膝胫骨摇，酸痹不仁，筋缩，诸节酸折。曲泉，主卒痹病引膑下节。

1. 风（行）痹

《素问》缪刺论：凡痹往来，行无常处者，在分肉间痛而刺之，以月死生为数，用针者随气盛衰，以为痏数，针过其日数则脱气，不及日数则气不泻，左刺右，右刺左，病已，止。不已，复刺之如法。月生一日一痏，二日二痏，渐多之，十五日十五痏，十六日十四痏，渐少之。

《针灸甲乙经》卷之十·阴受病发痹第一下：风寒从足小

指起，脉痹上下，胸胁痛无常处，至阴主之。

《备急千金要方》卷二十八：尺脉软，脚不收，风痹，小便难……针关元泻之。

《针灸资生经》第四·风痹：天井，治……风痹臂肘痛，提物不得。肩贞，治风痹手臂不举，肩中热痛。尺泽，治风痹肘挛，手臂不举。消泺，治寒热风痹，项痛肩背急。膝关，治风痹，膝内痛引膑，不可屈伸，喉咽痛。跗阳，治痿厥风痹……阳辅、阳关，治风痹不仁。委中，治风痹。少海，疗风痹。委中、下廉，疗风湿痹。环跳，治冷风湿痹。

《神应经》手足腰腋部：风痹肘挛不举，尺泽、曲池、合谷。风痹脚胻麻木，环跳、风市。

《针灸大全》卷四·窦文真公八法流注：走注风游走，四肢疼痛，临泣……天应二穴、曲池二穴、三里二穴、委中二穴。

《针灸逢源》卷五·手足病：风痹，外关、天井、少海、尺泽、曲池、合谷、委中、阳辅。

2. 寒（阴）痹

《灵枢》五邪：邪在肾，则病骨痛阴痹。阴痹者，按之而不得，腹胀，腰痛，大便难，肩背颈项痛，时眩，取之涌泉、昆仑。视有血者，尽取之。

《脉经》卷十：其病肠鸣，足痹，痛酸，腹满不能食，得之寒湿，刺阳维，在外踝上三寸间也，入五分，此脉出鱼际。

《针灸大成》卷二·席弘赋：冷风冷痹疾难愈，环跳腰俞针与烧。

《千金翼方》卷二十八：治冷痹胫膝疼，腰部挛急，足冷气上，不能久立，有时厌厌嗜卧，手足沉重，日觉羸瘦……即宜灸之，当灸悬钟穴在足外踝上三指当骨上，各灸随年壮，一灸即愈，不得再灸也。

《扁鹊神应针灸玉龙经》针灸歌：环跳取时须侧卧，冷痹筋挛足不收。两足冷痹肾俞拟。

《针灸大成》卷五·八脉图并治症穴：腿寒痹痛（足临泣）、四关、绝骨、风市、环跳、三阴交。

《神灸经纶》卷四·手足证治：冷痹，阳陵泉。

3. 热痹

《针灸甲乙经》卷之十·阴受病发痹第一下：骨痹烦满，商丘主之。

《针灸大成》卷三·玉龙歌：膝盖红肿鹤膝风，阳陵二穴亦堪攻，阴陵针透尤收效，红肿全消见异功。

《针灸治验录》：两足足趾疼痛，日夜不休，剧痛难忍，局部发热，按之足踝部疼痛，足趾及足踝足背均肿胀，指压有凹陷痕……此气血两亏，复感寒湿，寒湿久留，皆能化热，属于痹证，治当疏通经络，清化湿热为主。太溪、丘墟、八风，均泻法，用捻旋补泻法，留针半小时。

突发身热，烦躁不宁，左肩灼痛，艰于抬举，按之不肿而热，伴口渴便秘，舌红苔剥，中有裂纹，脉滑数，素体阴伤盛，复感风邪，竟从热化，治当清舒为法。肩髃、肩髎（阳中隐阴法）、曲池、外关、合谷（以上泻法）均左侧，用提插补泻法。

4. 温（着）痹

《灵枢》四时气：著痹不去，久寒不已，卒取其三里。

《针灸资生经》卷七·身寒痹：膈俞治身常湿，丰隆主身湿；曲池、列缺主身湿摇，时时寒……漏谷主久湿痹不能行，铜云不能久立；悬钟主湿痹不肿，髀筋急瘫胫痛……凡身体不仁，先取京骨后取中封、绝骨，皆泻之。

《针灸甲乙经》卷之十·阴受病发痹第一下：足下热，胫痛不能久坐，湿痹不能行，三阴交主之。胫痛，足缓失履，湿痹，足下热，不能久立，条口主之。

《备急千金要方》卷三十：悬钟，主湿痹流肿，髀筋急瘦胫痛。漏谷，主久湿痹不能行。

《证治准绳》卷四·杂病·痿痹门：内经针灸着痹分新久，新者汤熨灸之，久者焠针刺之取三里。陕帅郭济巨偏枯，二指着痹，足不能伸，迎洁古治之，以长针刺委中，深至骨而不知痛，出血一二升，其色如墨，又且缪刺之。

《针灸正宗》金针实验录：湿热下注筋脉，两足麻痹，艰予步履……为针委中、承山、涌泉、阴陵泉、阳陵泉等穴，施以补泻，调治五月，步履如常。

《针灸治验录》着痹：先有劳损，继起痹痛，近来左侧髀痛，延足太阳经下至膝，难以平卧。病起劳倦之余，寒湿邪气乘虚而入，足太阳为寒水之府，同气相求，邪势方张，沉寒之凝滞不易疏解，黏着之湿邪不易遽化。宜温通散寒，除湿止痛，腰阳关、小肠俞、次髎、秩边、居髎、环跳、承扶、委中，均患侧，泻法，用捻转补泻法，针后加艾温针。

第二节 艾灸疗法

一、艾灸治疗痹证相关理论依据

灸法是以经络、脏腑理论为指导，通过刺激穴位激发经络功能，从而达到调节机体各脏器组织功能失调的治疗目的。《灵枢·官能》有曰："针所不为，灸之所宜。"对于使用针刺、药物等方法治疗无效或效果不显著的病证，采用灸法往往奏效或获奇效。《千金翼方》云："凡病皆由血气壅滞，不得宣通，针以开导之，灸以温暖之。"《医学入门》曰："凡药之不及，针之不及，必灸之。"故灸法已成为针灸学中重要的组成部分，也是中医学中一个重要的治疗方法。

痹证多以外感风、寒、湿邪侵袭，导致气血不通，筋脉痹阻，不通则痛；又或阳虚生寒，阳气不足则不能推动气血运行，导致肌肤筋脉失养，不荣则痛，从而引起关节疼痛、僵硬和活动受限等临床症状。《本草》曰："艾味苦，气微温，阴中之阳，无毒，主灸百病。"艾灸具有温阳补虚、温经通脉、行气活血、疏通经络、消肿止痛的作用，可以改善膝关节周围的血液循环及组织代谢，促进炎症物质的吸收消散，松解粘连，降低骨内压，缓解关节疼痛、肿胀及功能障碍等症状。

温通是艾灸治疗痹证的效应特征和主要作用之一，"以通为用"是机体正常功能的生理基础，经络疏通、气血通畅是生理状态的基本表现。艾火燃烧的温热刺激是艾灸治疗产生效应的根本动因，以"温"促"通"是艾灸治疗的基本原理和效应特点。"通"具有通畅、通达、通调等含义。适宜的温热刺激作用于人体特定部位（腧穴），针对机体虚、寒、痰、瘀病证，艾灸既可以产生调和气血、宣通经络的温通效应，又具有扶阳补气、阳生阴长的温补效应。《灵枢·刺节真邪》中关于温通的认识，如"火气已通，血脉乃行"。从痹证产生的病因病机来说，寒主收引，朱丹溪认为血有"见寒则凝"的病理机制。清代吴亦鼎《神灸经纶》亦有"灸者，温暖经络，宣通气血，使逆者得顺，滞者得行"的规律总结，指出灸法以温促通的主要特征可促进和保持气血运行通畅。艾灸通过激活穴位（局部始动），推动气血运行，调节神经—内分泌—免疫网络（调节通路），调节脏腑功能（效应器官响应）。艾灸时产生的温热刺激可以扩张局部毛细血管，造成局部毛细血管充血，加速局部血流速度，影响局部淋巴液的流通和分布，从而影响全身组织液的流通和代谢。

二、艾灸的种类

1. 艾条灸

艾条灸又称艾卷灸，即用桑皮纸包裹艾绒卷成圆筒形的艾卷，也称艾条，将其一端点燃，对准穴位或患处施灸的一种方法。有关艾卷灸最早记载于明代朱权的《寿域神方》一书，其中有"用纸实卷艾，以纸隔之点穴，于隔纸上用力实按之，待腹内觉热，汗出即瘥"的记载。后来发展为在艾绒内加进药物，再用纸卷成条状艾卷施灸，名为"雷火神针"和"太乙神针"。在此基础上又演变为现代的单纯艾卷灸和药物艾卷灸。

（1）悬灸：按其操作方法又可分为温和灸、啄灸、回旋灸等。

1）温和灸：将艾卷的一端点燃，对准应灸的腧穴或患处，距离皮肤 2～3 cm 处进行熏烤，使患者局部有温热感而无灼痛为宜，一般每穴 10～15 分钟，至皮肤有红晕为度。如果遇到局部知觉减退者或小儿等，医者可将食、中两指置于施灸部位两侧，这样可以通过医者的手指来测知患者局部受热程度，以便随时调节施灸时间和距离，防止烫伤。

2）雀啄灸：施灸时，艾卷点燃的一端与施灸部位的皮肤并不固定在一定的距离，而是像鸟雀啄食一样，一上一下施灸。

3）回旋灸：施灸时，艾卷点燃的一端与施灸部位的皮肤虽保持一定的距离，但不固定，而是向左右方向移动或反复旋转地施灸。

（2）实按灸：施灸时，先在施灸腧穴部位或患处垫上布或纸数层，然后将药物艾卷的一端点燃，乘热按到施术部位上，使热力透达深部，若艾火熄灭，再点再按，或者以布 6～7 层包裹艾火熨于穴位。若火熄灭，再点再熨。最常用的为太乙针灸和雷火针灸，适用于风寒湿痹、痿证和虚寒证。

2. 艾炷灸

艾炷灸是将纯净的艾绒放在平板之上，用拇、食、中三指边捏边旋转，把艾绒捏紧，制成规格不同的圆锥形艾炷。小者如麦粒大，中等如半截枣核大，大者如半截橄榄大。每燃一个艾炷，称为一壮。艾炷灸可分为直接灸和间接灸两类。

（1）直接灸：直接灸又称明灸、着肤灸，即将艾炷直接放置在皮肤上施灸的一种方法。根据灸后对皮肤刺激的程度不同，又分为无瘢痕灸和瘢痕灸两种。

1）无瘢痕灸：又称非化脓灸，临床上多用中、小艾炷。即将艾炷放置于皮肤上，将上端点燃，当燃剩 2/5 左右，患者感到烫时，用镊子将艾夹去，换炷再灸，一般灸 3～7 壮，以局部皮肤充红为度。施灸后皮肤不致起泡，或起泡后亦不致形成灸疮。

2）瘢痕灸：又称化脓灸，临床上多用小艾炷，亦有用中艾炷者。施灸前先在施术部位涂以少量凡士林或大蒜液，以增加黏附性和刺激作用，然后放置艾炷，从上端点燃，近皮肤时患者有灼痛感，可用手在穴位四周拍打以减轻疼痛。应用此法，每壮艾炷燃尽后，祛除灰烬，方可换炷，每换 1 壮，即涂凡士林或大蒜液 1 次，灸 7～9 壮。灸毕，在施灸穴位上贴敷淡水膏，大约一周可化脓，化脓时每天换膏药 1 次。灸疮 5 天左右愈合，留有瘢痕。在灸疮化脓期间，需注意局部清洁，避免感染。《针灸资生经》说："凡若艾得疮，所患即瘥，不得疮发，其疾不愈。可见灸疮的发和不发与疗效有密切关系。就灸疮而言，是局部组织经烫伤后产生的化脓现象，有治病保健作用。"

（2）间接灸：间接灸又称隔物灸、间隔灸，即在艾炷与皮肤之间隔垫上某种物品而施灸的一种方法。古代的隔物灸法种类很多，泛用于临床各种病证。所隔的物品有动物、植物和矿物，多数属于中药。药物又因病、因证而不同，既有单方，又有复方。故治疗时，既发挥了艾灸的作用，又有药物的功能，而有特殊效果。

3. 温针灸

温针灸是针刺与艾灸相结合的一种方法，适用于既需要针刺留针，又须施灸的疾病。在针刺得气后，将针留在适当的深度，在针柄上穿置一段长约 2cm 的艾条，或在针尾上搓捏少许艾绒点燃施灸，直待燃尽，除去灰烬，再将针取出。此法是一种简便易行的针灸并用的方法，其艾绒燃烧的热力可通过针身传入体内，使其发挥针和灸的作用，达到治疗的目的。

4. 温灸器灸

温灸器是一种专门用于施灸的器具，用温灸器施灸的方法称温灸器灸，临床常用的有温灸盒和温灸筒。施灸时，将艾绒点燃后放入温灸筒或温灸盒里的铁网上，然后将温灸筒或温灸盒放在施灸部位 15 ～ 20 分钟即可。

5. 其他灸法

（1）灯火灸：灯火灸又称灯草灸、油捻灸，也称神灯照，是民间沿用已久的简便灸法。即取 10 ～ 15cm 长的灯心草或纸绳，蘸麻油或其他植物油浸渍长 3 ～ 4 cm，点燃起火后用快速动作对准穴位猛一接触听到"叭"地一声迅速离开，如无此声可重复 1 次。

（2）天灸：天灸又称药物灸、发泡灸。将一些具有刺激性的药物，涂敷于穴位或患处，敷后皮肤可起泡，或仅使局部充血潮红。

（3）烟熏灸：烟熏灸是将艾绒放在杯子内点燃，用艾烟熏灸患处或穴位以达到治病目的。此灸法又叫温杯灸，临床上适用于风寒湿痹及痿证等。

（4）蒸气灸：蒸气灸是取艾绒或艾叶适量，放入容器内加水煎煮，边煮边用蒸气熏患处，也可煮好后盛于容器中，用蒸气熏穴位或患处。此法适用于风寒湿痹证等。

三、古代文献选录

《全生指迷方》卷二：痹证……若始觉脚弱，速灸风市、三里二穴，各一二百壮，若觉热闷，慎不可灸，大忌酒面房劳。

《儒门事亲》卷一：痹痛以湿热为源，风寒为兼，三气合而为痹……种种燥热攻之，中脘灸之，脐下烧之，三里火之，蒸之熨之，汤之炕之。

《灸法秘传》：倘三气痹痛，灸环跳，兼灸脾俞、肾俞，足痹不仁，灸腰俞；如手臂作痛，不能提举，灸尺泽；两腿麻木，不能步履，灸风市。按图而灸，庶乎肢体自若耳。

《备急千金要方》卷十一：劳冷气逆，腰髋冷痹，脚屈伸难，灸阳蹻一百壮，在外踝下容爪。

《千金翼方》卷二十八：治冷痹胫膝疼，腰部挛急，足冷气上，不能久立，有时厌厌嗜卧，手足沉重，日觉羸瘦……即宜灸之，当灸悬钟穴，在足外踝上三指当骨上，各灸随年壮，一灸即愈，不得再灸也。

《医学入门》附杂病穴法：冷风湿痹，针环跳、阳陵、三里，烧针尾；痹不知痛痒者，用艾粟米大，于针尾上烧三五炷，知道即止。

《针灸经外奇穴治疗诀》：寒湿痹痛四关中，八华灸治骨节痛（四关：即合谷、太冲二穴，合而用之，则名四关。八华：用绳量两乳尖端相距之尺度折作四分，截一留三，乃将所留存三分折成三角形，将一角置于是大椎穴，其下端二角是穴，继将一角又置于二角之中，其下端二角亦是穴，又复如此，再度二次，共成八穴，灸七壮至九壮）。

《针灸资生经》卷一·足少阳胆经左右三十穴·风市：予冬月当风市处多冷痹，急擦热手温之，略止。日或两三痹，偶缪刺以温针，遂愈。

《扁鹊心书》卷中·痹病：痹病，治法于痛处灸五十壮，自愈，汤药不效，惟此法最速。

《针灸资生经》卷五·膝痛：予冬月膝亦酸痛，灸犊鼻而愈。

《灸法秘传》应灸七十症：痹证，灸环跳、脾俞、肾俞。

《备急千金要方》：历节疼痛，但于痛处灸一七壮。

《针灸资生经》：予冬月膝酸痛，灸犊鼻而愈。若灸膝关、三里亦得。但按其穴酸痛，即是受病处，灸之不拘。

《胜玉歌》：两膝无端肿如斗，膝眼三里艾当施。

《玉龙歌》：肩端红肿痛难当，寒湿相争气血狂，若向肩髃明补泻，劝君多灸自安康。

《扁鹊心书》：痹病走注疼痛，或臂、腰、足、膝拘挛，两肘牵急，于痛处灸五十壮。

《神灸经纶》：白虎历节风，风市灸三五壮。足腕肿痛，解溪、丘墟。

第三节　火针疗法

一、火针治疗痹证相关理论依据

火针是对火针体加热或烧红后，将携有火之热能的针体迅速刺入体内，通过腧穴、经脉的协同作用，直接激发人体经气，鼓舞气血运行，温壮脏腑阳气，从而达到祛除疾病的目的。

火针疗法源远流长，最早提出火针疗法的古代医籍《黄帝内经》中称火针为燔针、焠针，称火针疗法为焠刺。如《灵枢·官针》言"九曰焠刺，焠刺者，刺燔针则取痹也"，《素问·调经论》言"病在骨，焠针药熨"。其中"焠针""燔针"即指火针。焠刺，即用火烧针后去刺的火针疗法。《中国医学大辞典》注："燔针，烧针而刺之，即火针也"；"焠，火灼也"。明代吴鹤皋释："焠针者，用火先赤其针而后刺，此治寒痹之在骨也。"可见，"焠针""燔针"为火针的最早名称。

《黄帝内经》中也记载了火针疗法的作用与适应证。如《灵枢·九针论》曰："九曰大针……主取大气不出关节者也。"《灵枢·九针十二原》曰："以泻机关之水也。"《灵枢·官针》曰："病水肿不能通关节者，取以大针。"这些均指出火针具有通利关节的作用，用于治疗因水肿而阻碍大气不能通过关节的痹证。《灵枢·四时气》曰："转筋于阳治其阳，转筋于阴治其阴，皆卒刺之。"《素问·调经论》记载："病在筋，调之筋，病在骨，调之骨，燔针劫刺"，将火针的适应证扩展到经筋、骨脉等病的范围。热痹之名，首见于《素问·四时刺逆从论》，其指出"厥阴有余病阴痹，不足病生热痹"，成为后人辨证治疗热痹的理论依据。《素问·痹论》提出了热痹形成的机理为"其热者，阳气多，阴气少，病气胜，阳遭阴，故为痹热"。所谓痹热，是热痹出现的关节肿胀、灼热、疼痛、屈伸不利、伴有发热的证候。《灵枢·经筋》载有"焠刺者，刺寒急也，热则筋纵不收，无用燔针"，明确了火针适用于因寒邪引起的寒痹证候，而因热邪引起的痹证为其禁忌。

以火针直接刺激病灶及反射点，能迅速消除或改善局部组织水肿、充血、渗出、粘连、钙化、挛缩、缺血等病理变化，从而加快循环，旺盛代谢，使受损组织和神经重新修复。火针点刺具有消坚散肿、促进慢性炎症吸收的作用，可将病变组织破坏，激发自身对坏死组织的吸收。火针携高温直达病所，针体周围微小范围内病变组织被灼至炭化，粘连板滞的组织得到疏通松解，局部血液循环状态随之改善。通过多次针刺及每次治疗后一段时间的休整，机体对灼伤组织充分吸收，新陈代谢，条索状筋结物逐渐缩小直至消失。

二、火针治疗痹证的常用刺法及适应证

火针的刺法是适应不同病证的针刺方法。火针本身是热能的一个载体，经腧穴将火之热能直接送入体内后，针尖与针身的温度随即冷却下来，这种瞬时导入体内热能的方式，是火针独有的经穴激发效应。火针针体温度虽然很高，但它仅有一定的很小的热量，这是使机体安全无损的保证。临床可按进针方式分为点刺法、散刺法、密刺法、围刺法、烙熨法和割治法等，按出针的快慢可分为快针法、慢针法等。

1. 点刺法

点刺法是最常用的火针刺法，即将火针烧到所需热度后迅速刺入选定穴位的方法。其他火针刺法多以点刺法为基本，只是针刺的深度、密度等有所不同。点刺法多用于缓解疼痛及用于治疗脏腑疾患等全身病证。

2. 密刺法

密刺法是用火针密集地刺激病变局部的一种刺法，针刺间隔一般为1cm左右，病情重者可相应地密针。针刺深度以针尖透过皮肤病变组织，刚好接触正常组织为宜，故宜根据皮肤厚薄及角质层的硬度来选择针具，皮肤厚硬处宜选用粗火针，反

之亦然。密刺法可在病变局部蕴积足够的热力，使气血流通，促进组织的再生和修复。密刺法多用于增生性及角化性皮肤病变，如神经性皮炎等。

3. 围刺法

围刺法是以火针围绕病变部位周围进行针刺的方法。围刺一般先用中粗火针，针刺间距以 1～1.5cm 为宜。对于局部红肿热痛者，可直接用火针刺络放血。此法可改善局部血液循环，可用于臁疮、带状疱疹疾病。

4. 散刺法

散刺法是以火针疏散地刺病变部位的针刺方法。一般选择细火针，每隔 1.5cm 一针，以浅刺为宜。此法可以疏通局部气血，具有除痹止痒、解痉止痛的功用，可用于治疗四肢麻木、躯体痛痒、肢体拘挛、疼痛等病证。

5. 烙熨法

烙熨法是在施术部位表面轻而缓慢地烙熨，多用平头火针或锓针，可治疗色素痣、老人斑、白癜风，或者疣、赘生物中体积较小者。此法针头与皮肤接触面积较大，停留时间长，所以患者疼痛较甚，必要时可以在局部麻醉下进行。

6. 割治法

割治法是用火铍针或粗火针，烧针至所需热度，将火针刺入选定的囊腔低垂部，深度以穿透囊壁为度，出针时摇大针孔，出针后可按压囊肿，务令脓液、瘀血、水液等尽出。如治疗某些皮肤赘生物等，常可将灯火放在一旁，用左手持镊子等夹持皮赘或疣等，烧针后，灼烙割切皮赘根部，以截断为度，注意动作不要太快，以免出血，一般一针即好。如伤口有渗血，可用火锓针或平头火针烙熨止血。因割治疗法创伤相对较大，要防止术后感染。如赘生物较多，可分批分次治疗。

7. 快针法

快针法是进针达适合深度后迅速将针提出，整个过程只有十分之一秒左右。根据进针的深度又可分为深速刺、浅点刺等，此法进针出针速度快，往往还未达到形成痛阈的时间，操作已结束，所以疼痛很轻或无疼痛。操作结束后局部常有灼热感，有时还向远端放射。此法具有温阳散寒、激发经气、行气活血的作用。快针法是火针最常用的方法之一。

8. 慢针法

慢针法又称深留刺，是快速将火针刺入一定深度后，逗留一段时间，然后再出针的方法。留针时间多在 1 ～ 5 分钟。在留针期间，可行捻转、提插等手法加强针感。此法针感除局部灼热感外，常有酸麻胀感等。此法具有祛腐、化痰、软坚散结作用，主要用于顽症痼疾，剧痛之疾，如三叉神经痛、顽固的坐骨神经痛、久泻滑利、哮喘频发、神经纤维瘤、风寒久痹、冷痛难愈的肩凝症、慢性盆腔炎、腰椎增生症、囊肿等疾病。

三、火针治疗痹证的常用腧穴及注意事项

1. 手三里（手阳明大肠经）

位置：在阳溪（大肠经穴）与曲池（大肠经穴）的连线上，曲池穴下 2 寸处，按之肉起，锐肉之端。

主治：手及前臂不仁，肩背疼痛，淋巴结结核，口眼歪斜，高血压。

针法：火针直刺 1 ～ 3 分。

2. 曲池（手阳明大肠经，合穴）

位置：屈肘，在肘横纹外端凹陷处，相当于尺泽与肱骨外上髁连线之中点。

主治：眩晕，咽喉肿痛，齿痛，风疹，热病，腹痛，吐泻，月经不调，上肢不遂，目痛，荨麻疹。

针法：火针直刺 1～3 分。

3. 肩髃（手阳明大肠经）

位置：肩峰前下方，三角肌的上部，上臂外展平举时，肩前呈现凹陷处。

主治：肩臂痛，上肢不遂，风疹，瘰疬。

针法：火针直刺 1～5 分。

4. 外关（手少阳三焦经，络穴，八脉交会穴）

位置：在阳池（三焦经穴）上 2 寸，桡骨与尺骨之间。

主治：上肢运动不灵，五指尽痛不能握物，痹证，耳鸣，头痛，高血压。

针法：火针直刺 1～3 分。

5. 支沟（手少阳三焦经）

位置：在阳池（三焦经穴）上 3 寸，桡骨与尺骨之间当指总伸肌的桡侧。

主治：耳鸣，耳聋，暴喑，瘰疬，便秘，臂痛，带状疱疹，胁肋痛。

针法：火针直刺 1～3 分。

6. 天井（手少阳三焦经、合穴）

位置：屈肘，尺骨鹰嘴上方 1 寸凹陷中。

主治：偏头痛，颈项痛，瘰疬，气瘿，肩痛，癫狂，痫证。

针法：火针直刺 1～3 分。

7. 臂臑（手阳明大肠经）

位置：曲池与肩髃的连线上，曲池穴上 7 寸，相当肱骨外侧，三角肌下端的上方。

主治：肩臂痛，颈项拘急，瘰疬，目疾。

针法：火针直刺 1 ～ 3 分。

8. 臑会（手少阳三焦经）

位置：在肩髎（三焦经穴）与尺骨鹰嘴的连线上，三角肌之后缘取穴。

主治：气瘿，瘰疬，肩臂酸痛。

针法：火针直刺 1 ～ 5 分。

9. 肩髎（手少阳三焦经）

位置：肩峰外下方，肩髃穴（大肠经）后寸许，上臂外展平举时肩后呈现凹陷处。

主治：肩臂不举，臂病。

针法：火针直刺 3 ～ 5 分。

10. 支正（手太阳小肠经，络穴）

位置：阳谷（小肠经穴）与小海（小肠经穴）的连线上，阳谷穴上 5 寸。

主治：头痛，目眩，手指不能握，肘挛痛，热病，癫狂。

针法：火针直刺 1 ～ 3 分。

11. 孔最（手太阴肺经，郄穴）

位置：在前臂掌侧，相当尺泽（肺经穴）与太渊（肺经穴）的连线上，肘横纹上 7 寸处。

主治：咳嗽，气喘，咯血，咽喉肿痛，肘臂挛痛，痔疾。

针法：火针直刺 1 ～ 3 分。

12. 内关（手厥阴心包经，络穴，八脉交会穴）

位置：腕横纹上 2 寸，掌长肌腱与桡侧腕屈肌腱之间。

主治：头痛，怔忡，失眠，眩晕，心痛，呕吐，胃脘疼痛，无脉症。

针法：火针直刺 1 ～ 3 分。

13. 郄门（手厥阴心包经，郄穴）

位置： 腕横纹上 5 寸，曲泽（心包经穴）与大陵（心包经穴）之连线上，掌长肌腱与桡侧腕屈肌腱之间。

主治： 心悸，心痛，呕血，衄血，疔疮，癫狂。

针法： 火针直刺 1～3 分。

14. 合谷（手阳明大肠经，原穴）

位置： 在手背第一、二掌骨之间，近第二掌骨桡侧缘的中点；或以拇指指关节横纹正对虎口边，拇指按下当拇指尖处。

主治： 头痛、齿病、目赤肿痛、面肿、口眼歪斜、腮肿、热病、腹痛、经闭、滞产、风疹、痢疾、小儿惊风等。

15. 肩外俞（手太阳小肠经）

位置： 第一胸椎棘突下，陶道（督脉穴）旁开 3 寸处。

主治： 肩背寒痛，颈项强直，肘臂冷痛。

针法： 火针直刺 1～3 分。

16. 天宗（手太阳小肠经）

位置： 肩胛冈下窝，约相当冈下缘与肩胛骨下角间的上 1/3 与中 1/3 的交界处。

主治： 肩胛酸痛，肘臂痛，颊颌肿痛，乳痈。

针法： 火针直刺 1～5 分。

17. 臑俞（手太阳小肠经）

位置： 上臂内收，从肩贞（小肠经穴）缘凹陷中。

主治： 肩肿，肩臂痛无力，瘰疬。

针法： 火针直刺 1～5 分。

18. 肩井（足少阳胆经）

位置： 大椎（督脉）与肩峰连线中点，肩部高处取穴。

主治： 乳痈，中风，头项强痛，手臂不举，肩背痛。

针法： 火针直刺 3～5 分。

19. 环跳（足少阳胆经）

位置：股骨大转子与骶管裂孔的连线上，中 2/3 与外 1/3 交界处，侧卧屈肢取穴。

主治：腰胯痛，下肢麻痹，半身不遂，偏头痛。

针法：火针宜刺 2 ～ 8 分。

20. 风市（足少阳胆经）

位置：大腿外侧中线上，腘横纹水平线上 7 寸；或直立垂手时，中指尖所指处是穴。

主治：腰腿酸痛，半身不遂，预防中风，遍身瘙痒。

针法：火针直刺 1 ～ 3 分。

21. 阳陵泉（足少阳胆经，合穴，筋会穴）

位置：腓骨小头前下方凹陷中。

主治：下肢痿痹，半身不遂，膝中痛，黄疸，口苦，呕吐，带状疱疹。

针法：火针宜刺 3 ～ 8 分。

22. 光明（足少阳胆经，络穴）

位置：外踝高点直上 5 寸，腓骨前线处。

主治：目痛，夜盲，膝痛，下肢酸痛，乳房胀痛。

针法：火针宜刺 1 ～ 5 分。

23. 承扶（足太阳膀胱经）

位置：俯卧，在臀横纹中央。

主治：腰背痛，臀部痛，大便难，痔疮。

针法：火针直刺 3 ～ 8 分。

24. 殷门（足太阳膀胱经）

位置：在承扶（膀胱经穴）下 6 寸，相当承扶与委中（膀胱经穴）之连线上。

主治：腰脊痛，大腿部疼痛。

针法：火针直刺 1 ～ 5 分。

25. 委阳（足太阳膀胱经，三焦腑下合穴）

位置：腘横纹外端，股二头肌腱内缘处。

主治：腰背强痛，腘筋挛急，腿足拘挛疼痛，小腹胀闷，小便不利。

针法：火针直刺 1 ～ 5 分。

26. 承山（足太阳膀胱经）

位置：在腓肠肌腹下，委中（膀胱经穴）与跟腱的连接上，约在委中穴下 8 寸处。

主治：腰腿痛，转筋，痔疮。

针法：火针直刺 1 ～ 5 分。

27. 申脉（足太阳膀胱经，八脉交会穴）

位置：外踝正下方凹陷中。

主治：癫狂，痫证，头痛，眩晕，腰腿酸痛。

针法：火针直刺 1 ～ 3 分。

28. 伏兔（足阳明胃经）

位置：在髂前上棘外缘的连线上，髌骨外上缘上 6 寸。

主治：腰胯痛，膝冷，下肢麻痹。

针法：火针宜刺 3 ～ 8 分。

29. 梁丘（足阳明胃经，郄穴）

位置：屈膝，在髌骨外上缘上 2 寸。

主治：膝中痛，胃病，乳痈。

针法：火针直刺 1 ～ 3 分。

30. 足三里（足阳明胃经，合穴）

位置：犊鼻（胃经穴）下 3 寸，胫骨前嵴外一横指，胫骨前肌中。

主治：胃痛，腹痛，消化不良，呕吐，肠鸣，泄泻，便秘，痢疾，眩晕，癫狂，预防中风，瘫痪，水肿，喘证，膝腰酸痛。

针法：火针直刺 3 ～ 8 分。

31. 上巨虚（足阳明胃经，大肠腑下合穴）

位置：足三里（胃经穴）下 3 寸，胫骨前嵴外一横指前肌中。

主治：腹痛，泄泻，痢疾，肠痈，中风瘫痪。

针法：火针直刺 3 ～ 8 分。

32. 下巨虚（足阳明胃经，小肠腑下合穴）

位置：上巨虚（胃经穴）下 3 寸，胫骨前嵴外一横指前肌中。

主治：小腹痛，腰背痛，睾丸痛，乳痈，下肢酸痛。

针法：火针直刺 3 ～ 8 分。

33. 丰隆（足阳明胃经，络穴）

位置：外踝上 8 寸，条口（胃经穴）外约一横指。

主治：头痛，眩晕，癫狂，痫证，咽喉肿痛，咳嗽气喘，胸痛，痰多，大便难，下肢痿痹。

针法：火针直刺 3 ～ 5 分。

34. 血海（足太阴脾经）

位置：屈膝，髌骨内上缘上 2 寸处，相当股四头肌内侧头的隆起处。

主治：月经不调，痛经，经闭，崩漏，股内侧痛。

针法：火针直刺 1 ～ 3 分。

35. 阴陵泉（足太阴脾经，合穴）

位置：膝下 2 寸，胫骨内侧髁下缘，胫骨内缘的凹陷中。

主治：腹胀，黄疸，泄泻，阴茎痛，遗精，小便不利，小便失禁，水肿，膝痛。

针法：火针直刺 1 ～ 5 分。

36. **三阴交（足太阴脾经）**

位置：内踝高点直上 3 寸，胫骨内侧面后缘。

主治：脾胃虚弱，肠鸣腹胀，大便泄泻，月经不调，崩漏，带下，经闭，遗精，阳痿，癃闭，遗尿，足痿脚气，不寐。

针法：火针直刺 1 ～ 3 分。

37. **悬钟（足少阳胆经，髓会，又称绝骨）**

位置：外踝上 3 寸，当腓骨前缘与腓骨短肌腹之间凹陷，外踝尖上四横指处。

主治：颈项强痛，半身不遂，足胫挛痛，脚气，胸腹胀闷，胁痛。

针法：火针直刺 1 ～ 3 分。

第四节　敷贴疗法

一、敷贴疗法治疗痹证相关理论依据

敷贴疗法是以中医基础理论为指导，将药物提取物或生药细末与不同的辅料一起制成膏糊状制剂，敷贴于人体体表特定部位，以治疗疾病的一种外治方法。病多从外入，医有外治法以应之，故先取其外。病亦生于内而形诸外者，亦可以外治，非外者不能治内，此敷贴所由来也。清代徐灵胎言："用膏药贴之，闭塞其气，使药性从毛孔而入其腠理，通经贯络，或提而出之，或攻而散之，较之服药尤有力，此至妙之法。"敷贴疗法可使药物有效成分直达皮肤病灶处发挥作用，还可通过穴位使药性透过皮毛腠理而由表及里，循经络传至脏腑，以调节脏腑气血阴阳，扶正祛邪，从而治疗疾病。敷贴疗法具有以下功效：

1. 活血止痛

不通则痛，血瘀闭阻经脉，贴敷通过药物直接作用于瘀血局部，使内部经脉通畅，气血得以加速运行，祛除瘀血。

2. 清热解毒，消肿散结

贴敷药物通过药物配伍可以使内部邪气透达体表，最终排出体外，故清除体内之瘀热、肿毒。

3. 祛痰解痉，软坚散结

通过药物配伍作用皮部，使腠理开启，湿邪、脓毒得以透达体外。

4. 祛除邪气，疏通经络

通过药物对经络腧穴或皮部的刺激，将充斥于体表病灶、穴位，乃至深层筋肉、脏腑的风、寒、痰、湿、瘀血、火热、脓毒等各种邪气从皮毛透达于外，使其得以疏通。

5. 调和阴阳

由于贴敷药物的阴阳配伍，可对机体产生良性刺激，使机体各系统功能得以调整，使机体处于阴平阳秘的状态。

6. 调整气血，改善脏腑功能

当气血凝滞或经脉空虚时，通过药物刺激，可以引导营卫之气始行输布、鼓动经脉气血，濡养脏腑组织器官，温煦皮毛。同时，使虚衰的脏腑功能得以振奋，鼓舞正气，加强祛除病邪之力。

二、敷贴疗法治疗痹证的相关处方

（一）风痹敷贴方

1. 五汁膏（《经验丹方汇编·风气痛》）

气始行输布，治风痛，不拘久近，立时见效。姜、葱、韭、白萝卜各五斤打汁，菜籽半斤打汁，煎成膏，滴水成珠，外加麻油，东丹石灰收炼，如汁多加多，汁少加少，做膏药贴愈。

2. 双雄软膏（《中国膏药学》）

治风痹。

雄黄90g（细研），天雄120g（生去皮脐），硫黄90g（细研），朱砂90g（细研），附子120g（生去皮脐），人参90g（去芦头），当归90g，细辛90g，防风90g（去芦头），白芷80g，桂心90g，干燥姜90g，川芎90g，川椒90g（去目及闭口者），独活90g，菖蒲90g，川大黄90g，藁本90g，白术90g，吴茱萸90g，松脂250g（后入）。上药细切，以酒浸24小时，然后再取生地黄250g，捣取汁，同入猪脂中，慢火煎之，以药味尽为止，以绵滤去渣，后下松脂、雄黄、硫黄、朱砂等，以柳枝不住手搅，膏凝，收入瓷盒中。摊贴患处。

（二）湿痹敷贴方

七制松香膏（《医学从众录》）

治湿气。

松香三斤（第一次姜汁煮，第二次葱汁煮，第三次白凤仙汁煮，第四次烧酒煮，第五次闹羊花汁煮，第六次商陆根汁煮，第七次红醋煮），桐油三斤，川乌、草乌、苍术、官桂、干姜、白芥子、蓖麻各四两，血余八两。上八味，并入桐油，熬至药枯发消，滴水成珠，滤去渣，入牛皮膏四两烊化，用前制过松香，渐渐收之，离火，加樟脑一两、麝香三钱，厚纸摊之，贴患处。

（三）风寒湿痹敷贴方

1. 马鞭软膏（《瑞竹堂经验方》）

祛风散寒，治风湿寒痹。

马鞭草250g，生熟地黄90g，吴茱萸90g，白面90g，骨碎补120g，败姜屑120g（即生干姜），鳖甲1500g（炙），蒲黄

60g。上药研为细末，用醋调成膏，于火上温热，涂在痛处，用纸裹着，候药冷再炒，如此 7 次，于避风处用药。

2. 痹证膏（《痹证治验》）

治风寒湿痹，颈、肩、腰、腿痛，风湿性及类风湿关节炎。

马钱子 1000g，川乌、草乌、乳香、没药各 150g，青风藤、当归各 2000g，香油 2000g，广丹 1000g（冬用 750g）。先将马钱子入油内炸至棕黑色，捞出。除广丹外，再将余药入油煎，熬至药枯，滤除渣滓，留其油。根据下丹方式要求不同，依法炼油。火上下丹法炼油，取药油微炼即可。离火下丹法炼油，取药油置铁锅内，再微火熬炼，同时用勺撩油，散发浓烟至烟微现白色时，蘸取少许，滴水成珠，并吹之不散，立即停止加热，随即将炒、过筛的广丹徐徐加入油内，每 1000g 油加广丹 390 ～ 437g，槐树条搅，使油与丹充分化合成膏。喷洒凉水，使浓烟出尽，置凉水内浸泡 8 ～ 10 天，每日换水 1 ～ 2 次。将膏药分摊于羊皮纸褙上，对折备用。用时微加温，贴患处。

3. 加皮膏（《医宗金鉴》）

治风湿寒痹疼痛（风湿性关节炎疼痛）。

五加皮、生地、茅术（炒）、枳壳（炒）、莪术、桃仁（去皮）、山奈、当归、川乌（制）、陈皮、乌药、三棱、大黄、首乌（制）、草乌（制）、柴胡、防风、刘寄奴、牙皂、川芎、官桂、羌活、威灵仙、赤芍、南星（制）、香附（制）、荆芥、白芷、海风藤、藁本、续断、良姜、独活、麻黄（去节）、松、连翘各 9g，血余 60g，黄丹 900g（炒），肉桂 6g，麝香 6g，木香 6g，附子 6g（去制皮），冰片 9g，小茴香 9g，樟脑 9g，乳香 9g（制），没药 9g（制），阿魏 9g，细辛 9g。用棉籽油 2000mL，将五加皮下 36 味煎至药枯，去渣滤清，加入血余炭、黄丹熬成膏，再将肉桂下 11 味研细末搅入膏药内，摊在红布上。大号用膏 15g，中号 9g，小号 7.5g，贴患处。

4. 乌醋敷方（《太平圣惠方》）

风腰脚冷痹疼痛。

川乌头 1g，醋适量，生乌头去皮脐捣细罗为散，以酽醋调涂于故帛上，敷患处，须臾痛止。

5. 治风痹痛方（《鸡鸣录·风痹脚气转筋鹤膝第十二》）

由风寒湿踞于经络，以致手足麻木，屈伸不利，筋骨疼痛，畏风怕冷也。

鱼胶四两，姜汁秘熬膏，摊布贴。

（四）风湿热痹敷贴方

1. 羌白膏（《中国膏药学》）

治风湿热痹。

羌活、白芷、独活、高良姜、川乌、马草、麻黄、苍术各 60g。取上药，用麻油 3000mL，加鲜侧柏叶 4000g，松毛尖 4000g，生天雄 500g，同群药炸枯黑去渣，熬沸，下黄丹 960g，（油丹共重 38400g）搅匀，九折成膏 3756g，用皮被子摊，摊成加肉桂末 480g，共成膏 3906g，大张 36g，中张 24g，小张 15g。熔化贴患处，隔 1～2 日换一次。

2. 皂荚散（《太平圣惠方》）

治白虎风疼痛。

皂荚、生荞麦、白蒺藜、谷精草、五灵脂、芸苔子，以上各半两，上件药，捣细罗为散。用酽醋调涂之效。

（五）风湿诸痛敷贴方

全蝎乳香散（《普济方》）

治诸风湿、遍身骨节疼痛，不可忍者。

川乌头（生去皮脐）、马蔺子各一两，全蝎、穿山甲

（炮）、乳香各五钱，苍术一两。上为细末，用白芥子三两研烂如膏，和前药末，以纸摊药膏，敷贴痛处大妙。热甚，即去药，再贴上。

（六）皮痹敷贴方

1. 回阳玉龙膏（《外科正宗》）

温经活血，散寒化痰，治肌肤冰冷及寒湿流络、流痰、流注、筋挛、骨瘘并鹤膝风等，凡证属阴寒者宜之。

草乌（炒）、煨干姜各三两，赤芍一两，白芷一两，煨天南星一两，肉桂五钱。用热酒调敷患处，或醋、酒、蜜合和调之。

2. 冲和膏（《清代民国方书·救生集·卷一·风湿痿痹门》）

治流痰流注，风湿麻痹，寒湿流经等。

紫荆皮五两，独活三两，赤芍二两，白芷一两，石菖蒲一两五钱，共为细末，用陈酒炖熟，加蜜少许，调敷患处。

（七）骨痹敷贴方

1. 隔皮吊痰膏（《痹证通论》）

治痰瘀型骨痹。

全蝎，龙衣（蛇蜕），蜈蚣，炮山甲，天龙（壁虎），蜂房，腰黄，丁香，蟾酥，太乙药肉，硇砂，麻油。于局部酸痛最明显之处敷贴，7天为1疗程，敷贴后局部有温热、微痒感，3～5天后更有灼热微痛感，不宜揭开，不能水洗。待7天后揭除药膏，可见黏液吊出，用药棉轻轻拭去，局部皮疹可外敷特别护肤膏（由青黛、蛤粉、川柏、煅石膏及氧化锌油膏制成），一般二三天后皮肤即可恢复正常。

2. 风湿膏（《奇方类编》）

治风湿骨痛。

独蒜、大椒、生姜、生葱各四两，蛇蜕一条（全者佳），香油一斤，以上共入油内熬出汁，滤渣后入黄丹六两，熬成膏摊贴之。

3. 治腿膝肿痛方（《文堂集验方·卷二·痿痹》）

治腿膝肿痛。

乳香、没药各一钱五分，地骨皮三钱，无名异（铁砂）五钱，麝香一分，共为细末。用车前草捣汁，入酒少许，调敷患处。不拘久近，敷三日愈。用祛湿膏药贴患处一二日，次用鲜威灵仙捣烂罨上，须略痛一日，出黄水即愈，仍贴膏药收功。此症须内服人参二钱，白术、制附子、当归、白芍（酒炒）、熟地、川芎、防风、杜仲、黄芪、羌活、牛膝、甘草各一钱，加姜一片，水煎。食前服，多服易效。

4. 治风湿疼痛方（《验方新编·卷十四·筋骨·风湿疼痛》）

姜汁一两，葱汁一两，陈米醋五钱，牛皮胶三两，另用陈皮八钱，熬浓汁，去渣和入，慢火煮成胶，冷透火气，青布摊贴，止痛神效。

5. 神应膏（《经验丹方汇编·风气痛》）

治骨节疼痛。

乳香、没药（各末）一两，皮胶三两，姜汁二碗。先将姜汁砂罐内煎数沸，入皮胶化开，将罐取下盛灰土，方入乳没末搅匀成膏。用不见烟的狗皮摊膏贴患处，仍用鞋底炙热，时时熨之，神效。忌铁器。

第五节　熏洗疗法

一、熏洗疗法治疗痹证的相关理论依据

熏洗是将药物煎汤后，趁热对施治部位进行熏蒸、淋洗

的治疗方法，一般先熏后洗。由于热力的帮助，熏洗时，药力更容易透过皮肤腠理被吸收，从而达到调节机体阴阳气血的目的。《黄帝内经》有云："其有邪者，渍形以为汗。"中药熏洗疗法运用这一原理，以中医药理论为指导，根据患者的症状、舌脉进行辨证组方，利用药物煮沸后产生的蒸气熏蒸皮肤，达到开泄腠理、渍形为汗、驱邪外出的目的，使腠理得通，脉络调和，气血流畅。金元时期名医张从正把熏洗法列为治病的大法，认为："灸、蒸、熏、渫、洗、熨……凡解表皆汗法也。"清代民间疗法大师赵学敏在《串雅外编》中专立了熏法门，详细介绍了熏蒸洗涤等疗法。《理瀹骈文》中叙述中医熏蒸疗法的机理，"枢也，在中兼表里者也，可以转运阴阳之气也，可以折五郁之气而资化源……营卫气通，九窍皆顺，并达于腠理，行于四肢也"。《伤寒论》曰："阳气怫郁在表，当解之、熏之。"可见熏洗法历史悠久，疗效甚佳，故为当今沿用。

二、熏洗疗法治疗痹证的相关处方及操作方法

1. 二妙散洗法（《绛囊撮要》）

治一切风痹瘫痪，筋骨疼痛，并大麻恶风，无不神效。

甘草、威灵仙各切片，一斤，水约担外。将药煎五六滚，入大缸内，用板凳坐其中，周围用席圈定，熏之待水温，方浸洗，令浑身汗透淋漓，谨避风寒即愈。

2. 五枝汤（《鸡峰普济方》）

治风湿一切筋骨疼痛。

桑枝、槐枝、椿枝、桃枝、柳枝各一两。上药细剉，更以麻叶一把、水三盅，煎取二盅，去滓，淋洗，洗毕宜就便寝，不可见风。

3. 八仙逍遥汤（《医宗金鉴》）

治风寒湿浸于筋骨血肉、肢体酸痛诸症。

防风、荆芥、川芎、甘草各一钱，当归（酒洗）、黄柏各二钱，苍术、牡丹皮、川椒各三钱，苦参五钱。共合一处装白布袋内扎口，水熬滚，熏洗患处。

4. 熏洗痛风法（《文堂集验方·卷二·痿痹》）

治手足痛风冷痛如虎咬者。

樟木屑一斗，以急流水一担煮沸。将樟木屑入大桶内，用沸水泡之，桶内安一踏脚凳，桶边放一兀凳，患者坐桶边，以脚在桶内熏之，候温洗，外以夹布单围之，勿令汤气入目，恐致坏眼。其功甚捷，一切风湿脚气肿大者俱宜。

5. 浸腰脚拘挛方（《太平圣惠方》）

治膝脚疼痛挛急，不得屈伸。

皂荚半斤，长一尺，无虫孔者（捶碎）生用，川椒四两（去子）生用。上药用水五斗，煎取四斗，看冷暖，于盘中坐，添至脐以上，凉即添换，每日没之，候之日止，每浸后，以衣覆出汗，切避风冷。

6. 三节汤方（《圣济总录》）

治偏风历节风，手足不遂疼痛等患。

石楠节，杉木节，松本节，茵芋，蒴藋，原蚕砂，麻黄根，蓖麻叶，柳蛀虫，煮絮桶中灰。上药，各三两（细剉），用水一斗五升，煮至一斗，乘热淋洗。

7. 附子汤方（《太平圣惠方》）

治五指筋挛急。

附子半两（去皮脐生用），防风半两（去芦头），枳壳半两（去瓤），羌活半两，白芷半两，甘草半两（剉生用），蜂房半两，川椒二两（去目）。上药，捣筛为散，每用一两，用水三大碗，入生姜一两，生桑枝一握，黑豆一合，同煎，令豆熟去滓，看冷暖所得，避风淋蘸手指，水冷重用之。

8. 蠲痹熏洗方（《医学心悟》）

治类风湿关节炎，风湿痹痛。

艾叶、透骨草、伸筋草、舒筋草、威灵仙、白芷、桂枝、仙茅、干姜各 30g，夏枯草、千年健各 60g，细辛、红花各 20g，川乌、草乌各 15g，水煎洗之。

9. 独活寄生汤（《备急千金要方》）

三七、当归、川芎、独活、羌活、威灵仙、桑寄生、秦艽、防风、桂枝、麻黄、川乌、草乌、寻骨风、伸筋草、透骨草各 30g，细辛、乳香、没药、木瓜、五加皮各 20g，水煎洗之。

10. 野苏麻汤（《中药大辞典》）

野苏麻、金银花藤、野花椒（全草）各 1 把。煎水洗。

11. 脚气肿痛熏洗诸方（《景岳全书·卷之三十二贯集·杂证谟·脚气·敷熨淋洗》）

凡脚气肿痛之甚者，可用敷药以散之，或用椒艾囊以温之，或用香散之药煎汤以洗之，如百草煎及防风、荆芥、威灵仙、艾叶、苍术、蛇床子、当归、乌药之类，皆可用，或单用紫苏，或忍冬藤煎汤淋洗之，俱妙。

第六节　熏蒸疗法

一、熏蒸疗法治疗痹证的相关理论依据

熏蒸疗法又称汽浴疗法、蒸汽疗法，是利用药物煮沸后产生的蒸汽来熏蒸机体，以达到治疗疾病目的的一种疗法。《肘后备急方》曰："热灼灼尔，以溃痛处，效。"《太平圣惠方》

记载："历节风痛用安息香，对痛处熏之。"《理瀹骈文》记载："熏蒸渫洗之能汗，凡病之宜发表者，皆可以此法。"《医宗金鉴》上也有利用熏蒸法治疗麻风病的记载。药力和热力的联合作用，能够促进机体的新陈代谢，热可宣发腠理，使风寒湿邪由内透表而解，微微汗出而不伤人体之正气，多种药物成分溶解于蒸汽中，借助热力作用于腠理，直通经穴，达到散寒、祛风、除湿通络、化瘀消肿、扶正等多重功效；内病外治，使发汗而不伤营卫，由表入里，无微不至，无孔不入，发挥舒筋活络，疏解痹痛之作用。

二、熏蒸疗法治疗痹证的相关处方及操作方法

1. 蒸熨方（《古方汇精·卷一·内证门·蒸熨方》）

治风湿痿痹。

真净檀香一两（锉碎煎汤，隔布单，以半身置布单上熏蒸）。加全当归六两，参牛膝、桂枝各二两，红花五钱，葱六两，切碎酒浸一宿，炒过，先制红兴布袋数个，将药分贮袋内，亦蒸香水上，随蒸随用，药袋慢揉，日三次。

2. 洗足方（《简明医彀·卷之三·痹证熏蒸法》）

治风寒湿停于腿膝痛甚者。

川椒一两，独活、羌活、木瓜各五钱，白芷三钱，荆芥二两。上锉，用水一壶，煎至半壶，倾出，去滓，于避风处温浴，洗后拭干，仍用川椒炒热，绢帛包裹熨患处，或炒盐亦可熨之。

3. 蒴藋蒸汤（《圣济总录》）

治皮痹。

蒴根并叶、桃皮并叶、菖蒲叶各三升，细糖一斗，秫米五升。上药以水一石五斗，煮取米熟为度，以大盆盛，作小竹床子罩盆，人坐床上，四面周围将席障风，别以被衣重覆身上。

觉气急即旋开孔取气，如两食久，通身汗出。凡经三蒸，非惟治风寒湿，但凡皮肤中一切冷气，皆去之。

4. 蒸药方（《太平圣惠方》）

治腰脚疼痛。

荆芥不限多少。蒸汽极热、置于瓮中，其下着火温之，以病处就于叶中，剩着热叶盖之，须臾当汗出，如饥即就药中吃饭，稍倦即止，便以棉衣盖，避风仍吃葱豉酒及豆淋酒并。

5. 通痹散（《普济方·卷一百八十七·诸痹门·腰脚冷痹》）

治肾气衰少，脾肾肝三经因寒湿闭阻，经络凝滞，致两足至膝冰冷疼痛，而成脚痹。此药和营卫，通经络。

小麦麸（细，四五升），小椒一把，盐，葱白三大茎（寸切），酒一盏，醋不计多少（搅拌上件麸等湿润为度）。上以银器炒令极热，摊卧褥上将所患腿脚就卧熏蒸。薄衣被盖得汗出匀遍。约半个时辰，撤去炒麸，上就铺褥中卧。待一两时辰以来，觉汗稍解，再用收汗粉扑敷汗孔毕，然后出铺卧中。勿见风。

第七节　热敷疗法

一、热敷疗法治疗痹证的相关理论依据

热敷疗法是将一发热的物质置于痛处，作为一种古老的热敷疗法，它是可使局部的毛细血管扩张、血液循环加速、局部肌肉松弛，起到消炎、消肿、驱寒湿、减轻疼痛、消除疲劳等作用的一种治疗方法。热敷疗法大致可分为药物热敷疗法、水热敷疗法、醋热敷疗法、姜热敷疗法、葱热敷疗法、盐热敷疗法、沙热敷疗法、砖热敷疗法、蒸饼热敷疗法、铁末热敷疗法等。

二、热敷疗法治疗痹证相关处方及操作方法

1. 治风湿疼痛方（《验方新编·卷十四·筋骨·风湿疼痛》）

生紫苏一把（如无鲜者即干亦可），葱头连须一把，生老姜一大块，陈皮二钱，共捣融烂，用菜籽油一茶杯，放锅内煎过，再加灰面搅匀做成一饼，趁热敷上，冷即解下，再用菜籽油少许，放锅内，将旧药饼温热再敷，冷则随换，日夜不断，其风湿即散而愈矣。有人手疼不能抬起，十年不愈，敷至数日全安。不用菜籽油，用顶好烧酒亦可。

2. 治腰痛（《医部全录》）

炙热黄狗皮裹之，频用取瘥。

3. 治风湿腰痛（《外台秘要》）

用蒴藋叶火燎，厚铺床上，乘热卧眠上，冷复易之，冬月取根舂碎熬热用，兼疗风湿冷痹及产妇人患伤冷、腰痛不得动，亦用弥良。

4. 治风寒湿痹方（《普济方·卷一百八十五》）

治风寒湿痹，五缓六急。

细铁屑（筛去粗，淘去细，余存留锅中，炒，放冷）一斤，硇砂（研细）二钱。

上铁屑加硇砂末和匀，分作四分，冷水调匀一分，用皮纸包之，使绢帛拴系，放于手心，浑身体温，如药性热过。再用水调之使热，每一服热三起，约行百里。如治风湿寒气，加苍术、草乌头末，用米醋调匀，如前包于患处，汤熨，效。

5. 治诸骨痛（《清代民国方书·救生集·卷一·风湿痿痹门》）

膝痛并诸骨疼。

苍术以米泔水浸一昼夜，捣碎醋炒极热，布裹在膝，如冷，又以醋炒热裹之。

6. 治鹤膝风、湿气骨节痛、软瘫风等（《杂病广要》）

藏糟二斤，生姜、食盐各四两，葱一斤。共捣如泥敷患处，以布缚定，熨斗火熨数次愈。

7. 对叶草热敷方（《中药大辞典》）

各种关节疼痛。

牛心朴带根全草三钱，煎浓水，用毛巾热敷并熏患处。

8. 治腰痛方（《圣济总录·卷第八十五·腰痛门·腰痛》）

食盐、干姜（生为末）、杏仁（汤浸去皮尖双仁、研）、酱瓣（研），上四味等分，再同研匀，以绵裹内腰间，当觉冷气动下，日五六次用，瘥即已。

除此之外，凡可用作热熨的药物，也可作为热敷用；作熏洗的药物，也可将其药液或药渣作局部热敷用。

第八节　热熨疗法

一、热熨疗法治疗痹证的相关理论依据

热熨疗法是用一些中草药或其他传热的物体，加热后用布包好，放在人体一定的部位上，做往返或旋转移动而进行治疗的一种方法。早在原始社会就有用火烧石块熨治关节和肌肤疼痛的记载。《素问·玉机真脏论》曰：“或痹不仁肿痛，当是之时，可汤熨及火灸刺而去之。”《素问·调经论》曰：“病在骨，焠针药熨。”《素问·血气形志论》曰：“形苦志乐，病生于筋，治之以熨引。”《灵枢·寿夭刚柔》曰：“刺寒痹内热……刺大人者，以药熨之。”熨法通过使特定部位皮肤受热或借助热力逼药气进入体内，起到舒筋活络、行血消瘀、散寒祛邪、缓和疼痛等作用，主要用于治疗因寒引起的各种痹证，如皮痹、肌痹、

骨痹等。《史记·扁鹊仓公列传》中扁鹊治尸厥，为五分之熨，唐代孙思邈的《备急千金要方》及明代李时珍的《本草纲目》中也有诸多关于热熨法的描述。热熨法主要有以下几方面作用：

1. 平衡阴阳

热熨法主要针对阴盛阳衰导致的虚寒性疾病，通过温热之力及药力起到温阳散寒，调整阴阳的作用，使之阴平阳秘，精神乃治。

2. 扶正祛邪

正气的强弱是疾病发生与否的关键性因素，《素问·刺法论》指出"正气内存，邪不可干"，《素问·评热病论》曰"邪之所凑，其气必虚"，因此扶正祛邪尤为重要。热熨法可以提高免疫力，提升正气，抵御外邪，增强体质。

3. 行气活血

人体的经络具有行气血、通内外和调节脏腑的作用，经络以通为用，通则气血畅通，滞则百病丛生。热熨法通过温热之力可以疏通经络、活血化瘀，临床疗效显著。

4. 祛风除湿

风湿之邪是营卫失调，感受风寒湿邪，痹阻经络，气血不畅所导致的，热熨法具有温通经络、行气活血、散寒除湿的作用，经络通则气血行，故能够祛风除湿。

热熨法是基于中医整体观念、辨证论治思想指导，在中医基础理论、针灸经络学说基础上发展起来的一种外治法。经络外联肢节，内属脏腑，沟通内外上下，行气血，滋润全身，协调全身发展。热熨法的作用部位在皮肤，属于经络学中的皮部，穴位为脏腑之气输注体表的部位。通过温热之力和药力，由表及里，连经络、通脏腑，达到行气活血、调整阴阳目的。《素问·至真要大论》曰："从内之外者，调其内；从外之内者，治其外""内者内治，外者外治"。清代吴尚先也提出："外治之理即内治之理，外治之药亦即内治之药，所异者法耳。医理、药性无二，而法则神奇变幻。"

二、热熨疗法治疗痹证相关处方及操作方法

1. 蒸熨方（《圣济总录》）

治走注风毒、疼痛流移不定。

芥子一升（蒸熟曝干为末），铅丹二两。上二味和匀，以疏布袋盛，分两处，更瓦蒸熨痛处。

2. 熨衣方（《绛囊撮要》）

治骨内风寒湿气。

川乌、草乌、南星等分为末，视疼痛大小，每药五钱，配广胶一两、姜汁一盏，盛瓷碗内盖好，绵纸封口，入锅中顿化调匀。敷痛处，铺旧衣数层，熨斗火熨之，能饮者尽量饮，熨时觉痒即愈，重者再熨，以效为度。

3. 疗腰痛大豆熨法（《外台秘要》）

治风湿腰痛。

大豆六升，水拌令湿，炒令热，以布裹，隔一重衣熨痛处，令暖气散，冷即易之。

4. 治腰胯疼痛熨方（《太平圣惠方·卷第四十四·治腰胯疼痛诸方》）

芫花（二升），川椒（三两），羊踯躅（二升）。上件药，以醋拌令匀湿，分为两处，各纳布囊中蒸之，令极热，适寒温，隔衣熨之，冷即更蒸熨之，以痛止为度。

5. 随痛处熨之方（《太平圣惠方·卷第二十一·治风走注疼痛诸方》）

治风走注疼痛不定，宜用此药。

芫花（二两），柳蚛屑（半两），汉椒（二两，去目），桂心

（一两），桑根白皮（二两），麸（一升）。上件药，捣粗罗为散，用醋一升，拌炒令热，以青布裹熨痛处，冷即更入醋重炒，依前熨之，以瘥为度。

6. 拈痛散（《御药院方·卷八·治杂病门·拈痛散》）

治肢节疼痛熨烙药。

羌活（去芦头）、独活（去芦头）、细辛（去苗叶）、肉桂（去粗皮）、防风（去芦头并叉者）、白术、川乌头（生、去皮脐）、良姜（锉）、麻黄（不去节）、天麻（去苗）、吴茱萸（生用）、葛根、乳香（另研）、小椒（去子及闭口者）、全蝎（生用）、当归（去苗，以上各一两），川姜（生用，半两），上为粗末，入乳香匀。每抄药一十钱，痛甚者加至十五钱，同细盐一升一处炒，令极热，用熟绢袋内贮药，熨烙痛处，不拘早晚，频用为效。如药冷即再炒一次，用毕，其炒药不用。

7. 当归散（《医林集要》）

治痛风。

防风、当归、藁本、独活、荆芥穗、顽荆叶各一两。上药为粗末一两，盐四两，同炒热，袋盛熨之，冷则易。

8. 地龙粪散熨方（《太平圣惠方·卷第二十二·治白虎风诸方》）

治白虎风，痛走不定，无问老幼，宜用地龙粪散熨之方。

地龙粪（一升）、红蓝花（三两）、炭灰（五升）。上件药，搅和，熬令极热，以酽醋拌之令匀，以故帛三四重裹，分作三裹，更替熨痛处，以效为度。

9. 治身体冷痛方（《普济方·卷一百十八·寒暑湿门·中·湿·附论》）

防风（去芦头）、当归（去芦头）、藁本（去土）、独活（锉去土）、荆芥穗、顽荆叶（以上各一两）。上为粗末，每用药一两半、盐四两，慢火炒令热，用绢袋盛，去痛处熨烙。

第九节　推拿治疗

一、推拿治疗痹证的相关理论依据

推拿按摩法属最古老的外治法。《黄帝内经》有"按摩""按跷""乔摩"之称，含义大体相同。《素问·血气形志》载："形数惊恐，经络不通，病生于不仁，治之以按摩醪药。"《素问·异法方宜论》载："中央者，其地平以湿……故其病多痿厥寒热，其治宜导引按跷。"唐代王冰注："按，谓抑按皮肉；跷，谓捷举手足。"可见，按摩法是通过按摩刺激患者体表的一定部位或运动患者的肢体进行治病的一种疗法，是中医学中的一门重要学科。推拿治病是以脏象及经络为理论基础，辨证论治为原则，运用特定的手法以肢体的某些部位或借助于一定的工具作用于身体表面的部位或穴位，从而调节人体生理病理状况，防治疾病的中医外治法。《素问·阴阳应象大论》曰："其慓悍者，按而收之。"王冰注："慓，疾也，气候疾利，按之以收敛也。"推拿可通过穴位的介导和直接作用于局部产生对脏腑和阴阳的调节作用，气血调和、阴阳平衡是关节滑利的保证，推拿疗法通过不同手法作用于局部可行气活血，消肿祛瘀，松解粘连，使痉挛的肌肉得以缓解，或改善某些突出物对神经的压迫刺激，消除疼痛，达到舒筋通经、缓急止痛的目的。

二、推拿治疗痹证的常用操作手法及介质处方

1. 常用推拿手法种类

（1）推法：推法分为指推法和掌推法。指推法是用大拇指

端着力于一定的部位上，沉肩、坠肘、悬腕，通过腕部的摆动和拇指关节的屈伸活动，使产生的力持续地作用于经络穴位上。掌推法是掌着力于一定部位上，进行单方向的直线推动，接触面积较大，可在身体各部位使用。指推法的刺激量中等，接触面积较小，可应用于全身各部穴位。有通经络、活气血的作用，适用于躯干四肢疾病。

（2）拿法：拿法是用拇指和食、中两指，或用大拇指和其他四指对称用力，提拿一定部位和穴位，进行一紧一松的拿捏。拿法刺激较强，常配合其他手法施用于颈项、肩部和四肢等部位。对颈部发硬、关节筋骨酸痛等症，常用本法做配合治疗。具有祛风散瘀、通经活络、缓解痉挛等作用。

（3）按法：按法是用拇指或掌根按压一定部位，逐渐用力，深压捻动，按而留之。按法是一种强烈刺激的手法，常与揉法结合使用。拇指按法适用于全身各部穴位，掌根按法常用于腰背及下肢部。具有通络止痛、放松肌肉、矫正畸形的功能。

（4）揉法：揉法指以手掌大鱼际、掌根或手指螺纹面吸定于一定部位或穴位，前臂做主动摆动，带动该处的皮下组织做轻快柔和的环行回旋运动。揉动时手要紧贴皮肤，使患部的皮下组织随着揉动而滑动，幅度逐渐扩大，压力轻柔。适用于全身各部。具有消肿止痛、祛风散热等作用。

（5）擦法：擦法是用手掌面、鱼际部分着力于一定部位上，进行直线来回摩擦。擦法是一种柔和而温热的刺激，具有通经活络、行气活血、消肿定痛、调理肠胃的作用。

（6）拍打法：拍打法是用掌拍打体表。治疗风湿酸痛、肢体麻木、肌肉痉挛等用本法配合其他疗法。具有调和气血、强筋壮骨、缓解疲劳等作用。

（7）搓法：搓法是两手掌面对面夹住患者肢体一定部位用

力来回搓动，动作要快，移动要慢，用力要柔和均匀。具有舒
松经络、调和气血的作用。

（8）摩法：摩法是用手掌或手指附于一定部位上，以腕关
节连同前臂做环形的有节律抚摩。摩法的刺激轻柔缓和，·具有
祛风散寒、舒筋活络、祛瘀止痛的作用。

（9）摇法：摇法是用一手握住关节近端的肢体，另一手握
住关节远端的肢体，做缓和回旋的转动，或用手掌或手指压住
某个部位进行摇动。本法适用于四肢关节，是治疗运动功能障
碍、关节强硬屈伸不利等症的常用手法，也用于其他部位。具
有滑利关节、韧带及关节囊的粘连，松解关节滑膜，增强关节
活动的作用。

（10）扳法：扳法是用双手或双臂以方向相反的力量扳动或
扭转患部，用时可听到响声。使用扳法时，动作必须缓和，用
力要稳，双手动作要配合得当，步调一致。有纠正肢体畸形、
松解粘连、滑利关节等作用。

（11）捻法：捻法是用拇指与食指对称地捻动，如捻线状，
用力均匀，动作缓和着实。适用于四肢末梢小关节。具有疏通关
节、畅行气血的作用。

（12）滚法：滚法是将掌指关节略微屈曲，以手掌背部近小
指部分紧贴于治疗部位上，有节律地连续摆动腕掌部，进行前
臂旋转和腕关节屈伸的协调运动，使手掌部呈来回滚动，将所
产生的力量通过接触面均匀地作用在施术部位上。具有疏通经
络、舒展筋脉、行气活血等作用。

2. 具体操作手法

（1）风寒湿痹证

1）病变在关节肢体：关节疼痛或酸痛、关节屈伸不便、
遇寒或天气变化酸痛增重，苔白，脉浮或弦紧或濡缓。取穴：

病变关节周围腧穴；手法：一指禅推法、揉法、按法、捻法、搓法、擦法、摇法等；操作：在关节病变周围用按法治疗，病变较小的关节用一指禅推法按揉病变关节周围穴位，以酸胀为度。病变关节较大用搓法，较小用捻法，后在关节周围用擦法治疗以透热为度，关节活动受限者用摇法施于该关节，用抖法和搓法结束。

2）病变在肌肉：肢体疼痛，肌肤麻木不仁，毛孔增粗，遇寒或天气变化疼痛加重，苔白腻，脉紧或浮缓。风邪重者疼痛游走不定，寒邪重者疼痛剧烈，甚则痛如锥刺，湿气重者四肢麻木不仁，重着不移。取穴：病变部位及周围的穴位。手法：揉、按、拿、拍、擦法。操作：先按、揉患处及其周围的穴位，再用揉法在患处及其周围治疗，配合按、拿法，然后在患部用擦法，使局部有透热感为度。若肌肤麻木不仁者可用拍击法。配合热敷效果更好。

（2）风湿热痹证：关节游走性疼痛，局部灼热红肿，得冷则舒，痛不可胜，关节屈伸不利，多兼有发热、汗出恶风、口渴、烦闷不安等全身症状，舌苔黄燥，脉滑数。取穴：上肢取肩井、曲池、合谷，肩背部取肺俞、膏肓俞、肾俞、大肠俞、小肠俞，下肢取环跳、阴陵泉、阳陵泉、鹤顶、昆仑，头部取百会、风池、风府、天柱穴。手法：一指禅推法、拿、揉、搓、按、摩、揉、摇，随病变部位灵活运用。操作：先用一指禅推法或按法在患部周围治疗，逐渐移到病变关节，手法宜轻快而柔和，患部周围配合轻快的拿法，再按揉患部周围腧穴，以有酸胀为度，然后搓、揉患处。最后对病变关节行缓慢的小幅度的摇法。

（3）痰浊瘀闭证：以疼痛如钝器所伤为特点，背部较为常见，多因痰瘀阻络所致。手法（以背部为例）先刚中有柔分推多次，后沉重有力分揉数分钟，再用掌根震颤，点两侧膀胱经俞穴，搓热以透入胸腔为度。本法具有化痰祛瘀、通络止痛之功。

3. 配合推拿治疗的介质处方

推拿治疗时常配合药物涂抹，通常称之为膏摩。药物可为单味，也可为复方。使用药物一方面可以提高疗效，另一方面也可防止皮肤擦伤。

（1）单味药

1）生姜汁：辛温，散寒、止呕。

2）葱白汁：辛温，发汗解表。

3）蒜汁：辛温，解毒、温中健脾。

4）白酒：甘苦辛，活血祛风、散寒除痹。

5）麻油：甘淡，健脾、润燥、通便。

6）滑石粉：甘淡寒，利尿通淋、清热解暑、收湿敛疮。

（2）复方

1）祛风消肿方：清凉油、薄荷脑、薄荷油、樟脑油、樟脑、桉油、丁香油、桂皮油。

2）活血止痛方：红花油、冬青油，薄荷脑，红花。

3）温经散寒方：冬青膏、冬青油、薄荷脑、麝香、凡士林。

4）外用药酒：归尾、桂枝各30g，乳香、没药、马钱子、川草乌各20g，血竭、广木香、生地各10g，冰片1g。行气活血、化瘀通络。

5）乌头摩风膏（《太平圣惠方》）：治风顽痹，腰脚不遂，四肢拘挛，并马坠疼痛不可忍及白斑诸疮，兼脚气等。乌头、附子、当归各二两，羌活、细辛、桂心、防风（去芦头）、白术、川椒、吴茱萸各550g，猪脂500g（腊月者若得驼脂尤好，去脂膜煎化，去渣放冷）。上药，并细切如大豆，以头醋微腌之，经一宿，煎猪脂，化去渣，内药缓火煎之，候附子黄色，即膏成，收瓷盒中，有患者，频取摩之。宜用衣裹，且避风冷。

6）涂摩膏（《圣济总录》）：治风湿痹，肌肉痹，四肢挛急、疼痛，日久不瘥，令机关纵缓，不能维持身体，手足不遂。牛膝（去苗）、芍药、川芎、川归、白术、白芷、蜀椒（去目并合）、厚朴（去粗皮）、雷丸、半夏（汤浸七遍去滑）、桔梗（炒）、细辛（去苗叶）、吴茱萸、桂（去粗皮）、附子（炮裂去皮脐）、木香、大腹皮、槟榔各1两，酥2两，驼脂3两，猪脂3斤。上二十味药，除后三味外，并细切，量药多少，以酒浸一宿，先炼猪脂成膏去渣，后尽入众药，以慢火从旦煎至晚。其膏成以棉裹滤去渣，再入铛中，投酥并驼脂，后稍搅匀，以瓷器盛，每不拘多少，以药摩之。摩经七日，即歇三两日再摩之。

7）传统推拿热敷方（《推拿学》）：红花、乳香、没药、宣木瓜各10g，桂枝、老紫草、伸筋草、千年健、路路通各15g，苏木、香樟木各50g。治扭伤、挫伤、风湿疼痛、关节酸痛。

第十节　拔罐疗法

拔罐法是以罐等为工具，利用燃烧、加热、抽吸等方法排除罐内空气以产生负压，使其吸附于腧穴或者应拔部位的体表，产生刺激，造成充血及瘀血，以达到调整机体功能，恢复生理状态，祛除疾病的一种常用外治法。

一、拔罐疗法种类及操作方法

1. 按排气方法分类

（1）火罐法：借助火源燃烧产生负压而使杯罐吸着于皮肤。

（2）水罐法：水罐法又分煮罐法和火拔法。煮罐法一般是用竹罐。选毛竹，直径3～6cm，截6～9cm长，一端留节为底，一端为罐，磨光口圈，在锅内加水煮沸。使用时将罐倒过来，用镊子夹出，甩去水液，趁热按拔在施治部位，即能吸住。此法留罐10～15分钟。火拔法即在陶罐或玻璃罐内装半罐温水，然后点燃纸片或酒精棉球，或用投火、闪火法迅速将罐扣在皮肤上。

（3）抽气法：操作时将特制的抽气罐扣在应拔部位上，用注射器抽去瓶内空气，产生负压，使小瓶吸在皮肤上。一般留罐10分钟。

2. 按拔罐形式分类

（1）闪罐法：闪罐法是将罐拔上后，立即起下，再于原处拔上，再起下，反复吸拔多次，至局部皮肤起红晕为止。多用于局部皮肤麻木不仁或功能减退的虚证病例。

（2）走罐法：多选用口径较大的玻璃罐，罐口必须平滑，并要在端口上或皮肤上涂一些润滑油。操作时，先将罐拔上，以手握住罐底，稍倾斜，慢慢向前推动。这样在皮肤左右上下来回旋走，直到皮肤潮红为止。

（3）单罐法：每次只拔一个罐。

（4）多罐法：一次拔数罐。

（5）留罐法：将已拔在皮肤上的罐留置原处一段时间，一般要10～15分钟。

3. 与其他方法配合运用

（1）药罐法：药罐法又分煮药罐和贮药罐两种。煮药罐，是将配制好的药物装入布袋，放入清水内煮沸，使药液达到一定浓度后，再将竹罐投入药汁内煎煮15分钟，即可使用。用时按水罐法操作，吸拔在选定的部位上。贮药罐，是在抽气罐内事先盛贮一定的药液（为罐容积的1/2～2/3），然后用抽气法吸拔在皮肤上。

（2）针罐法：针罐法是拔罐法与针刺配合的治疗方法，包括留针拔罐法、针药罐法、刺络拔罐法和煮针罐法几类。

1）留针拔罐法即在毫针留针期间，在针刺部位再拔火罐的方法。

2）针药罐法即在毫针留针期间，在针刺部位再拔药罐的方法。

3）刺络拔罐法又称放血拔罐法。操作前先用三棱针或粗毫针按病情需要和要求刺络放血，然后多以闪火法在放血部位拔罐，从而加强刺络法的疗效。

4）煮针罐法是将药罐与刺络拔罐配合应用的方法。由于此法所用药罐之配药处方不同于一般药罐，故单立一名。其配方为川椒、桂枝、防风、当归、杜仲、牛膝、麻黄、桑寄生、川芎、红花等各30g，并煮成适当浓度的药液，将竹罐投入此药液内，再煎煮15分钟。操作方法的前部分同刺络拔罐法，后部分同煮药罐法，留罐15分钟后起罐。每日一次或隔日一次，一般以5次为一疗程。

二、适应证及禁忌证

1.适应证

拔罐可于风、寒、湿痹及肿痛证，颈项、腰背及四肢疼痛、麻木、功能障碍等。广泛适用于除禁忌证以外的内、外、妇、儿、骨伤、皮肤及五官科疾病。

2.禁忌证

凡中度或重度心脏病、全身性水肿、有出血倾向（如血友病、紫癜、咯血等）、白血病、高热、全身剧烈抽搐或痉挛、高度神经质、活动性肺结核、妇女月经期、皮肤失弹性、极度衰弱、醉酒、过度疲劳、过饥、过饱、过渴、全身性皮肤病，应拔部位有静脉曲张、癌肿、皮肤高度过敏、皮肤破损，有疝气史、外伤骨折的局部，以及孕妇腰骶部、腹部及敏感穴位（如合谷、三阴交），均禁用拔罐法。

第十一节　热蜡疗法

　　热蜡疗法是用液态或半固态的黄蜡、石蜡或地蜡，涂布或热敷于局部以治疗疾病的一种方法，简称"蜡疗"，属于温热疗法的一种。蜡在加热熔化后，涂敷在局部，使皮肤微小血管扩张，促进血液和淋巴液的循环，增加汗腺的分泌，有利于血肿和水肿的消散。

一、热蜡疗法种类及操作方法

1. 黄蜡疗法

　　（1）炭蜡法：暴露患处，用白面和水揉成面泥，堆成直径为 1cm 左右的细条，放在患部四周，面圈内撒上黄蜡末或贴敷黄蜡饼约 1cm 厚，面圈外皮肤以物覆盖，以防灼伤健康皮肤，然后用铜勺盛炭火，置蜡上烘烤，使蜡熔化，随化随添蜡末，直到蜡与所围面饼高度平满为止。蜡冷后去掉，隔日 1 次。

　　（2）艾蜡法：操作方法基本同炭蜡法。只是在熔化黄蜡时，蜡末上铺洒艾绒，以点燃的艾绒使蜡熔化。

2. 石蜡疗法

　　根据疾病的性质和部位，令患者取适当的体位（坐位或卧位）。治疗前，局部要清洗擦净，毛发处涂以凡士林。然后按照规定的方法进行治疗。治疗结束后，除去石蜡。拭去汗液，穿好衣服休息 15 ~ 30 分钟。出汗过多的病人应补充盐水饮料和热茶。石蜡疗法的常用方法有以下几种：

　　（1）液蜡涂擦法：取 55 ~ 65℃ 的蜡液，用毛刷蘸取后，迅速在治疗部位均匀地涂擦几层薄蜡，冷却后凝成导热性低的保护层，然后将蜡液涂刷在保护层外，厚约0.5cm，外面用油布、床单、棉被依次包裹保温。每次30～60分钟，每日或隔日1次，20次为1个疗程。

（2）蜡布敷贴法：将消毒纱布垫板浸蘸热蜡液，冷却到病人所能耐受的程度，敷贴在治疗部位上，然后再用另一块较小的浸有60～65℃蜡液的纱布垫盖在第一块纱布垫的上面，用油布、床单、棉被依次裹好，保温。每日或隔日治疗1次，每次治疗时间30～60分钟，20次为1个疗程。

（3）蜡饼敷贴法：取一瓷盘，盘内铺一层胶布，将蜡液倒入，厚2～3cm，待稍冷却，温度至50℃左右，连同胶布一起取出敷在患处，也可将蜡液制成蜡饼敷在患处，最后用油布、床单、棉被依次包裹保温。治疗次数、时间同上。

（4）蜡液浸泡法：将石蜡加热熔化，放在器皿内，温度约为50℃，然后将病变部位浸泡在蜡液之中。每日1次，每次30～40分钟，20次为1个疗程。

3. 地蜡疗法

地蜡是从石油中制取的，其熔点为52～55℃，性质和作用与石蜡相似，使用方法也与石蜡相同。

二、适应证

1. 各种损伤及劳损

如挫伤、扭伤、肌肉劳损等。

2. 关节症状

如关节强直、挛缩，慢性非特异性关节炎及肩周炎、腱鞘炎、滑囊炎等。

下篇　医案篇

第五章 痹证的古今医案

许知可

许知可在歙川，有一贵家妇人，遍身走注疼痛，至夜则发，如虫啮其肌，作鬼邪治。许曰：此正历节症也，以麝香丸三服愈。此药专治白虎历节风，疼痛游走无定，状如虫行，昼静夜剧。

《续名医类案》

陈良甫

陈良甫治一妇人，先自两足踝骨痛不可忍，次日流上于膝，一二日流于髀骨，甚至流于肩，肩流于肘，肘流于后溪。或如锤锻，或如虫啮，痛不可忍，昼静夜剧，服诸药无效。陈诊之，六脉紧，曰：此真历节症也，非解散之药不能愈。但用小续命汤一剂而效。邓安人夏月亦病历节，痛不可忍，诸药不效，良甫诊之，人迎与心脉虚。此因中暑而得之，令先服酒蒸黄连丸，众医莫不笑。用此药一服即愈，自后与人良验。

《续名医类案》

张子和

张子和治一衲子，因阴雨卧湿地，一半手足皆不随，若遇阴雨甚，病转加。诸医皆作中风偏枯治之，用当归、白芍、乳香、没药之类，久反大便涩，风燥生，经岁不已。张以舟车丸下之三十余行，去青黄沫水五升，次以淡剂渗泄之，数日手足皆举。张曰：夫风湿寒之气合而成痹，水痹得寒而浮，蓄于皮腠之间，久而不去，内舍六腑。曰：用去水之药可也。水湿者，人身中之寒物也，寒去则血行，血行则气和，气和则愈矣。

边校白公，以隆暑时饮酒，觉极热，于凉水池中渍足，使其冷也，为湿所中，脐股沉痛。又因醉卧湿地，其痛转加，意欲以酒解痛，遂连朝而饮，反成赤痛，发间止，且六七年。往往断其寒湿脚气，以辛热治之，不效。或使服神芎丸，数服痛微减，他日复饮，疾作如前，睾囊痒湿肿硬，脐下似有物，难于行。张曰：予亦断为寒湿，但寒则阳火不行，故为痛，湿则经隧有滞，故肿。先以苦剂涌之，次以舟车丸百余粒，浚川散四五钱，微下一两行。张曰：如激剂尚不能攻，况于热药补之乎？异日，又用神祐丸百二十丸，通经散三四钱。又来日以神祐八十丸投之，续见一二行，又次日服益肾散四钱，舟车丸百余粒，约下七八行，已觉膝睾寒者暖，硬者软，重者轻也。肿者亦退，饮食加进。又以涌之，其病全瘳，疏风丸方与之。此不肯妄服辛热，故可治也。

张子和治梁宜人，年六十余，忽晓起梳发觉左指麻，斯须半臂麻，又一臂麻，斯须头一半麻，此及梳毕，从胁至足皆麻，大便二三日不通。医皆云风也，或药或针，皆不效。左手三部脉皆伏，比右手小三倍。此枯涩痹也，不可纯归于风，亦有火燥相兼。乃命一涌一泄一汗，其麻立已。后以辛凉之剂调之，润燥之剂濡之，惟小指次指尚麻。张曰：病根已去，此余烈也，方可针溪谷。溪谷者，骨空也。一日清和往针之，用《灵枢》中鸡足法，向上卧针三进三引讫，复卓针起，向下卧针送入指间，皆然，手热如火，其麻全去。刘河间作《原病式》，常以麻与涩同归燥门中，真知病机者也。

张子和治一税官，病风寒湿痹，腰脚沉重浮肿，夜则痛甚，两足恶寒，经五六月间，犹棉缠靴足。腰膝皮肤，少有跣露，则冷风袭之，流入经络，其痛转剧，走注上下，往来无定，其痛极处，便拥急而肿起，肉色不变，腠理间如虫行。每遇风冷，病必转增，饮食转减，肢体瘦乏，须人扶掖，犹能行立。所服者，乌、附、姜、桂，种种燥热，燔针着灸，莫知其数，前后三年不愈。一日命张脉之，其两手皆沉滑有力。先以导水丸、通经散各一服，是夜泻二十余行，痛减过半。渐服赤茯苓汤、川芎汤、防风汤。此三方在《宣明论》中，治痹方是也。日三服，煎七八钱，絷絷然汗出，又作玲珑灶法熏蒸。若热病反剧，诸汗法古方亦多有之，惟以吐发汗者，世罕知之。故尝曰：吐法兼汗，良以此夫。

常仲明病湿痹，五七年矣。张令上涌之后，可泻五七次，其药则舟车、浚川、通经、神祐、益肾，自春及秋，必十余次方能愈。公之疾不必针灸，与令嗣皆宜涌，但腊月非其时也。欲俟春时，恐余东迈。今姑屏病之大势，至春和时，人气在上，可再涌之以去其根。卒如所论而愈。

《张子和医案》

朱丹溪

朱丹溪治何县长，年四十余，形瘦性急，因作劳，背痛臂疼，骨节疼，足心发热。可与四物汤带热下大补丸、保和丸，共六十粒，食前服。

《续名医类案》

李东垣

一人露宿寒湿之地，腰痛不能转侧，胁搐急作痛月余。《腰痛论》云：皆足太阳、足少阴血络有凝血作痛。间有一二证属少阳胆经外络脉病，皆去血络之凝乃愈。经云冬三月禁针，只宜服药通其经络，破血络中败血。以汉防己、防风各三分，炒曲、独活各五分，川芎、柴胡、肉桂、当归、炙甘草、苍术各一钱，羌活一钱五分，桃仁五粒，酒煎，服愈。

一人，冬时忽有风气暴至，六脉弦甚，按之洪大有力。其证手挛急，大便秘涩，面赤热，此风寒始至于身也。四肢者，脾也，以风寒之邪伤之，则搐如挛痹，乃风淫末疾而寒在外也。《黄帝内经》曰：寒则筋挛。正谓此也。素饮酒肉，有实热乘于肠胃之间，故大便秘涩而面赤热。内则手足阳明受邪；外则足太阴脾经受风寒之邪。用桂枝二钱，甘草一钱，以却其寒邪而缓其急缩；黄檗二钱，苦寒滑以泻实润燥，急救肾水；升麻、葛根各一钱，以升阳气行手阳明之经，不令遏绝；桂枝辛热，入手阳明之经为引用润燥；复以甘草专补脾气，使不受风寒之邪，而退贼邪，专益肺经也；佐以人参补气，当归和血润燥，作一帖，水煎服。令暖房中摩搓其手遂安。

《李东垣医案》

汪石山

一妇，年逾五十，左脚膝挛痛，不能履地，夜甚于昼，小腹亦或作痛。诊其脉浮细缓弱，按之无力，尺脉尤甚，病属血衰。遂以四物汤加牛膝、红花、黄檗、乌药连进十余贴而安。

《汪石山医案》

薛立斋

薛立斋治一男子，先腿肿，后四肢皆痛，游走不定，至夜益甚，服除湿败毒之剂不应。诊其脉滑而涩，此湿痰浊血为患。以二陈汤加苍术、羌活、桃仁、红花、牛膝、首乌，治之而愈。凡湿痰湿热，或死血流注关节，非辛温之剂，开发腠理，流通隧道，使气行血和，焉能得愈？

一男子肢节肿痛，脉迟而数，此湿热之症。以荆防败毒散加麻黄，二剂痛减半。以槟榔败毒散，四剂肿亦消。更以四物汤加二术、牛膝、木瓜，数剂而愈。

一妇人两腿作痛，时亦走痛，气短自汗，诸药不应。诊之，尺脉弦缓，此寒湿流注肾经也，以附子六物汤治之而愈。但人谓附子有毒，多不肯服。若用童便炮制，何毒之有？况不常服，何足为虑？薛中气不足，以补中益气汤加附子，服之三年，何见其毒也？经云：有是病，用是药。

立斋治徐工部宜人，先两膝痛，后至遍身骨节皆痛，脉迟缓，投羌活胜湿汤及荆防败毒散加渗湿药不应，次以附子八物汤，一剂痛悉退，再服而愈。若脉洪数而痛者，宜服人参败毒散。

《续名医类案》

州守张天泽，左膝肿痛，胸膈痞满，饮食少思，时作呕，头眩痰壅，日晡殊倦。用葱熨法，及六君加炮姜，诸症顿退，饮食稍进。用补中益气加蔓荆子，头目清爽，肢体康健。间与大防风汤十余剂，补中益气三十余剂而消。

一妇人，发热口干，月经不调。半载后，肢体倦怠，二膝肿痛，作足三阴血虚火燥治之。用六味地黄丸，两月余，形体渐健，饮食渐进，膝肿渐消，半载而痊。

《薛立斋医案》

孙东宿

行人孙质庵，患痛风，手足节骱肿痛更甚，痛处热，饮食少。诊之，脉皆弦细而数，面青肌瘦，大小腿肉皆削。曰：此病得之禀气弱，下虚多内，以伤其阴也。在燕地又多寒。经云：气主煦之，血主濡之。今阴血虚，则筋失养，故营不荣于中；气为寒束，百骸拘挛，故卫不卫于外。荣卫不行，故肢节肿痛而热，病名周痹是也。治当养血舒筋，流湿润燥。俟痛止后，继以大补阴血之剂，实其下元可也。乃以五加皮、苍术、黄檗、苍耳子、当归、红花、苡仁、羌活、防风、秦艽、紫荆皮，二十剂而筋渐舒，肿渐消，痛减大半。更以生地、龟板、牛膝、当归、苍术、黄檗、晚蚕沙、苍耳子、秦艽、苡仁、海桐皮，三十剂而肿痛全减，行人大喜。孙曰：公下元虚惫非岁月不能充实，须痛戒酒色，则培补乃效。丸方以仙茅为君，人参、鹿角胶、虎胫骨、枸杞、牛膝为臣，熟地、茯苓、黄檗、苍耳子、晚蚕沙为佐，桂心、秦艽、泽泻为使，蜜丸。服百日，腿肉长完，精神复旧。

文学闵蜃楼令室，躯肥性躁。患痛风，痛处略肿，呻吟喊叫，手足不能举动。医用归芍、地黄、人参、牛膝之类，其痛愈加，已逾七月。东宿曰：此乃湿痰凝滞经络作痛，须以燥湿流动之剂，疏决一番。但初服不效，须十贴见功耳。因用二陈加乌药叶、苍术、僵蚕、海桐皮、南星，至六七贴，痛如故。乃以芫花（醋炒过）三分，海金砂一分，为末，白汤送下。至晚，泻一次，下稠痰半盆，足痛减大半，稍能动止。更后，腹中大痛而厥，冷汗淋漓，面青息断，举家以为死矣。执而诊之，手冷如冰，但六脉俱在，惟沉伏耳，知其为痛极使然。用生姜汤灌之而苏。语侍女曰：适来腹中痛甚，耳后火光溅出，肛门如焚，大响一声，不知泻下何物？众看之，乃血鳅一条，长六寸，阔半寸余，鳞目俱在，盆中尚能游动，众皆悚骇。此证本由痰作，治者特为行痰，初不知其有虫如是。第药中有芫花，乃杀虫物，故偶中耳。次日手足皆能动，仍以二陈汤加苡仁、红花、五加皮，四贴脱然。

《孙东宿医案》

缪仲淳

缪仲淳治高存之长郎，两年腹痛，服参、地、归、芍、陈皮、白术等药而愈。愈后又患臂痛，每发一处，辄于手臂指屈伸之间，肿痛不可忍，三四日方愈。痛时在手即不能动，曰：
此即前病之余，虚火移走为害也。立丸方，凡四五更，定服至
此方全愈。生地一斤，丹皮蒸六两，萸肉八两，茯苓人乳拌蒸
六两，山药八两，泽泻六两，天冬六两，麦冬八两，五味八两，
牛膝酒蒸八两，黄柏蜜炒八两，枸杞八两，砂仁二两，甘菊花
八两，何首乌一斤，虎前胫骨二对酥炙，蒺藜炒去刺十两，菟
丝三两，蜜丸，每服五钱，空心白汤下。

　　一妇人臂痛肢挛，不能伸屈，遇寒则剧，脉紧细，正陈良
甫所谓肝气虚，为风寒所中，流于血脉经络，搏于筋，筋不荣
则干急而为痛。先以舒筋汤，更以四物汤加丹皮、泽兰、白术，
治之而痊。亦有臂痛不能举，或转左右作痛，由中脘伏痰，脾
气滞而不行，宜茯苓丸，或控涎丹治之。

　　胡县丞遍身走痛，两月后左脚面结肿，未几腿股又患一块，
脉轻诊则浮，重诊迟缓，此血气不足，腠理不密，寒邪袭虚而
然。以加减小续命汤四剂，及独活寄生汤数剂，疼痛顿去。更
以托里药，倍加参、芪、归、术，百帖而愈。

《续名医类案》

李士材

　　李士材治陆文学，两足麻木。自服活血之剂不效，改服
攻痰之剂又不效。半载后，手亦麻，左胁下有尺许不知痛痒。
曰：此经所谓着痹也。六脉大而无力，气血皆损。用神效黄芪
汤加茯苓、白术、当归、地黄，十剂后有小效。更用十全大补，
五十余剂始安。

　　一人遍体疼痛，尻体皆肿，足膝挛急。李曰：此寒伤荣血，
脉筋为之引急，《黄帝内经》所谓痛痹也。用乌药顺气散，七剂
而减。更加白术、桂枝，一月而愈。

《李士材医案》

虞天民

虞天民治一男子，四十岁，因感风湿，得白虎历节风症，遍身抽掣疼痛，足不能履地者三年，百方不效，身体羸瘦骨立，自分于死。一日梦人与木通汤服愈，遂以四物汤加木通服，不效。后以木通二两锉细，长流水煎汁顿服，服复一时许，遍身痒甚，上体发红丹如小豆大粒，举家惊惶，随手没去，出汗至腰而止，上体不痛矣。次日又如前煎服，下体又发红丹，方出汗至足底，汗干后，通身舒畅而无痛矣。一月后，人壮气复，步履如初。后以此法治数人皆验。

《续名医类案》

施沛然

施沛然治许户部赞勿患痛痹，不能步履者浃旬矣，遍治无效。诊之曰：病得之暮不收拒，数见风露，立而使内，扰其筋骨。许曰：然，然未有语其因者。畴昔之夏，祝融肆虐，竹筐几床，如焚如炙，移榻露处，凉飚拂拂，越女挥扇，齐姬荐席，行女坐卧，匪朝伊夕，岂以斯故，乃撄厥疾。曰：无难也，当为起之。乃饮以丹参虎骨酒、萆薢蠲痹汤，不一月而病若失，步履如常矣。

《云起堂诊籍》

陆养愚

陆养愚治孙监司，体肥畏热，平时澡浴，每以扇代拭，后因丧子悲哀，不思粥饭，惟恣饮自解，忽脊背似胀，渐及肘膝酸疼。医谓脉气涩弱，骨节酸疼，乃血虚火郁也，用四物汤加丹皮、山栀、香附等，十剂不效。改用牛膝、首乌、枸杞辈，又十剂亦不效。再用鹿胶、虎骨、河车，病如故，举止甚艰，时时令人热手附摩，初则轻按如刺，良久虽重亦不痛矣。脉极浮，极滑，中按即和。诊毕，以溢饮症对。问出何书？曰：仲景《要略》云，饮水流行，归于四肢，当汗出而不汗出，名曰溢饮。今闻澡浴不拭，是外之水湿，侵入皮肤矣。又悲忧饮酒，《黄帝内经》谓悲哀伤肺，肺伤则分布之令失，且又过饮，则内之水湿能不溢于经络乎？其特甚于阳分部位者，外湿不拭，阴处热而易干，阳处冷而难干。又酒性属阳，故其湿亦并溢于阳分也。治法：溢饮者，当发其汗。时天气颇寒，令构一密室，四围生火，以热汤置浴桶中，乘腹饱时浴之良久。投药一剂，用防风五钱，苍术三钱，麻黄、苏叶、羌活、独活、威灵仙、甘草各一钱，煎一二沸，热服一满碗。频添热汤，浴至汗透方止，逾时便觉身体宽畅，夜间甚安。间三日又为之，如是五次，遍体轻快，病全去矣。因浴得病，即以浴治之，所谓求其属以衰之也。由此类推，可以应无穷之变矣。

《名家医案》

卢不远

卢不远治张二如病，脊膂痛，艰于起拜，形伛偻，楚甚。脉之以为精虚，须龟鹿四仙膏一大剂，服三月方可愈。彼不信，越三年，再求治，用四仙膏一料，佐以透冰丹二十粒，全愈。或问故，曰：此房后风入髓中也，骨气不精，故屈伸不利，用透冰以祛肾风，用四仙以填骨髓，病去精满，百体从合矣。顾渠三年之中，未尝不服补精血祛风邪之药。不知药不可笼统而用，须精专，必使之填髓入骨中，透风自骨出，斯为合法耳。

《古今医案按》

程从周

汪仰塘之令堂孀居久矣，年五十四岁。去年冬月起，患两足冷麻，或时作痛，初则犹可以策流慭。延至今年四月间，足虽不痛，而麻冷过膝，绝难履地，终日靠坐，稍不稳则倒仆难支，诸药不效。五月初旬，邀余诊视，两手上二部脉沉缓不及四至，两尺绝无，予曰："此痹证也，乃风寒湿三气乘虚而入，不能随时驱散，留滞于内，久而为痹，理宜大补气血，祛湿疏风以治其内。再用川椒、姜、葱煎汤温洗其外，内外两攻，药力方透，久当自愈。"或曰："其说固是，但《脉经》云：人之有尺，譬如树之有根。今两尺无脉，根本绝矣。若之何犹可治耶？"余曰：经云：诊法须分三部九候，上三部法天，中三部法人，下三部法地。又曰：脉者气血之神，血旺则脉旺，血虚则脉虚。譬之平人久坐足麻，良由血气阻滞，不能运动而然。今既两足麻冷，日久亦由血气不运至此，血气既不能运至下焦，理宜两尺脉亦隐伏不现，正合下部麻冷之证，非本脉断绝于内。服药之后，气血流通，脉当渐出。于是乃用参、芪、归、术为君，川芎、苍术、牛膝、薏苡为臣，防己、木瓜、防风为佐，附子、独活为使，煎服五帖，左尺脉应。再服五帖，右尺亦隐隐而出。如此出入加减煎服，两月余而愈。

《程茂先医案》

喻嘉言

喻嘉言治张令施弟伤寒坏症，两腰偻废，彻夜痛叫，百治不效。脉亦平顺无患，其痛则比前大减。曰：病非死症，但恐成废人矣。此症之可转移处，全在痛如刀刺，尚有邪正互争之象。若全不痛，则邪正混为一家，相安于无事矣。今痛觉大减，实有可虑。病者曰：此身既废，命安从活？不如速死。欲为救全，而无治法。谛思良久，谓热邪入两腰，血脉久闭，不能复出，止有攻散一法。而邪入既久，正气全虚，攻之必不应。乃以桃仁承气汤，多加肉桂、附子，二大剂与服，服后既能强起，再仿前意为丸，服至旬余全安。此非昔人之已试，一时之权宜也，然有自来矣。仲景于结胸症有附子泻心汤一法，原是附子与大黄同用。但在上之症气多，故以此法泻心。然在下之症多血，独不可仿其意，而合桃仁、肉桂，以散腰间血结乎！后江古生乃弟伤寒，两腰偻废痛楚，不劳思索，径用此法，二剂而愈。

《续名医类案》

刘云密

刘云密治一女子，年三十外，病冬月怯寒，并头痛背重坠而痛，下引腰腿及腿肚痛甚，右臂痛不能举。医以五积散为主，加羌活、乌药，以散凝寒而行滞，似亦近之。然但除怯寒与腰痛，而头、腿肚及右臂之痛，只小愈耳，至背之重坠而痛，毫未减。盖止知散寒，而不知达阳，止知行胃、肾之气，而不知达胸中之阳也。夫阳气受于胸中，而背固胸之府也。因简方书，有以姜黄为君，而用羌活、白术、甘草四分之一，乃加入附子三分，服头饮，则诸痛去其三。再如前剂，用其三分之一，与前渣同煎，服竟而诸症霍然。此以姜黄达上焦之阳，为其能不混于治血，且不等于治气之味也。

《续名医类案》

徐洄溪

乌程王姓患周痹证，遍身疼痛，四肢瘫痪，日夕叫号，饮食大减，自问必死，欲就余一决。家人垂泪送至舟中。余视之曰：此历节也。病在筋节，非煎丸所能愈，须用外治。乃遵古法，敷之、拓之、蒸之、薰之，旬日而疼痛稍减，手足可动，乃遣归，月余而病愈。大凡营卫脏腑之病，服药可至病所，经络筋节，俱属有形，煎丸之力，如太轻则不能攻邪，太重则恐伤其正。必用气厚力重之药，敷、拓、薰、蒸之法，深入病所，提邪外出，古之所以独重针灸之法。医者不知，先服风药不验，即用温补，使邪气久留，即不死亦为废人，在在皆然，岂不冤哉。

《洄溪医案》

王孟英

某，劳力人，阴分素亏，骤感风湿，两膝刺痛酸软，不能稍立。孟英以六味地黄汤加独活、豆卷，一剂知，二剂已。

徐月岩室，患周身麻木，四肢瘫痪，口苦而渴，痰冷如冰，气逆欲呕，汛愆腹胀。频饮极热姜汤，似乎畅适。深秋延至季冬，服药不愈。孟英诊脉：沉弦而数。因问曰：溺热如火乎？间有发厥乎？病者唯唯。遂以雪羹、旋（覆）、赭（石）、栀（子）、楝（实）、（竹）茹、（石）斛、知母、花粉、桑枝、羚羊（角）、橄榄、蛤壳为方，送下当归龙荟丸，服之递减，二十剂，即能起榻。乃去羚（羊角）、赭（石），加洋参、生地、苁蓉、藕（汁），投之渐愈。

某媪，年六十余，患腰腿窜痛，闻响声，即两腿筋掣不可耐，且必二三十次。卧榻数载，诸药罔效。孟英察脉沉弦，苔腻便秘。亦因广服温补而致病日剧也。与雪羹、羚（羊角）、楝（实）、胆星、橘络、竹沥、丝瓜络，吞礞石滚痰丸及当归龙荟丸，四剂，大泻数十次，臭韧异常，筋掣即已。乃去二丸，加（山）栀、（黄）连、羊藿，服六剂。即健饭而可扶掖以行矣。

高某，患两膝筋络酸痛，略不红肿，卧则痛不可当，彻夜危坐。孟英切脉，虚细，苔色黄腻，咽燥溺赤。与知（母）、（石）斛、栀（子）、楝（实）、牛膝、豆卷、桑枝、竹沥为方，送虎潜丸，旬日而瘳。

谢谱香，素体阴虚，忽患环跳穴痛，始而下及左腿，继而移于右腿，甚至两足转筋，上冲于腹间，或痛自乳起，下注于髀，日夜呼号，肢冷自汗，略难反侧。医见其血不华色，辄投补剂。迨仲春孟英自江西归，诊脉弦软微滑，畏热知饥，溲赤便坚，舌红不渴。乃阴虚而痰气滞于厥阴也。以苁蓉、鼠矢、竹茹、丝瓜络、橘核、茴香汤炒当归、吴萸汤炒黄连、川椒汤炒乌梅、延胡汤炒楝实、海蛇、凫茈为剂，一服即减，数啜而安，继与虎潜加秦艽而起。

《王氏医案》

余听鸿

常熟大市桥王姓，年二十五六，面色青黄，足肿如柱，胀至腰，腰重不能举，足软不能行，其父背负而至。余问曰：此症起于何时？答曰：已一年有余，服药近二百剂，鲜效。余诊其脉，涩滞不利，下体肿胀，身弱不能行，腰重不能举。余曰：此症虽未见过，揣其情，即黄帝所谓缓风湿痹也。《金匮》云：着痹，湿着而不去，腰中如带五千钱。《千金》云脚弱病，总名谓之脚气，甚则上冲心腹，亦能致命。此症服补剂，往往气塞而闭者甚多，服表药而死者，未之有也，断不可因久病而补之。余进以活命槟榔饮方：橘叶四钱，杉木片一两，陈酒三两，童便二两，水二碗，煎至一碗，调入槟榔末二钱。服后，将被温覆而卧，遍身汗出如洗，肿退一半。再服一剂，汗后肿即全退，足渐能步履。复诊，更本事杉木散方加味，杉木片五钱，大腹皮二钱，槟榔二钱，橘皮、橘叶各二钱，防己二钱，附子四分，酒二两，童便二两，服三剂，病痊。其父曰：药价极廉，不及百文，四剂即能愈此一年余之重症，神乎技矣。余曰：药贵中病，不论贵贱，在善用之而已。

《余听鸿医案》

叶天士

张　食进脘中难下，大便气塞不爽，肠中收痛，此为肠痹（肺气不开降）。

大杏仁，枇杷叶，川郁金，土瓜蒌皮，山栀，香豉。

夏（二十）　食下胀，旬日得一更衣，肠胃皆腑，以通为用，丹溪每治肠痹，必开肺气，谓表里相应治法。

杏仁,紫菀,冬葵子,桑叶,土栝蒌皮。

又 肠痹开肺不效,用更衣丸三钱。

又 舌白,不渴不饥,大便经旬不解,皮肤麻痒,腹中鸣动,皆风湿化热,阻遏气分,诸经脉络皆闭,昔丹溪谓肠痹,宜开肺气以宣通,以气通则湿热自走,仿此论治。

杏仁,栝蒌皮,郁金,枳壳汁,山栀,香豉,紫菀。

沈(二五) 湿结在气,二阳之痹,丹溪每治在肺,肺气化,则便自通。

紫菀,杏仁,枇杷叶,土栝蒌皮,郁金,山栀皮,枳壳汁,桔梗汁。

蒋(三一) 肺痹、鼻渊、胸满、目痛、便阻,用辛润自上宣下法。

紫菀,杏仁,瓜蒌皮,山栀,香豉,白蔻仁。

董高年疟后,内伤食物,腑气阻痹,浊攻腹痛,二便至今不通,诊脉右部弦搏,渴思冷饮,昔丹溪大小肠气闭于下,每每开提肺窍,《内经》谓肺主一身气化,天气降,斯云雾清,而诸窍皆为通利,若必以消食辛温,恐胃口再伤,滋扰忧症,圣人以真气不可破泄,老年当遵守。

紫菀,杏仁,栝蒌皮,郁金,山栀,香豉。

又舌赤咽干,阳明津衰,但痰多不饥不食,小溲不爽,大便尚秘,仿古人以九窍不利,咸推胃中不和论治。

炒半夏,竹茹,枳实,花粉,橘红,姜汁。

叶(女) 二便不通,此阳痹,当治在肺。

紫菀,杏仁,瓜蒌皮,郁金,黑山栀,桔梗。

又 威喜丸。

某 瘅疟肺病,未经清理,致热邪透入营中,遂有瘀血暴下,今诊舌白不渴,不能纳食,大便九日不通,乃气痹为结,宗丹溪上窍闭，则下窍不出矣。

杏仁，枇杷叶，瓜蒌皮，川郁金，香豉，苡仁。

又 用手太阴药，即思纳谷，阳明气痹无疑。

紫菀，杏仁，枇杷叶，瓜蒌皮，郁金，黑山栀。

肠痹本与便闭同类，今另分一门者，欲人知腑病治脏，下病治上之法也，盖肠痹之便闭，较之燥屎坚结欲便不通者稍缓，故先生但开降上焦肺气，上窍开泄，下窍自通矣，若燥屎坚闭，则有三承气、润肠丸、通幽汤及温脾汤之类主之，然余谓便闭之症，伤寒门中当急下之条无几。余皆感六淫之邪，病后而成者为多。斯时胃气未复，元气已虚，若遽用下药，于理难进，莫若外治之法为稳。用蜜煎导法，设不通爽，虚者间二三日再导，余见有渐导渐去燥粪五六枚，或七八枚，直至二旬以外第七次，导去六十余枚而愈者。

此所谓下不嫌迟也，学者不可忽诸。（华玉堂）

叶天士治吴某，脉弦小数，形体日瘦，口舌糜碎，肩背掣痛，肢节麻木，肤膝瘙痒，目眩晕耳鸣，已有数年。此操持积劳，阳升内动，旅动烁筋损液，古谓壮火食气，皆阳气之化。先拟清血分中热，继当养血息其内风，安静勿劳，不致痿厥。生地、元参、天冬、丹参、犀角、羚羊角、连翘、竹叶心。丸方：何首乌、生白芍、黑芝麻、冬桑叶、天冬、女贞子、茯神、青盐。

《临证指南医案》

马元仪

马元仪治陈氏妇，患痛痹，手足瘛疭，周身尽痛，不能转侧，口干躁烦。脉之弦数兼涩，此阳明津液不足，则生热，热极则生风。手足瘛疭者，风淫末疾也；口干烦躁者，火邪内炽也。惟专滋阳明，不治风而风自息，不治痛而痛自除矣。用生首乌一两，生地五钱，黄连、黄芩、秦艽、半夏曲、枳壳、桔梗各一钱，四剂症减六七，又数剂而痊。

张氏子周身掣痛，头不可转，手不能握，足不能运，如是者半月矣。诊之，两脉浮虚。浮虽风象，而内痛者，脉亦浮而无力。以脉参症，当是劳倦伤中，阳明不治之候也。阳明者，五脏六腑之海，束筋骨而利机关，不治则气血不荣，十二经脉无所禀受而不用矣。卫中空虚，荣行不利，故相搏而痛也。法当大补阳明气血，不与风寒湿成痹者同。用人参二钱，黄芪、当归各三钱，炙甘草、桂枝、红花各五分，秦艽一钱。两剂脉和而能转侧，去桂枝、加白术、肉桂、杞子、熟地等，调理半月而安。夫病有虚实不同，治法因之而异。风寒湿所致者，气滞于内而为痹、邪踞于表而为痛，病之实者也。阳明中虚所致者，血不养筋而为痛，气虚于内而不运，病之虚者也。其实者急在邪气，去之不速，留则生变也；其虚者急在正气，补之不早，愈久愈剧也。凡病皆然，不独此也。书之以为见病治病者鉴。

袁某患痛痹，身及手足掣痛，彻夜不得安卧，发热口燥，胸满中痛，两脉弦，右关独大，此胃热壅闭，为阳明内实症也。阳明之气，不能充灌周身，十二经脉不得流利，故肢体不能自如。（按：此与上条一虚一实，恰是对面。此类观之，最足启发心思增识力）以调胃承气加黄连、秦艽，一剂大便得通，再剂症减六七。改用清胃和中之剂，调理而愈。

吴汉章痛风发热，神昏妄言见鬼，手足瘛疭，大便不行。此胃津伤而肝木生火，内炽则便闭神昏，外攻则发热身痛也。法当滋其内，则火自息，风自除，痛自止矣。用生首乌、萎仁、黄连、知母、枳壳、桔梗、桂枝、秦艽，一剂渐减。但心神不安，如在舟车云雾中，不能自主，改用人参、炙草、生地、麦冬、远志、枣仁、茯神、贝母、橘红、羚羊角，三剂，再与归脾汤，调理数日而安。

杜汉飞患周身流走作肿，手不能握，足不能履，已三月。脉之浮大而数，发热口干。此阴虚生内热，热胜则生风，风性善行，伤于筋脉，则纵缓不收，逆于肉理，则攻肿为楚也。用生地五钱，酒炒芩、连各一钱，红花五分，盖苦以胜热，辛以散风也。二剂得酣睡，数剂而诸苦若失。

《续名医类案》

薛生白

人身之脉，胸走手，腹走足，八十丈周于一身。未有沉寒伤筋之损，而不及于下者，先后异时，为患则一。非鲍姑之艾，文伯之针，不能愈。内服八味汤可也。

下体痿痹，先有遗泄湿疡，频进渗利，阴阳更伤，虽有参、芪、术养脾肺以益气，未能救下。即如畏冷阳微，饭后吐食，乃胃阳顿衰，应乎卫外失职。但下焦之病，都属精血受伤。两投温通柔剂，以肾恶燥，久病宜通任督，通摄兼施，亦与古贤四筋健步诸法互参。至于胃药，必须另用。夫胃府主乎气，气得下行为顺，东垣有升阳益胃之条，似乎相悖，然芩、连非苦降之气乎？凡吐后一二日，停止下焦血分药，即用扶阳利胃二日，俾中下两固，经旨谓：阳明之脉，束筋骨以流利机关。本病即有合矣。

鹿茸，归身，柏子霜，茯苓，苁蓉，巴戟，川石斛，牛膝，枸杞子。吐后间服大半夏汤加干姜、姜汁。

复诊：长夏湿热，经脉流行气钝，兼以下元络脉已虚，痿弱不耐步趋，常似酸楚，大便或结或溏，都属肝肾为病。然益下必佐宣通脉络，乃正治之法。恐夏季后，湿热还扰，预为防理。

归身，熟地，桑葚子，巴戟，远志，茴香，酒蒸金毛狗脊，水熬膏。

三诊：痿痹在下，肝肾居多，但素饮必有湿热，热瘀湿滞，气血不行，筋缩肌肉不仁，体质重著不移，无非湿邪之深沉也。若论阳虚，不该大发疮痍，但病久未可速攻，莫计效迟，方可愈也。

细生地，归身，黄柏，萆薢，苁蓉，川斛，牛膝，蒺藜。

《薛生白医案》

尤在泾

脉虚而数，两膝先软后肿，不能屈伸。此湿热乘阴气之虚而下注，久则成鹤膝风矣。

生地，牛膝，茯苓，木瓜，丹皮，薏仁，山药，萸肉，泽泻，萆薢。

胸背为阳之分，痹着不通，当通其阳。盖阳不外行而郁于中，则内反热而外反寒。通阳必以辛温，而辛温又碍于藏气，拟辛润通肺以代之。

紫菀三两，煎汤服。

《尤在泾医案》

吴鞠通

辛卯十月十八日，薛，二十二岁。外痹寒湿太重，内痰饮，不食不寐，咳嗽口渴，大小便赤，脉数。先开肺痹。

生石膏一两，先煎代水，桂枝四钱，姜半夏三钱，飞滑石六钱，先煎，生薏仁三钱，杏仁泥五钱，小枳实三钱，茯苓皮五钱，防己五钱，橘皮三钱。煮四杯，日三夜一，分四次服。

二十日：外痹痛而内痰饮，内外俱痹。

生石膏二两，先煎代水，桂枝三钱，海桐皮三钱，飞滑石六钱，杏仁五钱，片姜黄三钱，茯苓皮五钱，穿山甲三钱，炒，姜半夏五钱，地龙三钱，生薏仁三钱，白通草一钱，橘皮三钱，煮四杯，分四次服。二帖。

廿二日：痹痛腕重，用药以由经达络为要。

生石膏二两，桂枝尖三钱，防己五钱，飞滑石六钱，穿山甲三钱，炒，杏仁泥五钱，片姜黄三钱，地龙三钱，茯苓皮五钱，嫩桑枝三钱，姜半夏三钱，乳香二钱，橘皮二钱，煮四杯，分四次服。二帖。

廿四日：痹证先腿重而后腕重，昨与通经活络，兹上下皆轻，痛减能动，脉亦渐小。脉小则病退也，但加饮咳。

生石膏八钱，飞滑石四钱，防己五钱，苏子霜三钱，杏仁泥五钱，姜半夏六钱，穿山甲三钱，炒，地龙三钱，晚蚕沙三钱，云苓皮五钱，桂枝尖三钱，桑枝尖二钱，橘皮三钱，煮四杯，分四次服。二帖。

廿六日：右寸犹大，腿痛未除。

生石膏一两，飞滑石六钱，杏仁六钱，海桐皮三钱，云苓皮三钱，片姜黄三钱，穿山甲三钱，炒，防己六钱，晚蚕沙三钱，姜半夏三钱，桂枝尖三钱，白通草一钱，地龙三钱，煮四杯，分四次服。二帖。

廿八日：右寸已小，故右肢痛减；左脉弦，故左肢仍痛。

杏仁泥五钱，云苓皮五钱，独活一钱五分，防己六钱，乳香三钱，穿山甲三钱，炒，桂枝尖五钱，没药三钱，地龙三钱，归须三钱，片姜黄三钱，海桐皮三钱，煮四杯，分四次服。二帖。

壬辰七月廿七日，毓氏，二十六岁。风寒湿三气合而为痹，脉弦，又感燥金凉气，腹痛，峻温犹恐不及，尚可吃生冷猪肉介属等阴物乎？

熟附子三钱，桂枝五钱，吴茱萸二钱，茯苓块六钱连皮，生薏仁五钱，杏仁三钱，高良姜二钱，片姜黄二钱，川椒炭二钱，橘皮三钱，煮四杯，分四次服。二帖。

廿九日：表里俱痹，肢痛板痛。前用峻温，现在板痛少减，仍游走作痛，兼有痰饮不寐，先与和里。

姜半夏八钱，桂枝五钱，吴茱萸三钱，小枳实三钱，茯苓块六钱连皮，防己三钱，高良姜二钱，川椒炭三钱，橘皮三钱，煮三杯，分三次服。二帖。

八月初二日：诸证已愈八九，惟痹痛尚有斯须，自觉胸中气阻，饱食反不阻矣，宗气之虚可知。议通补中焦。

茯苓块六钱，桂枝四钱，姜半夏三钱，焦於术三钱，高丽参二钱，杏仁三钱，片姜黄二钱，炙甘草二钱，橘皮三钱，煮三杯，分三次服。四帖。

五月初十日，昆氏，二十六岁。风湿相搏，一身尽痛。既以误汗伤表，又以误下伤里，渴思凉饮，面赤舌绛，得饮反停，胁胀胸痛，皆不知病因而妄治之累也。议木防己汤两开表里之痹。

生石膏一两，桂枝六钱，木防己四钱，杏仁四钱，生香附三钱，炙甘草三钱，苍术五钱，煮三杯，渣再煮一杯，分四次服。

十二日：胁胀止而胸痛未愈，于前方内加薤白、广皮以通补胸上之阳。

薤白三钱，广皮三钱。

十四日：痹证愈后，胃不和，土恶湿也。

姜半夏一两，秫米二合，生姜三片，茯苓块五钱。

水五碗，煮取二碗，渣再煮一碗，分三次服。

十六日：痹后清阳不伸，右胁瘕痛。

半夏六钱，薤白三钱，吴萸一钱，桂枝二钱，乌药二钱，青皮一钱五分，广皮二钱，郁金二钱，煮取二杯，渣再煮一杯，分三次服。

《吴鞠通医案》

曹仁伯

膝骨日大，上下渐形细小，是鹤膝风证，乃风寒湿三气合而为病，痹之最重者也。三气既痹，又夹肺金之痰以痹肘。所谓肺有邪，其气留于两肘，肘之痹，偏于左，属血属阴。阴血久亏，无怪乎腰脊突出，接踵而来。至于咳嗽、流清涕、小水色黄、肌肉暗削、行步无力、脉形细小、左关独见弦数，是日久正虚，风寒湿三气，渐见化热之象。拟用痹门羚羊角散加减。

羚羊角，归身，白芍，杏仁，羌活，知母，桂枝，薏米，秦艽，茯苓，竹沥，桑枝，制蚕。

《曹仁伯医案》

王旭高

范。惊动肝胆，风阳与胃中之痰浊交互入络。营卫运行之气，上下升降之机，阻窒碍滞。周身皮肤、肌肉、关节麻木不仁，胸脘不畅，饮食无味，口多涎沫，头昏心悸。风阳抑郁不伸，痰浊弥漫不化。苔白而裂，大便干燥。胃虽有湿，而肠液已枯矣。拟清火息风，化痰渗湿，参以养血滋液。

羚羊，苁蓉干，天麻，决明，半夏，麻仁，制南星，泽泻，橘红，茯神，当归，嫩钩，姜汁，竹沥。

渊按：饮食不化精微而化痰浊，致胃湿肠燥，由气秘不行，中焦升降失其常度耳。

《王旭高临证医案》

赵海仙

天气下降则清明，地气下降则晦塞。上焦不行，下脘不通，胸膺痹痛。法当先治肺经。肺主一身之气，气化则胃开进食矣。

瓜蒌，郁金，杏仁，苏梗，橘红，川贝，薤白，半夏，茯苓，佛手，枇杷叶。

《赵海仙医案》

马培之

某。手足肿痛，痛处觉热，饮食减少，面青肌瘦，脉弦细数。此血虚受寒，营不营于中，卫不卫于外，营卫不行，肢节肿痛，病名周痹是也，治当养血舒筋，疏风化湿，俾筋络通畅，则肿消热退而痛止矣，痛止后当大补阴血，实其下元。

五加皮，苍术，当归，防风，黄柏，羌活，紫荆皮，红花，米仁，苍耳子。

二诊：肿痛已减，肝肾阴血未充，湿热未清。

生地，龟板，牛膝，苍术，黄柏，蚕沙，米仁，当归，秦艽，苍耳子，海桐皮。

调理丸方：人参，熟地，枸杞，鹿角胶，黄柏，桂心，泽泻，苍耳，虎骨，怀牛膝，仙茅，蚕沙，茯苓，秦艽，蜜丸。

《马培之医案》

陈莲舫

顾。四肢酸肿，两足尤甚，治以疏和。

香独活，五加皮，威灵仙，木防己，全当归，广皮，川桂枝，炙虎胫，天仙藤，粉萆薢，川杜仲，臭梧桐。

潘。血枯气痹，四肢发麻，势成风象，治以和解。

香独活，威灵仙，全当归，粉萆薢，桑寄生，焦米仁，厚杜仲，木防己，宣木瓜，大力子，侧柏叶，生甘草，五加皮，丝瓜络。

林。历节风，骱骺酸楚渐和，脉息弦细。再以温养。

西羌活，五加皮，左秦艽，川续断，桑寄生，全当归，丝瓜络，香独活，威灵仙，宣木瓜，川杜仲，大力子，元生地。

陆。历节风，浑身骱痛。治以温养。

香独活，威灵仙，宣木瓜，川杜仲，元生地，广陈皮，川桂枝，五加皮，炙虎胫，桑寄生，全当归，臭梧梗。

雷。历节风，急宜除根。

西羌活，五加皮，天仙藤，粉萆薢，川杜仲，香独活，威灵仙，海风藤，大力子，宣木瓜，广陈皮，丝瓜络。

《莲舫秘旨》

张乃修

席左，每至寅卯之交，辄腹中胀满，蔓及腰脊，髀关亦觉重着作痛。脉沉而滑，苔白腻浊。此肝气夹痰内阻。用太无神术散法。

苍术，陈皮，藿香，香附，赤苓，白苓，川朴，甘草，菖蒲，薏仁，炒枳壳。

二诊：胀满大退，然髀关仍然作痛。湿滞渐开，络痹未宣。再宣络而理湿邪。

萆薢，茯苓，独活，防己，菖蒲，薏仁，秦艽，桂枝，藿香，桑寄生，平胃丸。

三诊：胀满已舒，髀关作痛亦减，然身重力乏气短。病渐退，气渐虚，调理之品，恐助邪势，且缓补救。

桂枝，汉防己，生薏仁，郁金，橘皮络，川萆薢，秦艽，白茯苓，杜仲。

四诊：髀关尾脊作痛稍减，其痛尾脊为甚，还是湿痰所阻。

苍术，制半夏，陈皮，薏仁，泽泻，黄柏，川桂枝，茯苓，猪苓，萆薢。

五诊：尾脊作痛，而腰脊髀关经脉牵制，步履不便。脉象沉郁，重按滞滑。湿痰留络，恐成痹证。

制半夏二钱，左秦艽一钱五分，建泽泻一钱五分，生薏仁四钱，川草薢二钱，白茯苓三钱，橘皮一钱，橘络一钱，丝瓜络一钱，酒炒。指迷茯苓丸三钱，先服。

六诊：腰脊髀关牵掣已舒，腹中又复胀满。络气已宣，而气湿究未得出。再理湿化痰，开郁行滞。

制半夏，茯苓，生薏仁，橘皮，橘络，制香附，川草薢，泽泻，木猪苓，左秦艽。越鞠丸。

七诊：气滞已宣，胀满已退，而腰府仍觉不舒，还是湿阻络隧，再和中理湿。

制半夏一钱五分，薏仁四钱，旋覆花二钱，风化硝八分，建泽泻一钱五分，川草薢二钱，真新绛五分，青葱管二茎，左秦艽一钱五分，乌药二钱，白茯苓三钱。

八诊：尾脊作痛递减，左腰脊气觉滞坠，再流化湿滞，以宣络气。

制香附，半夏，茯苓，枳壳，焦苍术，广皮，川草薢，薏仁，泽泻。二妙丸。

曾左，由面肿而发赤瘰作痒，渐致腿股带肿，恶心呕吐，手臂筋脉抽掣。此风湿相搏，阳明脉络失和。拟祛风理湿。

炒白僵蚕三钱，打，川朴七分，酒炒木防己一钱五分，制半夏一钱五分，煨天麻一钱五分，青防风一钱，茯苓三钱，茅术一钱，酒炒桑枝五钱，橘红一钱。

二诊：脉象糊滑，苔白心黄。恶心呕吐，频渴欲饮，随饮随吐，手臂筋脉抽掣。湿痰蕴阻胃中，致清津不升，浊液不降。拟苦辛通降法。

制半夏二钱，川连五分，旋覆花二钱，茯苓三钱，竹茹一钱五分，橘皮一钱，干姜五分，代赭石三钱。太乙丹六分，研，先服。

三诊：呕恶大减，未能尽止。形体恶寒，头颠觉冷，自汗淋漓，筋脉抽掣。脉形沉细。湿寒郁阻阳明，阳气不能敷布，而从外卫。再温化湿寒。

桂枝五分，公丁香三分，茯苓三钱，橘皮一钱，竹茹一钱五分，熟附片四分，制半夏一钱五分，蔻仁五分，老姜一钱。

四诊：温化湿痰，呕吐复盛，中脘胀满，痞阻不舒。恶风自汗，筋脉抽掣。沉细之脉，两关转大，颇带弦象。良由胃病则土难御木，风阳从而扰胃。再从肝胃主治。

土炒白芍一钱五分，制半夏二钱，川连五分，橘皮一钱，桂枝五分，干姜四分，旋覆花二钱包，枳实一钱，白蒺藜三钱，炒竹茹一钱五分，代赭石四钱。

开方后，再问饮食所喜，因换后方。

又：温化湿痰，呕吐不定，频吐频渴，想吃甘甜，自汗恶风。右脉转大而觉濡软。良由频吐损伤胃阴，湿寒成燥。再甘凉以和胃阴。

大有芪一钱五分防风七分同炒，盐水炒半夏曲二钱，甜杏仁三钱，金石斛四钱，甘杞子三钱，土炒白芍一钱五分，白蒺藜三钱，钩钩三钱，淮小麦一钱五分，黑大枣四枚。

五诊：气冲呕吐大减，口渴较定，四肢肌肤作麻大退。是频吐之后，胃液损伤，阳明络定，风阳从而阻络。前法扩充之。

白蒺藜三钱，大生地四钱，金石斛四钱，酒炒杭白芍一钱五分，大天冬三钱，甘杞子三钱，淮小麦五分，茯神二钱，双钩钩三钱，黑枣四枚。

六诊：呕吐口渴已定，筋掣肌麻亦轻，为阳明络空，肝风乘袭。效方扩充。

阿胶珠三钱，大天冬三钱，酒炒杭白芍一钱五分，厚杜仲三钱，怀牛膝三钱盐水炒，大生地四钱，甘杞子三钱，金毛脊三钱，淮小麦五钱，大枣二枚。

孙右，腰膂、髀关、腿股俱觉作痛，肩臂难以举动。脉象弦滑。血虚肝风入络，络热则机关为之不利。不易图治也。

酒炒桑寄生三钱，左秦艽一钱五分，川桂枝五分，木防己二钱，光杏仁三钱，煨石膏四钱，生甘草五分，生薏仁四钱，萆薢二钱，酒炒桑枝五钱。

二诊：宣络以清蕴热，仍难步履，腰膂、髀关酸多痛少。病从血崩之后，由渐而来。属血虚奇脉纲维失护。再通补奇脉，而益肝肾。

酒炒白归身二钱，盐水炒菟丝子三钱，干苁蓉二钱，酒炒怀牛膝三钱，盐水炒潼沙苑三钱，金毛脊四钱，甘杞子三钱，厚杜仲三钱，仙灵脾二钱。

三诊：证属相安。是肝肾空虚，纲维失护。效方进退。

干苁蓉二钱，杜仲三钱，生蒺藜三钱，甘杞子三钱，炒萸肉一钱五分，盐水炒菟丝子三钱，酒炒怀牛膝三钱，酒炒白归身二钱，酒炒桑寄生三钱，海风藤三钱。

四诊：来函云舌苔光剥已润，腰膂、髀关酸多痛少，胸背作痛。从调摄肝肾之中，参以祛风宣络。

干苁蓉二钱，厚杜仲三钱，酒炒桑寄生三钱，白茯苓三钱，酥炙虎胫骨四钱，酒炒怀牛膝三钱，粉萆薢一钱五分，甘杞子三钱，木防己二钱，左秦艽一钱五分，川独活一钱，海风藤三钱。

洪左，湿热淋浊之后，髀关不时作痛，遍身作痒，脉象滑数。湿热流入络隧，恐成痿痹。

酒炒桑寄生三钱，白蒺藜去刺、炒、三钱，独活一钱，川萆薢二钱，汉防己一钱五分，仙灵脾一钱五分，左秦艽一钱五分，生薏仁四钱，建泽泻一钱五分。

二诊：髀关仍然作痛，步履不健，肌肤作痒。肝肾虚而湿热阻络，不能欲速图功。

酒炒汉防己一钱五分，川草薢二钱，酒炒怀牛膝三钱，川桂枝三分，防风一钱，当归三钱，白蒺藜去刺、炒、三钱，生薏仁三钱，羌活一钱，独活一钱。二妙丸二钱，开水先下。

三诊： 脉证相安，然屈伸行动，髀关仍痛。风寒湿阻络未宣。

汉防己一钱五分，川草薢二钱，酒炒怀牛膝三钱，独活一钱，左秦艽一钱五分，生蒺藜三钱，酒炒全当归二钱，木瓜一钱，酒炒红花一钱，仙灵脾一钱五分，桑寄生三钱，生薏仁三钱，陈松节一两、劈。

刘右，痛痹复发，拟祛风理湿宣络。

仙灵脾三钱，川草薢三钱，左秦艽一钱五分，酒炒全当归二钱，川桂枝四分，白茄根三钱，汉防己一钱五分，炙地龙去泥、六分。虎胫骨二钱，酥炙，研细末，先调送下。

二诊： 痹痛稍减，再宣通脉络，理湿祛风。

汉木防己各一钱，酒炒全当归各一钱，左秦艽一钱五分，羌独活各一钱，酒炒桑寄生三钱，陈松节三枚、劈，怀牛膝三钱，浓杜仲三钱，白茄根三钱，酥炙虎膝盖一对、研细末、分三帖调服。

钱左，风湿痰阻络，营卫之气，滞而不行，右半不遂，遍身作痛。宜温通经络。

川桂枝五分，左秦艽一钱五分，木防己一钱五分，炙绵芪二钱，酒炒桑寄生三钱，制半夏一钱五分，酒炒粉归身一钱五分，独活一钱，防风一钱，络石藤三钱，酒炒丝瓜络二钱。

二诊： 遍身作痛渐平，而右腿骺仍然酸痛，脉象沉细。风寒湿三气内袭，遂致经络阻痹，营卫气不宣通，不通则痛，势必然也。

酒炒桑寄生三钱，左秦艽一钱五分，川草薢二钱，川桂枝五分，酒炒怀牛膝三钱，炒仙灵脾二钱，浓杜仲三钱，川独活一钱，当归二钱，活络丸一粒，酒化服。

林右，两臂作痛难忍。湿寒风袭入络隧，痛风之渐也。

蜜炙麻黄，白芍，生甘草，川芎，苍术，桂枝，当归，木防己，茯苓，秦艽。

李左，遍身络隧不舒，动辄作痛，脉形沉滑。感寒夹湿，阻痹络隧。宜为温通。

川桂枝，木防己，茯苓，旋覆花猩绛包扎，左秦艽，蔓荆子，独活，酒炒丝瓜络，桑寄生，橘红络，青葱管，酒炒桑枝。

左，痰湿有余于上，肾水空虚于下，木失水涵，横暴之气，克脾则胀。营卫不克宣通，四肢脉络不和，阳气上升，神不归舍，将寐之际，心中难过，胸膺甚觉不舒，亦由卫气上逆，清肃之令不行。先降胆胃，使神能归舍再议。

制半夏二钱，广皮一钱，川楝子一钱五分，海蛤粉三钱，炒枳实一钱，陈胆星六分，茯苓三钱，白蒺藜三钱，水炒竹茹一钱五分，川连四分，徭桂一分，二味研细末，饭丸，先服。

毕万花膏方。始则湿毒流入筋骨，继则邪去络空。叠投肝肾并调，通补脉络，渐次而愈。惟每至卧着，则肢节作痛。人身气血周流贯通，本无一息之停。气中有血，血所以丽气也；血中有气，气所以统血也。卧着肢节作痛，是血中之气不行。宜养血和络，仍参宣通祛风之品。

砂仁炙大熟地，酒炒桑寄生，肥玉竹，制半夏，盐水炒菟丝子，酥炙虎胫骨，川断肉，浓杜仲，酒炒片姜黄，干苁蓉，甘杞子，独活，海风藤，酒炒牛膝，海蛤粉，煨天麻，橘红，奎党参，酒炒汉防己，炙绵芪，炒于术，泽泻，左秦艽，酒炒当归尾，白茯苓，生蒺藜，炙黑甘草，酒炒杭白芍。

加清阿胶、桑枝膏、冰糖收膏。

经右，遍体经络作痛，头旋掉眩，鼻流清涕，脉细弦而数，时辄不寐。血虚肝风袭入络隧，热气上冲，逼液为涕。拟养血荣经。

全当归二钱，柏子霜三钱，苍耳子三钱，阿胶珠三钱，大天冬三钱，粉前胡一钱五分，生熟甘草各二分，滁菊花二钱，川贝母二钱，酒炒杭白芍一钱五分。

二诊：节骱仍然作痛，头旋掉眩，少寐多涕，频渴欲饮，脉象细弦。皆由营血不足，肝风袭入经络。拟养血化风。

酒炒全当归二钱，苍耳子三钱，酒炒杭白芍一钱五分，酒炒桑寄生三钱，木防己一钱五分，左秦艽一钱五分，海风藤二钱，阿胶珠二钱，辛夷一钱五分，酒炒丝瓜络二钱。

三诊：节骱作痛，痛有休止，音声有时暗，口渴欲饮。血虚不能营养经络，胆火上逆，气热肺燥。宜泄胆木而清气养津，益营血而祛风宣络。

酒炒全当归二钱，秦艽一钱五分，麦冬三钱，酒炒白芍一钱五分，生扁豆衣三钱，甘杞子三钱，独活一钱，丹皮二钱，炒木瓜一钱五分，桑寄生三钱，桑叶一钱。

四诊：脉弦稍柔，经络掣痛较退。再养血宣络。

酒炒全当归二钱，杞子三钱，川贝二钱，柏子霜三钱，酒炒桑寄生三钱，橘络一钱，冬瓜子三钱，金石斛三钱，酒炒丝瓜络二钱，枇杷叶四片，炒木瓜一钱五分。

沈左，由胁痛而致吐下皆血，血去之后，络隧空虚，风阳入络，胸膺腰膂两胁皆痛，时或眩晕。脉象虚弦。宜育阴以息肝，养营以和络。

阿胶珠二钱，柏子霜三钱，龙齿三钱，甘杞子三钱，细生地四钱，杭白芍一钱五分，白归身二钱，炒萸肉一钱五分，云茯苓三钱，浓杜仲三钱。

左，疏补兼施，气分尚属和平，而腰脊酸楚，颇觉板胀。肝肾虚而湿走入络。再益肝肾，参以制肝。

上瑶柱四分，浓杜仲三钱，盐水炒菟丝子三钱，甘杞子三钱，血鹿片三分，怀牛膝三钱，盐水炒潼沙苑三钱，云茯苓三钱，土炒东白芍一钱五分，小茴香五分，别直参另煎、冲、一钱。

二诊：体重腰脊作痛。肝肾空虚，所有湿邪复趋其地。用肾着汤出入。

淡干姜四分，广橘红一钱，生熟甘草各二分，独活一钱，焦白术二钱，云茯苓一两，制半夏一钱五分。

右，腰府作痛，脉形沉细，肝肾虚而湿寒乘袭也。

川萆薢，黄柏，当归须，赤猪苓，泽泻，川桂枝，独活，延胡索，生米仁。

邹左，肝肾不足，闪挫气注，腰府不舒。当益肝肾而和络气。

川桂枝五分，杜仲三钱，炒牛膝三钱，炒丝瓜络一钱五分，川独活一钱，猩绛五分，旋覆花二钱包，生熟薏仁各二钱，橘红一钱五分，青葱管三茎。

某左，便解带溏，湿热虽得外泄，然遍体作痛，至暮发热。是痰湿内郁，络隧不宣，肿病之先声也。

独活，威灵仙，秦艽，丹皮，炒白薇，防己，桑寄生，萆薢，泽泻，生薏仁。

孙右，体丰多湿，湿郁经络，体时酸痛。湿土化风，头作眩晕。拟祛湿和络。

白蒺藜，木猪苓，广皮，独活，制半夏，生薏仁，左秦艽，通草，白术，桑白皮，建泽泻，川萆薢。

某右，身半以上，痛虽渐减，身半以下，痛未蠲除，肌肤赤疹，时起时伏。风湿留恋不解，前法再进一步。

苍术一钱，秦艽一钱五分，酒炒当归二钱，酒炒豨莶草三钱，萆薢二钱，独活一钱，汉防己三钱，粉丹皮二钱，海桐皮四钱，赤白苓各二钱。

某左，节骱虽仍作痛，咳吐之痰，较前稍多，痰湿有泄越之机。

独活，威灵仙，秦艽，制半夏，指迷茯苓丸，广皮，桑寄生，萆薢，白僵蚕，云茯苓。

杨左，平素每易呕痰，兹则腿股作痛牵掣，腰膂亦觉不舒。两关脉滑。此痰湿流入经络。

制半夏，川桂枝，制南星，橘红，白僵蚕，炒枳实，威灵仙，煨天麻，云茯苓，指迷茯苓丸。

倪右，不时内热，热在腿股为甚，形神并不消瘦。此肝火夹湿，郁陷于下也。

粉归身，泽泻，杭白芍，青防风，制香附，羌活，赤白苓，二妙丸。

孙左，热势递减，头痛仿佛止住，然右足作痛异常，色带赤肿。脉数细弦。肝火湿热袭入足三阳经，脚气情形，况从湿温传变而来，恐有冲心等患。

川萆薢，粉丹皮，汉防己，宣木瓜，生薏仁，当归身，丝瓜络，赤白苓、盐水炒川柏，龟甲心炙，先服。

左膝肿且痛，恐成鹤膝。

左秦艽，生薏仁，独活，酒炒红花，汉防己，川桂枝，萆薢，建泽泻，威灵仙，赤白苓，当归，二妙丸。

梁左，足心烙热，每至睡醒，辄腰府作痛，运动即定，两太阳亦时作痛。皆湿痰内阻，络隧不宣，甲木从而少降。宜化痰宣络。

制半夏二钱，陈胆星六分，制香附二钱，上广皮一钱，茯苓三钱，川草薢一钱，炒枳壳八分，白僵蚕二钱，丝瓜络二钱，酒炒。清气化痰丸三钱，另服。

毛右，左半腰腿仍痛，痛处自觉火热。风湿热乘虚入络。病在产后，势难急切从事。

川桂枝五分，炙乳没各三分，秦艽，当归，桑寄生，羚羊片八分，川芎，桑枝，丝瓜络。

荣左，左足膝仍然作痛，脉数滑，苔白质腻。风湿热袭入足三阳之络，为势尚盛。

苍术，酒炒防己，草薢，威灵仙，赤白茯苓，独活，姜汁炒黄柏，秦艽，上广皮，木瓜，泽泻，制半夏，桂枝。

改方加桑寄生、当归，活络丸一粒，陈酒化服。

赵左，大便已实，咳嗽胸痛亦止。惟膝膑酸楚，足心刺痛，皆肾虚见象。

生地炭四钱，白茯苓三钱，炒山药三钱，怀牛膝三钱，泽泻二钱，粉丹皮一钱五分，扁豆衣三钱、炒，川贝母二钱，海蛤粉三钱，虎潜丸三钱，分二次服。

《张聿青医案》

丁甘仁

丁氏治陈某行痹案，其人见上下左右肢节疼痛，痛无定处，诊其脉见弦细而涩。丁氏分析，风为阳邪，伤人最速，且性善游走，窜入经络而致肢节疼痛，又其人素有阴虚，邪风趁虚而入络，营卫为之不和，治以养阴和营，缓急止痛，化湿通络祛风。方用全当归二钱，大川芎八分，威灵仙钱半，嫩桑枝四钱，大白芍二钱，晚蚕沙三钱包，海风藤三钱，西秦艽二钱，青防风二钱，甘草八分。

杨右。手足痹痛微肿，按之则痛更剧，手不能招举，足不能步履。已延两月余。脉弦小而数，舌边红，苔腻黄，小溲短少，大便燥结。体丰之质，多湿多痰；性情躁急，多郁多火。外风引动内风，夹素蕴之湿痰入络，络热、血瘀不通，不通则痛。书云：阳气多，阴气少，则为热痹，此证是也。专清络热为主，热清则风自息，风静则痛可止。

羚羊片一钱先煎，鲜石斛三钱，嫩白薇一钱五分，生赤芍二钱，生甘草五分，茺蔚子三钱，鲜竹茹二钱，丝瓜络二钱，忍冬藤四钱，夜交藤四钱，嫩桑枝四钱，大地龙二钱、酒洗。

复诊： 前清络热，已服十剂，手足痹痛十去六七，肿势亦退，风静火平也。惟手足未能举动，舌质光红，脉数渐缓，口干欲饮，小溲短少，腑行燥结。血不养筋，津液既不能上承，又无以下润也。前方获效，毋庸更张。

原方去大地龙，加天花粉三钱。

又服十剂，痹痛已止，惟手足乏力。去羚羊片、白薇、鲜石斛，加紫丹参二钱、全当归三钱、西秦艽一钱五分、怀牛膝二钱。

严右。腰髀痹痛，连及胯腹，痛甚则泛恶清涎，纳谷减少，难于转侧。腰为少阴之府，髀为太阳之经，胯腹为厥阴之界。产后血虚，风寒湿乘隙入太阳、少阴、厥阴之络，营卫痹塞不通，厥气上逆，夹痰湿阻于中焦，胃失下顺之旨。脉象尺部沉细，寸关弦涩，苔薄腻。书云：风胜为行痹，寒胜为痛痹，湿胜为着痹。痛为寒痛，寒郁湿着，显然可见。恙延两月之久，前师谓肝气入络者，又谓血不养筋者，理亦近是，究未能审其致病之源。鄙拟独活寄生汤合吴茱萸汤加味，温经达邪，泄肝化饮。

紫丹参二钱，云茯苓三钱，全当归二钱，大白芍一钱五分，川桂枝六分，青防风一钱，厚杜仲二钱，怀牛膝二钱，熟附片一钱，北细辛三分，仙半夏三钱，淡吴萸五分，川独活一钱，桑寄生二钱。

服药五剂，腰髀胯腹痹痛大减，泛恶亦止，惟六日未更衣，饮食无味。去细辛、半夏，加砂仁七分，半硫丸一钱五分吞服。又服两剂，腑气已通，谷食亦香。去半硫丸、吴萸，加生白术一钱五分、生黄芪三钱，服十剂，诸恙均愈，得以全功。足见对症用药，其效必速。

丁氏治疗杨某手足痹痛案，其人手足痹痛，按之痛剧，手不能抬，足不能履两月余。诊其脉，弦小而数，舌质边红，舌苔黄腻，小便短少，大便燥结。丁氏分析，其人体胖，痰湿内生，又性情急躁，郁火内生，认为此乃外风引动内风，夹素体湿痰入络，络热血瘀而至不通则痛。《素问·痹论》："其热者，阳气多，阴气少，病气胜，阳遭阴，故为痹热。"治以清热息风，活血搜络诸药，十剂手足痹痛十去其七，肿退风静火平，惟手足尚未能举动，诊其舌质光红，脉数减缓，口干欲饮，小便短少，大便燥结。丁氏分析，其为血不养筋，津液不能上承且不能润下所致。守前方去地龙，加天花粉，又十剂，痹止痛消，手足乏力，遂去息风清热之剂，补以养血活血以善其后。方用羚羊片一钱，鲜石斛三钱，嫩白薇钱半，生赤芍二钱，生甘草五分，茺蔚子三钱，鲜竹茹二钱，丝瓜络二钱，忍冬藤四钱，夜交藤四钱，嫩桑枝四钱，大地龙二钱。

杨左。风寒湿三气杂至，合而为痹。左腿足痹痛，不便步履。宜和营祛风，化湿通络。

全当归二钱，西秦艽二钱，怀牛膝二钱，紫丹参二钱，云茯苓三钱，生苡仁四钱，青防风一钱，木防己三钱，川独活八分，延胡索钱半，杜红花八分，天仙藤钱半，嫩桑枝三钱。

腰为肾之府，肾虚则风湿入络，腰痛偏左，咳嗽则痛更甚。宜益肾祛风，化痰通络。

厚杜仲三钱，川断肉三钱，当归须钱半，紫丹参二钱，赤茯苓三钱，陈广皮一钱，延胡索一钱，川独活四分，川郁金钱半，丝瓜络二钱，桑寄生三钱。

《丁甘仁医案续编》

孙文垣

夏某某，肢节肿痛，手足弯痛肿尤甚，不能动止。凡肿处皆红热。先起于左手右足，五日后又传于左足右手，此行痹证也。且喘咳气涌不能睡，左脉浮数、中按弦，右滑数，乃湿热风痰壅遏经络而然。以茅山苍术、姜黄、苡仁、威灵仙、秦艽、知母、桑白皮、黄柏、酒芩、麻黄水煎，服下而右手肿消痛减。夜服七制化痰丸而嗽止。乃得睡。再剂两足弯消其半。左手经渠、列缺穴边肿痛殊甚，用苡仁、苍术、秦艽、甘草、天花粉、五加皮、石斛、前胡、枳壳、威灵仙、当归，旋服旋愈。

孙文垣治姚画老夫人，年几七十，右手疼不能上头。医者皆以痛风治，不效，益加口渴烦躁。诊之，右脉浮滑，左平，曰：此湿痰生热，热生风也。治宜化痰清热，兼流动经络，乃可瘳也。二陈汤，倍加威灵仙、酒芩、白僵蚕、秦艽，四剂病去如失。

孙文垣治程参军，年六十四，向以乏嗣，服下元药太多，冬月单裤立溪边，督工受寒，致筋骨疼痛，肩井、缺盆、脚膝、跟踝及骨节动处，皆红肿而痛，卧床三年。或认为虚、为寒、为风、为湿，百治不效，腿间大肉尽消，惟骨节合处肿大而痛。脉之弦涩有力，知为湿热痰火被寒气凝滞，固涩经络也。所喜目中精神尚在，胃气未全损。其小便在器，少顷则澄结为砂，色红而浊。两膝下及脚趾，皆生大疮，疮屦如靴钉状，皆由向服春方所致。为先逐经络凝滞，然后健脾消痰，俾新痰不生，血气日长，后以补剂收功，斯得也。以新取威灵仙一斤，装新竹筒中，入烧酒二斤，塞筒口，刮去青皮，重汤煮三炷官香为度，取出晒干为末，用竹沥打糊为丸桐子大，早晚酒送一钱，日服二次。五日后，大便去稠黏痰积半桶，肿痛减大半。改以人参、石斛、苍术、黄柏、薏仁、苍耳子、牛膝、乌药叶、龟板、红花、犀角、木通，煎服二十帖，又用前末药服三日，又下痰积如前之半。仍以前药服半月，又服末药三日，腹中痰渐少。乃以虎骨、晚蚕沙、苍术、黄柏、丹参、杜仲、牛膝茎叶、薏仁、红花、五加皮、苍耳子、龟板，酒打糊为丸梧子大，每空心服七八十丸，外以丹溪保和丸，食后服，半年全愈。

吴少溪有酒积，常患胃脘痛，近又腰眼足跟肢节皆痛。孙曰：此由湿热伤筋，脾肺痰火所致，法宜清肃中宫，消痰祛湿，俾经络流通，筋骨自不疼矣，切不可作风痛而用风剂。以二陈汤加威灵仙、苍术、黄柏、五加皮、枳实、葛根、山栀子进之，肢节痛减。改用清气化痰丸加瓦楞子、苍术、枳实、姜黄，用竹沥、神曲打糊为丸，调理而安。

崔百原，年四十余，为南勋部郎，患右胁痛，右手足筋骨俱痛，艰于举动者三月，医作偏风治之，不效。孙视其色苍神困，性多躁急，脉左弦数，右滑数。时当仲秋，曰：此湿痰风热为痹也。脉之滑为痰，弦为风，数为热。盖湿生痰，痰生热，热壅经络，伤其荣卫，变为风也，非假岁月不能愈。与二陈汤加钩藤、苍耳子、薏仁、红花、五加皮、秦艽、威灵仙、黄芩、竹沥、姜汁饮之，数日手足之痛渐减，胁痛如旧。再加郁金、川芎、白芥子，痛俱稍安，嘱其慎怒，内观以需药力，遂假归调养半年而愈。

族孙壮年患遍身筋骨疼痛，肢节肿痛，痛处如虎啮、如火燎，非三五人不能起居，呻吟不食，医投疏风之剂不应。又以乳香、没药活血止痛亦不应。诊之，六脉浮紧而数，曰：此周痹也，俗名白虎历节风，乃湿热所致。丹溪云：肿属湿，痛属火，火性速，故痛暴而猛。以生地、红花、酒芩、酒连、酒柏、秦艽、防风、羌活、独活、海桐皮、威灵仙、甘草，四帖痛减大半。再加赤芍、当归、苍耳、薏仁，去独活、秦艽，又八剂全愈。

《孙文垣医案》

徐养恬

风湿热三气杂至，发为行痹，四肢不时酸痛，脉弦大有力，舌根心独光。理宜节饮。

方以白蒺藜，甘菊，稆豆皮，牛膝，茅木炭，黄柏炭，狗脊，归须，赤芍，苡仁，川萆薢，生地（姜汁浸炒）。

另服豨莶丸。

始因寒热，左腿红肿且痛。继发白疹，至今肿退热止，筋脉犹牵掣不舒，脉细数无力。当从血虚风痹为治。

全当归，牛膝，川萆薢，木瓜，制首乌，白蒺藜，米仁，炙乳没，杜仲，干桑枝。

二诊：痹痛已去，近来小有寒热，脉转微数，舌苔淡白兼黄。湿邪未尽，又着微寒，邪少虚多之象。法以温通和解。

粗桂枝，白芍，制川附，米仁，制甘草，白蒺藜，杜仲，菟丝饼，木瓜，川萆薢，姜，枣。

体肥多湿，湿生痰，痰生热，热则生风，以致痛痹。半年足痛之后，近又移于腰脊，背部高胀一块，如拳大，按之反不痛。所谓先痛而后肿者，气伤形也。此必流痰注于太阳。大抵怪证多属于痰，庶或近是然，非决而遂之必难获效。

法半夏，赤苓，橘红，枳实，川萆薢，白芥子，天虫，防己，独活，炒苡仁，白蒺藜，竹沥，姜汁，另服指迷茯苓丸，后服控涎丹。

《徐养恬方案》

顾恕堂

余某，伤于湿，首如裹，腿足酸痛，踝骱微肿，起于半载。湿邪逗留肝脾之络，议宗四汀、金刚二者之属。

川萆薢，杜仲，牛膝，蚕沙，姜黄，当归尾，苁蓉，防己，赤苓，米仁。

又：痛减肿散，湿邪未清也。

照原方减去米仁、赤苓，加桂枝、桑枝。

《横山北墅医案》

柳宝诒

陈。肢体麻痹，甚于两足，脉象弦软带数，此湿热留于经络之病。舌有红点，湿郁为热也。时作浮肿，脾土不化。于泄湿和络中，当兼培土治之。

左秦艽酒炒，於术，川独活酒炒，苡仁酒炒，五加皮酒炒，橘络，丝瓜络姜汁炒，茯苓皮，木瓜酒炒，川牛膝酒炒，全当归酒炒，黄柏，桑枝酒炒。

二诊：脉象较前加数，麻痹之势缓于足，而不减于手，舌色仍红。此湿邪渐化，而蕴热内动。宜于前方增入清热之品。

左秦艽酒炒，防风，黑荆芥，赤芍酒炒，川牛膝酒炒，炒丹皮，茅术炭，黄柏酒炒，苡仁酒炒，南沙参，鲜生地酒拌，橘络，忍冬藤，桑枝酒炒。

孙。肝为营血之主，以少阳温煦之气为用。因木气郁陷，致生发之气不能灌注经络，暴受外寒，则血脉凝涩。色变青紫，其见于鼻准及四肢者，阳气所不周之处也。此证延久失治，势恐血络痹窒，肢体不仁。当温煦血络，佐以和肝通痹。

全当归，东白芍酒炒，桂枝尖，广橘络，丝瓜络姜汁炒，左秦艽酒炒，丹皮酒炒，汉防己酒炒，小生地姜汁炒，夜交藤，石决明，香橼皮，嫩桑枝酒炒，奎砂仁，紫丹参。

顾。风邪走入营络，肢节痛痹，两年不愈。血枯邪滞，难求速效，当养血疏肝，取血行风自灭之意。

生地，全当归，赤白芍，秦艽，桂枝，刺蒺藜，川断，防风，五加皮，杜仲，丹皮，首乌藤，砂仁，桑枝，丝瓜络。

史。右足酸疼刺痛，自腰脊下及膝股，或作或止，近日剧发不愈，脉象细弦而不数。寒热之邪，下陷于阴经。法当通络疏邪。

左秦艽酒炒，川独活，厚杜仲酒炒，全当归酒炒，赤芍药，川怀牛膝各酒炒，桂枝尖，川断肉，五加皮酒炒，丝瓜络乳香酒煎拌炒，嫩桑枝酒炒。

另：大活络丹，黄酒送下。

三诊：腰膝痛稍减，惟右脉不静。邪滞阴络，未能疏通。拟方以前法增损。

川独活酒炒，川断肉酒炒，川怀牛膝各酒炒，大生地酒炒，刺蒺藜，酒木瓜、金狗脊酒炒，桂枝尖，苡仁米酒炒，橘络，丝瓜络乳香酒煎拌炒，嫩桑枝。

《柳宝诒医案》

李用粹

某。人之一身，大俞十有二经，络三百五十三溪，全赖营血灌输，方能转运。操劳太过，营分大亏，外风乘虚袭入内络，以致作痛，不能屈伸，积湿着脾，故两腿尤重着，痛风大证，不易速瘳。宜养血祛风，化痰通络，渐望轻减。

大生地四钱，当归身二钱，酒白芍一钱半，金毛脊二钱，甜瓜子三钱，化橘红五分，制半夏一钱，怀牛膝二钱，酒独活一钱，广木香五分，川断肉二钱，晚蚕沙三钱包，苡仁一两，红枣五枚。

上洋秦齐之，劳欲过度，每阴雨左足麻木，有无可形容之苦，历访名医，非养血即补气，时作时止，终未奏效。戊戌春，病势大作，足不转舒，背心一片麻木不已。延予治之，左脉沉紧，右脉沉涩，此风湿寒三气杂至合而为痹。其风气胜者为行痹，寒气胜者为痛痹，湿气胜者为着痹，着痹者即麻木之谓也。明系湿者，邪内着，痰气凝结，郁而不畅，发为着痹。须宣发燥湿之剂，加以报使之药直至足膝，庶湿痰消而大气周流也。方以黄芪、苍术、桂枝、半夏、羌活、独活、防己、威灵仙数帖而痊。若以齐之多劳多欲而日服参、芪，壅瘀隧道，外邪焉能发，而病安能去乎？

海宁相国陈素庵，病足肿痛，用补血药则肿愈甚，用补气药则痛益增。延家君往治，诊其脉软而气滑，属湿痰流注下焦，为有余之证，定非不足也。若滋阴则壅滞阳气，若补阳则胶固经络，此病之所以增进也。用陈皮、茯苓、半夏、独活、苍术、厚朴、桔梗、灵仙，两服痛减肿消。故虚虚之祸世所共戒，实实之殃人每蹈之，若徒执补养之法，是未明标本缓急、邪正虚实之机也，乌足以与议道哉，所以戴人立法，专主驱邪，诚虑夫补实之祸，以救末流时弊耳。

《旧德堂医案》

贺季衡

吴男。历节痛风，屡次萌发，骨节肿突炎热，且强木，举动无以自如，肢体常发红块，心悬，善滑泄，脉沉数，舌苔灰黄。肾虚肝旺，风湿热久羁血分，渐入脉络见端。铲根不易。

大生地五钱，忍冬藤四钱，京赤芍一钱五分，川黄柏一钱，酒炒，白蒺藜四钱，西秦艽一钱五分，地肤子四钱，赤苓四钱，粉丹皮二钱，丝瓜络二钱，海桐皮四钱，桑枝四钱。

丸方：滋水抑木，通络化湿。

大生地二两，楮实子一两五钱，地肤子二两，粉丹皮一两五钱，赤白芍各一两五钱，当归二两，川黄柏一两五钱，忍冬藤四两，怀牛膝一两五钱、酒炒，海桐皮二两，料豆衣二两，西秦艽一两五钱，络石藤二两，云神二两，伸筋草三两。

共为末，桑枝四两，丝瓜络二两，煎汤法丸，若不成丸，量增蜜水。

《贺季衡医案》

何书田

劳力伤络，风动肢痹，手足不仁，脉来弦滑而数。非浅恙也。暂用凉肝息风法。

细生地，湖丹皮，归须，五加皮，白蒺藜，橘红，羚羊角，肥知母，秦艽，宣木瓜，甘菊花，桑枝。

风湿入于营络，痿痹已成，不易愈也。此证初起，手足麻痛，后两足皆痛，不能行走，至晚必发寒热。

羌活，肥知母，白归身，秦艽肉，炒怀膝，桑枝，生虎骨，炒黄柏，川断肉，五加皮，生甘草。

营虚，风袭于络，周体骨骱酸楚，延久必来痿痹。兹用和营宣络法，或可稍奏微功耳。

川桂枝，虎胫骨，当归须，秦艽，海桐皮，桑枝，生白术，甘枸杞，炒红花酒拌，川断，炒怀膝。

复诊：骨骱痛楚已缓，脉络已和，可用滋营益阴之法。

生绵芪，大熟地，白归身，川断肉，炒怀膝，鹿角霜，炙龟板，枸杞子，左秦艽，海桐皮，桑枝。

营虚，风袭于络，周体骨骱酸麻作楚。久恐延来痿痹。

川桂枝，虎胫骨，炒红花酒伴，炒怀膝，宣木瓜，生冬术，当归须，左秦艽，海桐皮，炒桑枝。

营虚，风湿入络，右足屈曲不伸，已来偏痹。如何能愈耶?

炙黄芪，炒当归，左秦艽，炒红花酒拌，宣木瓜，虎胫骨，枸杞子，川断肉，怀牛膝，嫩桑枝。

营虚络热，骨骱痛楚，两足尤甚，脉细数而痛处发肿。此风痹之证，治之不易见效。

细生地，肥知母，秦艽肉，炒牛膝，归须，桑枝，牡丹皮，炒川柏，川断肉，海桐皮，生苡仁。

复诊：前用凉营和络之法，两足痛楚稍缓，渐能行动。但血分素亏，肝风流走不定，难免痿痹。再拟虎潜法加减，以图奏效。

原生地，虎胫骨，秦艽，炒怀膝，红花，银花，炙龟板，黄柏咸水炒，川断，海桐皮，生苡仁。

丸方：炙绵芪，生地，归身酒炒，肥知母，秦艽，茯苓，炒白术，虎骨，炙龟板，炒黄柏，怀膝，红花，桑枝。以红花、桑枝煎汤泛丸。

胁痛肢麻，肌肤痛如针刺，左脉细弱。营液内亏也，难免风痹。以滋肝参化痰治之。

制首乌，枸杞子，法半夏，陈皮，宣木瓜，白归身，石决明，瓜蒌仁，秦艽肉，甘菊花。

筋络酸麻，营虚积劳所致也。防旧病复发而成痹证。

川桂枝，炒归须，原红花，川断，海桐皮，桑枝，生冬术，赤芍，秦艽肉，苡仁，宣木瓜。

复诊：风湿入络，足无力而两手麻木不仁，痿痹之根不浅矣。非如前此之易治也。

川桂枝，生冬术，炒黄柏，秦艽肉，宣木瓜，生茅术，片姜黄，生苡仁，川断肉，忍冬藤，细桑枝，当归身。

二复：足软而重，两手麻木依然，脉细数无力。此阴虚，湿积于络，络热则成痿痹矣。难愈。

小生地，湖丹皮，炒黄柏，生苡仁，秦艽肉，白归身，肥知母，生茅术，汉防己，桑寄生，忍冬藤。

年近古稀，气血两亏，不能周流于四末，右手足指肿痛不伸，职此故也。恐延为偏痹。

川桂枝四分，生黄芪钱半，枸杞子二钱，秦艽肉钱半，生虎骨三钱，白归身二钱，炒红花四分，酒拌，川断肉二钱，海桐皮三钱，炒桑枝四钱，酒拌。

先天不足，气亏不能生血，血不荣筋，则两足酸软而骨骺作楚矣。久必延来痿痹之证，最难愈也（络热则来痹，故用地骨、知母清之）。

炙绵芪，生虎骨，地骨皮，川断肉，五加皮，炒归身，酒拌，肥知母，秦艽肉，生苡仁，炒怀膝，细桑枝。

营阴内亏，左偏酸麻不仁，六脉细软。将有偏痹之虞，急须静养调理为要。

炙黄芪，炙龟板，枸杞，肥知母，牛膝，怀山药，虎胫骨，大熟地，五味，秦艽肉，茯苓。

《籋山草堂医案》

吴　篪

同里陈肖生工画，侨寓京师，患臂痛酸麻，两手软短，不能举动。余诊之曰：左手弦急，右迟细，由于肝血不足，脾湿气虚，风寒之邪乘虚袭臂，邪气相搏，致手软而不为人用也。即投蠲痹汤，以入手臂而祛寒湿遂服数剂，甚效。更以补中益气汤，加桂枝、姜黄、威灵仙、桑枝，兼用十全大补汤，调理两月乃瘥。

宗室相国禄迪园久任盛京，暑热露体贪凉。冬令辄于火酒内加生姜汁，饮以御冬，遂常患遍体疼痛，嗣偶然遭凉，及忧虑劳役，痼疾即发。发时壮热大渴，面赤自汗，手足痛如刀刺，四肢必挨次疼到方止。余曰：脉浮弦数，缘寒暑不慎，过饮不节，风寒湿热著于筋骨肢节内。经所谓行痹、痛痹也，遂进上、中、下通用痛风方（黄柏、苍术、南星、神曲、川芎、桃仁、龙胆草、防己、白芷、羌活、威灵仙、桂枝、红花，或面糊为丸）加减服之乃愈。后伊病偶发，即用前方。余用伤寒治法，邪在某经即以某经之药为引，先治其标，次以利湿导滞、养血疏筋之药收功，并为开药酒方饮之，旧恙悉除矣。

《临证医案笔记》

抱灵居士

一杜母，凤有筋骨疼痛，或发热，头身皆痛，脉浮大，此感客邪也。以九味羌活汤去芩，加葱、姜一剂，热退、头好，手足痛甚；以芎、归、芍加羌、防、桂枝、甘草一剂不应，舌燥，脉濡而弦；以二妙散加生地、当归、牛膝、木通、羌、防、胆星、甘草、生姜二剂，痛好、进食；以独活寄生汤去细辛、桂枝，加乌药、川瓜一剂而痊愈。

《李氏医案》

孔继菼

张姓某久病不痊，介其姻戚以延予，辞不获暇。翌日，张来就诊，观其形色，亦似无病。因问：昨闻有久病，即君耶？曰：然。去岁冒雪赴市，天寒风甚，归即发热，旋即轻减，亦不在意。数日之后，时发时止，发则自肩及胸、腹、两股，皮里骨外一线窜行，热如汤火，片片如是，内连胸中。烦躁殆不可奈。甚则冥然，至于不觉，约可时许之久，大汗淋漓，乃渐轻，当其时，身亦不敢动也。如是者日或一次，或数次，逾数

月矣。未识此为何病。曰：向来作何病治？曰：或以为疟，或
以为痰，或以为风，或以为虚，纷纷治疗，迄今无一验。予诊
之，其脉浮数而细，沉取少缓。曰：此亦寻常恒有之病，特近
来业医之家多不留心《内经》，于脉理又漫无体察，以致临证
模糊，獐鹿莫辨，迁就附会，强作解人。如此四说，何者为切
当不易之论乎？夫以脉言之，疟必兼弦，痰必兼滑，风则浮
数，而不至于细，虚则迟弱，而势不能数。参之现在之脉，皆
未合之。以症言之，疟有但热不寒之疟，岂能于皮里骨外止为
一线之窜行？痰有游溢经络之痰，何至于热如汤火兼致烦躁之
乘心？以为风，则作止有时，尚为近理，而未指其邪气之所舍，
究从何处施驱散之力；以为虚，则大汗频出，似为得情，而已
经此数月之绵延，何以形气无不起之征，质之现在之证，亦未
当也。以予观之，直痹证耳。夫痹之为证，内脏腑、外皮肤，
本无定所，而此证不内不外，恰在表里之间，乃脉痹也。若使
外邪重感则深入而难治矣。遂为立案曰：此脉痹也。风寒湿三
气合邪客于脉中，风胜则行，寒胜则痛，湿胜则着。今独窜行
作热者，所受风邪为多，风本阳邪，本人阳气又旺，两阳合邪，
故扇而为热也。夫脉有经、有络、有支孙，以善行之气，入空
隙之中，其热何所不至？故胸、腹、肩、股俱有热气浮游，热
则心烦者，脉属心，未病而复及于本也；热极汗出者，脉行血
热，灼而逼液外溢也。此证当以驱风清热之品，用血药引入脉
中，攻其邪使外散而不内注，方可求愈。模棱处治，无当也。
案出，付以方。张某感悦，矢言重报。逾数日，复来，问：服
药何如？曰：未效。诊其脉，则数稍退矣。曰：脉已退，安得
不效？曰：向者肉中线线作热，今大片热矣。心中不烦不躁。
予曰：此由脉散于肉腠，热邪不复内攻，即大效也。书方与之，
数日又来。问：效否？曰：不效。而脉又退，因问之，则今热

在皮上也。予曰：此病已将解，再退则不在君身矣，犹云不效乎？张悦，复言报。数日又来，不效之说，仍如前也，而皮上亦不热也，六脉惟余缓象。予曰：君勿谬言，予治证多矣，非人人责报者，今君前证已退，所余有限之湿气耳。张乃大悦，仍矢重报，始求方，书而与之，不知此方服后，或少有效耶？抑如前不效耶？然予之门前自是无张君之迹矣。

龙尚宾，久病不瘥，历数年矣。乙卯秋，诣予求治。手持一纸，细载病证及缘起甚详。阅之，为头眩，为心跳，为烦，为悸，为不寐，为胸腹痞满，为胁下膜胀，为逆气串疼，为喉中生疮，为小便短涩，为往来寒热。又有云，时而一线凉起，自胁下上达胸喉，顷之，口舌俱凉，面上脉络亦因凉而紧缩；时而一片热起，自脐下上达胸膈，顷之，面目俱热，身上脉络亦因热而麻动。又或有时凉气外达于脊背，热气下达于足股。此外如畏恶风寒，是其常有。滑精便溏，亦其间见者。通计一人之身，变症丛出。而其因，或风，或寒，或饮冷，或热灼，或劳苦气怒，亦缕缕备载不一类。诊其脉，弦细结数，不匀不净。予曰：此病从未经见。寒为真寒，热为真热，实为真实，虚为真虚。治彼则碍此，而又胶结错杂，无游刃处，何由得窍却而导之。辞不能治。龙谆恳，语甚恺恻。予曰：曩服何药？曰：清解、疏利、补阴、养阳，备尝之矣，总不得效。予为再三踌躇，乃议曰：据证虚实寒热俱有，究之虚寒多而实热少，法当偏用温补，然他证不足虑，喉疮已数年矣。若更发动，其变何可复言？夫少阳者，阴阳之关键，内外之枢纽也。今姑从少阳立治，和解阴阳，宣通内外，主以辛温，而以清凉为监制，其可乎？然亦自渐模棱矣。疏方与之，数日复来就诊，往返数次。予赴曲阜，龙乃就医于他处，次年复来求治，又随予至曲阜，假馆药室者数月，病亦渐渐减矣。其夏予归滕，又随予归，予乃疏攻水方，去其水积，至七月，计方近二十易，为时阅十月矣。时龙儆居近于予，往来甚频。一日就诊，予谓龙曰：吾今识君证矣，其痹病乎？风寒湿三气俱有，而又分舍于经络脏腑之间，故其证错杂而难辨。幸前药不甚刺谬，不然，且殆。夫痹虽外邪，而其寒热虚实，亦随人之形气为变现者也。今试以经之痹论，证君之病情。烦悸痞满，䐜胀串疼，大便溏泄，小便短涩，脏腑之痹也。邪盛于内，而里气虚，于是头眩、心跳、不寐之症起矣。时而凉起，时而热起，游行于胸腹头面，衍溢于脊背足股，经络之痹也。邪盛于外，而表气虚，于是往来寒热、畏恶风寒之证起矣。惟喉疮系热药所为，滑精亦虚热所致。二证不在痹数，幸已就痊。然病之传变何所不至，提纲挈领，论证之要。若必刻鹄求似，无从索解人矣。予为君从痹证论治，当保必效。且君自项以下，皮肤干燥而强涩，从无点汗，亦此证也，痹病及于皮矣，不从汗解，病何由尽？乃用小续命汤，主以麻、桂，托以参、芪，和以归、芍，领以附子，监以石膏，一剂汗及胸，三剂汗至脐，七剂汗遍小腹，下达阴股，诸症霍然矣。复为定丸方滋养，由是遂健。噫！治病而不识其名，从何处着手？犹幸龙坚于相信，故终可收功。然使早从汗散，病愈多时矣。暗室孤灯，久而复明，则从前之模棱处治，谁之咎也？故存此以志予过，并望高明之士，慎勿以暗处摸索，转咎沉疴之不起也。

《孔氏医案》

汪廷元

白坦庵大世兄，右足膝下辅骨间发肿，皮色不变，乃外用敷药，冀其内消。久之，肿处渐硬，形大如瓜，自足踝、胫膝，上至髀枢，筋骨挛痛，皮肤蒸热，略无宁刻。予谓："风寒在经不散，发于肢节肌肉而成肿，故筋挛骨痛，此寒气之

肿，八风之变也。但外邪失治，肿已坚硬，寒化为热，不可以
内消。"因嘱请朱君丙南，洪君曾沂外治。予以连翘、独活、秦
艽、乳香散邪活血；人参、黄芪、当归、白芷、甘草，托里排
脓。出入六七剂，外热已退，肿处红活，按之，知已成脓。未
几，溃流脓水两三碗，肿消，筋痛日减，转用参、术、归、芍
等补剂。半月肌肉完好，而膝曲不能履地。公忧之甚，恐终于
跛。予谓："因肿痛而拘挛，屈而不伸者阅月，其伤在筋，但外
未用刀针，筋虽伤可治。气主煦之，血主濡之，前此以补气为
君，今又当以养血为重。"乃用七分血药，三分气药，佐以舒筋
活络之品。方用四物汤，加人参、乳香、羚羊角、薏仁、牛膝
等。又另用木瓜数味，酒煎日洗二次，期以一月当愈。甫半月
而渐伸，至一月而复常。公喜出望外，称之为国工。

《广陵医案摘录》

齐秉慧

曾治知府杨迦怿，任兴邑事，禀性仁慈，居官清肃。因署
马边抚夷府军务焦劳，患溢饮证，右肩痹软酸痛，又署邛州不
能签押，神色衰惫，医治无效，纳禀告病。上以廉能不允。令
复兴邑任，促骑请治，诊之两寸洪大而紧，余皆沉微。余曰：
公之恙，乃太阴溢饮为患，病在气分。前医不知分辨气血，误
用血分之药，以贻害耳。法宜大补中气，醒脾崇土。宣通气分，
即当奏功。乃用芪、术、砂、半、干姜、白蔻、虎骨、威灵仙、
桂枝、姜黄十剂而效。再服十剂，其痛如失，遂与归脾汤去木
香、甘草，加五味子、鹿茸、玉、桂为丸。脾肾两补而愈。但
公行年五十，尚未生子，向余索求种子方饵。余念公谦恭仁厚，
与之龟首丸。服毕致书曰：前赐妙丹，服之神效，恳烦再配二
料。遂如命复之，调理数月，步履轻健，精神康壮，如夫人有
喜矣。明年壬申，降生一子，骨秀神清，均甚壮美。余见而喜，

公顿首谢曰："起我沉疴，身受益矣。赐我后嗣，泽及先矣。"
绸缪订交，浓情款洽。后升迁别去者二十三年。辛卯秋闱，卸
宁远府事，引见候升，吾子于省垣一遇，年已七十二矣。重话
巴山，犹深眷念，是时精神矍铄，尚运笔如飞，前后手书见惠
不一，中酬我以锦联曰：自是君身有仙骨，遍与人间作好春。
匾曰妙合六经。盖公之书法，见重当时久矣。

《齐有堂医案》

顾金寿

戴。脉沉而涩，风寒湿三气成痹，周身𤺥痛，误服凉剂，
致手足如缚，叫嚎终日，粥饮不进，危如朝露，两尺虽无力，
尚不豁然而空，舌如腻粉。急用温散大剂，似尚可救。

大熟地一两，制黑附子一钱，当归三钱，茴香炒，上瑶桂
五分，大白芍一钱五分，桑枝五钱，酒炒，丝瓜络三钱，片姜
黄一钱五分，茯苓三钱，薏米一两，煎汤代水凉服。

又：手足大舒，人已杖而能起，据述服药后，周身汗出津
津，痛势已减去八九，连进薄粥两三次，脉象已起，但虚大而
浮，再照昨方加生脉散。

又：脉平痛定，惟两足尚觉少力，且素有脚气，每夏必发，
可以丸药缓调矣。

健步虎潜丸，每服三钱，开水送下。

问：盛暑痹痛，身热面赤，散亦合时宜，何以几成不起，
吾师转以大温收功也？曰：脚气逢夏而发者，阴分素有寒湿，
因地气上升，故𤺥痛上逆，早服温疏，原可不至于此，至此已
变格阳伤寒，治以大温一定之法。时虽盛暑，中病则神，况又
凉服，如冷香饮子耶。

姚，五十七岁。脉象沉缓，风寒湿久积于经隧，发为两足
行动不便，两手时有抽痛，右食指不用。年近六旬，惧其气血

日衰，酿成痹证，先用蠲痹汤意。

归身三钱，酒洗，大白芍一钱五分、酒炒，焦白术一钱五分，独活一钱、酒炒，牛膝一钱五分、酒炒，宣木瓜一钱五分、酒炒，生薏米三钱，川桂枝五分、酒炒，桑枝三钱、酒炒，酒炒丝瓜络三钱。

又：照前方加炒熟地四钱。

酒药方：大熟地四两，砂仁三钱、研末炒，归身三两，生白术二两，肥牛膝二两，炙黄芪二两，独活一两，汉防己二两，宣木瓜二两，丝瓜络二两，防风一两五钱，薏米三两，甘枸杞二两，忍冬藤一两五钱，杜仲一两五钱、盐水炒，川断一两五钱、盐水炒，桑寄生二两，大白芍二两，炙甘草五钱。

上药无灰，酒浸三日，隔水煮一炷香，地上窨三日，随量早晚服。

《吴门治验录》

李铎

癸亥治一妇，年四十余，左足麻痹，已经两载，行动乏力，近来手亦常痹，服祛风活血药不效。余曰：此属气虚也，法宜补气。四君子加归、芪、附子、天麻、麦冬，少佐羌、防，服十余剂而渐善，后以原方去羌、防，加桑寄生，弥月而痊愈。又治一妇，遍身麻痹，昏愦不省人事，夫心之所养者血，所藏者神，气运不到，血亦罕由，心失所养，则昏愦也。仍与归芪四君子汤加天麻、麦冬、远志、菖蒲，久服而愈。

按：石山曰：麻者，气馁而行迟，不能接续也。如人久坐膝屈，气道不利，故伸足起立而麻者是也。

魏之琇曰：此证古人虽有气虚则麻、血虚则木之分，然属肝肾为病者，十居八九，尝见服祛风祛痰而毙者固多，服阳刚燥剂而毙者亦复不少。盖麻木为中风之渐，薛己谓风由火出，一言蔽之矣。临证者，从此体会，庶几活人。

某，六旬，脉急恶寒，四肢作痹。《灵枢》曰：诸急为寒，此属虚寒痹也。腰重气胀，如带五千钱状，乃肾虚而停湿也。法宜祛寒除湿为先。

生芪，防风，白术，苍术，桂枝，苡仁，茯苓，泽泻，生姜。

二剂，接服肾著汤而愈。

肾著汤

白术，茯苓，干姜，甘草。

陈修园曰：带脉为病，腰溶溶如坐水中，此寒湿之邪，不在肾之中脏，而在肾之外府，故其治不在温肾而散寒，而在燠土以胜水，若用附桂，则反伤肾之阴矣。

《医案偶存》

王　堉

仲秋又苦臂痛，使部曹某治之，乃为部曹述前病，并道余治之之法。部曹乃因而附会曰：王某之言诚然，今之臂痛，仍系痰之为害，不早除之成瘫痪。乃以大秦艽汤进。药甫入口，痛益增，不可屈伸，次早而寝食俱废。乃使其子子禾部郎延余，急往视之，脉浮而弱，而津津有汗出，而神气清明，语言便利。乃告相国曰：此肩臂中风而痛，病极微末，部曹小题大做，用秦艽汤，岂知秦艽汤以十全大补为主，风在皮肤，以疏发腠理为要，兹用参、芪固之，岂非益之痛乎？老师勿为所惑，药三进，必无苦矣。因进东垣羌活胜湿汤，加威灵仙、苍术各二钱。一进而痛减，三进而若失。越日谈及，曰：中风之言不谬，余以书名，持纸素索书者颇多，因循堆积未暇处理，尔日无事，开窗作字，窗外多竹，适风起觉冷，晚而痛作。子言之，余忆之矣。然何以所用皆汗药？余曰：老师营心经济，医道小技，究未深考，羌活、藁本，乃太阳皮肤疏散之药，非发汗也。汗证用之者，以其能开腠理，非谓能动汗也。相国惊曰：此言更觉入微，医家多不识此，可谓才大于身，心细如发矣。君少年乃造诣如此，将来必岐黄中自树一帜，勉之哉！具此才思，早缀高科，老夫当避三舍。余惶愧而退。

在陕需次时，相国来书，尚称之不已。

介之罗王庄张冠英，家称小有，继娶吾里中李姓女。张得腿病，骨节痛楚，不可屈伸，且时作肿，卧床已半年矣。延医视之，或以为下痿，用虎潜丸补之；或以为瘫痪，用续命汤散之。皆不效。其内弟请余往治。余诊六脉缓大。告之曰：既非下痿，亦非瘫痪。所患乃寒湿下注，关节不灵，肿痛必在关节。病虽久，可治也。乃先进羌活胜湿汤加牛膝、防己以疏利之。三服后，杖而能起。又往视之，投以五苓理中汤，四服后，肿痛全消。意不愿服药。余曰：湿气未清，恐将复作，不如多服，以免后患。

张听之，服药二十余剂，乃以酒肉来谢。余告以谨避风寒湿气。相隔十余年，余见于其戚家席上，称健步焉。

《醉花窗医案》

曹颖甫

曹氏以葛根汤治项背痹案有二。其一，封姓缝匠，感风寒症见恶寒，无汗，寻背脊之筋骨疼痛不能转侧，脉浮紧。曹氏认为恶寒无汗乃外邪侵袭皮毛，脉浮紧为麻黄汤证，而项背强痛则为邪气侵及背输经络，治宜葛根汤。其二，袁姓少年，于八月卧病四五日，昏不知人，形无寒热，项背痛，不能自转侧，其脉右三部弦紧而浮，左三部不见浮象，按之则紧，迫问其由，得知曾耽于酒色。曹氏分析，其虽为太阳伤寒，然左脉不类，究其缘由乃阴分不足，不能外应太阳，予用葛根汤治之，恐其阴液不足，遂令其药中加粳米以养阴。曹氏认为，葛根汤乃治伤寒温病之方，乃有津液内伤之故，患其证则口中渴，以"渴"辨之，由如手握南针也。

耿右

初诊：一身肢节疼痛，脚痛，足胫冷，日晡所发热，脉沉而滑。此为历节，宜桂枝芍药知母汤。瘰病，从缓治。

川桂枝五钱，赤白芍各三钱，生甘草三钱，生麻黄三钱，熟附块五钱，生白术五钱，肥知母五钱，青防风五钱，生姜一块、打。

二诊：服桂枝芍药知母汤，腰痛略减，日晡所热度较低，惟手足酸痛如故，仍宜前法。

川桂枝五钱，赤白芍各五钱，生甘草三钱，净麻黄四钱，苍白术各五钱，肥知母五钱，青防风四钱，生姜一块、打，咸附子三钱、生用勿泡。

《经方实验录》

赖元福

王左，始而目赤，继以两足酸痛，逢骱尤甚，按脉沉数。湿热下注所致，始以渗湿通络。

桑寄生三钱，宣木瓜二钱，连翘壳三钱，香橼皮钱半，五加皮钱半，川石斛三钱，秦艽肉钱半，川牛膝二钱，带皮苓四钱，青木香八分，络石藤三钱。

《赖氏脉案》

费承祖

胞弟惠甫，嗜饮病痹，右腿足作痛，不能步履，家慈忧之，恐成残废。余诊脉弦细，是湿热入络所致。化湿通络，其痛自止。家慈曰："病果可愈，吾复何忧。"

苡仁四钱，川草薢一钱五分，地肤子三钱，西秦艽一钱，南沙参四钱，川石斛三钱，象贝母三钱，鲜竹茹一钱五分，薄橘红五分，冬瓜子四钱，丝瓜络一钱五分，嫩桑枝八钱。

连服十剂，腿痛已止，步履如常。

广东陆云卿，患右手腕浮肿，筋络牵制，右膝膑肿痛，不能步履。余诊其脉，右寸关弦缓。肺胃湿热，流窜经络分肉之间。治必渗湿消痰，宣通经络。

苡仁四钱，茯苓三钱，地肤子三钱，五加皮二钱，甜瓜子二钱，川贝母三钱，瓜蒌皮二钱，杏仁三钱，秦艽一钱，橘红一钱，白蒺藜三钱，桑枝三钱。

连进二剂，肿消痛止，行动如常而愈。

《费绳甫医话医案》

蒋宝素

左臂隐痛，麻涩难伸，右腕不随人用。由于肝木化风，脾湿生痰，与外风寒湿相合，风淫末疾，痰阻气机，有转类中偏枯之虑。扶二气、却三邪为主。

绵黄芪，青防风，冬白术，当归身，川穹劳，秦艽，独活，威灵仙，嫩桑枝。

服药四剂，左臂之痛渐苏，右腕之弱如故。气机不利，太息不伸。肝木素失条舒，脾蕴湿痰，外与三邪相搏，六脉转觉沉潜。依方进步可也。

绵黄芪，青防风，冬白术，人参，桂枝，当归身，川芎劳，制半夏，制南星，嫩桑枝，油松节。

病原已载前方，第痹聚在臂腕之间，乃太阴、阳明、厥阴连络交经之处。肝不条达，胃失冲和，脾失健运，风寒湿得以乘之。扶二气、却三邪已获效机，更益以斡旋中气，以畅清阳之品为丸，缓缓图痊可也。

人参，绵黄芪，冬白术，青防风，当归身，川芎䓖，桂枝，茜草根，陈橘皮，银州柴胡，绿升麻。

水叠丸，早晚各服三钱。

《问斋医案》

程文圃

商翁夫人本质虚寒，常多疾病。旧春曾为诊治，药投温补有效，今春因乃郎心疾，昼夜看守辛劳，风寒之邪乘虚袭络，比时不觉，渐至颈脊酸痛、喜暖畏寒、欲人揉打，纠缠两月，医用羌独、防风以驱风，香砂、陈皮以理气，屡服不应。季夏予至孙树，延诊，谓曰："此风寒袭络之证也。"夫初痛在经，久痛入络。经主气，络主血。考督脉并于脊里，至风府入属于脑。《素问》云，痛者，寒气多也。寒则泣而不流，温则消而去之。方法治风先治血，血行风自灭。理当养血为君，佐以温通脉络，非驱风理气所能治也。方定当归、枸杞、杜仲、巴戟天、附子、鹿角胶霜、狗脊、五加皮、秦艽、桑枝，四剂全愈。

王妇，周体痹痛，医作风治，卧簀月余，肢挛头晕。予见之曰："此痹证也。躯壳外疾，虽无害命之理，但病久寝食不安，神形困顿，速救根本，犹可支撑，若见病医病，则殆矣。"方定十全大补汤，加枸杞、杜仲、鹿角胶，两服未应，众疑之。予曰："缓则疗病，急则顾命。今病势败坏如斯，舍是不救。且补虚与攻实不同，非数十剂莫效。"又服十日，周身发肿，众称病变，予曰："勿扰。凡风寒客于人，壮者气行则已，怯者著而为病。本由营气不足，邪陷于里，今服补剂，托邪外出，乃佳兆也。"仍命照方多服，痛止肿消而愈。识此，为治痹恣用风燥药者戒。

《程杏轩医案》

林珮琴

族妇。右臂痛手不能举，此为肢痹。用舒筋汤。片姜黄、当归、羌活、炙草、姜渣、海桐皮，加桂枝，四五服渐瘳。凡筋得寒则急，得热则纵，软短为拘，弛长为痿。风寒湿三气杂至合而成痹。风胜为行痹，寒胜为痛痹，湿胜为著痹，宜宣风逐寒燥湿，兼通络。如臂痛，服舒筋汤，必腋下漐漐汗出，则邪不滞于筋节，而拘急舒矣。如气虚加参、芪，血虚加地、芍，肩背加羌活、狗脊、鹿胶，腰脊加杜仲、独活、沙苑子，臂指加姜黄、桂枝，骨节加油松节、虎膝，下部加牛膝、薏苡、五加皮、虎胫骨，经络加桑寄生、威灵仙、钩藤。久而不痊，必有湿痰败血瘀滞经络，加桂心、胆星、川乌、地龙、红花、桃仁以搜逐之。

族女。风湿走注，骨节痛痹，四肢筋掣，脉沉，由产后血虚留邪。当归、木瓜、秦艽、杞子、钩藤、茯苓、牛膝、薏苡、蚕沙、姜黄、桑枝，外用防风、豨莶、苍耳子、菖蒲根、葱、姜煎汤，浴取汗，六七次痛止如常。

张。长夏历节痛痹，身重肢软，风湿淫注，血脉失于宣通，治用驱风逐湿，通调血脉。独活、川乌（制）、当归、牛膝（蒸）、姜黄、威灵仙、防己、松节、乳香、桑枝、寻骨风，水酒各半煎，外用风药煎汤熏洗而康。

族某。左体麻木，胫骨刺痛，腰膝痿软，能饮多痰，脉左大右濡，此阴虚生热而夹湿痰也。用薛氏六味地黄丸作汤剂，君茯苓，加生术、薏仁、牛膝、黄柏（俱酒炒）。十数服诸证悉退，步履如初。丹溪以麻为气虚，木为湿痰败血，其胫骨刺痛者，肾虚夹火也，腰膝痿软，肾将惫矣。法当戒饮，以六味汤滋化源，而君茯苓，佐术、薏，引用牛膝、黄柏以泄湿热，利腰膝，不犯先哲类中禁用风燥之例。

房弟。胫膝痛肿，流走不定，筋惕足酸，风湿久痹，都从热化矣。古谓风从阳受，痹从阴受。始由络痹失宣，十数年忽止忽发。今秋痛自右移左，行立颇难，阴络受病。诊脉下元先虚。搜理络邪，宜兼滋化源，为有年阴虚痹证治法。熟地（水煮）、杞子、当归、牛膝、茯苓、木瓜、威灵仙、桑寄生、玉竹、独活、杜仲（生）、薏苡、地骨皮同熬膏，以虎胫骨胶收，开水化服，痛止。

张。五旬外，左臂素患肿痛，因涉江受风，一夜，全身麻痹，脉虚濡。此真气虚而风湿为病，乃痹中根萌也。经曰：营虚则不仁，卫虚则不用。营卫失调，邪气乘虚袭入经络，蠲痹汤主之，数服而效。《准绳》云，凡风痹偏枯，未有不因真气不周而病者。治不用黄芪为君，人参、归、芍为臣，桂枝、钩藤、荆沥、竹沥、姜汁为佐，徒杂乌、附、羌活以涸营而耗卫，未之能愈也。严氏蠲痹汤用黄芪、炙草以实卫，当归、白芍活血以调营，羌、防除湿疏风，姜黄理血中滞气，入手足而驱寒湿，用酒和服，专借以行药力也。

李。左臂自肩以下骨节大痛，经所谓寒胜则痛也。来势甚骤，若游走上下骨骱，即俗谓白虎历节风。痛如虎咬，刻不可忍，此非厉剂不除，投以川乌头（炮去脐皮）、草乌头（炮去皮，姜汁制）、松节油，一剂，服后饮酒以助药势达病所。夜半身麻汗出，平旦而病若失矣。此仿活络丹法。

王。饮酒涉水，湿袭阴络，右腿痹痛，由髀骨直至委中穴。参用三痹汤内服，桂心、茯苓、牛膝、杜仲、白术、苍术、当归、独活、桑枝煎汤。外用防风、桂枝、木瓜、当归、豨莶、葱白煎汤熏洗，汗出为度。夫湿痹重著，今腿痛已定，通移膝胫，仍以逐湿痛痹法治。川乌、桂心、独活、牛膝、虎胫骨、归尾、没药，以溺少加茯苓、车前子。二服，兼用洗药，痛止能行。数十日内，戒酒肉、风冷、劳动。

王。有年，盛暑脉沉缓，身半以下酸痛，胫膝无汗，手足不温，便艰梦泄，皆湿热壅阻致痹，先通其壅。用蒸牛膝、当归、秦艽、川芎、玉竹、杏仁、陈皮、淡苁蓉。二服便润，去苁蓉、杏仁，专理经络湿邪，加桂枝、桑寄生、独活、薏苡、杜仲、熟地（炒）。十数服全瘳。

王氏女。风寒湿合而成痹，蕴邪化热，蒸于经络，四肢痹痛，筋骨不舒。盖邪中于经为痹，中于络为痿。《金匮》云：经热则痹，络热则痿，倘经腑治失宣通，延为痿躄。杏仁、滑石、石膏、赤苓、威灵仙、蚕沙、薏仁，数服痛减，乃用白术、薏仁、茯苓、桂枝、片姜黄、钗斛、归身、玉竹、五加皮、桑枝煎汤，数十服肢体活动。又服丸剂平补肝肾，步履如常。

《类证治裁》

黄凯钧

沈氏，二七，青年丧偶，情怀郁结，以致周痹，时常腹痛，行步维艰，纳谷甚减。治当疏补兼施。

党参二钱，蒸於术二钱，苍术一钱，柴胡五分，香附一钱五分，归身一钱五分，益智仁七分，橘皮八分。

出入加减，四十剂痊愈矣。

《肘后偶钞》

何平子

气痹络痛，正气日衰，坐卧不安，六脉无力，可见气血俱困，以温润培本治。

西党参，吴茱萸，广木香，茯神，白芍，归身，淡苁蓉、半夏曲、枣仁、橘叶、桂圆。

复诊：气分阳和，形骸流利，痛势渐减，胃气当自然开益。

西党参，巴戟肉，苁蓉，杞子，茯神，砂仁，炒熟地，山萸肉，归身，枣仁，橘叶，桂圆。

《壶春丹房医案》

曹存心

膝骨日大，上下渐形细小，是鹤膝风证。乃风寒湿三气合而为病，痹之最重者也。三气既痹，又夹肺金之痰以痹肘，所谓肺有邪，其气留于两肘。肘之痹，偏于左，属血属阴。阴血久亏，无怪乎腰脊突出，接踵而来。至于咳嗽鼻流清涕，小水色黄，肌肉暗削，行步无力，脉形细小，左关独见弦数，是日久正虚，风寒湿三气渐见化热之象。拟用痹门羚羊角散加减。

羚羊角，归身，白芍，杏仁，羌活，知母，桂枝，薏米，秦艽，制蚕，茯苓，竹沥，桑枝。

诒按：由膝而肘而脊，病情渐引渐深，方中于膝肘之邪，已能兼治，于脊突一层，似未能兼顾及之。拟再加鹿角霜、川怀牛膝等味。

人年四十，阴气自半，从古至今如是。惟尊体独异者，盖以湿热素多，阳事早痿耳。近又患臂痛之证，此非医书所载之夜卧臂在被外，招风而痛。乃因久卧竹榻，寒凉之气渐入筋骨，较之被外感寒，偶伤经络者更进一层。所以阳气不宣，屈伸不利，痛无虚日，喜热恶寒。仲景云：一臂不举为痹，载在中风门中，实非真中，而为类中之机，岂容忽视。现在治法，首重补阳，兼养阴血，寓之以祛寒，加以之化痰，再通其经络，而一方之中之制度，自有君臣佐使焉。

熟地八两，当归四两，白芍二两，虎掌一对，阿胶三两，半夏四两，橘红二两，枳壳二两，沉香五钱，党参四两，於术四两，茯苓八两，熟附一两，炙甘草一两，风化硝一两，桂枝一两，羌活一两，绵芪二两，姜黄一两，海桐皮一两。

共为末，用竹沥、姜汁，和蜜水泛丸。

诒按：立方清切周到，可法可师。

脉沉弦滑，腿骱刺痛，腰部酸疼，背脊作响，诸节亦然，舌苔白浊。风湿痰三者着于肝肾之络也。

肝著汤合肾著汤（苓、术、姜、草）、桂枝汤。

诒按：此证病在于络，当从经络着意。

《柳选四家医案》

永富凤

佐嘉侯家臣某，年二十五，左臂痹，诸医莫知其故，经三年不愈，乃往于长崎就外科某，以和兰法疗之亦不愈。余偶西游到长崎，某者来乞治。余望其容姿轻健如常，而细察之则其面过赤，其脉洪数，其腹坚满，大便秘结，舌干气促，喜怒无常，好洁净，阴雨暮夜安静，而晴日昼间暴热，躁烦而渴。余以瓜蒂散一钱吐胶痰升许、臭秽物升许，吐了，取大黄、黄连、黄芩三味下之，峻泻六七行，至晡时昏眩，乃进糜粥养之，熟眠一夜。其翌诊之则脉数腹满大减，乃作黄连白虎汤进之，兼用湿漆丸，居三十日，病减大半。先余归，后六十日余亦东归，道于佐嘉，宿某者家，再诊之，病渐除其七八，而左臂未全快，作一百日剂而去矣。

《漫游杂记》

高锦庭

郑某某，农家缲织最勤，勤则手足之骱无不宿伤。乡户家室卑隘，则地土之上，必有湿热。湿热乘伤而入，四肢逢骱酸楚，所由来也。加以连日寒热，湿邪化火而伤营，证名历节风痹。脉濡苔黄，胸闷不饥。服姜、连佐以通络，庶几获效。

川连（姜汁炒），半夏，枳壳，陈皮，郁金，桑寄生，丝瓜络，桑枝。

二诊：前方两剂，苔化脘松，四肢亦觉稍和，是湿热能化也。从此治其四肢为主。威灵仙，片姜黄，桂枝，独活，木瓜，防风，秦艽，桑枝。

三诊：投舒筋活络之品，病势不减不增。日来阴雨数日，湿热之邪尤为当权，故近日肢体尤颓。夫络病难清，湿邪尤着而难化，本非旦夕所能奏效，而此证又非姜、连不可，用进退黄连法，以观后效，何如？

川连（姜汁炒），桂枝，干姜，半夏，竹茹，陈皮，桑枝。

《谦益斋外科医案》

黄 堂

邹，三十三岁，历节痛久入络。头痛抽掣，必连及左耳项后，或由闷气作楚。夫肝主经络，化风鼓荡，且耳后至左角，皆肝游行之都，其咎显著。

生地，石决明，木瓜，新绛，归须，菊花，羚羊角，郁金，丝瓜络。

复诊：前方从痛久入络治，已得效验。但历节酸痛，属三气为痹，不从祛邪立方，难杜病根。

威灵仙，秦艽，豆卷，归须，虎骨，丝瓜藤，片姜黄，木瓜，五加皮，延胡，蝉血拌炒桑枝。

《黄氏纪效新书》

也是山人

沈，三七。风湿相搏，历节痛，四肢麻木，此属周痹。

粗桂枝八分，木防己一钱五分，海桐皮一钱，羚羊角一钱，晚蚕沙一钱，片姜黄一钱，川萆薢二钱，酒炒桑枝一两。

又：风湿麻痹，服苦温方，痛势已缓，所有入暮口干，当兼佐以甘润。

羚羊角一钱，甜杏仁三钱，苡仁二钱，晚蚕沙二钱，南花粉二钱，木防己一钱五分，桂枝五分。

《也是山人医案》

杜钟骏

广西巡抚张叔丹中丞之媳，幼丹先生之夫人，先病肝气，继病肝风，延经数月之久，变成痛风历节。周身筋脉拘挛，其痛也，或在两肩，或在腕臂腿胫之节间，移徙走注不定，行则同流寇，着则为肿痛，其尤甚者，十指拘挛不能使用。邗上名医延之殆遍，气药风药遍尝无效，适予由浙请假回邗，详参四诊，遍阅诸方，不外行气驱风。其实，肝因血燥而生风，气因络空而窜痛，气愈行而愈横，风愈驱而愈烈。脉来劲急，全无和缓悠扬之态，爰订芍药甘草汤，芍用二两，草用三钱。血充则气和，肝平则风息。一剂内风定，筋急舒，再剂则指能摄而手能握矣。守服十数剂，诸苦悉释。

《药园医案》

龚子材

龚子材治张太仆，每天阴，即遍身痛如锥刺，已经数年。左脉微数，右脉洪数，乃血虚有湿热也。以当归拈痛汤加生地、白芍、黄柏，去人参，数剂而瘳。

《续名医类案》

费伯雄

某。两尺虚细，左关独弦，右部带滑，肝、脾、肾三经不和，荣血大亏，不能流贯筋节，以致腰膝手足俱疼，肝气上犯胃经，中脘时痛，腿足浮肿，抱恙已久，不易速瘳。宜和营畅中，运脾通络。

归身二钱，茯苓二钱，炒冬术一钱，丹参二钱，香附二钱，苡仁四钱，毛脊四钱，川断三钱、酒炒，独活二钱、酒炒，木香五分，新会皮一钱，砂仁一钱。

某。六旬之年，荣液交枯，兼之风、湿、热入客于络，右肩痛引指臂，不能抬举，延今两月余，临晚寒热。

全当归二钱，炙鳖甲五钱、打，天麻一钱，红花八分，秦艽三钱，钩钩四钱、后入，海桐皮三钱，大川芎一钱，晚蚕沙三钱，姜黄一钱，广三七一钱，木防己二钱，防风八分，羚羊片一钱半、先煎，炙乳没各五分，鳖血炒柴胡一钱，知母一钱。

某。肌肤麻木不仁，宜养血祛风，通利经络。

当归二钱，白芍二钱、炒，生地三钱，茯苓二钱，丹皮二钱，炒白术一钱，海风藤三钱、切，豨莶草二钱，生苡仁四钱，川怀牛膝各二钱，丝瓜络一钱半、炒，桑枝三钱，梧桐花二钱，红枣三枚。

某。寒湿浸淫骨节，肢节作痛。

姜制附片一钱半，桂枝尖一钱，西潞党三钱，当归二钱、酒炒，川断三钱、酒炒，秦艽一钱，羌独活各一钱半、酒炒，丝瓜络一钱半、酒炒，防己二钱，杜仲三钱，茯苓三钱，制乳没各一钱半，威灵仙二钱。

某。肢节作痛，荣血久亏，风入节络，不时作痛。宜养荣通络，兼以祛风。

当归二钱，茯苓二钱，秦艽二钱，怀牛膝二钱，白芍一钱、酒炒，独活二钱、酒炒，木香五分，川断三钱、酒炒，生熟苡仁各三钱，广皮一钱，毛脊三钱、去毛，甜瓜子三钱、炒研，姜黄五分，红枣三枚，桑枝一尺。

《费伯雄经典医案赏析》

萧伯章

曾氏妇，年三十许，患两手关节疼痛，猛不可当，日夜叫呼，闻者酸鼻，延诊时不可按脉，舌苔淡白。阅前所服方，如祛风散寒、疏理气血之品，服之殆遍，比以当归四逆加片姜黄，服至四剂，痛如故。继审痛处，适当骨节，正所谓历节风也。人身骨节皆筋脉交纽之处，肝主筋而藏血，断为风寒湿干于血分，阻遏气道，故而剧痛，乃以黄芪、当归、白芍、川芎为君，辅以桑枝、杉枝、松枝、桂枝、紫苏、竹枝皆用节，即甘草亦用节，取其以节入节，虽古无成法，然医者意也，但能愈病，明者断不余訾。方成，授主人照办，连服十剂，痛如失。穷思黄芪、当归、桂枝、白芍、川芎、甘草，具黄芪五物、当归四逆两方之功用，紫苏节则尤能行气中血滞，辅以桑、杉、松各枝节，能使关节中停蓄之风湿一扫而空，至竹枝节气味甘寒，恐其拒而不纳，以之为反佐，故于上证功效颇巨，爰命之曰七节汤。附录于后，用者审之。

附七节汤：治风寒湿干于血分，阻塞气道，两手或两足关节日夜疼痛不可屈伸，病属历节，服之以愈为度。

黄芪五钱，当归三钱，白芍三钱，川芎三钱，桂枝节三钱，甘草节一钱，桑枝节如指大三个，杉枝节三个，松枝节三个，紫秆节三个，竹枝节三个。各味以清水五碗，煎至三碗，去渣分三次温服。

木工某，遍身重痛，头晕，身微热，冷汗不止，脉沉缓而迟，舌苔湿白，咳嗽多涎。医以败毒、香砂、二陈等方与之，不应。为疏五积散去麻黄服二帖，冷汗、头晕、身热痛等症均愈，惟腰脊间有重痛，牵引小腹，因于方中加附片（盐水炒）、杜仲，又二帖而瘥。

《遁园医案》

陈洪章

陈洪章治沈沃田，年七十余，左臂及指拘挛不能伸舒，食减神惫。或谓老人虚弱，用补剂以致日甚。陈诊之，曰：此由风湿邪郁胸脾，波及四肢。用二陈汤加芒硝、砂仁，以

薏苡仁三两煎汁煎药，连服四剂，病去大半。去硝，仍用二
陈，又服六剂而全愈。

《沃田手札新案》

陈念祖

素有湿热，近复忽患臂痛。仲景云：一臂不举为痹。此乃
寒凉之气侵袭于内，是以屈伸不利，痛无虚日。治法须宣通阳
气，滋养阴血，并佐以祛寒通络者为宜。可制为丸剂治之，拟
方列后。

桂枝木一两，熟附子一两，人参四两，白术四两，大熟地
六两，当归身四两，阿胶三两，白芍三两，制半夏四两，白茯
苓六两，绵黄芪二两，橘红二两，枳壳二两，风化硝一两，姜
黄一两，海桐皮一两，羌活一两，沉香五钱，炙甘草八钱，虎
掌一对。

《南雅堂医案》

何鸿舫

胡右，三十三岁。丁丑二月十四日巳刻。营虚劳倦，周身
关节皆痛，火易炎，脉细数不调。亟宜静养。

生黄芪钱半，细生地五钱，湖丹皮钱半，煅牡蛎三钱，肥
知母钱半，茯苓三钱，怀牛膝二钱，天花粉二钱，广陈皮八分，
远志一钱，生甘草四分，细桑枝六钱，海粉四分、洗。

左。足跟为督之源，足三阴之所会合也。足跟痛，脘闷纳
艰，脉虚弦。脾肾两病也。

白术二钱，杜仲三钱，金狗脊三钱，沙苑子三钱，菟丝饼
三钱，砂仁壳六分，茯苓三钱，陈皮八分，谷芽三钱。

《何鸿舫医案》

杨毓斌

佴女。周身板痛，不能着物，衣被稍黏，痛彻心骨，饱闷

不食。此风寒湿三气合邪，而寒湿较重，病名周痹。由经脉累及中腑。

桂枝，淡吴萸，木瓜，炒苡仁，米泔浸茅苍术，姜汁炒川朴，白蒺藜，炒枳壳，煨木香，酒炒白芍，桑枝，续断。

痰重不能纳谷。前方去木瓜、白芍，加夜交藤、姜半夏、谷芽。

诸症减半，转侧不灵，易方两服愈。前方去茅术、川朴、木香、姜半夏，加醋炒当归、生芪皮、炙甘草、煨生姜。

《治验论案》

蒋仲芳

蒋仲芳治张莳官，年十九，春来遍身筋骨疼痛，渐生小骨，久药不效。视其身，累累如龙眼，盖筋非骨也。因湿邪气入筋，缩结而然，譬之颈疬结核而硬，岂真骨乎？遂针委中、大椎以治其后，内关、三里以治其前，内服当归、生地、白术、秦艽、桂枝、桑枝、炙草、羌活、米仁、牛膝、生姜，入酒三分以助药力，数日其骨渐小，一月尽消。

《续名医类案》

冯楚瞻

冯楚瞻治李相国（讳）之芳，当耿逆之变，勤劳军旅，左臂强硬作痛，上不能至头，下不能抚背，医与驱风活络不效，且大便圆如弹子。以书有粪如羊矢者不治，深以为忧。诊之，六脉大而迟缓无神，知为中气久虚，荣卫不能遍及肢末，乃有偏枯之象。至其大便，亦由中气不足，命门火衰，以致运行不健，转输迟滞，糟粕不能连接直下，犹蜣螂之转丸，故圆而且大，非若关格之病，津液燥槁，肠胃窄细，致黑小如羊粪者。然宜空心服八味加牛膝、杜仲，以培其本；食远以加减归脾，加甜薄桂，以壮其标。元阳得旺，则运行健而大便自调；气血既充，则肢节和而臂强自愈矣。如法而痊，精神更倍。

冯楚瞻治唐某，患左足左手骨节疼痛，势如刀割，且夕呼号，既而移至右手右足皆遍矣，或用祛风活络之剂不效。见其口燥咽干，误作流火，投以凉剂，幸而吐出。神气疲困，六脉洪弦，此气血久虚，筋骨失养，将成瘫痪之候。惟宜大用熟地、当归、白芍，养血为君；银花、秦艽，少借风势以达药力于筋骨为臣；牛膝、续断、杜仲，以调筋骨为佐；更用桂枝、松节，以鼓舞药性，横行于两臂为引；再用参、术以固中培元。调理半月，渐瘳。后以生脉饮，送八味丸加牛膝、杜仲、鹿茸、五味子各四五钱，日中仍服前剂，始能步履。更以大补气血，强筋壮骨之药，以收全功。未几，其室人因日夜忧劳，亦患是症，六脉沉微，右手足疼痛，既而不流于左，而竟攻之于里，胸脘痞闷恶心，疼痛欲绝。知为内伤日久，寒邪不为外达，直中阴分，宜急温之。以人参、白术各五钱，肉桂、附子各二钱，浓煎，徐徐温服。次日脉少起，胸中病痛闷大减，身有微热，左亦略疼，此阳气还表，寒邪欲外散之机也。照方再服，内症渐平。惟手足之痛尚在，然亦不甚，以参、术补中为君，归、芍养血为臣，杜仲、续断、牛膝、秦艽、桂枝，舒筋活络为佐，痊愈。夫痛风止有五痹，皮痹、脉痹、肌痹、骨痹、筋痹，未闻有脏腑之痹也。然经曰：寒气胜者为痛痹。又曰：其留连筋骨间者疼久，其留皮肤间者易已，其入脏者死。可不慎欤！

《续名医类案》

顾德华

大伯母。肝火湿热下注阳明之络，外束风寒，两腿痛甚，艰于步履，脉细舌白。姑先疏解外风，但证系内伤虚痹，最属淹缠者也。

桂枝四分，赤芍一钱，白蒺藜三钱，赤苓三钱，秦艽一钱五分，苡仁三钱，嫩桑枝一两，归须一钱五分，防己三钱，萆薢三钱。

又诊：环跳痛缓，移于内臁，左脉转数，外风已渐化火。盖阳明主一身之络，气血亏，不能灌溉络脉，郁火湿热，乘隙内踞，而为脾痛。去秋曾患流注，病虽异而其源则一也。拟补血汤兼理湿热。

黄芪一钱五分，川柏五分，秦艽一钱，防己三钱，白蒺藜三钱，郁金五分，苡仁三钱，天麻五分，萆薢三钱，归身三钱，滑石三钱，桑枝一两、酒炒。

又诊：肝风湿热，逗留经络，痹痛夜甚。脉软带弦，舌红苔黄。此内因之病，不宜峻剂，攻风劫痰，再伤血液。须防血枯筋挛而肢废，或痹乘中土而变腹胀。当养肝阴佐以化瘀定痛。

细生地四钱，生冬术一钱五分，防己三钱，归身三钱，小胡麻三钱，淡干姜三分，木瓜一钱，杞子三钱，金毛脊三钱，苡仁三钱，乳香三分，没药三分，后下。

又诊：昨宵痛缓得寐，脉数和而舌苔稍化。病由气血两亏，用药慎其偏胜为要，拟葳蕤加味。

葳蕤一两，生冬术一钱，木瓜一钱五分，金毛脊五钱，细生地四钱，细木通三分，干姜三分，归身三钱，炒米仁三钱，云苓三钱，杞子三钱，生甘草五分。

又诊：意伤忧愁，则肢废。盖脾主四肢，心阳不畅，肝失生发之机，水谷入胃，易生痰湿，少于生血，血不养筋，右腿拘牵，不能伸屈。且持斋百日，阳明血液之亏，不待言矣。所虑延为痼疾，然治法不外乎养肝培脾和胃而化湿热耳。

羚羊角三钱，肥玉竹三钱，杞子三钱、酒炒，钩钩三钱，白蒺藜三钱，汉防己三钱，木瓜一钱、酒炒，金毛脊三钱，川石斛三钱，苡仁三钱，阿胶二钱，归身三钱，桑枝一两。

又诊：血枯经络少舒，内风痰多并阻，仍守昨法。

羚羊角三钱，防己一钱五分，苡仁三钱，小胡麻三钱，秦艽七分，钩钩四钱，青蔗汁一杯，肥玉竹五钱，木瓜五分，归身三钱，白芥子三分，加白麻骨五钱，桑枝五钱，煎汤代水。

又诊：昨今两日病势大缓。环跳经络俱未抽掣，惟足刺痛，痛幸式微，郁火湿热全化矣。

羚羊角三钱，白芍一钱五分，松子仁三钱，钩钩三钱，淡苁蓉三钱，归身三钱，木瓜五分，桑枝三钱，青蔗汁一杯。

又诊：肝火已化，和补阳明气血为主。

人参须一钱，细生地三钱，肥玉竹三钱，归身一钱五分，生冬术一钱五分，怀牛膝一钱五分，云苓三钱，白芍一钱五分，枸子三钱，钩钩三钱。

又诊：阳明气血日旺，渐能行动，惟步履力不足耳。

人参须一钱，细生地四钱，肥玉竹三钱，归身一钱五分，生冬术一钱五分，杜仲三钱，米仁三钱，云苓三钱，杞子三钱，白芍一钱五分。

《花韵楼医案》

张锡纯

张氏治高某肢痹案，患者年逾五旬，素体羸弱，因宴饮彻夜未眠，复感冬晨之寒，又步行数里之遥。行至途中，汗出腿麻，坐凉地歇息，至家始觉腿痛，其人自以热砖慰之，后自服汗剂以期驱寒外出，然病不减反增。张氏视之，其人仰卧屈膝，痛状万千，脉弦细，至数微数。分析其症乃因虚人外感风寒，外用热砖使寒邪内陷，后汗出伤及气血，病更不解，遂以养血活血散寒之剂活络效灵丹（当归五钱，丹参五钱，生明乳香五钱，生明没药五钱），佐以血肉有情之品，以透筋骨之寒，二剂而病愈。

张氏治女肢痹案二则。

其一，某室女腿疼，步履艰难，以健运汤〔生黄芪六钱，野台参三钱，当归三钱，寸麦冬（带心）三钱，知母三钱，生明乳香三钱，生明没药三钱，莪术一钱，三棱一钱〕而愈，后又腰疼，以前方无效，其脉右关甚濡弱，纳食减少，治以健脾养血、行气化湿之振中汤，纳食渐增，二十剂后而愈。

其二，某七旬老妇，腿疼突发，痛不能行，夜不能寐，脉象大而弦，心中无热。张氏认为，其人脉大非有内火，乃因脾胃至虚，真气外泄，其弦乃肝胆木盛，侮脾土之故，治以振中汤（於白术六钱，当归身二钱，陈皮二钱，厚朴钱半，生明乳香钱半，生明没药钱半），配伍人参、白芍、山萸肉，数剂而愈。

《医学衷中参西录》

张山雷

张氏治疗张某痰湿之痹，其人年逾五十，阴气自衰，痰湿阻滞经络气机。症见左胁痛，而后左手痹痛，不能上举，脉细涩，舌淡苔白，后半腻厚，病遗数月，治无显效。此案张氏认为乃本有气虚，脾不健运，内生痰湿，拟先治其标，予以化痰通络，以白芥子、半夏、南星、紫菀、曹蒲竭痰通络；陈皮、指迷茯苓丸健脾宣络化痰；桂枝、白芍、牛膝、威灵仙、地龙、姜黄疏通经络气血。本方中芍药倍于桂枝，功效针对痹痛不能上举，以缓急止痛，同时制约化痰通络诸药温燥伤阴，全方考虑周详，恰到好处。

罗左。病起足跟痛，迅至踝膝臂腕逢节皆痛。脉右小弱，左弦劲，舌光红无苔。寐中盗汗，阴虚何疑。宜一贯煎加味。

归身4.5克，白芍6克，杞子4.5克，巴戟肉3克，萸肉9克，地黄9克，牡蛎15克，龙骨6克，茯苓6克，半夏4.5

克，木瓜 4.5 克，香附 6 克，仙灵脾 4.5 克，五加皮 9 克，功劳叶 6 克。

某左。足三阴不足，两足跟隐痛，两足踝酸痛，且肿。脉细，舌无苔。非滋养不可，且无近效。慎宜自爱，不可斫丧为至要。否则日久成疽，即是不治之证。

熟地 9 克，萸肉 6 克，玄参 6 克，杞子 9 克，独活 3 克，木瓜 9 克，全当归 6 克，川断 4.5 克，萆薢 6 克，怀牛膝 9 克，桑枝 9 克，红花 3 克，川柏 4.5 克。

复诊：十剂大效，改元地，加大腹皮 3 克，知母 4.5 克，仙灵脾 9 克。

徐右。四年前竹床卧中受风，左臂酸痛，时作时止，今则较剧。脉细涩，遇风每觉寒侵骨髓，舌淡白不甚腻。治法刺肩俞、肩井、曲池，再以温养宣络佐之。

当归身 4.5 克，川断 6 克，片姜黄 4.5 克，羌活 2.4 克，川牛膝 4.5 克，虎胫骨 4.5 克，鸡血藤 4.5 克，桂枝 2.4 克，红花 4.5 克，威灵仙 4.5 克，松节 6 克，秦艽 4.5 克，苍耳子 4.5 克。

二诊：臂痹昨用针刺，颇有小效。惟经络为病，应手尚易，复常颇难。昨议宣络温养是为痛时设法，际此天气温暖，此恙尚缓和，脉左极细，右亦涩滞，舌红少苔。阴液素薄，预议滋养阴营，以备平时恒用。果能多服，尚可铲此病根。

当归身 4.5 克，大白芍 6 克，北沙参 6 克，川断 9 克，虎胫骨 2.4 克，甘杞子 4.5 克，藕粉炒阿胶珠 4.5 克，大元地 12 克，炒山萸肉 4.5 克，带壳春砂仁 2 粒，制香附 6 克，威灵仙 4.5 克，丝瓜络 4.5 克，油松节 4.5 克。

赵左。端午脚痛不伸，并无寒热，起始在环跳，痛则汗多，胃纳大减。先前某医悬拟方用参、芪、术、地、附、桂、炮姜，大温大补服四五剂，则胃之大闭即因之而来。要知寒湿为病亦不当遽与大补。从此痛势日剧，夜不成寐，甚至茎缩溲闭。更医通经活络法加九龙丹十二粒，便溏一天，余症如故。午后往视，脉滑数，时时自汗，痛处在左环跳以下，直至膝上，全在阳经部位，舌尖边红，而满舌白苔，中心极厚，焦黑干燥，渴能引饮。痛处日夜无休，一足不可稍动，按之不肿不热，上下尺余皆是大痛，尚无外疡景象。小腹痞坚，大腑十日不行，溲亦不多，茎已不缩。盖湿邪为温补所锢，几成坏证。犹幸神志清明，是宜通腑涤痰，清阳明而通经隧，当有可恃。

小桂枝 4.5 克，独活 4.5 克，当归尾 9 克，木瓜 4.5 克，川断 9 克，仙灵脾 4.5 克，菖蒲 3 克，莱菔子 9 克，炮甲片 4.5 克，藿梗 4.5 克，干佩兰 4.5 克，石膏 12 克，知母 9 克，糯米 12 克，甘草 3 克，礞石滚痰丸 12 克、包。

某左。劳顿经伤，左环跳疼痛，入冬益剧。脉颇弦动，舌苔白满，宜温润以宣经隧。

原附块 3 克，川桂枝 1.5 克，厚杜仲 4.5 克，全当归 7.5 克，豨莶草 6 克，桑寄生 9 克，广地龙 4.5 克，大元地 12 克，川独活 3 克，钻地风 3 克，怀牛膝 4.5 克，海风藤 4.5 克，油松节 2.4 克。

方右。臂痹有年，本是血液不充，非风寒湿三气杂至而为痹者可比。前议养血宣络，左手渐松，右腕亦可，惟左肩节病势尚在，多年久恙，铲除诚非易言。但投药尚属相应，多服当能渐可。兹再承嘱，疏方惟有踵守前意，宣通与养液并行。若多用风药，希图速效，则偾事矣。

当归身 9 克，制香附 6 克，甘杞子 4.5 克，西羌活 2.4 克，油松节 4.5 克，片姜黄 3 克，川牛膝 4.5 克，威灵仙 4.5 克，海桐皮 4.5 克，天台乌药 4.5 克，炒瓜蒌皮 4.5 克，带壳砂仁 2 粒、打，酒炒桑枝 12 克，杜红花 4.5 克，鸡血藤 3 克。

徐左。血虚生内热，四肢逢节隐隐疼痛，两足已发肿，幸按之不痛，犹不至遽为踝痛。然病在关节，痊之不易。脉沉分弦数，夜热便坚，宜养液清理血络。

大元地 12 克，润玄参 9 克，羌独活各 3 克，川怀牛膝各 6 克，全当归 6 克，甘杞子 6 克，陈木瓜 6 克，川断肉 6 克，炒川柏 4.5 克，鸡血藤 4.5 克，制首乌 9 克，炒丹皮 4.5 克，威灵仙 4.5 克，焦栀皮 6 克。

徐左。八岁时疟痢后膝痛经年，渐以治愈，是病之远源。古人所谓痢后风也，于法非峻补肝脾肾三脏真阴，更无别法。乃自去年春间膝痛又作，下半年更甚，今左膝渐有肿意，骨间隐痛，右膝不肿而痛引经络，上及环跳，作咳则环跳之痛应之。脉尚不甚细，带有弦意，两胫以下少少畏寒，舌不厚腻，阴虚见证显然无疑，必宗高鼓峰、魏柳洲法加味。

元地 15 克，杞子 9 克，川柏 4.5 克，独活 3 克，归身 3 克，香附 9 克，萸肉 12 克，木瓜 6 克，白芍 9 克，首乌 9 克，虎骨 4.5 克，鸡血藤 4.5 克。

俞左。脚跟隐痛，古人皆谓阴虚。引及膝踝环跳，自知烘热，皆肝肾本病。脉小已极，根本伤矣。舌薄白且燥，胃纳不旺，未便遽议滋腻，姑先清养。惟病已年余，恕未易速效耳。

砂仁 1.2 克，炒大生地 9 克，生鳖甲 12 克，生龟板 12 克，润元参 9 克，炒川柏 4.5 克，甘杞子 6 克，炒白芍 4.5 克，肥知母 6 克，炙虎胫骨 1.5 克，威灵仙 3 克，川独活 2.4 克，桑寄生 9 克，川断肉 1.5 克，宣木瓜 4.5 克，怀牛膝 4.5 克。另圣济大活络丹 1 颗，分 4 次吞服，夜临睡时细嚼，陈酒温服。

二诊：病起幼年，而今复发，先天阴分素弱，是其远因。今脚跟有形，最为可虑，腰酸肢节俱隐隐痛楚，原是络脉皆虚，亦不仅足三阴独受其病。昨议滋养真阴，胃纳得增，是为泰境，仍踵昨意，无须更张。

陈木瓜 6 克，砂仁末 0.9 克，藏红花 4.5 克，全当归 4.5 克，炒大元地 12 克，威灵仙 2.4 克，川断肉 6 克，怀牛膝 6 克，炒杜仲 9 克，川柏皮 4.5 克，润元参 9 克，粉萆薢 9 克，羌独活各 1.2 克，桑寄生 9 克，炙虎骨 4.5 克、生牡蛎 18 克、生鳖甲 12 克、生龟板 18 克，四味先煎。

胡右。经挈走痛，本于阴虚。前拟清养，环跳之痛差减，而背脊为尤甚，虽曰痹者不外风寒湿三气杂至，但脉细已甚，色泽少华，舌亦淡白少苔，总当滋养为先。惟胃纳不旺，时且纳胀，脾胃健运未复，不得过于厚腻耳。养阴本无近功，缓缓徐图，似不外此。

炒贡潞 4.5 克，制江西术 4.5 克，生鸡内金 6 克，广木香 2.1 克，生西芪 4.5 克，大白芍 6 克，川桂枝 1.2 克、同炒，甘杞子 6 克，川怀牛膝各 4.5 克，金毛狗脊 6 克、去毛炒，厚杜仲 9 克，当归身 4.5 克，带壳砂仁 2 克，天仙藤 4.5 克。

另核桃肉（带衣打细）120 克、补骨脂（炒香研细）60 克，二味和匀加白糖三两同拌匀，瓷器收，随意服一二匙。

《张山雷专辑》

施今墨

施氏治刘某行痹案。患者女，21 岁，病途 2 月，病头晕心悸，关节游走性疼痛，西医诊为风湿性关节炎，屡经治疗未见好转。近来疼痛更甚，经少色黑，苔薄白，六脉俱沉滞。施氏分析，此证源于风湿之邪，侵袭经络，致气血凝滞，不通则痛。气血凝滞不通，则关节不利，月经量少，瘀血内阻故心悸、月经色黑，又腰腿酸痛，且痛处不定，可见风多余寒湿，为行痹，治以祛风湿、通经络、和气血，方用四物汤加祛风湿诸药。

施氏治李某热痹案。患者女，19 岁，病近 2 周，初时如外感，发热身痛，随后肘、膝及踝各关节灼热样疼痛，并见四肢散在性硬结红斑，医院诊断为风湿性关节炎。体温 38℃，行动艰难，便燥溲赤，口干唇燥，舌绛红无苔，脉沉滑而数。施氏分析，此证为内有久郁之热，外有新感风寒，邪气客于经络留而不行。阳气多，阴气少，则气血为之沸腾，溢为肌表之红斑，属热痹，治以清热活血，祛风除湿之法。施氏认为，治热痹当用紫草与黑芥穗，以紫草有凉血活血之功，解血热之毒，利九窍，可消斑疹；荆芥穗炒黑可入血分，能通血脉引血中邪气外出而止筋骨疼痛。方用鲜生地 12g，忍冬花 10g，左秦艽 6g，鲜茅根 12g，忍冬藤 10g，汉防己 10g，牡丹皮 10g，紫地丁 15g，甘草节 4.5g，紫丹参 10g，紫草根 6g，桑寄生 12g，嫩桑枝 12g，黑芥穗 6g，紫雪丹 10g。

施氏治周某湿痹案。患者 25 岁，患病 4 年，初觉下肢无力，久坐麻木，后逐渐加重致起行困难，屡经中西治疗无效，西医诊断为急性进行性肌营养不良症。纳食可，二便如常，舌淡苔白，脉沉滑。施氏认为，气虚则麻，血虚则木，脾主湿，脾虚则运化失司，生湿下注，致双腿沉重麻木，又脾主肌肉，脾虚日久必使肌肉萎缩，不耐行走。治以金匮防己黄芪汤为主方，加黑豆皮养血疏风，滋养强身，又以热黄酒淋于患处，加强疏风活血之力。

艾某，男，28 岁。一年多来遍身痛楚，天气变化，症更加重。历经大连、哈尔滨、沈阳等医院诊疗，诊为风湿性关节炎。经常有疲劳感，体力日渐不支，饮食二便尚属正常。舌苔薄白，六脉沉软无力。

辨证立法：工作生活地处阴寒，汗出当风，病邪乘虚而入，积蓄日久，治未及时，风寒之邪由表及里，邪入日深，耗伤气血，六脉沉软无力，为正气不足之象，正虚邪实，当以搜风、逐寒、益气、活血治之。

处方：川附片 15 克，乌蛇肉 30 克，杭白芍 10 克，制全蝎 4.5 克，川桂枝 10 克，酒地龙 10 克，酒川芎 4.5 克，西红花 3 克，酒当归 12 克，酒玄胡 6 克，生熟地各 6 克，石南藤 12 克，北细辛 3 克，炙草节 10 克。

二诊：初服二剂无效，继服二剂，周身如虫蚁蠕动，疼痛有所减轻，遂又连服四剂，自觉全身较前清爽舒畅，但仍易感疲劳，乃正气不足，拟加用益气之药，扶正祛邪，一鼓作气以收全功。

处方：前方去红花、元胡，加党参 15 克、黄芪 30 克、姜黄 10 克，附片加至 30 克。

三诊：服药六剂，疼痛减轻甚多，精神转旺，嘱再服十剂后，原方加两倍改为丸药再服。

《施今墨临床经验集》

王仲奇

黄右。横滨桥，初诊（佚）。

二诊：七月十八日。关节焮热肿痛，以掌后锐骨较甚，愈热愈肿，愈肿愈痛，臂难上举，背胛、肩项及髀胯亦痛，卧难转侧，此属痹证，痹原不通之义也。血中留毒未清，又为湿热风邪所搏。经水适来，仍守原意，从痹证论治。

川桂枝钱半，片姜黄钱半，秦艽钱半，寒水石八钱，川黄柏钱半、炒，茯神木三钱，红花八分，伸筋草三钱，天花粉四钱，海桐皮三钱，晚蚕沙三钱，鹿衔草三钱，白蒺藜三钱，鬼箭羽钱半。

三诊：七月廿日。掌后锐骨肿已见消，焮热就减，痛亦见瘥。经旨：经热则痹，热胜则肿，痹原不通之义，而热、肿、痛亦不通之证也，左臂仍拘挛难举。左肩髃尚痛，经水适来未断，卧欠安稳，脉弦。守原意，参以调荣。

川桂枝钱半，片姜黄钱半，左秦艽钱半，鸡血藤胶一钱、烊入，天花粉三钱，海桐皮三钱，茯神木三钱，鹿衔草三钱，白蒺藜三钱，红花八分，仙鹤草三钱，寒水石六钱，川黄柏钱半、炒，桑枝五钱、酒炒。

四诊： 七月廿三日。掌后锐骨肿消未尽，仍稍焮热，指节亦肿，左肩髃仍痛，左臂上举仍拘挛弗舒，肿则热，热则痛，痛则肿，肿、热、痛皆不通之象，大便难，二三日未下，脉弦。仍从痹病例治。

川桂枝一钱，片姜黄钱半，左秦艽钱半，鸡血藤胶一钱、烊入，天花粉三钱，海桐皮三钱，海风藤三钱，白蒺藜三钱，寒水石六钱，宣木瓜一钱，鹿衔草三钱，鬼箭羽钱半，红花八分，风化硝钱半。

五诊： 八月二日。经隧渐通，机关较利，病根虽未尽去，然已十去八九，惟大便仍秘结难解，左肩髃稍痛，左臂上举微有不舒，脉濡滑。皮肤瘙痒，正病退之象。仍以通痹，兼取阳明。

油当归三钱、柏子仁三钱、杵，火麻仁五钱、杵，左秦艽钱半，鹿衔草三钱，白蒺藜三钱，金钗斛三钱，天花粉三钱，宣木瓜一钱，片姜黄钱半，海桐皮三钱，红花八分，冬葵子二钱，指迷茯苓丸三钱、分吞。

六诊： 八月六日。经隧渐通，机关较利，痹痛十愈其九，形色渐见充旺，惟两肩髃尚有微痛，左臂上举未能舒适自如，大便仍秘结难解，脉濡滑。再以养血、润燥、通隧。

油当归三钱，柏子仁三钱、杵，火麻仁五钱、杵，桃仁钱半、去皮尖、杵，红花八分，左秦艽钱半，鹿衔草三钱，金钗斛三钱，白蒺藜三钱，生苡仁四钱，杏仁三钱、去皮尖、杵，冬葵子四钱，瓜蒌仁三钱、杵，瓜蒌根三钱，指迷茯苓丸三钱、分吞。

七诊：八月十日。病机向瘥，根株未拔，两肩髃尚有微痛，左臂稍难上举，大便秘结难解，脉濡滑微弦。仍以养血、润燥、通隧。

油当归三钱，柏子仁三钱、杵，火麻仁四钱、杵，鹿衔草三钱，金钗斛三钱，茯神木三钱，伸筋草三钱，白蒺藜三钱，石南叶二钱，红花八分，桃仁钱半、去皮尖、杵，冬葵子四钱，指迷茯苓丸三钱、分吞。

何。海宁。早年患浊，精坏肾伤，骨少髓养，左臂臑肩髃疼痛，右足作酸，髀胫渐细，膝膑见大，脊膂腰俞亦痛，脉弦涩。治以强肾益髓，用防骨痹。

菟丝饼蒸，潼沙苑，川杜仲，续断炒，片姜黄，海桐皮，鹿衔草，川萆薢，石南叶，锁阳，川黄柏炒，龟板（炙焦黄）、先煎，真虎骨炙、锉研细末冲。

二诊：左臂臑肩髃疼痛较瘥，右足髀胫渐细、膝膑渐大渐愈，惟脊膂腰俞仍酸，小溲有浊，脉弦。治以强肾，用防骨痹。

白蒺藜，威灵仙，川黄柏炒，川萆薢，海桐皮，鬼箭羽，续断炒，络石藤，鹿衔草，野茯苓，石南叶，仙遗粮，十大功劳。

汪。永安街，三月十六日。肾亏髓减，作强弗强，腰脊作酸，寝或汗出，左足跗暨内踝微肿，脉濡弦。务宜慎摄，否则难愈。

生於术二钱，茯苓三钱，川桂枝钱半，鹿衔草三钱，续断二钱、炒，白蒺藜三钱，海桐皮三钱，忍冬藤三钱，鸡血藤二钱，川萆薢三钱，石南叶二钱，十大功劳三钱。

二诊：三月廿一日。肾亏，作强弗强，排泄不力，腰脊酸，腿肢作酸，左足跗暨内踝仍肿，卧起则面部颈间浮肿，头眩，卧下自觉有热气上升，脉弦滑。浮肿仍有加剧之势，幸勿疏忽。

生於术二钱，茯苓四钱，川桂枝钱半，白蒺藜三钱，左牡蛎三钱、煅、先煎，广皮钱半，海桐皮三钱，佩兰三钱，桑白皮钱半、炙，陈赤豆四钱，路路通八枚、去刺。

三诊：三月廿六日。颈间浮肿已退，面亦清爽，卧下热升已见平静，惟左足跗暨内踝肿仍未消，腰脊、腿肢酸痛，小溲赤，躁急善怒，脉濡滑而弦。证药相安，仍以强肾、通隧可也。

生於术二钱，茯苓三钱，川桂枝钱半，白蒺藜三钱，左牡蛎三钱、煅、先煎，泽泻三钱、炒，续断二钱、炒，瓜蒌根三钱，忍冬藤三钱，海桐皮三钱，陈赤豆四钱，路路通八枚、去刺。

汪少奶奶，海宁路，二月廿七日。风湿相搏，入于经隧之中，着于筋骸之内，腿肢疼痛，起立行动维艰，卧难转侧，经水适来，瘀黑不畅，少腹亦痛，脉弦。治以宣通。但病机仍有加剧之势，宜慎勿忽。

威灵仙二钱，鬼箭羽三钱，鹿衔草三钱，鸡血藤二钱，海桐皮三钱，秦艽钱半，白蒺藜三钱，红花八分，桑寄生三钱，独活二钱，全当归三钱，川牛膝二钱。

二诊：三月一日。右腿肢仍然疼痛，起立行动较日前略见便利，惟面容仍黑未明，经来不爽，色或淡或瘀黑，少腹作痛，脉弦。仍以通隧宣痹，兼调奇经。

威灵仙二钱，鬼箭羽三钱，鹿衔草三钱，鸡血藤二钱，秦艽钱半，川桂枝钱半，白蒺藜三钱，桑寄生三钱，红花八分，茯神木三钱，海桐皮三钱，路路通八枚、去刺。

三诊：三月五日。右腿肢痛愈，行动已见便利，经来未甚爽适，今日方断，少腹仍稍作痛，脉濡弦。仍以通隧宣痹，兼调奇经。

秦艽钱半，川桂枝钱半，茯神三钱，鸡血藤二钱，白蒺藜三钱，全当归三钱，红花八分，海桐皮三钱，泽兰三钱，续断二钱、炒，桑寄生三钱，柏子仁三钱、杵，茺蔚子二钱。

四诊：三月九日。右腿肢疼痛获愈，行步如常，日来大便有血，腹痛，带淋，经来未甚爽适，色瘀黑不正，脉濡弦滑。再以通隧养营，同调奇经。

全当归三钱，杭白芍二钱、炒，地榆三钱、炒，银花三钱、炒炭，鸡血藤二钱，白蒺藜三钱，绿萼梅八分，续断二钱、炒，柏子仁三钱、杵，泽兰三钱，茺蔚子二钱，月季花三朵。

五诊：三月十六日。少腹关元胀痛，四肢关节作酸，脉濡缓而弦。防痹痛复作。仍调奇恒，兼取阳明。

全当归三钱，小茴八分、炒，川楝子钱半、煨，青皮钱半、炒，生於术二钱，茯苓三钱，川桂枝钱半，海桐皮钱半，白蒺藜三钱，桑寄生三钱，续断二钱、炒，五灵脂二钱、炒去砂石，缩砂仁钱半。

六诊：三月十九日。少腹关元胀痛，时痛时愈，四肢关节仍然作酸，痹痛根萌未除，脉濡弦。仍取阳明。心悸、头眩则体虚之过。

生於术二钱，茯苓三钱，川桂枝钱半，海桐皮三钱，桑寄生三钱，白蒺藜三钱，续断二钱、炒，鸡血藤二钱，红花八分，秦艽钱半，全当归三钱，小茴八分、炒，川楝子钱半、煨。

七诊：三月廿五日。少腹关元胀痛见瘥，大便虽解弗畅，前患痹痛，根萌未除，四肢关节仍然作酸，脉弦滑。仍取阳明。

生於术二钱，茯苓三钱，川桂枝钱半，秦艽钱半，鹿衔草三钱，白蒺藜三钱，续断二钱、炒，鸡血藤二钱，桑寄生三钱，络石藤三钱，海桐皮三钱，十大功劳二钱。

八诊：四月廿日。经将及期，心觉荡漾，惟腿肢举步仍稍酸痛，脉濡滑而弦，形色较旺，带淋较减。仍以温经调营可矣。

锁阳三钱，全当归三钱，广皮二钱，怀牛膝二钱，茯神三钱，川桂枝钱半，续断二钱、炒，白蒺藜三钱，藏红花四分，泽兰三钱，鬼箭羽二钱，乌贼骨三钱，益母草三钱。

九诊：四月廿七日。近数月来，经常超前，此番则愆期三日未至，少腹微觉胀痛，腿肢仍稍作酸，带淋忽多忽少，脉濡弦。再以温经调营。

秦艽钱半，川桂枝钱半，锁阳三钱，续断二钱、炒，丹参二钱，全当归三钱，柏子仁三钱、杵，绿萼梅八分，佛手柑一钱，乌贼骨三钱，泽兰三钱，益母草三钱。

左。遗泄之后，风湿之邪乘精气之隙中于经隧，由腰髀酸痛渐及四肢，两足膝膑痛肿，不能行动，左手臂及小指、无名指骨骱肿而紫赤，溺数赤热，欲解不利。皆湿邪化热之象，所谓经热则痹也。颊车拘急，非特湿热不攘，而内风亦甚，诚恐由痹而致痿厥。大旨以宣通经隧、清湿热、息内风治之。

金扁斛，刺蒺藜，茯神木，怀牛膝炒，川萆薢，川黄柏炒，宣木瓜酒炒，鹿衔草，全当归，大豆卷，十大功劳，虎潜丸早晨盐水送。

二诊：腰酸，右髀仍痛，怀得人扶掖或可稍行数步，颊车开合较舒，左手臂及小指、无名指骨骱肿而紫赤稍退，是经隧筋骨渐获宣利之征。清晨精自走泄，解溲余沥不清，亦无非腑有湿热，脏阴失坚使然。守原意为之。

金扁斛，刺蒺藜，野茯神，怀牛膝炒，川杜仲，川萆薢，川黄柏炒，木瓜酒炒，菟丝子，远志肉炒，大豆黄卷，石菖蒲，虎潜丸早晨盐水送。

三诊：大凡邪中于经则痹，邪中于络则痿。今痛肿已愈大半，亦得自由行动，惟上阶下级仍颇困难，颊车开合较舒，然未如常，所以言语微涩，腿髀仍痛，精自走泄。经隧未尽宣，脏真未复原，缓图可以获瘳。

金扁斛，刺蒺藜，野茯神，怀牛膝炒，白麻骨，木瓜酒炒，川萆薢，川黄柏炒，金毛狗脊炙，大豆卷，没药制，远志肉炙，川杜仲，虎潜丸早晨盐水送。

四诊：大毒治病十去其六，小毒治病十去其七。今行动已渐恢复自由，惟筋骨机关仍未完全流利，所以腰、髀、腓腨、足心、筋骨间犹掣痛不舒。治法以养其精血，祛其湿热，则大略无误矣。

淡苁蓉，川杜仲，川萆薢，怀牛膝炒，金毛狗脊炒去毛，金扁斛，沙苑蒺藜，宣木瓜酒炒，桑椹子，续断炒，川黄柏炒，冬青子，虎潜丸早晨盐水送。

五诊：肝肾为精血总司，阳明为筋骨总会。今病已递减，精血未充，筋骨未和，当以柔剂缓图，乃望奏绩。

首乌制，淡苁蓉，川杜仲，川萆薢，黄精制，全当归，白蒺藜，宣木瓜酒炒，远志炒黑，川黄柏炒，怀牛膝炒。

六诊：据述肩胛犹然作痛，左手筋骨不甚舒展，手背浮肿，无名指及小指仍屈曲不伸，颊车开合欠利，腰髀足膝酸痛，行动亦未复常，足阳明经络之中仍有湿热留邪，先用阳明流畅气血方。

川桂枝，全当归，白蒺藜，怀牛膝酒炒，大豆卷，片姜黄，海桐皮，野茯神，川萆薢，木防己，宣木瓜酒炒，真虎骨生捣研细末分冲。

七诊：据云肩胛疼痛见愈，左手指节浮肿色紫黑较前退，但仍屈曲不伸，颊车开合亦未利，腰髀膝腨间仍酸痛。盖湿热混处气血经隧之中，搜逐甚难，更以通补兼施，唯通则留邪可拔耳。

全当归，虎骨生捣，怀牛膝盐水炒，宣木瓜酒炒，金钗斛，野茯苓，白蒺藜鲜鸡子黄拌煮炒去刺，川桂枝，川杜仲炒去丝，川萆薢，汉防己，海桐皮，片姜黄，明天麻，钩藤，金毛脊炒去毛。

上药制为末，用陈绍兴酒煮黑大豆汁泛丸，每早晚开水送三至四钱。

汪，杭州，六月六日。左手肩髃筋骨机关不利，拘急而痛，上举既感困难，反折亦复不便。经旨：诸筋皆属于肝，屈而不伸者其病在筋。仲景则言：但臂不遂者为痹。脉弦滑数。盖为风邪所袭，痰凝瘀结，以致机关不利也。

片姜黄钱半，仙鹤草三钱，忍冬藤三钱，威灵仙钱半，抱木茯神三钱，红花八分，络石藤三钱，天仙藤钱半，白蒺藜三钱，伸筋草二钱、酒炒，宣木瓜一钱二分，大豆卷三钱，十大功劳钱半，桑寄生三钱，路路通四枚、去刺。

二诊：九月十二日。左臂肩髃拘痛较舒，机关已利，上举、反折均适。向有咳嗽痰多，深秋气候渐寒，行将见甚，久恐趋喘。脉濡滑微弦。更从两太阴调理可也。

於术钱半、蒸，茯苓三钱，法半夏钱半，生苡仁三钱，金钗斛二钱，白蒺藜三钱，玉苏子二钱、炙，杏仁三钱、去皮尖杵，威灵仙钱半，左秦艽钱半，仙鹤草二钱，紫菀钱半，款冬花钱半、炙，十大功劳叶钱半。

《王仲奇医案》

杨华亭

病者：杨某，年五十八岁，山东牟平县养马岛之社长，住中原村。

病名：风痹。

原因： 前清武生，因挽弓两臂用力太过，曾受重伤，幸少年时血气方刚，调治而愈。至上年十月十二日，风雪在地，被石滑倒，当即起立，皮肉未伤，初尚未觉。

证候： 第二日晨起时，稍觉两臂微痛，至五六日，忽而肩背疼痛，忽而手足不能屈伸，忽而项强不得回顾，从此日重一日，百药无灵。

诊断： 本年四月六日，召予诊之。脉左右手寸关弦紧而实，上溢出寸，两尺稍缓，惟左手肝部弦紧带急。脉症合参，此为风痹。《内经》痹论曰：痹之安生？曰，风寒湿三气杂至，合而为痹也。其风气胜者为行痹，寒气胜者为痛痹，湿气胜者为着痹。寿夭刚柔论曰：病在阳者名曰风，病在阴者名曰痹，阴阳俱病，名曰风痹。此风寒乘虚入于经络之中，当年老时，气血俱衰，气衰无以行血，血衰无以养筋，又兼少年用力太过，至老而发作也。所幸者脏腑未病，饮食如初。脉弦紧而实，弦则主风，紧则主寒，弦紧兼见，则为风寒无疑，实者浮中沉三部皆见也，左手肝部弦紧而急，即经所谓经络皆实，是寸脉急而尺缓也。《金匮》血痹篇云：左寸口关上小紧，宜针引阳气令脉和，紧去则愈。《圣济总录》风湿痹论曰：风湿痹者，以风湿之气伤人经络而为痹也。西医云：凡人知觉运动，必赖脑脊两髓。若骨压肉压浓水压，或胞衣坏髓液坏，或受寒湿，或积败血，则脑髓不安，致令脑气筋妄行其力，而风痹之证起矣。

疗法： 针灸并用。第一日刺手太阳经肩外俞穴针入六分，二刺天宗穴针入五分，三刺臑俞穴针入八分，四刺肩贞穴针入五分，五刺腕骨穴针入三分，左右手共十刺。后刺足少阳胆经风市穴针入五分，二刺足阳明胃经阴市穴针入三分，三刺足三里穴针入五分。予用黄帝九针式内之毫针，以金作之刺针。手法用先泻后补之法，泻则泻其有余之风，补则补其气血之不足。

入针时，医以右手大指退后右转，泻以老阴之八数行三周，共二十四数；再行一飞三退之法，令病人呼气一口，再将大指前进左转，补以老阳之九数行三周，共三九二十七数；再行一退三飞之法，令病人吸气之时，以右手出针，速将左手紧扪其穴，勿令气散血出。

第二日肩背痛疼之处已去十之三四，脉弦紧之象稍微和缓，惟项强之证如初。即刺督脉经风府穴针入三分，二刺足少阳胆经风池二穴针入三分，后刺手十宣穴各针一分，手法亦行先泻后补之法，以少阴六数泻之，行三周，一十八数。令病人呼气一口，再补以少阳之七数，行七周，共七七四十九数。令病人吸气一口，以右手出针，速将左手紧扪其穴。惟十宣穴无手法，以三棱针刺之，微出血。

第三四日因风雨为针刺避忌之日。

第五日脉弦紧之象已去十之五六，出寸之脉，亦不见矣，项强之症如失，肩臂亦能屈伸而不痛，两腿稍能行走。此日针手阳明经之肩髃穴针入八分，二针曲池穴入五分，三针合谷穴入三分，四针手少阳中渚穴入三分。手法与第二日同。予临行云：敝人不能久居家中为君诊治，因烟埠（即芝罘）有事，请君去烟同寓，行孙真人阿是穴之法，何处痛以何处刺之，庶能速愈。况君久居家中，家事累心，久而久之，脏腑受病，则手续又难一层。伊闻言甚喜，定于明晨去烟。

第六日早十时，坐轮赴烟，同寓靖安公司内。下午同伊至澡堂沐浴，去时伊枕木枕休息，即觉项部微痛，少时回寓，坐未一刻，项强之症陡来。此日天雨，针家避忌。伊痛不能忍，不得已刺风府一穴、风池二穴、大椎一穴入五分，风门二穴入五分。手法用龙虎龟凤四法疗之。手法行完，项强之痛已去。

第七八九日，未行刺法。见其症日退一日，医者不可每日行针，盖经络之气血，惯亦不灵矣。

第十日晨起时，风雨交作，至下午天晴，伊忽受外感症。《内经》云：伤寒一日刺风府，先针风府穴留三呼二，针风池二穴留七呼三，针风门二穴留七呼三。手法用泻法而不补。

第十一日外感症愈，惟缺盆骨微痛，两膝寒冷。灸手少阳经天髎穴左右各七壮，足少阳胆经肩井穴左右灸五壮，足阳明胃经三里穴左右各灸二七壮。

灸病手法：用樟木一片，厚三分，外口宽长一寸四五，内口圆直径三分。黄帝云：灸不三分，是谓徒冤。乃言成丁之年艾球之大小也。艾叶以五月五日采者为佳，用时曝干，入臼捣细，筛去尘土，撮去艾叶中之硬梗，洁白如棉，俗名艾绒。灸几壮，先将艾绒团成几球。出汗之手，不可令团，因艾湿难燃。再以墨将穴点正，以樟木板放于穴上，外用绒布一块，内剪一孔，套于樟木板之外，预防艾火落于肉上。外用香油灯（即芝麻油）一盏，镊子一把，水碗一个。将艾球于灯火上燃之，看艾球焯与木板齐，病人必呼痛，急镊下放于水碗之内。再取一球，轮流灸之。病人忍受一刻之苦，待艾球之火已灭，则一壮能有十壮之功效。灸完时过四五小时，灸处必起水疱。用金针刺破，将水挤出，用西药布贴之，外缚以合口膏，古人用竹内皮贴之，予初用此法，多有成疮之患。

效果：二十天风痹之证已愈，至阴历五月八日回里。

廉按：论证援引详明，取穴确有薪传，非平日研究《甲乙经》及《针灸大成》者不办。此等验案，学者宜注意焉。

黄某，年三十八岁。

病名：湿痹。

原因：初伤湿，继受寒，寒湿相搏，遂致麻痹。

证候：左足胫疼痛，伸屈不利，步履维艰。

诊断：脉左沉迟，右稍弦。症脉合参，断为着痹。《内经》论痹证，每与中风相合，然风则阳受之，而痹则阴受之。痹者闭而不通之谓也，今寒湿客于下，下焦属阴，以阴遇阴，湿性腻，寒性迟，湿遇寒而凝结愈力，寒遇湿而壅闭不宣，不通则痛，通则不痛。

疗法：方用麻黄、附子为君，黄芪、白术、白芍为臣，秦艽、伸筋草等为佐，使祛寒化湿之品与通经活络互参。

处方：带节麻黄三分，西芪皮钱半，左秦艽钱半，丝瓜络三钱，伸筋草三钱，淡附子六分，焦白芍钱半，炙甘草四分，生白术钱半，千年健钱半。

效果：服药四剂，痛势愈半，后西芪、白芍加倍，再四剂而病愈。

廉按：按语精湛，处方稳健，于痹证确有心得，非博历知病，屡用达药者不办。

《全国名医验案类编》

熊鼎成

病者：金春霖，年三十六岁，商人，住清江。

病名：鹤膝风。

原因：病者前数月曾患有疑似之花柳症，治愈后，续因感受风湿，发生本病。

证候：初起左膝盖疼痛，久之渐发红肿，上下肌肉消瘦，形同鹤膝。医遵林屋山人方，治以阳和汤，病益加剧。患部赤热焮肿，膝弯曲如弓，不能履地，夜间骨痛筋跳，鸡鸣后始能安枕，饮食尚佳，二便微热。

诊断：鹤膝风方书论治，皆以风寒湿痹于膝，专主温补其气血，使肌肉滋荣，血气流行，其疾自愈。余证以历年疗病经验，似古法未能尽是，此证大部感受风寒湿三气居多。今细察病者舌苔微黄，脉左右俱弦数，风热已属可征。患部又红肿疼痛，证非阴性，尤属显然。医不凭脉辨证，误以鹿胶、炮姜等温补之剂助桀为虐，宜其病益剧。幸调养合宜，胃气犹旺，阴被劫而未损，病虽误药，加意疗治，尚可复原。

疗法：初诊宜厉行驱风逐湿，兼凉血解毒为主，继取柔润息风之义，用滋阴养血之品以善其后。

处方：初诊方驱风逐湿，凉血解毒。

五加皮（四钱），杜苍术、川牛膝、川黄柏（各三钱），真蕲蛇（二钱），白颈蚯蚓（二钱），生地（三钱），归尾（三钱），生甘草（一钱），丝瓜络（三钱），嫩桑枝（一两）。初服酌加大黄一二钱，服后去之。蕲蛇、蚯蚓研末，淡酒冲服，更妙。

又方：再诊方滋阴养血，柔润息风。

大熟地、当归（各四钱），牡丹皮（三钱），地骨皮（三钱），五加皮（三钱），川牛膝（三钱），黑驴胶、龟胶、白颈蚯蚓（各二钱），炙甘草（一钱），嫩桑枝（五钱）。

效果：服初诊方三四剂后，即有奇效，膝不痛，筋不跳。十余剂后，红肿亦退，足渐能行。二十剂后，改服滋阴养血之剂，月余痊愈。

说明：此证余用中药治疗外，兼采西法，以法国成药美卢白灵于患部施行肌肉注射，隔日一次，收效尤速。

廉按：此案不但风湿热三气，想必有慢性霉毒潜伏于胫膝之中，而酿变类似鹤膝。案中发明，劈去常解，殊有新识。前后两方，步骤井然，妙在初服酌加大黄一二钱以逐霉毒，真温故知新之佳案也。

《全国名医验案类编》